国家级名老中医临证必选方剂系列丛书

皮肤科国医圣手时方

总主编：彭清华

主　编：杨　柳　朱明芳

副主编：周耀湘　赖梅生

编　委：马玲玲　王天晶　毛娟娟　刘　浪　刘子君
朱明芳　沈　慧　吴淑辉　陈佳妤　杨　柳
杨波涛　陈碧玉　张明明　张晓玲　周耀湘
洪逊强　姜旭雯　夏　婕　赖梅生　廖贵琳
霍思懿　涂雅玲

CNS K 湖南科学技术出版社

国家一级出版社　全国百佳图书出版单位

·长沙·

《国家级名老中医临证必选方剂系列丛书》
编委会名单

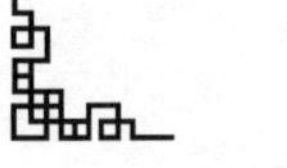
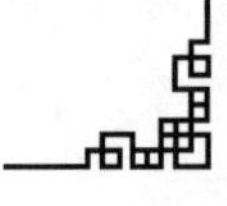

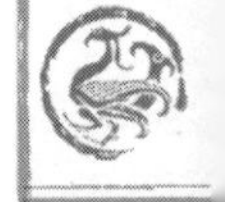

编写说明

为了传承近现代全国中医各科名家的临床治疗经验，整理其临床有代表性的经验方，由湖南中医药大学牵头，组织20余所中医药院校及附属医院的专家，编写了《国家级名老中医临证必选方剂系列丛书》，包括《内科国医圣手时方》《外科国医圣手时方》《妇科国医圣手时方》《儿科国医圣手时方》《皮肤科国医圣手时方》《眼科国医圣手时方》《耳鼻咽喉口腔科国医圣手时方》《肿瘤科国医圣手时方》《疑难杂症国医圣手时方》共9个分册，力争编写成为继《方剂大辞典》和高等中医药院校教材《方剂学》之外的经典、权威的方剂工具书。本丛书由湖南中医药大学副校长彭清华教授担任总主编，欧阳云博士、周亚莎博士担任学术秘书。

本丛书国医圣手的遴选标准为：国医大师，近代著名老中医（已去世，如岳美中、蒲辅周、李聪甫、陈达夫等），经原国家人事部、原国家卫生部、国家中医药管理局认可的全国老中医药专家学术经验继承工作指导老师，并在国内有较大影响的临床一线专家。时方遴选标准为：选择出自以上名家的有代表性的经验方，配方科学、安全性高；所收录的经验方要有系统的研究论证，并在业内正规刊物上公开报道、发表论文或正式出版的；本丛书编者在临床上有过验证。文献引用期刊标准为：具有正规刊号的学术期刊（统计源期刊、核心期刊）或正式出版的著作。

为确保本丛书质量，各分册主编、副主编遴选标准为：相应专科临床一线专家；具有高级职称，本单位本科室学科带头人；各个分册主编、副主编，每个单位原则上只有一位专家；每个分册参编专家在10所本科院校以上。因此，9个分册的主编、副主编遍布全国各大本科及以上层次的中医药院校及其附属医院，体现了本丛书的权威性、公允性和代表性。

本丛书的编写，得到了湖南中医药大学、湖南科学技术出版社及各分册主编、副主编和编委所在单位的大力支持，在此一并致以衷心的感谢！

彭清华

于长沙

编写说明

[illegible]

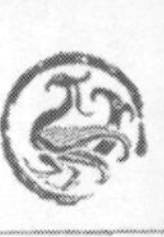

前　言

《皮肤科国医圣手时方》系《国家级名老中医临证必选方剂系列丛书》之一种，共收录170余位在中医皮肤病方面积累有较多治验的专家，包括国医大师、近代著名老中医、全国名老中医共452首临床经验方。

本书按现代疾病病因病性分类整理，共17章，每首方剂按方剂出处、组成、功效、主治、加减、方解、注意事项、现代研究、用方经验等依次排列。

本书旨在继承近现代中医皮肤科名家宝贵的临床经验，并为临床医生治疗皮肤科疾病扩展思路、提高疗效提供帮助。本书所录经验方均来自具有正规刊号的学术期刊或正式出版的著作，是众多医家多年临床经验的总结，较全面地反映了近现代医家治疗中医皮肤科常见疾病的辨证治疗思想和用药经验，具有较高的临床实用价值。

本书可供中医及中西医结合临床医生、中医药院校临床专业研究生参考使用。

本书编写本书的目的是为临床提供有益的资料借鉴，因此合理借鉴验方应是读者自明的职责。如有编写错漏不当，敬请批评指正。

南方医科大学中西医结合医院
杨　柳
于广州耘馨园

目　录

第一章　病毒性皮肤病

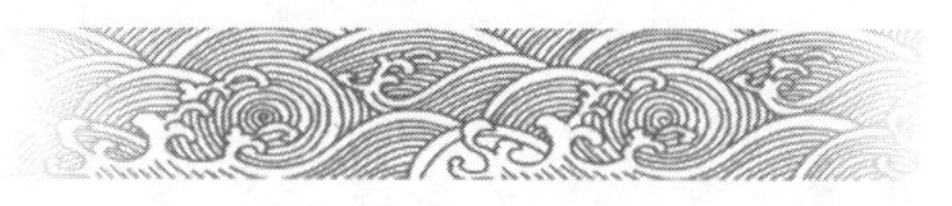

第一节 带状疱疹

带状疱疹是由水痘一带状疱疹病毒（VZV）所致的急性疱疹性皮肤病。VZV病毒为嗜神经病毒，从皮肤黏膜进入神经纤维，侵入敏感的神经节，形成潜伏感染。临床特征为簇集性水疱沿身体一侧周围神经呈带状分布，伴有显著的神经痛。病程2周左右，老年人约3～4周，部分中老年患者皮损消退后可遗留顽固性神经痛，常持续数月，甚至更长时间。

中医认为本病发病初期以湿热火毒为主，后期则正虚血瘀夹湿为患。治疗以清热利湿、行气止痛为要。

柴胡蓝根汤（陈金莲经验方）

【组成】柴胡10 g，龙胆10 g，板蓝根20 g，大青叶15 g，薏苡仁30 g，马齿苋30 g，土茯苓20 g，金银花15 g，丹参15 g，延胡索15 g，川楝子10 g，生地黄15 g，甘草10 g。

【功效】清肝泻火、解毒除湿、祛瘀止痛。

【主治】带状疱疹。

【加减】水疱多、色鲜红者加紫草、黄芩、连翘；皮疹色淡、疱壁弛者加黄芪、白术健脾除湿；大便干燥者加生大黄（后下）泻热通便；皮疹消退后仍疼痛厉害者，加穿山甲活血祛瘀止痛。病发于头面者加珍珠母、白芷；发于肩颈部者加片姜黄、粉葛根；发于上肢者加桑枝、独活；发于腰以下者加威灵仙、牛膝等。

【方解】本方所治之证因情志内伤，肝气郁结，久而化热，肝经火毒蕴积，导致气血凝滞，经络阻塞不通，发为疱疹，以致疼痛。方中柴胡辛行苦泄，疏肝理气；龙胆大苦大寒，上泻肝胆实火，下清下焦湿热，泻火除湿；川楝子性苦寒，既能清肝火，又能行气止痛；板蓝根、大青叶性苦、寒，清热解毒，凉血消斑；生地黄、金银花、马齿苋凉血解毒；土茯苓、薏苡仁健脾除湿；丹参、延胡索理气活血止痛；甘草调和诸药，配伍板蓝根等增强解毒之功。综观全方有清肝泻火、解毒除湿、祛瘀止痛之功效。

【注意事项】本方不宜多服久服，脾胃虚弱者慎用。

【现代研究】方中柴胡有解热、抗炎、镇静、安定、镇痛、保肝、利胆、抗病原微生物、抗辐射及促进免疫功能等作用；龙胆有抑菌、抗炎、镇静、保肝、抑制心脏、减缓心率、降压及抗疟原虫等作用；板蓝根有抗菌、抗病毒、解热、抑制血小板聚集、促进机体免疫功能等作用；大青叶有抑菌、抗病毒、解热、抗炎、抗内毒素、免疫增强等作用；薏苡仁有增强免疫力、降血糖、降血钙、解热、镇静、镇痛等作用；马齿苋有抑菌、利尿、降低胆固醇等作用；丹参有改善微循环、改善血液流变学、抑制血小板聚集、抗血栓、抗炎、镇静、提高耐缺氧能力、促进组织的修复与再生、抗动脉粥样硬化、促进免疫功能、抑菌等作用；延胡索有镇痛、催眠、镇静与安定作用，还有一定的抗菌、抗炎、抗肿瘤作用和提高应激能力等；川楝子有促进胆汁排泄、抑菌、驱虫、抗炎、镇痛、抗氧化、抗生育、抗癌等作用；生地黄有增强免疫、抗胃溃疡、促进造血、止血、降压、降血糖等作用；甘草有解痉、抗利尿、降血脂、保肝和类似肾上腺皮质激素样作用。

【用方经验】陈金莲认为带状疱疹多由肝胆火盛，脾湿郁久，肝火脾湿郁于内，毒邪乘之诱于外，致湿热火毒蕴结于肌肤而发。年老体弱者常因血虚肝旺，湿热毒蕴，导致气血凝滞，经络阻塞不通，故临床治疗中清热利湿、泻火解毒、活血祛瘀为其主要治法。

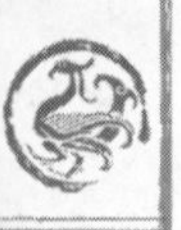

疱疹消痛方（陈素芬经验方）

【组成】赤芍 10 g，丹参 15 g，延胡索 15 g，乳香 10 g，川楝子 10 g，地龙 10 g，蜈蚣 3 条，没药 10 g，柴胡 10 g，红花 10 g，香附 10 g，三七 1.5 g。

【功效】活血化瘀、通络止痛。

【主治】带状疱疹后遗神经痛。

【加减】口苦烦热，舌红苔黄腻，脉数有力加龙胆 10 g、黄芩 10 g；大便干结加生大黄 6 g；咽干明显、舌红少津加沙参 12 g、麦冬 10 g；体疲乏力，舌淡苔白，脉象弦细加黄芪 15 g、党参 12 g。

【方解】本方所治带状疱疹后期体内湿热郁久，耗伤气血，导致气滞血凝，经络不通，以致疼痛剧烈。方中赤芍苦寒，入肝经血分，有活血化瘀止痛之功；丹参性苦寒，归心、肝经，入血分，既能凉血活血，又能散瘀消痈；红花秉辛散温通之性，活血通脉以化瘀消斑；柴胡辛行苦泄，疏肝理气；川楝子、香附、延胡索疏肝行气止痛；三七、乳香、没药消瘀止痛；地龙、蜈蚣疏通经络。诸药合用，共奏活血化瘀、通络止痛之功。

【注意事项】孕妇禁用。

【现代研究】方中赤芍有抗炎、解热镇痛、镇静、抗血小板聚集、抗血栓形成、抗心肌缺血、改善微循环、护肝、调节免疫等作用；丹参有改善微循环、改善血液流变学、抑制血小板聚集、抗血栓、抗炎、镇静、提高耐缺氧能力、促进组织的修复与再生、抗动脉粥样硬化、促进免疫功能、抑菌等作用；延胡索有镇痛、催眠、镇静与安定作用，还有一定的抗菌、抗炎、抗肿瘤作用和提高应激能力等；柴胡有解热、抗炎、镇静、安定、镇痛、保肝、利胆、抗病原微生物、抗辐射及促进免疫功能等作用；地龙有解热、镇静、抗惊厥、抗血栓、镇痛、增强免疫、利尿等作用；蜈蚣有中枢抑制、抗惊厥和镇痛作用；红花有镇痛、镇静、抗惊厥及抗炎等作用；香附有镇痛、安定、抗菌、抗炎、抗肿瘤等作用；川楝子有促进胆汁排泄、抑菌、驱虫、抗炎、镇痛、抗氧化、抗生育、抗癌等作用；三七具有抗血小板聚集及溶栓作用，还具有镇痛、抗炎、降血压及抗衰老等作用。

【用方经验】陈素芬认为一些年老体弱的带状疱疹患者，皮损完全消失后，后遗神经痛仍可持续数月至数年，是由于患者年老体弱、正气不足、毒热之邪入侵，导致气血凝滞，经络阻塞不通，治疗以活血化瘀、通络止痛为主，临床观察疗效较好。

加味桃红四物汤（丁建国经验方）

【组成】当归 12 g，延胡索 15 g，白芍 15 g，生地黄 15 g，川芎 10 g，桃仁 10 g，柴胡 10 g，红花 8 g，牡蛎 30 g，甘草 5 g。

【功效】活血养血祛瘀。

【主治】带状疱疹后遗神经痛。

【加减】若兼气虚，加人参、黄芪等以补气生血；瘀滞重，白芍易为赤芍；血虚有热，加黄芩、牡丹皮以清热凉血。

【方解】本方所治多为老年人带状疱疹后遗症，病程较长，耗伤气血，阴血不足，血运不畅，瘀血阻滞，疼痛多呈刺痛、灼痛。方中生地黄甘寒，入营血分，善于清热凉血，养阴生津；当归甘温质润，补血养肝，既有补血之功，又可行脉道之滞；白芍酸甘质柔，养血敛阴，与生地黄、当归相配滋阴养血之功益著，并可缓急止痛；川芎辛散温通，上行头目，下行血海，中开郁结，旁通脉络，与当归相伍则畅达血脉之力益彰；桃仁、红花、延胡索活血祛瘀，通络止痛；牡蛎平肝潜阳，配合诸药除烦安神止痛；柴胡引药入经，疏肝理气；甘草调和诸药。诸药合用，药症合拍，痛止而愈。

【注意事项】孕妇禁用；湿盛中满，大便溏泄者忌用。

【现代研究】方中当归有抗血栓、增强机体免疫、抑制炎症后期肉芽组织增生、抗脂质过氧化、抗菌及抗辐射等作用；延胡索有镇痛、催眠、镇静与安定作用，还有一定的抗菌、抗炎、抗肿瘤作用和提高应激能力等；白芍有镇痛、解痉、保肝、增强应激能力、抑菌等作用；生地黄有增强免疫、抗胃溃疡、促进造血、止血、降压、降血糖等作用；桃仁有镇痛、抗炎、抗菌、抗过敏、抑制血小板聚集、镇咳平喘、抗肝纤维化等作用；红花有镇痛、镇静、抗惊厥及抗炎等作用；川芎有镇静、镇痛、抑制血小板聚集及降压等作用；柴胡有解热、抗炎、镇静、安定、镇痛、保肝、利胆、抗病原微生物、抗辐射及促进免疫功能等作用；牡蛎有镇静、抗惊厥、抗癫痫、镇痛、抗肝损伤、增强免疫、抗肿瘤、抗氧化、抗衰老、抗胃溃疡等作用；甘草有解痉、抗利尿、降血脂、保肝和类似肾上腺皮质激素样作用。

【用方经验】带状疱疹后遗症为现代医学病名，中医学归之于“缠腰火丹”“蛇串疮”范畴。临床表现为疱疹消后，仍有局部刺痛、灼痛，且年龄越大，疼痛越重，持续时间越长。丁建国根据中医学理论，运用活血祛瘀治则，以桃红四物汤加味治疗，疗效满意。

扶正通络汤（方平经验方）

【组成】当归 15 g，白芍 15 g，山茱萸 15 g，制何首乌 15 g，生黄芪 30 g，川芎 10 g，延胡索 20 g，三棱 15 g，莪术 15 g，乌梢蛇 10 g，首乌藤 30 g。

【功效】行气活血，扶助正气。

【主治】带状疱疹后遗神经痛。

【加减】皮损色红、烦躁、大便干、舌红苔黄者，加大青叶 30 g、板蓝根 30 g 清热解毒凉血；皮损色暗红、纳呆、口干苦、大便黏滞、舌红苔黄腻者，加栀子 12 g、龙胆 10 g、黄柏 10 g 清肝胆湿热；若胃脘痞满、纳呆则加砂仁 10 g、陈皮 10 g、佛手 15 g 健脾理气；若肢体困重、大便不爽、舌苔腻，则加茯苓 15 g、生薏苡仁 30 g、大腹皮 15 g 健脾祛湿以通气机；若五心烦热，加知母 30 g、黄柏 15 g 清虚热；腰膝酸软加女贞子 12 g、枸杞子 12 g 补益肝肾；便秘加火麻仁 20 g 润肠通便；烦躁眠差可用酸枣仁 15 g 加强养血安神之力；兼痒者加白鲜皮 30 g 疏风止痒；无热象者加桂枝 5 g，可起到助诸药温通之效。

【方解】本方所治为带状疱疹后期邪气伤正，正气不足以运行气血，气血不得通达所致疼痛较剧之症。方中当归甘温质润，补血养肝，既有补血之功，又可行脉道之滞；白芍酸甘质柔，养血敛阴，与当归相配滋阴养血之功益著，并可缓急止痛；山茱萸酸涩微温质润，其性温而不燥，补而不峻，功善补益肝肾；制何首乌性苦干涩微温，功善补益肝肾，兼能收敛，并有解毒消痈散结之功；生黄芪甘温，补气升阳，补气以养血、生血；延胡索、川芎行气活血止痛，使补而不滞；三棱、莪术破血行气，消积止痛；乌梢蛇祛风通络；首乌藤安神，眠佳方可养精血、扶正气，且兼有通络之用。诸药合用，共奏行气活血，扶助正气之功。

【注意事项】脾虚湿盛者慎用。

【现代研究】方中当归有抗血栓、增强机体免疫、抑制炎症后期肉芽组织增生、抗脂质过氧化、抗菌及抗辐射等作用；白芍有镇痛、解痉、保肝、增强应激能力、抑菌等作用；山茱萸对非特异性免疫功能有增强作用，并能抑制血小板聚集，抗血栓形成，还具有抑菌、降血糖、强心、升压、利尿等作用；黄芪有抗病毒、利尿、保护肾脏、抗衰老、抗辐射、抗炎、降血脂、降血糖、增强免疫、抗肿瘤和保肝等作用；川芎有镇静、镇痛、抑制血小板聚集及降压等作用；延胡索有镇痛、催眠、镇静与安定作用，还有一定的抗菌、抗炎、抗肿瘤作用和提高应激能力等；三棱有镇痛、抗血小板聚集及抗血栓等作用；莪术有抗炎、抗胃溃疡、抑制血小板聚集、抗血栓及抗癌等作用；乌梢蛇有抗炎、镇静、镇痛、抗惊厥作用；首乌藤有镇静催眠、促进免疫功能、抗炎、抗菌、抗氧化等作用。

【用方经验】方平通过多年临床经验总结认为，带状疱疹初发时邪毒炽盛，正气相对充实，邪正斗争剧烈，应根据病机治以清热解毒祛湿之法。带状疱疹后期邪势虽退，然正气大伤，气血却无力荣养和通达血脉，不荣则痛，不通则痛，此时若单纯行气活血，则行气无力，活血乏功，事倍功半，甚至徒劳无益。尤其带状疱疹多发于老年人和素体虚弱个体，毒邪伤正，虚上加虚。方平应用外科消托补三法的思路，于带状疱疹后遗神经痛的治疗中，在行气活血的基础上注重扶

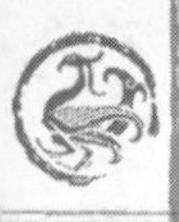

助正气，正气足，方能驱除余邪、荣养和疏通经络，则疼痛自愈。具体应用时应根据余邪、正虚以及瘀滞的偏重程度，或兼除余邪，或补虚为主，或行气活血为主，灵活应用，临床实践证明扶正通络汤加减确可有效缩短带状疱疹后遗神经痛的病程。

疏肝镇痛汤（冯宪章经验方）

【组成】白芍 50 g，珍珠母 30 g，丹参 30 g，生牡蛎 20 g，磁石 20 g，赭石 20 g，钩藤 20 g，当归 20 g，延胡索 15 g，柴胡 10 g，郁金 10 g，甘草 10 g。

【功效】疏肝理气、活血化瘀、重镇止痛。

【主治】带状疱疹后遗神经痛。

【加减】心烦眠差者加山栀子、酸枣仁等；疼痛剧烈者加乳香、没药、蜈蚣等。

【方解】本方所治带状疱疹后期体内湿热郁久，耗伤气血，导致气滞血凝，经络不通，以致疼痛剧烈。方中重用白芍 50 g，取补肝体以助肝用，柔肝止痛之意；珍珠母咸寒，主入肝经，平肝潜阳，清泻肝火；丹参性苦寒，归心、肝经，入血分，既能凉血活血，又能散瘀消痈；当归甘温质润，补血养肝，既有补血之功，又可行脉道之滞；郁金、延胡索行气活血，祛瘀止痛；柴胡辛行苦泄，引药入经，疏肝理气；牡蛎、磁石、赭石镇肝潜阳以止痛；钩藤泻肝经之热，息风止痉；甘草调和诸药。诸药共奏疏肝理气、活血化瘀、重镇止痛之功。

【注意事项】脾胃虚寒及孕妇慎用。

【现代研究】方中白芍有镇痛、解痉、保肝、增强应激能力、抑菌等作用；珍珠母有延缓衰老、抗氧化、抗肿瘤、镇静、抗惊厥、抗过敏等作用；丹参有改善微循环、改善血液流变学、抑制血小板聚集、抗血栓、抗炎、镇静、提高耐缺氧能力、促进组织的修复与再生、抗动脉粥样硬化、促进免疫功能、抑菌等作用；牡蛎有镇静、抗惊厥、抗癫痫、镇痛、抗肝损伤、增强免疫、抗肿瘤、抗氧化、抗衰老、抗胃溃疡等作用；磁石有镇静、催眠、抗惊厥、抗炎、镇痛、促凝血等作用；赭石对中枢神经系统有镇静作用，其内服能收敛胃肠壁，保护黏膜面；当归有抗血栓、增强机体免疫、抑制炎症后期肉芽组织增生、抗脂质过氧化、抗菌及抗辐射等作用；柴胡有解热、抗炎、镇静、安定、镇痛、保肝、利胆、抗病原微生物、抗辐射及促进免疫功能等作用；甘草有解痉、抗利尿、降血脂、保肝和类似肾上腺皮质激素样作用。

【用方经验】冯宪章认为老年患者，脏腑气衰，肝之疏泄功能亦减，虽经治疗，肝经湿热已除，但其造成的肝气郁结，气滞血瘀的病理状态并未恢复，造成皮疹消失后疼痛不止。冯宪章临床用柴胡、郁金、延胡索，疏肝气以止痛；当归、丹参、赤芍活血化瘀以止痛；珍珠母、牡蛎、磁石、赭石、钩藤镇肝潜阳以止痛；重用白芍，取补肝体以助肝用，柔肝止痛之意。诸药共奏疏肝理气、活血化瘀、重镇止痛之功。因切合病机，故临床每起殊效。

化瘀定痛汤（黄咏菁经验方）

【组成】柴胡 12 g，白芍 20 g，延胡索 10 g，当归 10 g，桃仁 10 g，红花 6 g，全蝎 6 g，蜈蚣 2 g。

【功效】行气化瘀，通络止痛。

【主治】带状疱疹后遗神经痛。

【加减】若兼气虚，加人参、黄芪等以补气生血；心烦眠差者加山栀子、酸枣仁等养血安神；瘀滞较重者，改白芍为赤芍，再加柴胡、郁金、丹参等行气化瘀。

【方解】本方所治带状疱疹后期因火热伤阴，经络阻塞，气滞血瘀，不通则痛，以疼痛剧烈为主要表现的病症。方中柴胡辛苦凉，主入肝胆，功擅条达肝气而疏郁结；当归甘温质润，补血养肝，既有补血之功，又可行脉道之滞；白芍酸甘质柔，养血敛阴，与当归相配滋阴养血之功显著，并可缓急止痛；延胡索行气活血止痛；桃仁、红花活血化瘀，涤荡瘀血；全蝎、蜈蚣搜风通络止痛。诸药合用共奏行气化瘀，通络止痛之效。

【注意事项】孕妇禁用。

【现代研究】方中白芍有镇痛、解痉、保

肝、增强应激能力、抑菌等作用；当归有抗血栓、增强机体免疫、抑制炎症后期肉芽组织增生、抗脂质过氧化、抗菌及抗辐射等作用；柴胡有解热、抗炎、镇静、安定、镇痛、保肝、利胆、抗病原微生物、抗辐射及促进免疫功能等作用；延胡索有镇痛、催眠、镇静与安定作用，还有一定的抗菌、抗炎、抗肿瘤作用和提高应激能力等；桃仁有镇痛、抗炎、抗菌、抗过敏、抑制血小板聚集、镇咳平喘、抗肝纤维化等作用；红花有镇痛、镇静、抗惊厥及抗炎等作用；蜈蚣有中枢抑制、抗惊厥和镇痛作用；全蝎有镇痛、抗惊厥、抗癫痫及降压、抑菌等作用。

【用方经验】黄咏菁认为带状疱疹早期主要由情志内伤、饮食失调、肝脾不和、气滞湿郁化热化火，湿热火毒外攻皮肤所致。后期多为火热伤阴，经络阻塞，气滞血瘀，不通则痛。因此气滞血瘀是带状疱疹后遗神经痛的主要病机，临床中以行气化瘀、通络止痛为治则，效果良好。

降龙金方（姜燕生经验方）

【组成】鬼箭羽 10 g，红花 10 g，桃仁 10 g，三棱 10 g，香附 10 g，地龙 10 g，桂枝 10 g，车前子 30 g，陈皮 10 g，生薏苡仁 30 g，马齿苋 30 g，黄芪 15 g，砂仁 10 g，萆薢 20 g。

【功效】温经活血化瘀、益气健脾除湿。

【主治】带状疱疹后遗神经痛。

【加减】气血两虚者加当归、党参、大枣等益气养血；气阴两虚者加西洋参、黄精等补气养阴。

【方解】本方所治为带状疱疹后期邪气伤正，正气不足以运行气血，气血不得通达所致疼痛较剧之症。方中鬼箭羽破血通经止痛，为活血的首选药；配红花、桃仁活血通络，祛瘀止痛；三棱破血行气，消积止痛；桂枝既能温通经络，又能协助活血化瘀的药物加强活血止痛的功效；香附疏肝解郁，理气宽中；地龙味咸性寒无毒，既能通络又能引经，协助桂枝和活血药物，更好地起到了通经止痛的作用；生薏苡仁、砂仁、陈皮、萆薢、车前子健脾除湿，消除水肿，达到止痛的功效；马齿苋清热解毒凉血；黄芪益气扶正，补而不燥。诸药合用，共奏温经活血化瘀、益气健脾除湿之功。

【注意事项】孕妇慎用。

【现代研究】方中桂枝有抑菌、镇痛、抗炎、抗过敏、增加冠脉血流量、改善心功能、镇静、抗惊厥等作用；鬼箭羽有降血糖、调节脂质代谢等作用；马齿苋有抑菌、利尿、降低胆固醇等作用；生薏苡仁有增强免疫力、降血糖、降血钙、解热、镇静、镇痛等作用；桃仁有镇痛、抗炎、抗菌、抗过敏、抑制血小板聚集、镇咳平喘、抗肝纤维化等作用；红花有镇痛、镇静、抗惊厥及抗炎等作用；三棱有镇痛、抗血小板聚集及抗血栓等作用；地龙有解热、镇静、抗惊厥、抗血栓、镇痛、增强免疫、利尿等作用；香附有解热、镇痛、安定、抗菌、抗炎、抗肿瘤等作用；车前子有利尿、抑菌及预防肾结石形成等作用；黄芪有抗病毒、利尿、保护肾脏、抗衰老、抗辐射、抗炎、降血脂、降血糖、增强免疫、抗肿瘤和保肝等作用。

【用方经验】带状疱疹属于祖国医学蛇串疮的范畴，多因情志内伤、肝郁化火，或脾湿郁久、外感毒邪而发病。治疗上方法亦很多，如清利肝胆、健脾除湿、解毒凉血、益气养血、活血通络、滋阴理气等等。姜燕生通过多年的临床探索，总结出温经活血化瘀、益气健脾除湿的方法，用自拟降龙金方来治疗带状疱疹后遗神经痛效果良好。

解毒止痛灵（姜耀武经验方）

【组成】黄芩 10 g，连翘 20 g，板蓝根 25 g，延胡索 25 g，僵蚕 20 g，柴胡 15 g，香附 15 g，川楝子 15 g，薄荷 15 g，陈皮 15 g，甘草 15 g。

【功效】清热利湿解毒。

【主治】带状疱疹。

【加减】发于头面者加牛蒡子、野菊花；有血疱者加水牛角粉、牡丹皮；疼痛明显者加乳香、没药。

【方解】本方所治为因脾虚，运化功能失

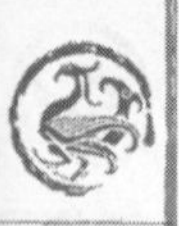

职，水湿内停，郁久化热，熏蒸肌肤，毒邪乘虚侵入所致的蛇串疮。方中黄芩性苦寒，泻火解毒，燥湿清热；连翘、板蓝根性苦寒，有清热解毒，消肿散结，凉血消肿之效；柴胡辛苦凉，主入肝胆，功擅条达肝气而疏郁结；川楝子、延胡索既能清肝火，又能行气止痛；香附疏肝解郁，理气宽中；配合薄荷疏散风热，宣毒透疹，疏肝行气；陈皮理气健脾，燥湿化痰；僵蚕性咸辛平，既能祛风止痛，又具化痰软坚散结之功；甘草调和诸药。诸药合用，共奏清热利湿解毒之功。

【注意事项】阴虚体寒者不宜使用。

【现代研究】黄芩有解热、镇静、抑菌、抗过敏、保肝、利胆、降压、降脂、抗氧化等作用；连翘有抑菌、抗炎和止痛作用，还有抗氧化、抗过敏活性等作用；板蓝根有抗菌、抗病毒、解热、抑制血小板聚集、促进机体免疫功能等作用；柴胡有解热、抗炎、镇静、安定、镇痛、保肝、利胆、抗病原微生物、抗辐射及促进免疫功能等作用；延胡索有镇痛、催眠、镇静与安定作用，还有一定的抗菌、抗炎、抗肿瘤作用和提高应激能力等；僵蚕有镇静、催眠、抗惊厥、抗凝血、抗肿瘤、降血糖等作用；香附有镇痛、安定、抗菌、抗炎、抗肿瘤等作用；川楝子有促进胆汁排泄、抑菌、驱虫、抗炎、镇痛、抗氧化、抗生育、抗癌等作用；薄荷有抑菌、解热、解毒、抗炎及减轻四氢化碳引起肝组织损害作用；甘草有解痉、抗利尿、降血脂、保肝和类似肾上腺皮质激素样作用。

【用方经验】姜耀武认为蛇串疮的主要病因是脾虚，运化功能失职，水湿内停，郁久化热，熏蒸肌肤，毒邪乘虚侵入所致。由于湿热毒三邪搏结于肌肉腠理之间，使经络被阻，造成气血运行不畅，气滞血疲，不通则痛，故患者自觉痛如刀割，呻吟不止。湿热毒三邪又伏于血分灼伤脉络腠理，故皮肤出现红斑疱疹，甚则出现血疱、坏死。姜耀武在组方上选用清热解毒，化瘀行气止痛，疏散肝胆郁热，健脾除湿，调和营卫之药，组方在临床上应用疗效显著。

解毒化瘀通络方（李元文经验方）

【组成】柴胡 6 g，白芍 15 g，当归 20 g，川芎 12 g，白术 10 g，茯苓 20 g，徐长卿 15 g，丹参 15 g，全蝎 6 g，蜈蚣 2 条，水蛭 6 g，生甘草 3 g，白花蛇舌草 15 g，泽兰 10 g，泽泻 10 g。

【功效】通络脉、化瘀滞、止疼痛、清余毒。

【主治】带状疱疹后遗神经痛（毒损络瘀证）。

【加减】心烦眠差者加珍珠母、牡蛎、山栀子、酸枣仁；疼痛剧烈者加延胡索、乳香、没药等。

【方解】本方所治为蛇串疮急性期失治导致络脉损伤更甚，血瘀加重，疼痛剧烈，迁延不愈之证。方中以全蝎、蜈蚣通络止痛，攻毒散结，丹参、水蛭活血祛瘀、逐瘀消徵、通经止痛，白花蛇舌草清热解毒，与全蝎、蜈蚣、丹参、水蛭共为君药；川芎、白芍、当归补血活血、行气止痛，白术、茯苓健脾除湿，徐长卿祛风除湿止痛，共为臣药。柴胡、泽泻、疏肝解郁、活血利湿，泽兰共为佐药；使药为生甘草清热解毒，缓急止痛，调和诸药。本方以通泻为主，兼顾补益扶正，扶正祛邪，标本兼顾。以活血通络之品为主，疏通络脉之瘀，配以清热解毒之品，以泻稽留之毒，通过疏肝健脾以补后天之本，激发正气以祛邪，虚实两顾而无攻补之过。

【注意事项】孕妇及月经过多者禁用。

【现代研究】全蝎有镇痛、抗惊厥、抗癫痫及降压、抑菌等作用；蜈蚣有中枢抑制、抗惊厥和镇痛作用；水蛭有强抗凝血作用，对血小板聚集有明显的抑制作用，能改善血液流变学、降血脂等；白花蛇舌草有抗肿瘤、抗炎、抑制生精能力和保肝利胆作用；白芍有镇痛、解痉、保肝、增强应激能力、抑菌等作用；当归有抗血栓、增强机体免疫、抑制炎症后期肉芽组织增生、抗脂质过氧化、抗菌及抗辐射等作用；柴胡有解热、抗炎、镇静、安定、镇痛、保肝、利胆、抗病原微生物、抗辐射及促进免疫功能等作用；川芎有镇静、镇痛、抑制血小板聚集及降压等作用；徐长卿有明显的镇静、镇痛、抗菌、消炎作用，并有改善心肌缺血、降血压、降血脂及解痉作用；丹参有改善微循环、改善血液流变学、抑制血小板聚集、抗血栓、抗炎、镇静、提高耐缺氧能力、促进组织的修复与再生、抗动脉粥样硬化、促进免疫功能、抑菌等作用；甘草有解痉、抗利尿、降血脂、保肝和类似肾上腺皮质激素样作用。

【用方经验】李元文认为本病与络伤瘀阻有关，加之余毒未清，导致患者疼痛日久不愈。急性期热毒灼伤脉络，脉道不通，气血瘀滞，不通则痛。急性期失治导致络脉损伤更甚，血瘀加重，疼痛剧烈，迁延不愈，久病必伤及正气，脾气虚弱络脉失养，故疼痛缠绵不愈，患者可出现头晕、失眠、食欲减退、精神萎靡、神疲乏力等症，正气虚弱无力清除余毒，余毒未清，热扰神明，故见烦躁易怒、口苦咽干、尿赤便结，舌苔薄黄或黄腻。李元文以活血通络、清解余毒为主，辅以健脾益气、行气止痛，创立解毒化瘀通络方，通络脉、化瘀滞、止疼痛、清余毒，共奏标本兼治之功，收遗痛自除之效。

血府逐瘀汤加减（林琳经验方）

【组成】当归 6 g，生地黄 15 g，赤芍 9 g，川芎 9 g，桃仁 6 g，红花 5 g，牛膝 9 g，柴胡 9 g，枳壳 6 g，桔梗 6 g，甘草 3 g。

【功效】活血化瘀，行气止痛。

【主治】带状疱疹后遗神经痛。

【加减】头面部，伴血压高加钩藤、菊花、葛根；上肢去牛膝加桑枝、忍冬藤；胸部加瓜蒌、川楝子、延胡索；热甚加龙胆；便秘加生大黄；痛剧加地龙、乳香、没药；体弱气虚加生黄芪、党参。

【方解】本方所治由于邪毒稽留不去，余毒不消，郁阻经脉，气血不通，不通则痛导致疼痛日久不愈之证。方中桃仁、红花活血化瘀止痛为君药；赤芍、川芎助君药活血祛瘀，牛膝活血通经止痛，引血下行为臣药；生地黄、当归养血活血，桔梗、枳壳一升一降，宽胸行气，柴胡疏肝解郁，与桔梗、枳壳同用，尤善理气行滞，气行则血行，为佐药；桔梗能载药上行，甘草调和诸药为使药。诸药合用，共奏活血化瘀，行气止痛之功。

【注意事项】孕妇禁用。

【现代研究】方中当归有抗血栓、增强机体免疫、抑制炎症后期肉芽组织增生、抗脂质过氧化、抗菌及抗辐射等作用；生地黄有增强免疫、抗胃溃疡、促进造血、止血、降压、降血糖等作用；赤芍有抗炎、解热镇痛、镇静、抗血小板聚集、抗血栓形成、抗心肌缺血、改善微循环、护肝、调节免疫等作用；川芎有镇静、镇痛、抑制血小板聚集及降压等作用；桃仁有镇痛、抗炎、抗菌、抗过敏、抑制血小板聚集、镇咳平喘、抗肝纤维化等作用；红花有镇痛、镇静、抗惊厥及抗炎等作用；牛膝有增强免疫、抗凝、降脂、降血糖、护肝、强心及抗生育、抗着床、抗早孕等作用；柴胡有解热、抗炎、镇静、安定、镇痛、保肝、利胆、抗病原微生物、抗辐射及促进免疫功能等作用；枳壳有抗菌、镇痛、降血脂、抗血栓、抗休克等作用；甘草有解痉、抗利尿、降血脂、保肝和类似肾上腺皮质激素样作用。

【用方经验】林琳认为带状疱疹属于中医的“缠腰火丹”“蛇串疮”范畴，多因情志内伤致肝胆火盛，湿热内蕴，外受毒邪而发，疼痛日久是由于邪毒稽留不去，余毒不消，郁阻经脉，气血不通，不通则痛，故治以活血化瘀，行气止痛。临床上获得良效，配合穴位注射维生素 B_{12} 营养神经，促进神经功能的恢复，加强通经活络止痛的功效。临床上取得满意疗效。

石葶瓜连汤（路志正经验方）

【组成】生石膏 15 g，葶苈子 15 g，瓜蒌 15 g，旋覆花 10 g，连翘 10 g，防风 10 g，枇杷叶 10 g，车前草 10 g，防己 6 g，素謦花 10 g，郁金 10 g，龙胆 3 g，柴胡 10 g，黄芩 10 g，茵陈 10 g，佛手 10 g，赤芍 15 g，预知子 10 g。

【功效】清肺以泻肝，利湿以清热。

【主治】带状疱疹。

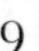

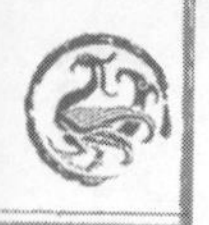

【加减】发于头面者加牛蒡子、野菊花；水疱大而多者加土茯苓、萆薢；疼痛明显者加醋乳香、醋没药。

【方解】本方所治为因肺经有热，肺金乘木，引动肝胆之火，致湿热郁结皮肤，酿成的带状疱疹。方中生石膏、连翘清热泻火，消肿散结；葶苈子、瓜蒌、旋覆花、枇杷叶泻肺行水，降气消痰；防风胜湿止痛；车前草清热解毒，利水消肿，清热利湿；龙胆、赤芍、黄芩、茵陈清热燥湿，泻肝胆火；素馨花、预知子泻肝利湿；柴胡、佛手疏肝理气；郁金活血止痛，行气解郁；防已祛风止痛。诸药合用，共奏清肺以泻肝，利湿以清热之功。

【注意事项】脾胃虚寒及阴虚内热者忌用。

【现代研究】方中生石膏有解热、抗病毒、抗炎、免疫促进、利尿、降血糖、抑制神经应激能力、降低毛细血管通透性等作用；葶苈子有强心、利尿、降血脂、抗抑郁、抗血小板聚集、抗肿瘤及抗菌等作用；瓜蒌有抗炎、抑菌、抑制血小板聚集、抗癌等作用；旋覆花有抑菌、抗炎、镇咳等作用；连翘有抑菌、抗炎和止痛作用，还有抗氧化、抗过敏活性等作用；防风有解热、抗炎、镇静、镇痛、抗惊厥、抗过敏、抗菌等作用；枇杷叶有镇咳、祛痰、抗炎、平喘、免疫增强的作用，还有镇痛、抗病毒、抗菌及抗肿瘤等作用；龙胆有抑菌、抗炎、镇静、保肝、抑制心脏、减缓心率、降压及抗疟原虫等作用；柴胡有解热、抗炎、镇静、安定、镇痛、保肝、利胆、抗病原微生物、抗辐射及促进免疫功能等作用；佛手有平喘、祛痰、抗应激、调节免疫、抗肿瘤等作用；赤芍有抗炎、解热镇痛、镇静、抗血小板聚集、抗血栓形成、抗心肌缺血、改善微循环、护肝、调节免疫等作用。

【用方经验】路志正认为肺外合于皮毛，肺经有热，郁而化火，外溢皮肤，可致皮肤生疮；肺金乘木，引动肝胆之火，致湿热郁结皮肤，可酿成带状疱疹。治疗当清肺以泻肝，利湿以清热。

血府逐瘀汤加减（米要和经验方）

【组成】当归 10 g，川芎 10 g，赤芍 15 g，生地黄 15 g，青皮 15 g，川楝子 15 g，延胡索 15 g，乳香 10 g，没药 10 g，三七 10 g。

【功效】疏肝理气，化瘀止痛。

【主治】带状疱疹后遗神经痛者。

【加减】疼重皮损红斑明显者，加桃仁、红花、丹参。

【方解】本方所治为带状疱疹后期邪气伤正，正气不足以运行气血，气血不得通达所致疼痛较剧之症。方中赤芍、三七清热凉血，散瘀止痛；川芎为血中之气药，行血而理气滞，调气疏肝，清热止痛；当归、生地补血活血；乳香、没药、延胡索理气活血，通经止痛。青皮苦泄辛行温通，性猛入肝，善于梳理肝胆之气；川楝子辛温芳香，善理脾胃，利膈宽胸，止痛。诸药合用，共奏疏肝理气、活血化瘀、行气镇痛之功。

【注意事项】孕妇禁用。

【现代研究】当归有抗血栓、增强机体免疫、抑制炎症后期肉芽组织增生、抗脂质过氧化、抗菌及抗辐射等作用；川芎有镇静、镇痛、抑制血小板聚集及降压等作用；赤芍有抗炎、解热镇痛、镇静、抗血小板聚集、抗血栓形成、抗心肌缺血、改善微循环、护肝、调节免疫等作用；生地黄有增强免疫、抗胃溃疡、促进造血、止血、降压、降血糖等作用；青皮有解痉、利胆、升压、祛痰、平喘等作用；川楝子有促进胆汁排泄、抑菌、驱虫、抗炎、镇痛、抗氧化、抗生育、抗癌等作用；延胡索有镇痛、催眠、镇静与安定作用，还有一定的抗菌、抗炎、抗肿瘤作用和提高应激能力等；三七具有抗血小板聚集及溶栓作用，还具有镇痛、抗炎、降血压及抗衰老等作用。

【用方经验】米要和认为带状疱疹属中医“蛇串疮”“缠腰火丹”范畴，多因情志内伤、肝胆火盛，或脾湿郁久、湿热内蕴、外受毒邪而发。本病初起即发疼痛表明患处湿热为患，阻碍血行，邪之不解，阻滞经络，而为经脉血瘀，故疼痛迁延不愈。米要和根据中医久病入络、通则不痛之理，采用血府逐瘀汤加减治疗本病，取得良效。

泻丹解毒汤（牟玉书经验方）

【组成】柴胡 9 g，赤芍 9 g，白芷 12 g，紫花地丁 31 g，忍冬藤 31 g。

【功效】清热解毒，行气活血，通络止痛。

【主治】带状疱疹。

【加减】疼痛甚者加乳香 15 g，没药 15 g；伴有瘙痒者加蝉蜕 31 g、蜈蚣 3 条；疼痛影响睡眠者加首乌藤 31 g（以上均为成人剂量）。

【方解】本方所治带状疱疹由于情志内伤，肝气郁结，久而化火，肝经火毒蕴积而发病。本方中白芷辛散、消肿止痛，使热毒从外透解；柴胡疏肝理气，赤芍清热凉血、祛瘀止痛，紫花地丁清热解毒，凉血消肿，忍冬藤止痛通络。共奏清热解毒、行气活血、通络止痛之功。

【注意事项】体质虚寒者忌服。

【现代研究】方中柴胡有解热、抗炎、镇静、安定、镇痛、保肝、利胆、抗病原微生物、抗辐射及促进免疫功能等作用；赤芍有抗炎、解热镇痛、镇静、抗血小板聚集、抗血栓形成、抗心肌缺血、改善微循环、护肝、调节免疫等作用；白芷有抑菌、解热、抗炎、镇痛、解痉、抗癌等作用；紫花地丁有抗炎、抑菌、抗凝血、抗病毒、调节免疫及抗氧化作用。

【用方经验】带状疱疹是一种累及神经及皮肤的病毒性皮肤病，中医称为“缠腰火丹”。目前西医治疗主要采用抗病毒、增强免疫力及对症支持治疗，疗效尚可，但还有部分患者在皮疹完全消退后仍遗留顽固性神经性疼痛，可持续数月甚至数年。泻丹解毒汤是名老中医牟玉书经过长期临床实践总结出的行之有效的经验方。此方配合局部用石膏、苦参、枯矾、雄黄等研末调成水剂外擦，内服与外擦，共奏清热解毒、行气活血、通络止痛之功。该方治疗带状疱疹改善临床症状明显，很少遗留神经性疼痛，且安全无毒副作用，药简价廉，可减轻患者的经济负担。

活血化瘀止痛汤（田素琴经验方）

【组成】黄芪 20 g，党参 15 g，当归 10 g，丹参 10 g，延胡索 20 g，桃仁 6 g，红花 5 g，川楝子 15 g，木香 10 g，陈皮 6 g，金银花 10 g，大青叶 10 g。

【功效】活血化瘀，补气养血，清热解毒。

【主治】带状疱疹后遗神经痛。

【加减】皮损在头面部加菊花、白芷；上肢加桂枝；下肢加牛膝、木瓜。

【方解】本方所治为带状疱疹后期邪气伤正，正气不足以运行气血，气血不得通达所致疼痛较剧之症。方中黄芪甘温，入脾经，为补益脾气之要药，补气以行血；党参味甘性平，主归脾、肺二经，健脾益肺，养血生津；当归、丹参补血活血；延胡索、桃仁、红花活血化瘀，通络止痛；陈皮、木香、川楝子疏肝泻热，理气健脾，行气止痛；金银花、大青叶清热解毒。诸药合用，共奏活血化瘀，补气养血，清热解毒之功。

【注意事项】孕妇慎用；脾胃虚寒者慎用。

【现代研究】黄芪有抗病毒、利尿、保护肾脏、抗衰老、抗辐射、抗炎、降血脂、降血糖、增强免疫、抗肿瘤和保肝等作用；党参有抗溃疡、增强免疫、延缓衰老、抗缺氧、抗辐射、降低血糖、调节血脂和抗心肌缺血等作用；当归有抗血栓、增强机体免疫、抑制炎症后期肉芽组织增生、抗脂质过氧化、抗菌及抗辐射等作用；丹参有改善微循环、改善血液流变学、抑制血小板聚集、抗血栓、抗炎、镇静、提高耐缺氧能力、促进组织的修复与再生、抗动脉粥样硬化、促进免疫功能、抑菌等作用；延胡索有镇痛、催眠、镇静与安定作用，还有一定的抗菌、抗炎、抗肿瘤作用和提高应激能力等；桃仁有镇痛、抗炎、抗菌、抗过敏、抑制血小板聚集、镇咳平喘、抗肝纤维化等作用；红花有镇痛、镇静、抗惊厥及抗炎等作用；川楝子有促进

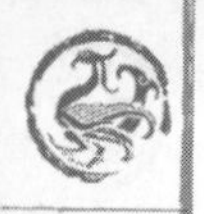

胆汁排泄、抑菌、驱虫、抗炎、镇痛、抗氧化、抗生育、抗癌等作用；大青叶有抑菌、抗病毒、解热、抗炎、抗内毒素、免疫增强等作用。

【用方经验】田素琴认为带状疱疹的皮损与经络走行有着密切关系，经络在人体“内联脏腑、外络肢节”。经络发源于脏腑，它的走向在脏腑之间的一部分叫作体内循行，从体内延伸到体表，通过经络做为纽带，沟通体内外，运行气血，也是疾病传导的通路。根据这个道理，田素琴在临床采用沿皮针刺治疗带状疱疹后遗神经痛，结合口服活血化瘀止痛汤，收效显著。沿皮针刺治疗一些初起丘疹、水疱的带状疱疹病人，可使病变不再继续发展和蔓延。针刺起到了疏通经络、调和气血之功效，通过经络传导到病变部位及内脏，发挥人体气机的调节功能，配合活血化瘀止痛汤内服治疗带状疱疹后遗神经痛，使气血运行得以通畅，营卫调和，阴阳平衡，从而达到扶正祛邪的治疗效果。不需伍其他药物，收效快，且无副作用，为十分安全的疗法，值得临床应用。

清疱疹汤（禤国维经验方）

【组成】牛蒡子 15 g，紫草 15 g，板蓝根 15 g，鸡内金 15 g，白芍 15 g，玄参 15 g，薏苡仁 20 g，蒲公英 20 g，延胡索 12 g，郁金 12 g，珍珠母 30 g，三七 3 g，诃子 8 g，甘草 10 g。

【功效】清热解毒、凉血透疹、利湿解毒、行气活血止痛、兼滋阴养血护胃气。

【主治】带状疱疹。

【加减】血热甚加生地黄，湿重加车前子，年老体弱加淫羊藿、山药，头面部加蔓荆子，上肢加姜黄或桑枝，胸部加柴胡、枳壳，腰背部加杜仲、桑寄生，下肢加牛膝为引经药。

【方解】本方所治之证因情志内伤，肝气郁结，久而化热，肝经火毒蕴积，导致气血凝滞，经络阻塞不通，发为疱疹，以致疼痛。方中牛蒡子疏风清热、清热解毒透疹、通利小便、善通大便，具有表里双解之作用；紫草凉血活血，解毒透疹，通利二便。二药合用则清热解毒透疹，通利二便，可使热毒湿邪表里分消，及早排出体内。诃子涩肠止泻，可制牛蒡子、紫草勿泄利太过。板蓝根、蒲公英清热解毒、疗毒疮。火盛必却阴液，利湿要防伤阴，苦寒泻火易伤脾，故以生地黄、玄参、白芍等滋阴降火养血；薏苡仁健脾利湿；鸡内金健脾胃助运化以固护胃气。延胡索、郁金行气活血止痛；三七入肝散瘀定痛而不伤正气；再配珍珠母清肝镇心而止痛；甘草清热解毒、补脾缓急，调和诸药；白芍甘草酸甘化阴，养血柔肝缓急止痛，更可加强止痛功效。纵观全方具有清热解毒、凉血透疹、利湿解毒、行气活血止痛、兼滋阴养血护胃气，攻守兼备，标本兼治。

【注意事项】气虚便溏者慎用；孕妇慎用。

【现代研究】牛蒡子有抗菌、解热、利尿、降低血糖、抗肿瘤及抗肾病变等作用；紫草有抑菌、抗炎、抗病毒、抗过敏、抗肿瘤、保肝、止血、抗生育等作用；板蓝根有抗菌、抗病毒、解热、抑制血小板聚集、促进机体免疫功能等作用；鸡内金有增强胃运动机能及抑制肿瘤细胞的作用；白芍有镇痛、解痉、保肝、增强应激能力、抑菌等作用；薏苡仁有增强免疫力、降血糖、降血钙、解热、镇静、镇痛等作用；蒲公英有抑菌、抗肿瘤、激发机体免疫功能、利胆、保肝、抗内毒素及利尿作用；延胡索有镇痛、催眠、镇静与安定作用，还有一定的抗菌、抗炎、抗肿瘤作用和提高应激能力等；珍珠母有延缓衰老、抗氧化、抗肿瘤、镇静、抗惊厥、抗过敏等作用；三七具有抗血小板聚集及溶栓作用，还具有镇痛、抗炎、降血压及抗衰老等作用；甘草有解痉、抗利尿、降血脂、保肝和类似肾上腺皮质激素样作用。

【用方经验】禤国维根据本病的中医病机，在长期的临床实践中总结出治疗带状疱疹的经验方清疱疹汤。通过临床研究发现内服清疱疹汤治疗带状疱疹总有效率与万乃洛韦相近，内服清疱疹汤起效更快。对那些早期因误诊误治以致失去最佳抗病毒治疗时机的患者，使用本方仍有较好的疗效，可促进皮肤及神经损害的恢复，有效预防带状疱疹后遗神经痛的发生。此外，服用本方安全，无明显不良反应，价格低廉，乐于被患者接受，是治疗带状疱疹较理想的方剂。

龙胆泻肝汤加减（杨素清经验方）

【组成】龙胆 10 g，栀子 15 g，黄芩 15 g，大青叶 15 g，柴胡 12 g，生地黄 12 g，泽泻 12 g，茵陈 12 g，三七 15 g，甘草 5 g。

【功效】利湿解毒，通络止痛。

【主治】带状疱疹后遗神经痛。

【加减】发于头面者加牛蒡子、野菊花等；有血疱者加水牛角粉、牡丹皮；疼痛明显者加乳香、没药。

【方解】本方所治之证为由于情志内伤，饮食失调，肝胆不和，气滞湿郁化热化火，湿热火毒郁阻经络而外攻皮肤所致的带状疱疹后遗神经痛。方中龙胆大苦大寒，上泻肝胆实火，下清下焦湿热，泻火除湿，两擅其功；黄芩、栀子、大青叶性皆苦寒，泻火解毒，燥湿清热；泽泻、茵陈清热利湿，导邪下行；生地黄滋阴养血以顾肝体，使邪祛而不伤正；柴胡舒畅气机以顾肝用，兼引药入肝；三七活血化瘀；甘草调和诸药。全方共奏泻火解毒、利湿止痛之功效。

【注意事项】脾虚便溏者慎用；孕妇慎用。

【现代研究】龙胆有抑菌、抗炎、镇静、保肝、抑制心脏、减缓心率、降压及抗疟原虫等作用；栀子有抗病毒、保肝利胆、解热、镇痛、抗菌、抗炎、镇静催眠、降血压等作用；黄芩有解热、镇静、抑菌、抗过敏、保肝、利胆、降压、降脂、抗氧化等作用；大青叶有抑菌、抗病毒、解热、抗炎、抗内毒素、免疫增强等作用；柴胡有解热、抗炎、镇静、安定、镇痛、保肝、利胆、抗病原微生物、抗辐射及促进免疫功能等作用；生地黄有增强免疫、抗胃溃疡、促进造血、止血、降压、降血糖等作用；泽泻有利尿、降压、降血糖、抗脂肪肝及抑菌等作用；三七具有抗血小板聚集及溶栓作用，还具有镇痛、抗炎、降血压及抗衰老等作用；甘草有解痉、抗利尿、降血脂、保肝和类似肾上腺皮质激素样作用。

【用方经验】杨素清认为带状疱疹主要是由于情志内伤，饮食失调，肝胆不和，气滞湿郁化热化火，湿热火毒郁阻经络而外攻皮肤所致，故以利湿解毒、通络止痛为治则。临床观察显示，龙胆泻肝汤治疗带状疱疹，其疗效明显优于阿昔洛韦，可以达到减轻痛苦、减少并发症和后遗神经痛之目的。

蛇串疮一号方（叶义森经验方）

【组成】龙胆 10 g，黄芩 10 g，生地黄 15 g，牡丹皮 10 g，板蓝根 20 g，大青叶 10 g，重楼 10 g，白花蛇舌草 30 g，川楝子 10 g，延胡索 15 g，丹参 15 g，虎杖 10 g。

【功效】泻肝清热，利湿解毒。

【主治】带状疱疹。

【加减】痛甚者加乳香、没药各 6 g；大便秘结酌加生大黄 10 g、枳壳 10 g。

【方解】本方所治热偏盛之证的蛇串疮。方中龙胆大苦大寒，上泻肝胆实火，下清下焦湿热，泻火除湿，两擅其功；黄芩性苦寒，泻火解毒，燥湿清热；生地黄滋阴养血以顾肝体，使邪祛而不伤正；牡丹皮、板蓝根、大青叶、虎杖清热凉血解毒；白花蛇舌草清热解毒，利湿通淋；丹参活血祛瘀，通络止痛；川楝子、延胡索行气活血，通络止痛；全方共奏泻肝清热，利湿解毒之功。

【注意事项】孕妇及体虚者不宜服用。

【现代研究】龙胆有抑菌、抗炎、镇静、保肝、抑制心脏、减缓心率、降压及抗疟原虫等作用；黄芩有解热、镇静、抑菌、抗过敏、保肝、利胆、降压、降脂、抗氧化等作用；生地黄有增强免疫、抗胃溃疡、促进造血、止血、降压、降血糖等作用；板蓝根有抗菌、抗病毒、解热、抑制血小板聚集、促进机体免疫功能等作用；大青叶有抑菌、抗病毒、解热、抗炎、抗内毒素、免疫增强等作用；重楼有对大脑与肾脏的保护作用，还有止血、抗肿瘤、抗氧化、抗菌、抗炎、收缩子宫、血管内皮细胞保护作用等；白花蛇舌草有抗肿瘤、抗炎、抑制生精能力和保肝

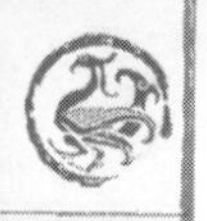

利胆作用；川楝子有促进胆汁排泄、抑菌、驱虫、抗炎、镇痛、抗氧化、抗生育、抗癌等作用；延胡索有镇痛、催眠、镇静与安定作用，还有一定的抗菌、抗炎、抗肿瘤作用和提高应激能力等；丹参有改善微循环、改善血液流变学、抑制血小板聚集、抗血栓、抗炎、镇静、提高耐缺氧能力、促进组织的修复与再生、抗动脉粥样硬化、促进免疫功能、抑菌等作用；虎杖有泻下、祛痰止咳、降压、止血、镇痛、抑菌等作用。

【用方经验】蛇串疮，中医又名缠腰火丹、火带疮、蛇丹、蜘蛛疮等，《医宗金鉴》记载："此症俗名蛇串疮，有干湿不同，红黄之异，皆如累累珠形。干者色红赤，形如云片，上起风粟，作痒发热，此属肝心二经风火。"《外科启玄》云："缠腰火丹，一名火带疮，俗名蛇串疮。初生于腰，紫赤如疹，或起水疱，痛如火燎。"中医认为本病多因情志不畅，肝气郁结，久而化热蕴湿；或饮食不节，脾失健运，湿热内生，外泛肌肤，复感毒邪，以致湿热火毒蕴积肌肤而发。再则邪阻经络，气血瘀滞，不通则痛，病之后期常迁延疼痛。叶义森教授认为其中的关键是"湿热"及"瘀滞"。因此临证时按湿偏盛、热偏盛及虚实夹杂气血瘀滞三型进行辨证施治，每每取得显著疗效。此外，如能配合下列外治，效果更佳：①疱疹未破者，采用三味拔毒散（雄黄10份、明矾10份、青黛1份共研细末）醋调外搽，注意时时保持湿润。②疱疹已破，采用青黛散（青黛1份、黄柏1份、石膏2份、滑石1份共研细末）或中成药锡类散调小麻油外搽。

蛇串疮二号方（叶义森经验方）

【组成】板蓝根 20 g，重楼 10 g，白花蛇舌草 30 g，川楝子 10 g，延胡索 15 g，虎杖 10 g，薏苡仁 20 g，厚朴 10 g，陈皮 8 g，茯苓 15 g。

【功效】清热利湿。

【主治】带状疱疹。

【加减】舌苔白腻者，去重楼加苍术 10 g、白术 10 g。

【方解】本方所治之证为因情志不畅，肝气郁结，久而化热蕴湿；或饮食不节，脾失健运，湿热内生，外泛肌肤，复感毒邪，以致湿热火毒蕴积肌肤而发导疱疹。方中薏苡仁淡渗甘补，既能利水消肿，又能健脾补中，茯苓味甘而淡，甘则能补，淡则能渗，药性平和，既可祛邪，又可扶正，与薏苡仁合用利水渗湿，健脾益气之效增；厚朴、陈皮理气健脾，燥湿化痰；虎杖苦寒，有清热利湿之功，板蓝根、白花蛇舌草、白重楼休清热凉血解毒；川楝子、延胡索行气活血，通络止痛；群方共奏清热利湿之功。

【注意事项】孕妇及体虚者不宜服用。

【现代研究】板蓝根有抗菌、抗病毒、解热、抑制血小板聚集、促进机体免疫功能等作用；重楼有对大脑与肾脏的保护作用，还有止血、抗肿瘤、抗氧化、抗菌、抗炎、收缩子宫、血管内皮细胞保护作用等；白花蛇舌草有抗肿瘤、抗炎、抑制生精能力和保肝利胆作用；川楝子有促进胆汁排泄、抑菌、驱虫、抗炎、镇痛、抗氧化、抗生育、抗癌等作用；延胡索有镇痛、催眠、镇静与安定作用，还有一定的抗菌、抗炎、抗肿瘤作用和提高应激能力等；虎杖有泻下、祛痰止咳、降压、止血、镇痛、抑菌等作用；薏苡仁有增强免疫力、降血糖、降血钙、解热、镇静、镇痛等作用；厚朴有抑菌、降压、防治胃溃疡及中枢性肌肉松弛作用；陈皮有解痉、平喘、镇咳、祛痰、升高血压、抗血小板聚集、抗氧化、抗衰老、强心、抗休克、抗过敏、抗肿瘤、抑菌、避孕、抗紫外线辐射、杀虫等作用；茯苓有利尿、镇静、抗肿瘤、增加心肌收缩力、增强免疫功能、护肝、降血糖、延缓衰老、抑制胃溃疡等作用。

【用方经验】见蛇串疮一号方。

蛇串疮三号方（叶义森经验方）

【组成】黄芪 15 g，白术 10 g，茯苓 10 g，炙甘草 10 g，当归 10 g，白芍 12 g，生地黄 15 g，延胡索 15 g，红花 6 g，首乌藤 15 g，赭石 20 g，陈皮 8 g。

【功效】行气活血。

【主治】带状疱疹后遗神经痛。

【加减】痛甚加乳香6 g、没药6 g。

【方解】本方所治为蛇串疮后期邪阻经络，气血瘀滞，不通则痛之证。方中黄芪甘温，入脾经，为补益脾气之要药；白术甘温补虚，苦温燥湿，主归脾、胃经，既能补气以健脾，又能燥湿、利尿，茯苓味甘而淡，甘则能补，淡则能渗，药性平和，既可祛邪，又可扶正，与白术合用利水渗湿，健脾益气之效增，陈皮理气健脾，燥湿化痰；生地黄滋阴养血；当归、红花补血，祛瘀止痛；白芍酸甘质柔，养血敛阴，与当归相配滋阴养血之功益著，并可缓急止痛；延胡索行气活血止痛；首乌藤、赭石滋阴潜阳。全方共奏行气活血之功。

【注意事项】孕妇慎用。

【现代研究】黄芪有抗病毒、利尿、保护肾脏、抗衰老、抗辐射、抗炎、降血脂、降血糖、增强免疫、抗肿瘤和保肝等作用；白术有利尿、增强免疫功能、抗衰老、保肝、利胆、降血糖、抗菌、抗肿瘤、镇静、镇咳、祛痰等作用；茯苓有利尿、镇静、抗肿瘤、增加心肌收缩力、增强免疫功能、护肝、降血糖、延缓衰老、抑制胃溃疡等作用；白芍有镇痛、解痉、保肝、增强应激能力、抑菌等作用；当归有抗血栓、增强机体免疫、抑制炎症后期肉芽组织增生、抗脂质过氧化、抗菌及抗辐射等作用；生地黄有增强免疫、抗胃溃疡、促进造血、止血、降压、降血糖等作用；延胡索有镇痛、催眠、镇静与安定作用，还有一定的抗菌、抗炎、抗肿瘤作用和提高应激能力等；红花有镇痛、镇静、抗惊厥及抗炎等作用；赭石对中枢神经系统有镇静作用，其内服能收敛胃肠壁，保护黏膜面；陈皮有解痉、平喘、镇咳、祛痰、升高血压、抗血小板聚集、抗氧化、抗衰老、强心、抗休克、抗过敏、抗肿瘤、抑菌、避孕、抗紫外线辐射、杀虫等作用。

【用方经验】见蛇串疮一号方。

补阳还五汤（尤立平经验方）

【组成】黄芪60 g，当归15 g，赤芍15 g，川芎15 g，地龙10 g，桃仁10 g，红花10 g。

【功效】益气活血通络。

【主治】带状疱疹运动性麻痹。

【加减】伴肝胆湿热证者加黄芩12 g、龙胆15 g。

【方解】本方所治乃正气亏虚，不能鼓动血行，气虚血滞，以致脉络瘀阻，肌肉经脉失养所致。方中重用黄芪为主药，大补元气，使气旺则血行，瘀消而不伤正，为君药；配以当归活血和血，且有化瘀不伤血之妙，是为臣药；赤芍、川芎、桃仁、红花助当归活血祛瘀，地龙长于行散走窜，通径活络，均为佐药。各药合用，使气足以推动血行，瘀去络通，则筋肉得养。

【注意事项】孕妇及便溏者慎用。

【现代研究】方中黄芪有抗病毒、利尿、保护肾脏、抗衰老、抗辐射、抗炎、降血脂、降血糖、增强免疫、抗肿瘤和保肝等作用；当归有抗血栓、增强机体免疫、抑制炎症后期肉芽组织增生、抗脂质过氧化、抗菌及抗辐射等作用；赤芍有抗炎、解热镇痛、镇静、抗血小板聚集、抗血栓形成、抗心肌缺血、改善微循环、护肝、调节免疫等作用；川芎有镇静、镇痛、抑制血小板聚集及降压等作用；地龙有解热、镇静、抗惊厥、抗血栓、镇痛、增强免疫、利尿等作用；桃仁有镇痛、抗炎、抗菌、抗过敏、抑制血小板聚集、镇咳平喘、抗肝纤维化等作用；红花有镇痛、镇静、抗惊厥及抗炎等作用。

【用方经验】补阳还五汤源于《医林改错》（清代·王清任），组方中重用黄芪为主药，补气行血；当归、赤芍、川芎、地龙、桃仁、红花活血通经，具有益气、活血、通络作用，多年来被广泛应用于治疗气虚血瘀型脑血管病和冠心病等疾病。尤立平在辨证基础上，临床应用补阳还五汤为主治疗带状疱疹运动性麻痹，取得满意疗效。

加味四妙勇安汤（周聪和经验方）

【组成】玄参15 g，金银花15 g，甘草5 g，当归10 g，白芍15 g，太子参15 g，延

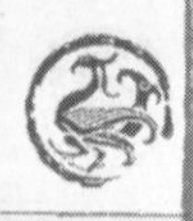

胡索 15 g。

【功效】益气养血，活血止痛。

【主治】带状疱疹后遗神经痛。

【加减】疼痛发于头面部者加白芷 10 g；发于躯干部者加柴胡 10 g；发于上肢者加桑枝 10 g；发于下肢者加牛膝 10 g。

【方解】本方所治之证为年迈之体，邪除正伤，正气不足，阴虚血少，造成“不荣则痛”，或为肝经郁结，脾经湿热，经络阻遏，气血凝滞，造成“不通则痛”的带状疱疹后遗神经痛。方中太子参益气扶正；当归、延胡索养血活血止痛；金银花甘寒气清，功擅清热解毒；玄参苦甘咸寒而质润，长于清热凉血，泻火解毒，并能资养阴液，散结软坚；白芍、甘草柔肝和营、缓急止痛。诸药共奏益气养血，活血止痛之功。

【注意事项】脾胃虚寒，食少便溏者不宜服用。

【现代研究】方中玄参有抑菌、抗炎、扩张冠状动脉、降压、保肝、增强免疫、抗氧化等作用；金银花有抑菌、抗病毒、退热、保肝、止血、降低胆固醇、抗生育、兴奋中枢、促进胃液分泌等作用；甘草有解痉、抗利尿、降血脂、保肝和类似肾上腺皮质激素样作用；当归有抗血栓、增强机体免疫、抑制炎症后期肉芽组织增生、抗脂质过氧化、抗菌及抗辐射等作用；白芍有镇痛、解痉、保肝、增强应激能力、抑菌等作用；太子参有增强免疫、抗应激、抗疲劳、改善记忆、降血糖、降血脂、止咳、祛痰、抗菌、抗病毒、抗炎等作用；延胡索有镇痛、催眠、镇静与安定作用，还有一定的抗菌、抗炎、抗肿瘤作用和提高应激能力等。

【用方经验】带状疱疹后遗神经痛以老年人、体质衰弱及有慢性全身性疾病患者多见，疼痛剧烈可持续数月或数年不等，一般镇痛药无效。中医学认为该病为年迈之体，邪除正伤，正气不足，阴虚血少，造成“不荣则痛”；加之带状疱疹早期属肝经郁结，脾经湿热，其后可因经络阻遏，气血凝滞，致“不通则痛”。故治宜以益气养血为主，活血止痛为辅。四妙勇安汤出自清代《验方新编》，原治疗血栓性闭塞性脉管炎，周聪和用此方加味治疗带状疱疹后遗神经痛，取得满意疗效。

第二节 Hunt 综合征

Hunt 综合征（耳带状疱疹）是水痘一带状疱疹病毒感染面神经膝状神经节所致的综合征，即周围性面瘫、耳痛、耳部疱疹三联征，又称膝状神经节综合征。

临床主要表现为单侧面瘫，由于感染可波及颅内，因而可引起局部脑膜炎、面神经麻痹。如果为永久性完全性面瘫，又不注意保护角膜，容易造成角膜溃疡而导致失明。部分患者面神经功能可完全恢复，面瘫恢复程度与变性的面神经纤维数量有关，面瘫恢复的早晚亦与转归有关。

中医认为本病总因外感六淫之邪，上犯头面，阻抑清阳，瘀滞经络所致。治疗以祛风驱邪、通络止痛为主。

龙胆泻肝汤（张群经验方）

【组成】龙胆 12 g，黄芩 12 g，栀子 10 g，泽泻 12 g，车前子 12 g，生地黄 15 g，当归 12 g，板蓝根 10 g，木通 10 g，甘草 6 g。

【功效】清热解毒，养血柔肝。

【主治】肝胆郁热型 Hunt 综合征。

【加减】若湿热俱盛可减去生地黄、当归。

【方解】本方所治为情志内伤，肝气郁结，久而化火，肝经火毒蕴积，或风邪上窜头面而发之症。方中龙胆大苦大寒，上泻肝胆实火，下清下焦湿热，泻火除湿，两擅其功，为君药；黄芩、栀子性皆苦寒，泻火解毒，燥湿清热，助君清热除湿为臣药；柴胡舒畅肝胆之气，引诸药入肝胆经；木通、泽泻、车前子清热利湿，导邪下行；生地黄、当归养血滋阴，以使标本兼顾，若湿热俱盛可减去；板蓝根清热、凉血解毒；甘草和中，调和诸药。方中诸药合用，共奏清肝胆实火泻肝胆湿热、清热解毒、养血柔肝之功效。

【注意事项】脾虚便溏者慎用；孕妇慎用。

【现代研究】龙胆有抑菌、抗炎、镇静、保肝、抑制心脏、减缓心率、降压及抗疟原虫等作用；黄芩有解热、镇静、抑菌、抗过敏、保肝、利胆、降压、降脂、抗氧化等作用；栀子有抗病毒、保肝利胆、解热、镇痛、抗菌、抗炎、镇静催眠、降血压等作用；泽泻有利尿、降压、降血糖、抗脂肪肝及抑菌等作用；车前子有利尿、抑菌及预防肾结石形成等作用；生地黄有增强免疫、抗胃溃疡、促进造血、止血、降压、降血糖等作用；当归有抗血栓、增强机体免疫、抑制炎症后期肉芽组织增生、抗脂质过氧化、抗菌及抗辐射等作用；板蓝根有抗菌、抗病毒、解热、抑制血小板聚集、促进机体免疫功能等作用；木通有抗炎、抑菌、利尿、抗血栓的作用；甘草有解痉、抗利尿、降血脂、保肝和类似肾上腺皮质激素样作用。

【用方经验】张群临床上使用更昔洛韦联合加减龙胆泻肝汤治疗 Hunt 综合征患者，疗效确切，不良反应少，患者无遗留神经痛，值得临床推广应用。

第三节　玫瑰糠疹

玫瑰糠疹是一种病程自限的炎症性皮肤病。本病病因尚未明了，多数学者认为与病毒感染有关，有研究提示其发病与柯萨奇 B 组病毒感染有直接关系，亦有学者认为与细菌、真菌、寄生虫感染或过敏因素等有关。

皮损以圆形或椭圆形淡红色或黄褐色斑片，其长轴与皮纹一致，上覆糠秕状鳞屑，初始多有一母斑为临床特征。本病预后良好，如不治疗，一般约 4～8 周可自然消退，愈后一般不复发，但部分病例，皮疹反复成批出现，病程可延至半年以上才能痊愈。

中医认为其发病主要因为血热内蕴，风邪外袭，客于肌肤，闭塞腠理而发病。治疗当清热凉血、祛风止痒为主。

清热凉血消斑汤（李长江经验方）

【组成】紫草 15 g，板蓝根 30 g，牡丹皮 12 g，生地黄 30 g，赤芍 15 g，荆芥 12 g，金银花 15 g，槐花 15 g，黄芩 15 g，蝉蜕 6 g，白鲜皮 30 g，玄参 12 g，甘草 6 g。

【功效】清热凉血，祛风消斑。

【主治】风热蕴肤型玫瑰糠疹。

【加减】瘙痒剧烈加地肤子、钩藤、苦参；咽喉疼痛加连翘、炒牛蒡子、山豆根；热甚加白茅根、羚羊粉；心烦口渴者加生石膏、知母；大便秘结加生大黄。

【方解】槐花性寒凉而苦降，功善清热凉血；白茅根味甘寒，《本草正义》曰其：“寒凉而味甚甘，能清血分之热，而不伤于燥；又不粘腻。”槐花、白茅根与牡丹皮、紫草共奏清热凉血之功。生地黄可清热凉血、养阴生津，既可清血分热，又可润血分之燥；金银花、连翘、板蓝根疏散风热、清热解毒，既可疏散外在风热，又有利于血分之蕴热透过气分而疏散；蝉蜕疏风清热止痒；白鲜皮祛风解毒止痒；甘草调和诸药。诸药相伍，共奏清热凉血，祛风消斑之功。

【注意事项】孕妇慎用。

【现代研究】紫草有抑菌、抗炎、抗病毒、抗过敏、抗肿瘤、保肝、止血、抗生育等作用；板蓝根有抗菌、抗病毒、解热、抑制血小板聚集、促进机体免疫功能等作用；生地黄有增强免疫、抗胃溃疡、促进造血、止血、降压、降血糖等作用；赤芍有抗炎、解热镇痛、镇静、抗血小板聚集、抗血栓形成、抗心肌缺血、改善微循环、护肝、调节免疫等作用；牡丹皮有解热、镇静、镇痛、

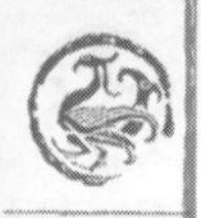

抗惊厥、抑菌、抗血栓、抗过敏、抗心律失常、保肝、调节免疫等作用；荆芥有解热、镇痛、抗炎及抗补体等作用；玄参有抑菌、抗炎、扩张冠状动脉、降压、保肝、增强免疫、抗氧化等作用；金银花有抑菌、抗病毒、退热、保肝、止血、降低胆固醇、抗生育、兴奋中枢、促进胃液分泌等作用；黄芩有解热、镇静、抑菌、抗过敏、保肝、利胆、降压、降脂、抗氧化等作用；蝉蜕有解热、镇静、抗惊厥等作用；甘草有解痉、抗利尿、降血脂、保肝和类似肾上腺皮质激素样作用。

【用方经验】李长江认为，玫瑰糠疹多由过食辛辣厚味，或情志抑郁，日久化火，致血热内蕴，复感风邪，郁闭肌肤腠理而成。治疗当以清热凉血为主，自拟清热凉血消斑汤，共奏清热凉血、祛风消斑之功，切合风热蕴肤型玫瑰糠疹之病因病机，故收到了较好的临床疗效。

皮炎汤（朱仁康经验方）

【组成】生石膏（先下）30 g，生地黄30 g，牡丹皮10 g，赤芍10 g，知母10 g，金银花 10 g，连翘 10 g，竹叶 10 g，生甘草10 g。

【功效】清热凉血，泄热解毒。

【主治】药物性皮炎（中药毒），接触性皮炎（包括漆性皮炎、油彩性皮炎），植物一日光性皮炎、玫瑰糠疹。

【加减】热毒偏盛酌加水牛角粉、大青叶、紫草等；湿热偏盛酌加滑石、泽泻、黄芩、薏苡仁等；瘀滞偏盛酌加川牛膝、桃仁、当归尾等；气阴两伤酌加太子参、麦冬、五味子、石斛等。

【方解】本方具有清营凉血、泄热解毒之功，凡由血热蕴毒、外发肌肤所致，皮损表现以红斑、丘疹、风团、水疱为特征的皮肤病均有机会应用本方化裁。方中生地黄、牡丹皮、赤芍清营凉血；知母、生石膏清解肌热；竹叶清风热；金银花、连翘、生甘草重在解毒。全方功能清营凉血，泻热解毒。

【注意事项】脾虚便溏者慎用。

【现代研究】生石膏有解热、抗病毒、抗炎、免疫促进、利尿、降血糖、抑制神经应激能力、降低毛细血管通透性等作用；生地黄有增强免疫、抗胃溃疡、促进造血、止血、降压、降血糖等作用；牡丹皮有解热、镇静、镇痛、抗惊厥、抑菌、抗血栓、抗过敏、抗心律失常、保肝、调节免疫等作用；赤芍有抗炎、解热镇痛、镇静、抗血小板聚集、抗血栓形成、抗心肌缺血、改善微循环、护肝、调节免疫等作用；知母有解热、抗炎、利尿、祛痰、抗菌、抗癌、抗溃疡及抗血小板聚集等作用；金银花有抑菌、抗病毒、退热、保肝、止血、降低胆固醇、抗生育、兴奋中枢、促进胃液分泌等作用；连翘有抑菌、抗炎和止痛作用，还有抗氧化、抗过敏活性等作用；生甘草有解痉、抗利尿、降血脂、保肝和类似肾上腺皮质激素样作用。

【用方经验】病案精选：郭某，男，18岁，2010 年 5 月 6 日初诊。周身泛发红斑，伴血疱 2 周。2 周前右腋下出现一 5 分硬币大小近圆形红斑。以后于躯干、四肢处泛发成批同样较小皮疹及水疱、血疱等。查胸背、腰腹、四肢近端密集指甲大小椭圆形斑片、色红绛，平摊肤上，边缘微隆，轮廓鲜明，长轴与皮纹一致，表面细碎白屑，状如麸秕，前臂、腿胫、掌跖处散在紫癜如指甲大小，间有血疱、水疱，形若芡实豌豆，孤立散在，四畔艳赤。疱液混浊，疱壁污秽不泽、鼓起无力，揩破滋流血水。口腔黏膜轻度糜烂，少许渗血，壮热口渴，咽喉疼痛，颈周臖核肿大，便结溲赤，舌绛苔黄，脉数有力。西医诊断为重症玫瑰糠疹。中医诊断为风热疮。证属热毒炽盛，燔营灼血。治以泻热解毒，清营凉血。药用生石膏（先下）30 g，生地黄30 g，牡丹皮10 g，赤芍10 g，知母10 g，金银花 10 g，连翘 10 g，竹叶 6 g，生甘草10 g，生大黄（后下）10 g，水牛角粉（分冲）6 g，大青叶 15 g。水煎服，服用 7 剂。复诊热退便通，疹色转淡，水疱、血疱干涸，唯紫癜尚存，舌脉同前。知病势虽去过半，但恐灰中有火，遂将水牛角粉、生大黄剂量减半，调理数剂，渐康复如初。

按：患者疹色红绛，兼有血疱、紫癜、血疱等，参以舌脉，为热毒炽盛、燔营灼血，但仍有壮热口渴、咽喉肿痛、舌苔黄干等症，知透热转气之机未失。再加大青叶、水牛角粉以凉血解毒，更添生大黄，不仅解毒通便、釜底抽薪，尚可凉血清热、化瘀通络。

第四节　手足口病

手足口病是以手、足、口出现水疱为特征的一种传染性疾病。发病原因主要由柯萨奇病毒 A16 型及肠道病毒 71 型引起。本病传染性强，以唾液、口腔分泌物经飞沫传染。

本病 1～2 岁儿童多见，临床以口腔、手、足、臀等出现粟米至绿豆大小水疱为特征。预后良好，多数患者约 5～10 天痊愈。

中医认为其发病多因卫表不固，风湿毒邪外侵，蕴于肌肤，搏于腠理所致。治疗当祛湿解毒为主。

银通散（闫承韵经验方）

【组成】金银花 10 g，通草 5 g，黄芩 6 g，防风 6 g。

【功效】清热祛风，解毒燥湿。

【主治】手足口病。

【方解】银通散方中金银花清热解毒，并有宣散之用；通草清热利水，可导热从小便出；黄芩清热燥湿；防风祛风胜湿。诸药共用，清解之力专一，故可迅速奏效。

【注意事项】孕妇慎用。

【现代研究】1. 药理作用：金银花有抑菌、抗病毒、退热、保肝、止血、降低胆固醇、抗生育、兴奋中枢、促进胃液分泌等作用；通草有利尿、促进乳汁分泌、调节免疫和抗氧化的作用；黄芩有解热、镇静、抑菌、抗过敏、保肝、利胆、降压、降脂、抗氧化等作用；防风有解热、抗炎、镇静、镇痛、抗惊厥、抗过敏、抗菌等作用。2. 临床应用：手足口病是由柯萨奇病毒引起的近年来较常见的皮肤病，因其具有传染性，故可引起流行，常因口腔疼痛性水疱或溃疡而影响进食。现代医学多应用病毒唑或干扰素等药物治疗，疗效并不确切。中医治疗病毒性皮肤病，可迅速缓解症状，缩短病程，无副作用，且方便经济，易被患者接受。

【用方经验】医案精选：邬某，女，4 岁。1995 年 10 月 13 日初诊。因手、足、口腔疱疹，疼痛，伴发热 1 天来诊。查体：体温 37.5 ℃，示指、中指背面及手掌小鱼际、足跖对称性散在分布绿豆大小水疱，水疱总数为十余个，周围有红晕，硬腭、舌尖有三个高粱米粒大水疱，舌体左侧一处高粱米粒大溃疡，周围有红晕，舌质红，苔白，脉浮数。实验室检查：血常规无异常。诊断：手足口病。银通散 2 剂，水煎服，每日 3 次，1 日后热退，水疱干枯，口腔溃疡变小，痛止。两日后皮疹全部消退，临床治愈。

第五节　疣

疣是由人类乳头瘤病毒（HPV）所引起的一种皮肤表面赘生物。HPV 可直接接触传染，也可经污染物间接传染，病毒存在于棘层细胞中，可促使细胞增生，形成疣状损害。

根据其临床表现和发病部位不同，可分为寻常疣、跖疣、扁平疣、生殖器疣、疣状表皮发育不良等，均于皮肤或黏膜上出现大小不等、形状不一的赘生物，无自觉不适。本病容易反复，但预后良好。

中医认为其发病总因风热毒邪搏于肌肤所致。治疗以清热解毒散结为主，同时应根据不同皮疹特点，选用适当的外治法，内外

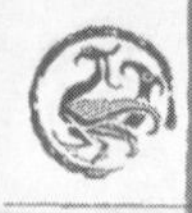

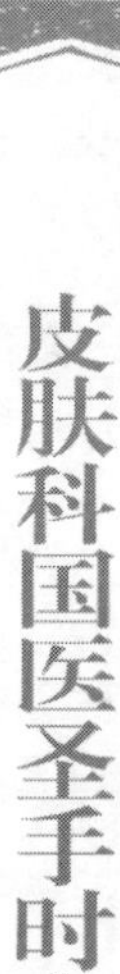

合治，方获佳效。

消疣方（蔡希经验方）

【组成】当归 10 g，黄芪 10 g，马齿苋 15 g，大青叶 30 g，木贼 10 g，野菊花 10 g，皂角刺 15 g，川芎 9 g。

【用法】煎汤约 400 mL，浸泡皮损处，以药液覆盖皮损为度，每日 1 次，每次浸泡 30 分钟左右，浸泡 10 日为 1 个疗程。

【功效】活血化瘀，清热散结。

【主治】寻常疣。

【加减】手足汗较多者，可加明矾；皮损色红者，加龙胆清热泻火；皮损较大，较硬者，加生牡蛎软坚化积；皮损日久，可加桃仁、红花、王不留行加强活血祛瘀之力。

【方解】方中当归、黄芪益气养血固本，使“正存于内，邪不可干”；板蓝根、大青叶、木贼、野菊花、马齿苋均能清热解毒，去除邪毒；皂角刺具有散结作用。

【注意事项】孕妇慎用。

【现代研究】方中当归有抗血栓、增强机体免疫、抑制炎症后期肉芽组织增生、抗脂质过氧化、抗菌及抗辐射等作用；黄芪有抗病毒、利尿、保护肾脏、抗衰老、抗辐射、抗炎、降血脂、降血糖、增强免疫、抗肿瘤和保肝等作用；马齿苋有抑菌、利尿、降低胆固醇等作用；大青叶有抑菌、抗病毒、解热、抗炎、抗内毒素、免疫增强等作用；木贼有抑菌、扩张血管、抗凝血、降低血压、降血脂、降血糖、镇静等作用；野菊花有抗菌、抗炎、抗病毒及降血压作用；皂角刺有抑菌、抗肿瘤的作用；川芎有镇静、镇痛、抑制血小板聚集及降压等作用。

【用方经验】中药消疣方外用治疗寻常疣，一旦治愈，复发率很低，同时又具有无副作用、价格低廉、患者无任何痛苦的优点，特别适用于多发性寻常疣、跖疣、甲周疣及不耐疼痛、不适合手术治疗的人群，如体弱的老人和小儿患者等，治疗目标：①痊愈；②疣体明显缩小，数量减少，不再有新的皮损出现，利于以后的激光、冷冻等治疗。因此，中医疗法有良好的社会效益和发展前景。

消疣汤（陈金莲经验方）

【组成】板蓝根 15 g，马齿苋 20 g，土茯苓 20 g，紫草 12 g，红花 8 g，穿山甲 6 g，柴胡 10 g，薏苡仁 30 g。

【用法】每日 1 剂，煎 2 次，合并煎剂，分早晚 2 次分服。

【功效】清热解毒，消疣散瘀。

【主治】扁平疣。

【方解】方中板蓝根、马齿苋、土茯苓等清热泻火，解毒利湿；穿山甲、红花、紫草等活血祛瘀、搜风通络、软坚散结；薏苡仁健脾除湿；柴胡疏风舒肝清热。诸药配伍则肝疏风散，气机条达，血流畅通，而达风散热清、湿除形解、瘀散、疣消之功效。

【注意事项】孕妇慎用；痈肿已溃者忌用。

【现代研究】板蓝根有抗菌、抗病毒、解热、抑制血小板聚集、促进机体免疫功能等作用；马齿苋有抑菌、利尿、降低胆固醇等作用；土茯苓有利尿、镇痛、抑菌及缓解汞中毒等作用；紫草有抑菌、抗炎、抗病毒、抗过敏、抗肿瘤、保肝、止血、抗生育等作用；红花有镇痛、镇静、抗惊厥及抗炎等作用；穿山甲有扩张血管壁、抗炎、抗心肌缺氧、升高白细胞等的作用；柴胡有解热、抗炎、镇静、安定、镇痛、保肝、利胆、抗病原微生物、抗辐射及促进免疫功能等作用；薏苡仁有增强免疫力、降血糖、降血钙、解热、镇静、镇痛等作用；马齿苋有抑菌、利尿、降低胆固醇等作用。

【用方经验】消疣汤是陈金莲在参阅大量古今文献的基础上，根据陈金莲长期临床实践总结出来的治疗扁平疣的经验方，方中诸药配伍则肝疏风散，气机条达，血流畅通，而达风散热清、湿除毒解、瘀散、疣消之功效。现代药理研究表明，消疣汤中大多数药物如板蓝根、紫草、柴胡、红花等都有增强细胞免疫功能的作用。观察病例中有部分患者在治疗过程中，皮疹出现红、痒、增多、增大等炎性表现，实际是一种免疫反应，为即将痊愈之契机。往往出现上述反应后，疣体继而干燥、脱屑，很快平复而愈。

解毒祛疣方（陈力经验方）

【组成】木贼 15 g，香附 20 g，大青叶 30 g，马齿苋 30 g，薏苡仁 20 g，贯众 15 g，虎杖 10 g，大黄 10 g。

【用法】水煎温热浸泡。

【功效】清热解毒，活血行气，泻肝疏风，消结除疣。

【主治】多发性跖疣。

【方解】大青叶清解热毒、泻肝疏风，诸效并进为君药，发挥主导性治疗作用。以马齿苋、贯众、薏苡仁清热凉血、破除毒肿，虎杖、大黄活血解毒、祛瘀散结，香附疏肝解郁、行气消积，共为臣药，增强大青叶功效。再佐以木贼疏散风热、消解积块。诸药合为清热解毒、活血行气、泻肝疏风、消结除疣。

【注意事项】脾胃虚寒者及孕妇慎用。

【现代研究】木贼有抑菌、扩张血管、抗凝血、降低血压、降血脂、降血糖、镇静等作用；香附有解热、镇痛、安定、抗菌、抗炎、抗肿瘤等作用；大青叶有抑菌、抗病毒、解热、抗炎、抗内毒素、免疫增强等作用；马齿苋有抑菌、利尿、降低胆固醇等作用；薏苡仁有增强免疫力、降血糖、降血钙、解热、镇静、镇痛等作用；马齿苋有抑菌、利尿、降低胆固醇等作用；贯众有抗病毒、抗菌、抗肿瘤、驱肠虫、抗血吸虫、收缩子宫、抗早孕及堕胎作用；虎杖有泻下、祛痰止咳、降压、止血、镇痛、抑菌等作用；大黄有抗感染、利胆、健胃、保肝、止血、降压、降低血清胆固醇等作用。

【用方经验】此法简便价廉、无创不留疤痕、疗效显著；尤其适用于痛阈较低的患者，年幼儿童及老年人等不愿意接受冷冻、局部注射、激光等创伤性疗法的人群，能满足广大患者对中医药的需求，值得临床推广和进一步深入研究以明确其具体作用机制。

治疣汤 III 号（陈晴燕经验方）

【组成】板蓝根，大青叶，败酱草，马齿苋，薏苡仁，紫草，红花，桃仁，牡蛎，夏枯草等。

【用法】口服治疣汤Ⅲ号 100 mL，每日 2 次，并将药液均匀点涂于皮损处。

【功效】清热解毒，软坚散结。

【主治】扁平疣。

【方解】板蓝根、大青叶、紫草均有清热解毒凉血作用；马齿苋、薏苡仁除湿解毒；红花、桃仁活血祛瘀；牡蛎、夏枯草软坚散结。诸药合用共奏清热解毒、软坚散结之功效。

【注意事项】脾胃虚弱者慎用。

【现代研究】板蓝根有抗菌、抗病毒、解热、抑制血小板聚集、促进机体免疫功能等作用；大青叶有抑菌、抗病毒、解热、抗炎、抗内毒素、免疫增强等作用；败酱草有抑菌、抗肝炎病毒、抗肿瘤及镇静的作用；马齿苋有抑菌、利尿、降低胆固醇等作用；生薏苡仁有增强免疫力、降血糖、降血钙、解热、镇静、镇痛等作用；马齿苋有抑菌、利尿、降低胆固醇等作用；紫草有抑菌、抗炎、抗病毒、抗过敏、抗肿瘤、保肝、止血、抗生育等作用；桃仁有镇痛、抗炎、抗菌、抗过敏、抑制血小板聚集、镇咳平喘、抗肝纤维化等作用；红花有镇痛、镇静、抗惊厥及抗炎等作用；牡蛎有镇静、抗惊厥、抗癫痫、镇痛、抗肝损伤、增强免疫、抗肿瘤、抗氧化、抗衰老、抗胃溃疡等作用；夏枯草有抗炎、免疫抑制、抗凝血、降血压、降血糖等作用。

【用方经验】扁平疣是由人类乳头瘤病毒引起，以青少年多见。中医认为扁平疣与“扁瘊”相似，乃气血瘀滞、湿热互结所致。治疣汤Ⅲ号中诸药合用共奏清热解毒、软坚散结之功效。中药汤剂直接外用可增强疗效。目前治疗方法很多，但疗效皆难以肯定。陈晴燕应用中西医结合方法治疗扁平疣，对治愈病例随访 6 个月未见复发，达到缩短疗程、提高疗效、减少复发的目的，值得临床推广应用。

治疣方（池凤好经验方）

【组成】虎杖 15 g，茵陈 20 g，大青叶

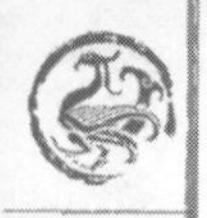

15 g，板蓝根 20 g，木贼 15 g，薏苡仁 30 g，紫草 15～20 g，赤芍 15 g，土茯苓 15 g，莪术 15 g，玄参 15 g，甘草 10 g。

【功效】解毒散结除湿，化瘀祛疣。

【主治】湿毒、淫毒外侵外阴皮肤黏膜而成之疣。

【方解】方中大青叶、板蓝根、虎杖、土茯苓清热燥湿解毒；紫草、赤芍、玄参、莪术、木贼凉血活血、解毒化疣；薏苡仁健脾化湿；甘草解毒并调和诸药。全方配伍，共奏解毒散结除湿，化瘀祛疣之效。

【注意事项】哺乳期妇女及孕妇慎用。

【现代研究】现代药理研究还发现，大青叶、板蓝根、虎杖、紫草等均有较好的抗病毒作用；薏苡仁、莪术有促进淋巴细胞转化，增强免疫之功能；板蓝根有明显诱导人体产生干扰素的作用；对莪术的研究还发现其具有抗癌作用。

【用方经验】尖锐湿痰疣是一种由人类乳头瘤病毒引起的常见性传播疾病，在我国现居性病第二位。中医认为尖锐湿疣的发病机理为湿毒、淫毒外侵外阴皮肤黏膜，导致肝经郁热，气血不和，湿热毒邪搏结而成。故治疗以解毒散结除湿、化瘀祛疣为总则，虚者兼以扶助正气。本试验在排除尖锐湿疣再感染常见因素的前提下，观察显示，激光术后应用中药内服外洗对防治尖锐湿疣复发确有疗效。中药其价格便宜，而且毒副作用小，还能对部分患者合并出现的外阴瘙痒、排尿异样等症状有明显改善，故患者均乐于接受。今后有必要对临床验方进行剂型改革，以期开发研制出方便、有效的抗疣中成药制剂供临床选用。

解毒软坚汤（崔秋颖经验方）

【组成】大青叶 30 g，板蓝根 30 g，薏苡仁 30 g，金银花 25 g，柴胡 20 g，夏枯草 20 g，连翘 20 g，土茯苓 20 g，紫草 15 g，牡丹皮 15 g，生地黄 15 g，甘草 10 g。

【功效】软坚散结清热解毒。

【主治】体虚气血不和，肝火妄动，外感风热之毒阻于肌肤所致之扁平疣。

【加减】如病程较长且多发，并有瘙痒感者，上方加鸡血藤 30 g、牡蛎 50 g；如疣的色素较重加当归 15 g、丹参 15 g。

【方解】方中柴胡、夏枯草软坚散结；大青叶、板蓝根、金银花、连翘清热解毒；薏苡仁、土茯苓除湿解毒；紫草、牡丹皮、生地黄凉血解毒；甘草调和气血。全方诸药合用共奏软坚散结，清热解毒之功效。

【现代研究】大青叶有抑菌、抗病毒、解热、抗炎、抗内毒素、免疫增强等作用；板蓝根有抗菌、抗病毒、解热、抑制血小板聚集、促进机体免疫功能等作用；薏苡仁有增强免疫力、降血糖、降血钙、解热、镇静、镇痛等作用；金银花有抑菌抗病毒、退热、保肝、止血、降低胆固醇、抗生育、兴奋中枢、促进胃液分泌等作用；柴胡有解热、抗炎、镇静、安定、镇痛、保肝、利胆、抗病原微生物、抗辐射及促进免疫功能等作用；夏枯草有抗炎、免疫抑制、抗凝血、降血压、降血糖等作用；连翘有抑菌、抗炎和止痛作用，还有抗氧化、抗过敏活性等作用；土茯苓有利尿、镇痛、抑菌及缓解汞中毒等作用；紫草有抑菌、抗炎、抗病毒、抗过敏、抗肿瘤、保肝、止血、抗生育等作用；牡丹皮有解热、镇静、镇痛、抗惊厥、抑菌、抗血栓、抗过敏、抗心律失常、保肝、调节免疫等作用；生地黄有增强免疫、抗胃溃疡、促进造血、止血、降压、降血糖等作用；甘草有解痉、抗利尿、降血脂、保肝和类似肾上腺皮质激素样作用。

【用方经验】崔秋颖教授将本方用于治疗体虚气血不和，肝火妄动，外感风热之毒阻于肌肤所致之扁平疣。如病程较长且多发，并有瘙痒感者，上方加鸡血藤 30 g、牡蛎 50 g；如疣的色素较重加当归 15 g、丹参 15 g。每日 1 剂，水煎，分 2 次服，1 周为 1 个疗程。

范华经验方

【组成】紫草 20 g，金银花 20 g，大青叶 20 g，木贼 20 g，红花 20 g。

【用法】每日 1 剂，水煎后待温。用纱布浸泡药液后分批、分次、分个在疣的表面稍用力来回外擦，擦到皮疹表面发红或稍擦破为度。每日2次，20日为1个疗程。

【功效】疏肝解郁，活血化瘀，疏风清热解毒。

【主治】扁平疣。

【方解】大青叶、金银花具有抗病毒作用、木贼疏肝解郁、清热祛湿平疣；红花活血祛瘀化疣。合用共奏疏肝解郁、清热解毒，活血祛瘀化疣的功效。

【注意事项】擦破皮疹后皮肤有灼痛感，皮疹消除后，其结痂约5～8日脱落。

【现代研究】方中紫草有抑菌、抗炎、抗病毒、抗过敏、抗肿瘤、保肝、止血、抗生育等作用；金银花有抑菌、抗病毒、退热、保肝、止血、降低胆固醇、抗生育、兴奋中枢、促进胃液分泌等作用；大青叶有抑菌、抗病毒、解热、抗炎、抗内毒素、免疫增强等作用；木贼有抑菌、扩张血管、抗凝血、降低血压、降血脂、降血糖、镇静等作用；红花有镇痛、镇静、抗惊厥及抗炎等作用。

【用方经验】根据临床经验要分批分次治疗，外擦力度适中，以皮肤发红稍擦破为度，外擦到皮疹变平为止，这样疗效就比较好。同时，治疗期间要注意个人卫生，避免搔抓，防止沿手抓痕又出现新皮疹。及时消毒毛巾、不宜食用酸辣、鱼腥之食物，以免病情复发。总之，中药外擦治疗扁平疣，虽然治疗时间要捎长，但是，具有治愈率高、操作简单、副作用少、复发率低等优点，不失为治疗扁平疣的一种好方法。

化湿解毒汤（高慰经验方）

【组成】土茯苓30 g，紫草30 g，大青叶30 g，薏苡仁30 g，苦参10 g，白术10 g，徐长卿10 g，甘草10 g，地肤子15 g，昆布15 g，海藻15 g，赭石（先煎）30～60 g，车前子（包煎）12 g。

【功效】清热化湿解毒。

【主治】扁平疣。

【方解】中医认为扁平疣之病机多系脾不健运，湿浊内蕴，复感外邪，凝聚肌肤。本方剂中用土茯苓、苦参、地肤子、徐长卿祛风除湿、解毒清热。根据中医肺合皮毛、络大肠理论，故重用薏苡仁上清肺热，下利肠胃之湿，以加强除湿解毒功能；配以紫草、车前子滑肠利尿，引毒下行；大青叶解诸药毒性；甘草、白术缓和诸药烈性，强健机体之本；而代赭石降痰涎，通燥结；配海藻、昆布清热化痰，软坚散结，共奏清热化湿解毒之功效。

【现代研究】土茯苓有利尿、镇痛、抑菌及缓解汞中毒等作用；紫草有抑菌、抗炎、抗病毒、抗过敏、抗肿瘤、保肝、止血、抗生育等作用；大青叶有抑菌、抗病毒、解热、抗炎、抗内毒素、免疫增强等作用；薏苡仁有增强免疫力、降血糖、降血钙、解热、镇静、镇痛等作用；马齿苋有抑菌、利尿、降低胆固醇等作用；苦参有抑菌、抗病毒、抗炎、抗过敏、抗心律失常、抗肿瘤、升高白细胞、保肝、抑制免疫、镇静、平喘等作用；白术有利尿、增强免疫功能、抗衰老、保肝、利胆、降血糖、抗菌、抗肿瘤、镇静、镇咳、祛痰等作用；徐长卿有明显的镇静、镇痛、抗菌、消炎作用，并有改善心肌缺血、降血压、降血脂及解痉作用；甘草有解痉、抗利尿、降血脂、保肝和类似肾上腺皮质激素样作用；地肤子有抑菌、抑制单核巨噬系统的吞噬功能及迟发型超敏反应的作用；昆布可纠正因缺碘引起的甲状腺功能不足，并有明显的增强体液免疫的功能，还有降压、降血糖、镇咳、抗辐射、抗肿瘤等作用；海藻有抗病毒、抗菌、抗炎、利尿、镇痛等作用，并且对特异性免疫功能有一定的促进作用。赭石对中枢神经系统有镇静作用，其内服能收敛胃肠壁，保护黏膜面；车前子有利尿、抑菌及预防肾结石形成等作用。

【用方经验】高慰认为：扁平疣之病机多系脾不健运，湿浊内蕴，复感外邪，凝聚肌肤。治以祛风除湿、解毒清热。根据中医肺合皮毛、络大肠理论，故重用薏苡仁上清肺热，下利肠胃之湿，以加强除湿解毒功能；配以紫草、车前子滑肠利尿，引毒下行；大青叶解诸药毒性；甘草、白术缓和诸药烈性，强健机体之本；而赭石降痰涎，通燥结；配

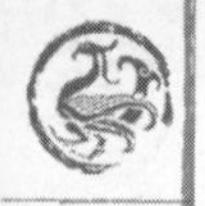

海藻、昆布清热化痰，软坚散结。虽然本方剂临床效果满意，但其作用机制仍需进一步探讨，且需对本方剂有效药物进一步筛选。

木枸消疣汤（龚丽萍经验方）

【组成】荆芥 10 g，防风 10 g，黄芩 10 g，黄连 6 g，蝉蜕 10 g，苦参 12 g，白鲜皮 15 g，木贼 10 g，香附 10 g，枸杞子 10 g，连翘 10 g，菊花 10 g。

【功效】疏风清热，化湿行气。

【主治】扁平疣。

【方解】扁平疣属于“扁瘊”，其发病多由禀赋不耐、皮肤腠理不密，风湿热毒热毒侵袭以致气滞血瘀、毒聚肌肤而成。方中荆芥、防风、蝉蜕、菊花、木贼疏风清热；连翘、黄芩、黄连、苦参、白鲜皮清热化湿解毒；香附疏肝行气；枸杞子补益肝肾。共奏疏风清热，化湿行气之功。

【现代研究】方中连翘、黄芩、黄连、苦参、白鲜皮、荆芥、防风、蝉蜕、菊花、木贼均具有抗菌、抗病毒作用，以木贼草为最强，防风、黄连、枸杞子能提高机体的免疫力，其中枸杞子可明显促进 IL－2 的产生，增加白细胞总数，提高中性粒细胞数量。

【用方经验】龚丽萍将本方用于治疗扁平疣，在临床运用中抓住本病本虚标实之特点，以枸杞子为主补益肝肾治其本；以本贼等疏风清热以治其标，故此方能获得满意疗效。

软坚除疣汤（李凤仙经验方）

【组成】黄芪 40 g，当归 9 g，红花 9 g，三棱 15 g，莪术 15 g，昆布 15 g，海藻 15 g，生牡蛎 30 g，穿山甲 20 g，山慈姑 15 g，木贼 10 g，山豆根 9 g，香附 15 g，重楼 20 g。

【用法】上药加水浸泡 30 分钟，文火煎煮 40 分钟，取汁分早晚 2 次内服。再以药渣煎煮 40 分钟，置于容器中，待温后将病灶浸入，边浸边用药渣擦洗疣体，疣体浸软后，用钝刀或竹板刮除表面粗糙厚皮，继续浸泡，每次 1 小时，每日 2 次，30 日为 1 个疗程。

【功效】软坚除疣。

【主治】寻常疣、传染性软疣。

【方解】黄芪、当归益气养血固其本；重楼、山豆根、木贼、山慈姑疏风散邪，清热解毒；红花、三棱、莪术、香附活血散瘀，理气行血；昆布、海藻、生牡蛎、穿山甲软坚散结，祛痰行积。

【注意事项】脾胃虚寒者慎用。

【现代研究】黄芪有抗病毒、利尿、保护肾脏、抗衰老、抗辐射、抗炎、降血脂、降血糖、增强免疫、抗肿瘤和保肝等作用；当归有抗血栓、增强机体免疫、抑制炎症后期肉芽组织增生、抗脂质过氧化、抗菌及抗辐射等作用；红花有镇痛、镇静、抗惊厥及抗炎等作用；三棱有镇痛、抗血小板聚集及抗血栓等作用；莪术有抗炎、抗胃溃疡、抑制血小板聚集、抗血栓及抗癌等作用；昆布可纠正因缺碘引起的甲状腺功能不足，并有明显地增强体液免疫的功能，还有降压、降血糖、镇咳、抗辐射、抗肿瘤等作用；海藻有抗病毒、抗菌、抗炎、利尿、镇痛等作用，并且对特异性免疫功能有一定促进作用；生牡蛎有镇静、抗惊厥、抗癫痫、镇痛、抗肝损伤、增强免疫、抗肿瘤、抗氧化、抗衰老、抗胃溃疡等作用；穿山甲有扩张血管壁、抗炎、抗心肌缺氧、升高白细胞等的作用；木贼有抑菌、扩张血管、抗凝血、降低血压、降血脂、降血糖、镇静等作用；山豆根有抑菌、抗心律失常、升高白细胞、抗肿瘤、抗炎及保肝等作用；香附有镇痛、安定、抗菌、抗炎、抗肿瘤等作用；重楼有对大脑与肾脏的保护作用，还有止血、抗肿瘤、抗氧化、抗菌、抗炎、收缩子宫、血管内皮细胞保护作用等。

【用方经验】李凤仙认为，寻常疣乃禀赋不足，劳欲内伤，复感外邪，生痰聚瘀所致。总皆气血痰湿凝滞结成，《灵枢·经脉》谓：“实则节弛肘废，虚则生疣。”治以养血固本，兼以疏风散邪、清热解毒、活血散瘀。内服外洗治疗寻常疣，具有一定疗效。

紫蓝方（李长江经验方）

【组成】紫草 15 g，板蓝根 30 g，马齿苋

30 g，薏苡仁 15 g，大青叶 15 g，赤芍 15 g，红花 15 g，连翘 15 g，丹参 15 g。

【用法】水煎服。

【功效】调和气血，活血解毒，软坚散结。

【主治】扁平疣。

【加减】皮疹色暗质硬者加莪术 10 g、夏枯草 15 g、穿山甲 10 g。

【方解】方中丹参、赤芍、红花、莪术调和气血，紫草、大青叶、板蓝根、马齿苋清热解毒，兼以活血；薏苡仁、马齿苋、连翘清热解毒，除湿；夏枯草、穿山甲软坚散结；诸药合用，共收调和气血，活血解毒，软坚散结之功。

【注意事项】脾虚便溏者忌服。

【现代研究】紫草有抑菌、抗炎、抗病毒、抗过敏、抗肿瘤、保肝、止血、抗生育等作用；板蓝根有抗菌、抗病毒、解热、抑制血小板聚集、促进机体免疫功能等作用；马齿苋有抑菌、利尿、降低胆固醇等作用；薏苡仁有增强免疫力、降血糖、降血钙、解热、镇静、镇痛等作用；大青叶有抑菌、抗病毒、解热、抗炎、抗内毒素、免疫增强等作用；赤芍有抗炎、解热镇痛、镇静、抗血小板聚集、抗血栓形成、抗心肌缺血、改善微循环、护肝、调节免疫等作用；红花有镇痛、镇静、抗惊厥及抗炎等作用；连翘有抑菌、抗炎和止痛作用，还有抗氧化、抗过敏活性等作用；丹参有改善微循环、改善血液流变学、抑制血小板聚集、抗血栓、抗炎、镇静、提高耐缺氧能力、促进组织的修复与再生、抗动脉粥样硬化、促进免疫功能、抑菌等作用。

【用方经验】李长江认为本病属于气血失和、腠理不密、外感毒邪、凝聚肌肤而成，故以调和气血、活血解毒、软坚散结为大法，自拟方药合用，共收调和气血、活血解毒之功。

去疣方（马绍尧经验方）

【组成】马齿苋 30 g，板蓝根 30 g，薏苡仁 30 g，紫草 9 g，野菊花 9 g，金银花 9 g，重楼 15 g，白花蛇舌草 30 g，桃仁 9 g，红花 9 g，穿山甲 9 g，僵蚕 9 g，生龙骨（先煎）30 g，生牡蛎（先煎）30 g。

【用法】二煎加水煮 10 分钟，取汁 500 mL，分多次擦洗疣体，稍用力。以皮肤感觉灼热而不被损伤为度。内外合用，疗效更佳。

【功效】清热解毒，活血祛瘀，软坚散结。

【主治】扁平疣。

【加减】病程较长，有气血两虚症状加黄芪 30 g，丹参 9 g；痒甚加白鲜皮 30 g，木贼草 12 g；偏坚硬加夏枯草 15 g，昆布 9 g，海藻 9 g。

【方解】方中马齿苋、板蓝根、金银花、白花蛇舌草、野菊花、重楼、紫草清热解毒；薏苡仁解毒散结；桃仁、红花、穿山甲活血祛瘀；僵蚕、生龙骨、生牡蛎软坚散结。

【注意事项】扁平疣的痊愈的方式有两种，一是用药后疣目逐渐消退脱落，疣体大的可遗留淡褐色的色素沉着，二是消退前出现疣体发红、增大、奇痒等现象。多数在 1 星期以内，疣目突然消退，不留任何痕迹，出现上述症状时应坚持用药。

【现代研究】方中板蓝根有抗菌、抗病毒、解热、抑制血小板聚集、促进机体免疫功能等作用；马齿苋有抑菌、利尿、降低胆固醇等作用；薏苡仁有增强免疫力、降血糖、降血钙、解热、镇静、镇痛等作用；紫草有抑菌、抗炎、抗病毒、抗过敏、抗肿瘤、保肝、止血、抗生育等作用；野菊花有抗菌、抗炎、抗病毒及降血压作用；金银花有抑菌、抗病毒、退热、保肝、止血、降低胆固醇、抗生育、兴奋中枢、促进胃液分泌等作用；重楼有对大脑与肾脏的保护作用，还有止血、抗肿瘤、抗氧化、抗菌、抗炎、收缩子宫、血管内皮细胞保护作用等；白花蛇舌草有抗肿瘤、抗炎、抑制生精能力和保肝利胆等作用；桃仁有镇痛、抗炎、抗菌、抗过敏、抑制血小板聚集、镇咳平喘、抗肝纤维化等作用；红花有镇痛、镇静、抗惊厥及抗炎等作用；穿山甲有扩张血管壁、抗炎、抗心肌缺氧、升高白细胞等的作用；僵蚕有镇静、催

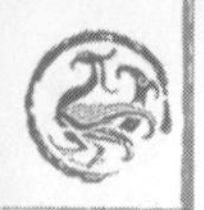

眠、抗惊厥、抗凝血、抗肿瘤、降血糖等作用；生龙骨有调节机体免疫功能、镇静、催眠、抗痉厥、促进血液凝固、降低血管通透性等作用；生牡蛎有镇静、抗惊厥、抗癫痫、镇痛、抗肝损伤、增强免疫、抗肿瘤、抗氧化、抗衰老、抗胃溃疡等作用。

【用方经验】马绍尧认为本病由于风热毒邪搏于肌肤或性情急躁，怒动肝火，肝旺血滞，筋气不荣所致。故可用清热解毒、活血祛瘀、平肝软坚散结的“去疣方”内外并用。

除疣汤（宋业强经验方）

【组成】生地黄 30 g，赤芍 15 g，当归 15 g，川芎 9 g，三棱 12 g，莪术 12 g，菊花 9 g，香附 12 g。

【功效】凉血活血。

【主治】扁平疣。好发于面部和手背，皮损为表面光滑的扁平丘疹，数目多，呈淡红色、黄褐色或暗红色，舌红或暗红，苔薄白或薄黄，脉弦。

【加减】瘙痒明显者，加白鲜皮、白芷；皮损色红增多，加大青叶、板蓝根。

【方解】本方所治之证为毒邪瘀结皮肤的扁平疣。或肝肾精血不足之体，复感风热毒邪侵袭，风热血燥，蕴于皮肤之间；或因劳汗当风，营卫不和，与肺胃郁热搏于肌表而发；或情志不畅，怒动肝火，血热淤积于皮腠之间而发为疣赘。治宜凉血活血。方中生地黄性味苦甘寒，功善凉血清热，养阴生津，又能活血，为君药；赤芍苦微寒，归肝经，清热凉血、祛瘀止痛；当归甘辛温，归肝、心、脾经，为补血良药，兼具活血作用，以加强君药之功效，与赤芍共为臣药。川芎辛散温通，既能活血化瘀，又能行气止痛，为“血中之气药”，具有通达气血的功效；三棱、莪术破瘀散结，消积止痛，香附疏肝理气，通经止痛；三棱、莪术破瘀散结易损伤正气，以当归养血扶正，为佐药。菊花引药上行，为使药。诸药合用，使皮肤上瘀结之邪得除。

【注意事项】宜内外合治，忌搔抓。

【现代研究】生地黄具有止血、抗炎、镇静、利尿等作用；赤芍有抗血栓形成、抗血小板聚集、降血脂和抗动脉粥样硬化、保肝、抗肿瘤等作用；当归有抗血栓、抗炎、抗癌、抗菌、清除自由基、调节免疫功能、促进造血、保护肝脏等作用；川芎有抗血栓形成、镇静、抗菌、抗病毒等作用；三棱有抑制血小板聚集、延长血栓形成时间、缩短血栓、延长凝血酶原时间及部分凝血致活酶的趋势，降低全血黏度等作用；莪术有抗肿瘤、抗菌、升高白细胞、保肝、抑制血小板聚集、抗血栓形成、抗炎等作用；菊花具有扩张血管、增加血流量、降低血压、缩短凝血时间、抗炎、镇静等作用；香附有解热镇痛、降温、降压、雌激素样作用、抗炎、抗菌等作用。

【用方经验】宋业强认为扁平疣一般的病因病机是风湿之邪博于肌肤、郁久发热，或脾湿内聚，肝气郁滞，气滞血瘀，其中毒邪淤结皮肤的病机尤为重要，治以凉血活血。宋业强运用除疣汤治疗扁平疣并将其与使用西药的病人进行比较，取得满意的临床疗效，并指出在临床工作中应注意鉴别扁平疣与脂溢性角化病、汗管瘤。

吴淞经验方

【组成】香附 10 g，马齿苋 20 g，木贼 20 g，败酱草 20 g，薏苡仁 20 g，牡蛎 30 g，板蓝根 30 g，柴胡 10 g，紫草 10 g，贯众 10 g，黄芩 10 g，红花 10 g，丹参 10 g，虎杖 10 g，甘草 5 g。

【功效】祛风固表，清热解毒。

【主治】扁平疣。

【加减】卫表不固者加防风，实热便秘者加熟大黄，偏气虚者加黄芪、党参、白术，偏血虚者加熟地黄、阿胶、鸡血藤，偏阴虚者加首乌、麦冬、枸杞子，偏阳虚者加附子、肉桂、干姜，兼湿热者加茯苓、薏苡仁、黄芩，兼气滞者加香附、木香、枳壳。

【方解】方中马齿苋、黄芩、板蓝根、紫草、败酱草、虎杖、丹参、贯众为清热解毒，化瘀消疣之品；红花活血通络；生牡蛎软坚散结，化瘀消瘰，诸药合用，可直入疣体化瘀散结；薏苡仁健脾利湿清热，除内因；木贼疏散风热；香附，柴胡疏肝理气，行气散结。

【注意事项】用纱布蘸药汁擦患部，擦破表皮即可，不可擦之过深。扁平疣消退期常常选用具有增白作用的中药，如僵蚕、白薇、白及、白芍等，如此可减少色素沉着；春夏季治疗此病时，则避免选用菊花、白芷、补骨脂、白鲜皮等具有光敏作用的中药，以防止加重面部皮损。

【现代研究】方中板蓝根、木贼、薏苡仁、马齿苋、贯众等药物经现代药理学研究证明对病毒均有一定的杀灭或抑制作用。

【用方经验】吴淞治疗扁平疣以一方为主，随症加减，运用药物善于结合药物的现代药理研究，主张内服兼外洗，常以内服药渣煎水外洗，根据患者就诊时的情况和服用药物后的变化预计疗程的长短，治疗时尤其注意治疗方案的安全性。

白马祛疣汤（许鹏光经验方）

【组成】白芷 10 g，马齿苋 15 g，香附 15 g，连翘 25 g，木贼 30 g，板蓝根 30 g，薏苡仁 30 g。

【用法】在白马祛疣汤内服并外洗的同时，配合转移因子胶囊 6m g（2 粒）口服，每日 3 次。14 日为 1 个疗程。一般治疗 1～2 个疗程。

【功效】疏风清热，解毒散结。

【主治】扁平疣。

【方解】木贼疏风清热，连翘解毒散结，马齿苋清热解毒消肿，白芷散结消肿，且为足阳明经、手太阴经的引经药，引导诸药直达扁平疣的好发部位；木贼、连翘作用于上部；诸药合用，针对病因治疗，利于扁平疣的消退。

【现代研究】临床资料表明板蓝根、薏苡仁有抗病毒作用；板蓝根能明显抑制表皮细胞的增生，为多种病毒性皮肤病首选，单味薏苡仁煎剂治疗扁平疣有效；香附疏肝理气针对扁平疣影响美观出现的情绪不安状态。

【用方经验】扁平疣的病因病机，中医认为是由风热毒邪搏于肌肤而生。现代医学认为其是由人类乳头瘤病毒感染引起的皮肤赘生物，抵抗力降低是发病的重要因素。故应以疏风、清热、解毒、散结，抗病毒为治疗原则。白马祛疣汤，以疏风、清热、解毒、散结为主，佐以行气，祛邪为先；白马祛疣汤在审因论治的过程中，强调中医的风热毒邪的学说，又重视现代医学的病毒理论；中西理论兼顾，相辅相成。

平疣散和萝摩祛疣膏（杨敬信经验方）

【组成】“平疣散”：薏苡仁 1500 g，土贝母 100 g，穿山甲 100 g，莪术 100 g，板蓝根 100 g，血竭 50 g、冰糖 150 g 共为极细粉干燥灭菌贮存。

“萝摩祛疣膏”：鲜萝摩取汁浓缩成膏 100 g，半夏粉 15 g，土贝母粉 30 g。冰片 2 g，硼砂 2 g，硇砂 2 g，苯甲酸 1 g，香果脂 30 g，溶化调匀成膏。

【用法】平疣散：成人每次口服 15 g，每日 2 次，空腹用温开水冲服，儿童酌情减量或煮散口服。

萝摩祛疣膏：外用，以牙签蘸药少许，点涂疣体上，每日 3 次，晚睡时外用疗效更佳。

【功效】平疣散：健脾软坚，解毒散结，平消疣瘊，散剂缓治。萝摩祛疣膏：祛疣润泽。

【主治】扁平疣。

【方解】平疣散是经验之方，治疗疣症，辄取良效。方中主药薏苡仁是药中之粮，粮中之药，味甘性淡，健脾渗湿，清热排脓，现代研究认为抗增生对某些癌细胞有抑制作用，尤以带壳的生薏谷，作用较强，单味口服即可治疗疣症；土贝母开结行滞，解毒之功为甚，内服外用肌注均有疗效，所含的土贝母皂甙甲素有抗肿瘤作用，是“消疣灵注射液”的主要成分；血竭为棕榈科植物麒麟血竭及同属他种植物果实中渗出的红色树脂或百合科植物海龙血树的含脂木质部提取而得的树脂，属纯天然药品，能活血祛瘀，消肿止痛，内服治疗皮肤病疗效很好；穿山甲善于走窜，搜风通络；莪术消坚破积；板蓝

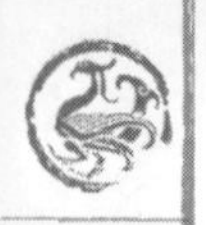

根清热凉血解毒。平疣散健脾软坚、解毒散结、平消疣瘊、散剂缓治，疗效卓越，不易复发。萝摩祛疣膏中的萝摩，俗名“羊奶奶蔓草”，田垅崖旁皆有，掐之有白汁出如羊奶，故名。其茎叶民间常用外治瘊子，有消疣作用；半夏外用能“悦泽面目”，有轻度剥脱作用，疣赘面斑诸症常用；硇砂外治疣病，《本草纲目》有载：“面上疣目，硇砂、硼砂、铁锈、麝香等分研细；搽三次自落”。香果脂为软膏基质，众药调匀外用，点涂扁平疣，确有良效，能缩短疗程，快速脱落，愈后不留疤痕，光滑如初。

【注意事项】使用萝摩祛疣膏时注意不可误入口眼中，用完后将手洗净。

【现代研究】1. 药理研究：平疣散中薏苡仁有增强免疫力、降血糖、降血钙、解热、镇静、镇痛等作用；马齿苋有抑菌、利尿、降低胆固醇等作用；穿山甲有扩张血管壁、抗炎、抗心肌缺氧、升高白细胞等的作用；莪术有抗炎、抗胃溃疡、抑制血小板聚集、抗血栓及抗癌等作用；板蓝根有抗菌、抗病毒、解热、抑制血小板聚集、促进机体免疫功能等作用；血竭有抑制血小板聚集、抑菌、抗炎镇痛、降血脂、降血糖、改善机体免疫功能等作用。2. 临床应用：内服中药“平疣散”，外用“萝摩祛疣膏”治疗扁平疣，是一种传统而创新的方法，是理论与实践的结合，内外合治，疗效显著，安全无毒，服用方便，经济可行，尤其是久治不愈的顽固病例，用之较为适宜。

【用方经验】扁平疣谓“扁瘊”，杨敬信认为其病因病机由气血失和、腠理不密，邪毒侵袭日久，毒热蕴结于皮肤腠理；或由肝经血燥，血不养筋，筋络失荣，邪毒羁留于皮肤；或肝火偏亢，兼感病毒，滞于肌肤发而为疣；或脾湿日久，湿郁则燥既而成疣。扁平疣之为病，色红属热，色淡属虚，色暗属瘀，暴露部位多见、阳之经络为甚。平疣散是经验之方，治疗疣症，辄取良效。平疣散健脾软坚、解毒散结、平消疣瘊、散剂缓治，疗效卓越，不易复发。萝摩祛疣膏众药调匀外用，点涂扁平疣，确有良效，能缩短疗程，快速脱落，愈后不留疤痕，光滑如初。临床实践表明，内服中药“平疣散”，外用“萝摩祛疣膏”治疗扁平疣，是一种传统而创新的方法，是理论与实践的结合，内外合治，疗效显著，安全无毒，服用方便，经济可行，尤其是久治不愈的顽固病例，用之较为适宜。

四逆消疣方（钟以泽经验方）

【组成】柴胡 12 g，黄芩 12 g，赤芍 12 g，大青叶 15 g，茯苓 12 g，丹参 15 g，郁金 12 g，浙贝母 12 g，桔梗 10 g，枳壳 10 g，橘络 10 g，甘草 6 g。

【功效】清热散结，活血消肿。

【主治】扁平疣。

【加减】风热蕴结型加连翘、牡丹皮、熟大黄、白茅根；热瘀互结型加牡蛎、夏枯草、皂角刺、川芎。

【方解】黄芩、大青叶清热祛湿，解毒散结；赤芍、丹参活血化瘀，清热凉血；柴胡、郁金开郁散结；桔梗、橘络清肺热；甘草调和诸药。

【注意事项】在内服药的基础上配合以原方各药煎药外洗。

【现代研究】柴胡有解热、抗炎、镇静、安定、镇痛、保肝、利胆、抗病原微生物、抗辐射及促进免疫功能等作用；黄芩有解热、镇静、抑菌、抗过敏、保肝、利胆、降压、降脂、抗氧化等作用；赤芍有抗炎、解热镇痛、镇静、抗血小板聚集、抗血栓形成、抗心肌缺血、改善微循环、护肝、调节免疫等作用；大青叶有抑菌、抗病毒、解热、抗炎、抗内毒素、免疫增强等作用；茯苓有利尿、镇静、抗肿瘤、增加心肌收缩力、增强免疫功能、护肝、降血糖、延缓衰老、抑制胃溃疡等作用；丹参有改善微循环、改善血液流变学、抑制血小板聚集、抗血栓、抗炎、镇静、提高耐缺氧能力、促进组织的修复与再生、抗动脉粥样硬化、促进免疫功能、抑菌等作用；郁金有保肝利胆、抑制血小板聚集、抗心律失常、抑菌、抗炎止痛及抗早孕等作用；枳壳有抗菌、镇痛、降血脂、抗血栓、抗休克等作用；甘草有解痉、抗利尿、降血脂、保肝和类似肾上腺皮质激素样作用。

【用方经验】钟以泽认为扁平疣病因主要是湿、热、瘀。病位涉及肺、脾、肝等脏腑，故治疗原则当以疏肝、清热、散结。对于病程已久，正虚邪实患者，则宜益气固本托毒。综观四逆消疣方全方，清热利湿、理气活血、化瘀散结，紧紧围绕扁平疣的三大病因热、湿、瘀，达到治本的目的，从而治愈该病或延长该病复发的时间。扁平疣病在内而发于外，本研究以“四逆消疣方”配合中药煎汤外洗将内外结合起来治疗，起到标本兼顾的作用，故而在临床上收到较好的疗效，该治疗方案对扁平疣中风热蕴结型和瘀热互结型的疗效尤为显著。而据相关调查，风热蕴结和瘀热互结两型在扁平疣患者中占绝大多数，所以它的临床针对性较强，值得推广应用。

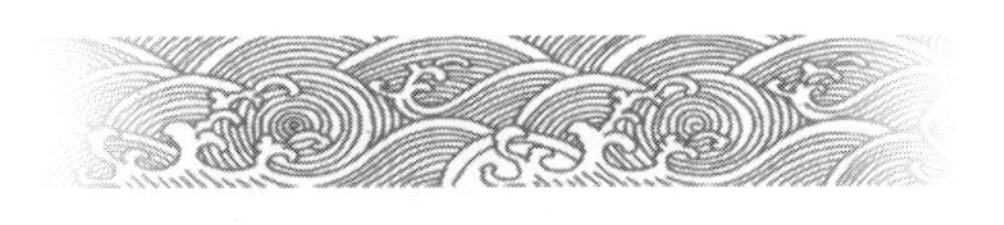

第二章 细菌性皮肤病

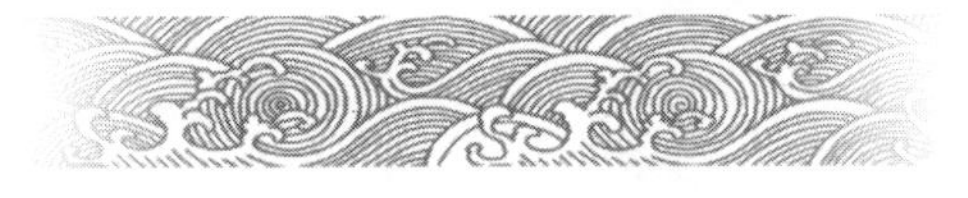

第二章 論菌類及其病

第一节 疮疖类

疮疖是细菌侵入皮肤毛囊、皮脂腺所致的化脓性皮肤病，包括毛囊炎、毛囊周围炎、皮脂腺炎等。其病原菌主要为葡萄球菌。

皮疹初起为鲜红色圆锥状高起的毛囊丘疹，逐渐增大，形成结节，表面紧张，浸润显著，触之坚硬，以后顶端化脓，中心有脓栓，脓栓脱出，排出脓血，经1～2周后愈合。慢性多发性疖病，可反复发生，往往经年不愈。中医认为本病多因内蕴湿热，外感毒热，郁于肌肤，阻于腠理而发病。治疗以清热利湿，凉血解毒为主。

复方芪竭膏（艾儒棣经验方）

【组成】黄芪50 g，血竭50 g，紫草10 g，当归20 g，白芷20 g，冰片10 g，麻油500 g按传统工艺制备成油膏制剂。

【功效】消炎、止痛、促进疮疡愈合。

【主治】疮疡。

【方解】方中黄芪具有补气升阳、益卫固表、托毒生肌的功效。血竭活血化瘀、祛腐生肌、收敛止血、消肿止痛，二药共为君药。紫草味苦寒，凉血活血，清热解毒，当归活血祛瘀，白芷排脓生肌止痛，三药共为臣药。冰片外用具有清热止痛、止痒生肌、燥湿收脓、促进药物吸收作用为佐药。麻油具有很好的辅助疗效，能酸化伤口，利于伤口肉芽组织的生长，为使药。全方共奏补气固表、清热解毒、活血化瘀、升肌收口的功效。

【现代研究】方中黄芪有抗病毒、利尿、保护肾脏、抗衰老、抗辐射、抗炎、降血脂、降血糖、增强免疫、抗肿瘤和保肝等作用；血竭有抑制血小板聚集、抑菌、抗炎镇痛、降血脂、降血糖、改善机体免疫功能等作用；紫草有抑菌、抗炎、抗病毒、抗过敏、抗肿瘤、保肝、止血、抗生育等作用；当归有抗血栓、增强机体免疫、抑制炎症后期肉芽组织增生、抗脂质过氧化、抗菌及抗辐射等作用；白芷有兴奋神经中枢、升高血压、抑菌、解热、抗炎、镇痛、解痉、抗癌等作用；冰片对神经系统具有兴奋和抑制双重作用，还具有抗心肌缺血、止痛、抑菌、抗生育、促进药物吸收等作用。

【用方经验】复方芪竭膏是成都中医药大学艾儒棣根据明代陈实功的《外科正宗》生肌玉红膏去轻粉，加黄芪化裁而成的经验方，经数十年的临床应用，均显示出良好的消炎、止痛、促进疮疡愈合的功效。全方共奏补气固表、清热解毒、活血化瘀、生肌收口的功效。

消毒饮（杜锡贤经验方）

【组成】金银花，蒲公英，紫花地丁，黄芩，栀子，黄柏。

【用法】水煎服。

【功效】清热解毒，凉血活血，溃坚排脓。

【主治】热毒型痤疮、毛囊炎、疖、颜面粟粒性狼疮、玫瑰痤疮等。

【加减】1. 痤疮：大便干者加生大黄；大便溏者加白术，车前子；粉刺多者，加浙贝母、半夏；油脂多者，加陈皮、茵陈、苍术；有结节、脓肿者可选加穿山甲、陈皮、浙贝母、连翘、夏枯草；经期腹痛者可加柴胡、郁金、香附、红花；月经提前量多者可加地榆炭、白茅根、仙鹤草。2. 毛囊炎：须疮加龙胆；坐板疮加萆薢；头部者加川芎；夏季或苔腻者，加茵陈、藿香；反复发作，素体虚弱者，加黄芪、党参、当归、白花蛇舌草；窦道脓出不畅者加穿山甲、青皮；皮损坚硬或形成瘢痕者，可选加穿山甲、三棱、玄参、天花粉、土贝母、连翘、夏枯草、海藻、昆布等。3. 疖：面部疖可加牛蒡子、桔梗、薄荷；胸背部疖可加柴胡、郁金、青皮等；上肢疖可加桑枝、川芎；下肢疖可加牛膝；暑湿、热毒较著者，可加藿香、佩兰；肿痛甚

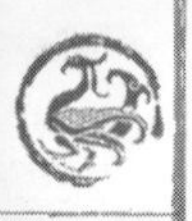

者，可加乳香、没药。4. 脓疱疮：脾虚湿盛，皮疹反复发作者加参苓白术散；纳呆加山楂、神曲；高热烦渴者加柴胡、生石膏等；便溏加山药、黄连等。5. 丹毒：肿胀明显者加车前子、泽泻；头面部加薄荷、菊花；下肢加牛膝、黄柏；胸胁部加柴胡、龙胆；高热加生石膏。

【方解】金银花、蒲公英、紫花地丁皆清热解毒，消肿散结；黄芩、黄柏清热燥湿；金银花、紫花地丁、黄芩、栀子皆能凉血。

【注意事项】脾胃虚寒者慎用。

【现代研究】金银花有抑菌、抗病毒、退热、保肝、止血、降低胆固醇、抗生育、兴奋中枢、促进胃液分泌等作用；蒲公英有抑菌、抗肿瘤、激发机体免疫功能、利胆、保肝、抗内毒素及利尿作用；紫花地丁有抗炎、抑菌、抗凝血、抗病毒、调节免疫及抗氧化作用；黄芩有解热、镇静、抑菌、抗过敏、保肝、利胆、降压、降脂、抗氧化等作用；栀子有抗病毒、保肝利胆、解热、镇痛、抗菌、抗炎、镇静催眠、降血压等作用；黄柏有抑菌、抗病毒、抗溃疡、利胆、抗心律失常、降压、镇静、降血糖等作用。

【用方经验】《医宗金鉴·外科心法要诀·痈疽总论歌》曰："痈疽原是火毒生，经络阻隔气血凝。"热毒型痤疮、毛囊炎、疖、颜面粟粒性狼疮、玫瑰痤疮等疾病的主要病因病机为热、毒、瘀，而组方消毒饮，经长期临床观察表明具有疗效显著、收效较快、无副作用、复发率低的优点。所以，清热解毒法是治疗细菌感染性皮肤病的常用有效治法，消毒饮是治疗细菌感染性皮肤病的有效良方。

【医案精选】李某，男，25 岁。面部暗红色丘疹半年余。伴有轻微瘙痒。于 2010 年 6 月 25 日初诊。查见面部散在暗红色粟粒至绿豆大小红丘疹，间有脓头与痂皮。有的皮疹融合成片。舌红，苔白腻，脉滑数。诊断：颜面粟粒性狼疮。辨证：热毒痰瘀证。处方：消毒饮加连翘、地骨皮、浙贝母、陈皮、白花蛇舌草、土茯苓。外用硝矾洗药，龙珠软膏。2010 年 7 月 30 日复诊，症状明显好转，部分丘疹消退。守方内服外用。2010 年 11 月 1 日复诊，皮疹基本消退。

重楼饮（陆稚华经验方）

【组成】重楼 5 g，白头翁 20 g，何首乌 30 g，黄芪 30 g。

【功效】清热解毒，散结导滞。

【主治】疖肿。

【方解】方中用重楼清热解毒为主，配以白头翁既清解热毒，又入于血分而凉血；佐以何首乌润肠通便，化解疮毒，使以黄芪温养脾胃而生肌，补益元气而托疮。

【注意事项】孕妇禁用。

【现代研究】重楼有对大脑与肾脏的保护作用，还有止血、抗肿瘤、抗氧化、抗菌、抗炎、收缩子宫、血管内皮细胞保护作用等；白头翁有抑菌、抗阿米巴原虫、杀灭阴道滴虫的作用；何首乌有促进肠管运动和轻度泻下作用，还有抗氧化、抗炎、抗菌、抗病毒、抗癌、抗诱变、保肝、调节血脂、抑制平滑肌舒张、抑制血小板聚集和舒张血管等作用；黄芪有抗病毒、利尿、保护肾脏、抗衰老、抗辐射、抗炎、降血脂、降血糖、增强免疫、抗肿瘤和保肝等作用。

【用方经验】枕部多发性疖肿病由脏腑蕴热，外感热毒多或因消渴、习惯性便秘等慢性疾病阴虚内热，以致湿热火毒蕴阻于皮肤。治以清热解毒，润肠通便，益气托疮，内服自拟重楼饮，外敷藤黄糊，内外结合，则顽疾可愈。

王玉玺经验方

【组成】鲜蒲公英全株，连根带秧 100 g。

【用法】取新鲜蒲公英连根带秧 100 g，洗净捣烂，绞取其汁，加冰片 1 g 拌匀，涂抹患处，每日抹 3 次，连抹 3 日，疮疖可逐渐消失而愈。

【功效】清热解毒，利湿排脓。

【主治】疮痈疖肿毒（急性化脓性感染）。

【方解】蒲公英清胃火、解食毒，治痈肿之本药，临床中尤善治乳痈，为乳痈、乳岩之第一要药也。连根带秧之鲜汁，则解毒消肿之功最全，故能消皮表痈肿疮疖于不觉中。而毒疮之蚀骨穿筋，遇之亦惧，故有黄花地丁之称谓。

【现代研究】鲜蒲公英有抑菌、抗肿瘤、激发机体免疫功能、利胆、保肝、抗内毒素及利尿作用。

【用方经验】蒲公英清胃火、解食毒，治痈肿之本药，临床中尤善治乳痈，为乳痈、乳岩之第一要药也。连根带秧之鲜汁，则解毒消肿之功最全，故能消皮表痈肿疮疖于不觉中。而毒疮之蚀骨穿筋，遇之亦惧，故有黄花地丁之称谓。

第二节　丹毒

丹毒是一种由 A 族 B 型溶血性链球菌侵入皮肤而致的急性感染性疾病。其诱发因素主要有皮肤或黏膜擦伤或其他轻微外伤。

本病起病较急，以局部皮肤突然变赤，色如丹涂脂染，焮热肿胀，迅速扩大，边界清楚为临床特征。经及时治疗，数日内可逐渐痊愈，但多复发。婴儿和年老体弱的患者，如治疗不及时，可发生肾炎、皮下脓疡及败血症等并发症，预后危重。

中医认为本病总由血热火毒所致。治疗以凉血清热、解毒化瘀为基本原则。

清血汤（皮先明经验方）

【组成】蒲公英 15 g，紫花地丁 15 g，重楼 15 g，金银花 15 g，当归 15 g，丹参 15 g，赤芍 15 g，川芎 15 g，牡丹皮 15 g，防风 10 g，甘草 10 g。

【功效】清热泻火，凉血解毒。

【主治】丹毒。

【方解】本方中蒲公英、紫花地丁、重楼、金银花清热解毒，散痈消肿，为治疮痈要药；当归活血通络而不伤血；丹参功善活血祛瘀，性微寒而缓，能祛瘀生新而不伤正，性寒又能凉血活血；赤芍苦微寒，专入肝经，善走血分，既能清热凉血，又能祛瘀止痛；牡丹皮苦寒，入血分，善清营分、血分实热，能清热凉血止血，兼有活血祛瘀之功；川芎辛散温通，既能活血化瘀，又能行气止痛，为“血中之气药”，具有通达气血的功效；防风祛风解表；甘草调和诸药。

【注意事项】脾胃虚寒者慎用。

【现代研究】蒲公英有抑菌、抗肿瘤、激发机体免疫功能、利胆、保肝、抗内毒素及利尿作用；紫花地丁有抗炎、抑菌、抗凝血、抗病毒、调节免疫及抗氧化作用；重楼有对大脑与肾脏的保护作用，还有止血、抗肿瘤、抗氧化、抗菌、抗炎、收缩子宫、血管内皮细胞保护作用等；金银花有抑菌、抗病毒、退热、保肝、止血、降低胆固醇、抗生育、兴奋中枢、促进胃液分泌等作用；当归有抗血栓、增强机体免疫、抑制炎症后期肉芽组织增生、抗脂质过氧化、抗菌及抗辐射等作用；丹参有改善微循环、改善血液流变学、抑制血小板聚集、抗血栓、抗炎、镇静、提高耐缺氧能力、促进组织的修复与再生、抗动脉粥样硬化、促进免疫功能、抑菌等作用；赤芍有抗炎、解热镇痛、镇静、抗血小板聚集、抗血栓形成、抗心肌缺血、改善微循环、护肝、调节免疫等作用；川芎有镇静、镇痛、抑制血小板聚集及降压等作用；牡丹皮有解热、镇静、镇痛、抗惊厥、抑菌、抗血栓、抗过敏、抗心律失常、保肝、调节免疫等作用；防风有解热、抗炎、镇静、镇痛、抗惊厥、抗过敏、抗菌等作用；甘草有解痉、抗利尿、降血脂、保肝和类似肾上腺皮质激素样作用。

【用方经验】皮先明认为丹毒主要是素体血分有热，外受火毒，热毒搏结，郁阻肌肤而发病。自拟清血汤以清热解毒、活血凉血、祛风解表。其配方符合丹毒的发病机理，标本兼治，故收效较好。其疗效优于青霉素，值得临床推广应用。

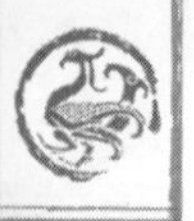

第三节 甲沟炎

甲沟炎是一种指（趾）甲四周软组织的炎症性疾病。原因是细菌通过甲旁皮肤的微创伤侵袭至皮下并生长繁殖引起。临床表现为甲一侧的皮下组织出现红、肿、痛，有的可自行消退，部分患者却迅速化脓，脓液自甲沟一侧蔓延至甲根部的皮下及对侧甲沟，形成半环形脓肿，分泌浆液性脓液，造成甲迟缓性动摇、污秽浑浊粗糙等。及时治疗，一般愈合良好。

中医认为本病多因湿热内蕴，外感毒邪，热毒流注甲沟所致。治疗以清热解毒化湿为原则。

高立岩经验方

【组成】黄柏、生石膏研末。

【功效】清热解毒。

【主治】急性甲沟炎。

【方解】方中黄柏清热泻火解毒，生石膏清热泻火，二药合用，共奏清热解毒之功效。

【现代研究】黄柏有抑菌、抗病毒、抗溃疡、利胆、抗心律失常、降压、镇静、降血糖等作用；生石膏有解热、抗病毒、抗炎、免疫促进、利尿、降血糖、抑制神经应激能力、降低毛细血管通透性等作用。

【用方经验】高立岩认为本病证属毒热蕴结型，素体秉赋不耐，外感湿热毒邪，邪热壅聚，阻滞经络，毒热不得外泄郁于肌肤而致本病。治宜清热凉血、泻火解毒。自拟中药配方共奏清热解毒之功效。采用两种清热解毒中药合用配方制剂，杀菌作用强，外敷仅7周，治愈率达90.0%，与对照组比较，差异显著（$P<0.05$）。综上所述，其自拟中药配方在治疗急性甲沟炎方面，值得大力推广。

第四节 猫抓病

猫抓病又名良性淋巴网状细胞增多症。系经猫抓感染 henselae 杆菌引起的一种良性自限性疾病。

本病初期损害为猫抓处出现一红色丘疹，在2～3日内，表面出现水疱、结痂，亦可破溃，无明显自觉症状，发病1～2周后，局部淋巴结肿大，为本病的特征。多数为单侧发生，自觉疼痛或有压痛，持续数周至数月后自行消退，不留瘢痕，部分患者可化脓，须穿刺排脓。

中医认为本病总因素体亏虚，猫抓后外感湿毒，郁于肌肤所致。治疗当以祛湿解毒为法。

黄连解毒汤加减（何任经验方）

【组成】黄连 3 g，黄芩 9 g，栀子 9 g，连翘 12 g，夏枯草 15 g，大青叶 15 g，苦丁茶 9 g，甘草 6 g，玉枢丹（研末，冲服）3 g。

【功效】清热解毒。

【主治】火热邪毒内郁所致的“疮疡”“禽兽伤”（相当于现代医学“猫抓病”）。

【方解】方中黄连、黄芩、黄柏、栀子泻火解热毒，系治疗火热疮疡、禽兽伤等症之要方。何任用黄连解毒汤去黄柏加连翘、忍冬藤、大青叶、苦丁茶等，旨在加强清热解毒、泻火消肿之力，另用玉枢丹研末冲服，取其擅长解毒辟秽、活血消肿，又能防治虫兽咬伤之功。诸药配用，苦寒直折，可使火热泄而邪毒解，壅滞去肿结消，其病则愈。

【注意事项】脾胃虚寒者慎用。

【现代研究】黄连有抑菌、解热、抗胃溃疡、降血糖、强心、抗心肌缺血、抗心律失常、降压、抗血小板聚集、抗肿瘤、降脂等作用；黄芩有解热、镇静、抑菌、抗过敏、保肝、利胆、降压、降脂、抗氧化等作用；栀子有抗病毒、保肝利胆、解热、镇痛、抗菌、抗炎、镇静催眠、降血压等作用；连翘有抑菌、抗炎和止痛作用，还有抗氧化、抗过敏活性等作用；夏枯草有抗炎、免疫抑制、抗凝血、降血压、降血糖等作用；大青叶有抑菌、抗病毒、解热、抗炎、抗内毒素、免疫增强等作用；甘草有解痉、抗利尿、降血脂、保肝和类似肾上腺皮质激素样作用。

【用方经验】猫抓病属于祖国医学“疮疡”“禽兽伤”等范畴，其病多由火热邪毒侵淫所致。火热邪毒为犯，侵淫于肌肤。本病之因在于火热邪毒内郁，其一日不解，病一日不得安。故用清热解毒乃治本之法，而用黄连解毒汤加减治之，可谓方随法立，药对症用，收效显然。何任用黄连解毒汤去黄柏而加连翘、忍冬藤、大青叶、苦丁茶等，旨在加强清热解毒，泻火消肿之力，另用玉枢丹研冲，则取其擅长解毒辟秽，活血消肿，又能防治禽兽咬伤之功。诸药配用，苦寒直折，可使火热泄而邪毒解，奎滞去肿结消，其病则愈。

第五节　脓疱疮

脓疱疮是一种葡萄球菌或链球菌感染所致的浅表皮肤感染性疾病。临床可分为大疱性脓疱疮和寻常性脓疱疮。以皮肤发生水疱、脓疱，易破溃结脓痂为特征，好发于儿童，易造成小区域流行。经及时治疗，一般预后良好。

中医认为本病总因禀赋不耐，又外受暑湿邪毒，蕴蒸肌肤所致。治疗以清热解毒燥湿为主。

复方青黛糊（陈志伟经验方）

【组成】黄柏 500 g，粉碎后过 60 目筛，与青黛 500 g 调匀，然后加入适量菜油（与药物的比例为 1. 5∶1）调成糊状备用。

【用法】治疗时先用 1∶10 碘酒消毒脓疱表面，再以针头刺破疱壁，挤出脓液，再涂上药糊（脓痂处则直接涂敷药糊），厚约 2～3 mm，每日换药 2 次。次日换药时宜先用棉签蘸菜油浸湿，并且清除原有的药糊，再重新上药。2 日为 1 个疗程，4 个疗程后观察结果。

【功效】清热、解毒、收湿、止痒、消肿、敛疮、润肤。

【主治】脓疱疮。

【方解】青黛具有清热、解毒、收湿、杀虫、止血功效，外用可以治疗皮肤湿痒糜烂之损害；黄柏清热、收湿、止痒、敛疮之效，常用于治疗皮肤疾患中呈现赤肿、瘙痒、糜烂等症；菜油有行血、破气、消肿、散结功效，外用常作赋型剂，同时有润肤作用。

【现代研究】方中黄柏有抑菌、抗病毒、抗溃疡、利胆、抗心律失常、降压、镇静、降血糖等作用；青黛有抗菌、抗癌、保肝等作用。

【用方经验】脓疱疮多由金黄色葡萄球菌引起，少数为链球菌所致。陈志伟所采用的复方青黛糊，共奏清热解毒、收湿止痒、消肿敛疮、润肤之功，既克服了软膏制剂透气性差、收湿敛疮作用不明显，又解决了水溶液制剂透皮性弱、药效作用不持久的问题。复方青黛糊收湿干燥作用较快，疗程缩短明显，且无副反应等优点，不失为治疗脓疱疮一种较好的外用制剂。在临床观察的同时，尚提取 22 例患者疮面的细菌进行抑菌实验，结果表明，对金黄色葡萄球菌有较强的抑制作用。

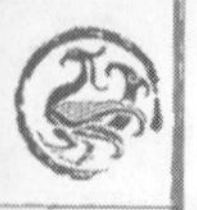

张族祥经验方

【组成】荆芥10 g，防风10 g，紫花地丁草15 g，蒲公英15 g，金银花15 g，黄柏10 g，薄荷10 g，苦参12 g，地肤子10 g，白鲜皮12 g。

【功效】疏风清热，解毒消疮，燥湿止痒。

【主治】热毒夹湿脓疱疮。

【加减】全身症状较重，有畏寒发热等卫气同病者内服五味消毒饮加味。

【方解】荆芥、防风、薄荷疏风散邪，透疹消疮止痒；紫花地丁草、金银花、蒲公英、黄柏清热解毒，消疮散结排脓；苦参、地肤子、白鲜皮清热燥湿，杀虫止痒。诸药合煎，用纱布反复外搽外洗，共奏疏风清热，解毒消疮，燥湿止痒之功效。

【现代研究】荆芥、白鲜皮、苦参、紫花地丁草、金银花对金黄色葡萄球菌有较强的抑制作用，防风、薄荷、黄柏、蒲公英均对金葡菌和溶血性链球菌有较强的抑制作用。

【用方经验】中医古籍称脓疱疮为黄水疮，浸淫疮或滴脓疮，其病机为热毒夹湿、流淫肌肤，湿热毒邪结聚发为本病。自拟中药洗剂共奏疏风清热，解毒消疮，燥湿止痒之功效。中药洗剂中薄荷含挥发油，反复外搽外洗能使皮肤感觉凉爽舒适，且有止痒作用，在炎热的夏季，患儿乐于接受。脓疱疮也常易继发于虱病、痱子、疥疮、虫咬症或其他皮炎湿疹类发痒性皮肤病，虽易治疗，但易复发，这是因为瘙痒引起患儿搔抓，脓液脂水流溢蔓延所致，西医传统疗法（对照组疗法），原有皮损治愈后极易发生新的水疱脓疱，使病情迁延反复，而中药洗剂全身皮肤外搽外洗，能够清洁去污，消毒止痒。避免搔抓，缩短疗程，减少复发。有推广使用的价值。

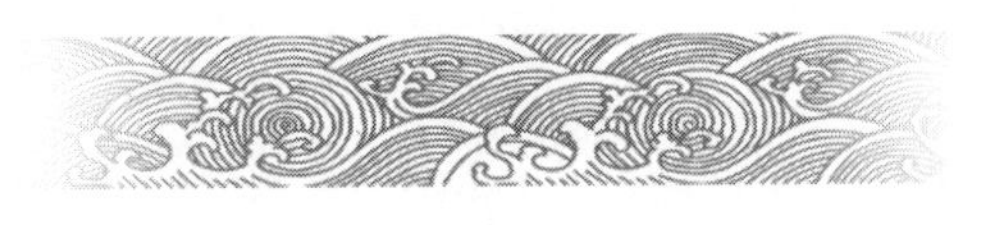

第三章 真菌性皮肤病

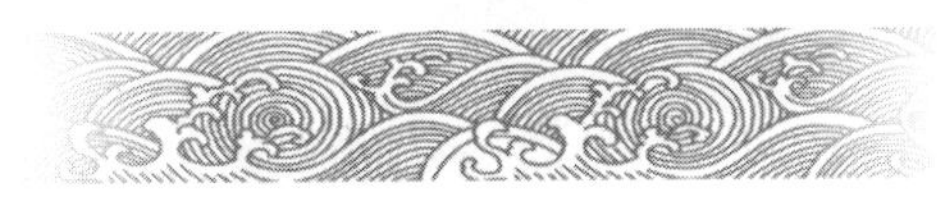

第三章 真菌性皮肤病

真菌是微生物中的一大类，广泛分布于自然界，种类繁多且繁殖力强。侵犯人体表皮、毛发和甲的浅部真菌病，常见的有头癣、体癣、股癣、手足癣、甲癣、花斑癣等。发病主要通过直接或间接接触患者、患病禽畜或病原菌污染物而致。临床主要体征是在病变部位出现斑丘疹、水疱、鳞屑等皮疹，自觉明显瘙痒。中医认为本病多因腠理疏松，湿热虫毒浸淫，蕴结肌肤毛发所致。治疗当清热解毒，利湿杀虫为要。药物外治为重要治疗方式。

癣净散（曹毅经验方）

【组成】地肤子 30 g，土荆皮 30 g，白鲜皮 30 g，苦参 15 g，金银花 15 g，夏枯草 15 g，狗脊 15 g。

【用法】研末成散，每次取 150 g 药粉放入盆中，加开水 1500 mL 冲泡，再加食醋 50 mL 待药液稍温后浸泡双足（温度保持于 38 ℃～42 ℃为宜），20～30 min/次，每日 1 次。

【功效】清热燥湿，杀虫止痒。

【主治】足癣。

【方解】方中地肤子、白鲜皮、土荆皮、苦参可清热燥湿、杀虫止痒；金银花清热解毒；夏枯草、狗脊消肿止痛；食醋主要成分是醋酸，对真菌的生长也有一定的抑制作用，且醋液有软化角质的作用，增加了药物的渗透性。

【注意事项】药液温度保持于 38 ℃～42 ℃为宜，浸泡双足时间 20～30 min/次。

【现代研究】现代药理研究表明：地肤子、白藓皮、土荊皮浸液对许兰黄癣菌、铁锈色小芽胞癣菌、红色毛癣菌、玫瑰毛癣菌、絮状表皮癣菌、奥杜盎司小芽孢癣菌等皮肤真菌都有不同程度的抑制作用；苦参、金银花对多种皮肤真菌也有抑制作用。

【用方经验】祖国医学认为足癣是由湿热浸渍或脾胃两经湿热下注而致。故治疗以清热燥湿、杀虫止痒为主。中药癣净散诸药合用，共奏清热燥湿，杀虫止痒的作用。中药癣净散熏洗浸泡治疗足癣具有较好的效果。

浮萍醋浸泡剂（陈金兰经验方）

【组成】浮萍 10 g，僵蚕 10 g，皂荚 10 g，荆芥 10 g，防风 10 g，川乌 10 g，草乌 10 g，羌活 10 g，独活 10 g，白鲜皮 10 g，黄精 10 g，威灵仙 10 g，鲜凤仙花 1 株，陈醋 1k g。

【用法】将上药用陈醋浸泡 24 小时后，放在小火上煮，滤去药渣备用。每日用药醋浸泡患部 2 次，每次 10～20 min，泡后拭干皮肤。以 3 剂药为 1 个疗程，一般需 1～2 个疗程。

【功效】清热祛湿，养血润燥，解毒杀虫。

【主治】鹅掌风。

【方解】方中浮萍为主药，性味辛寒，可清热祛湿解毒；僵蚕能祛皮肤之诸风；防风功在胜湿祛风，能治风疮疥癣，而且祛风不燥；荆芥可散风清血，独活祛风，白鲜皮入肺经能祛风，入小肠经能祛湿，并能解毒杀虫，可助防风、浮萍共奏祛风止痒之效；威灵仙通经活络，为众风药之宣导；皂荚杀虫除湿；黄精养阴润燥。陈醋味酸，有散瘀解毒、软坚散结功效。醋酸能改变患部的酸碱度。在酸性环境中，可抑制真菌生长。加醋同用，既可增强中药功效，又能使药液迅速渗入皮肤角质层中，软化病变皮肤，故可获得最佳治疗效果。

【注意事项】治疗时间以伏天为宜，取冬病夏治之理。

【现代研究】现代研究证实，独活能扩张血管，有利于皮肤病的治疗。荆芥能促进皮肤血液循环，有利于皮肤损害的修复；黄精、皂荚、羌活、白鲜皮、凤仙花、威灵仙、防风、荆介等，均有较强的抗真菌作用。

【用方经验】因真菌在夏季最为活跃，故用药最佳时间选在夏天，此为治病求本之策。

复方地肤子洗剂（汪黔蜀经验方）

【组成】地肤子，花椒，土茯苓，黄柏，蛇床子。

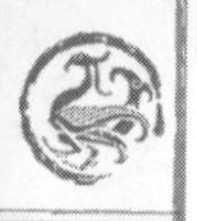

【用法】外洗。

【功效】清热杀虫，疏风止痒。

【主治】糜烂型足癣。

【方解】“复方地肤子洗剂”，主要成分有地肤子、花椒、土茯苓、黄柏、蛇床子，有清热杀虫，疏风止痒的作用。中药能清洁、保护皮肤，祛湿收敛，清热解毒，杀虫止痒。

【注意事项】嘱患者每日更换袜子。

【现代研究】1. 药理研究：方中地肤子有抑菌、抑制单核巨噬系统的吞噬功能及迟发型超敏反应的作用；花椒有镇痛抗炎、抑菌、杀疥螨等作用；土茯苓有利尿、镇痛、抑菌及缓解汞中毒等作用；黄柏有抑菌、抗病毒、抗溃疡、利胆、抗心律失常、降压、镇静、降血糖等作用。2. 临床应用：阿莫罗芬乳膏是一种新型广谱抗真菌药，通过干扰真菌细胞膜中麦角甾醇的生物合成，从而实现抑菌及杀菌的作用。抗真菌乳膏有效但易产生耐药性，临床上二者结合使用，可取得很好的效果，此方法疗效确切，使用方便，值得推广。

【用方经验】足癣是由致病性皮肤丝状真菌引起的皮肤真菌病，属祖国医学的“脚湿气”“烂脚丫”“臭田螺”等范畴，湿热蕴于内、毒邪侵于外为其病因。本病发病率高，有传染性，瘙痒难忍，给患者的工作、学习带来诸多不便，治疗不当则难治愈。汪黔蜀团队所制“复方地肤子洗剂”，主要有清热杀虫，疏风止痒的作用。中药能清洁、保护皮肤，祛湿收敛，清热解毒，杀虫止痒。临床上配合阿莫罗芬乳膏一起使用，可取得很好的效果，此方法疗效确切，使用方便，值得推广。

【医案精选】67 例均为门诊病例，均符合国家中医药管理局发布的《中医病证诊断疗效标准》足癣诊断标准。随机分成治疗组 35 例，男 10 例，女 25 例；对照组 32 例，男 12 例，女 20 例；年龄 18～35 岁；近 1 个月内未用过其他抗真菌药物。发病部位：单足趾第 4、5 趾间 19 例，第 3、4 趾间 10 例，双足第 4、5 趾间 38 例。皮疹为趾间皮肤角质增厚，潮湿发白，去除白皮可暴露出红斑糜烂的基底，裂隙，均伴有不同程度的瘙痒。病程最短 2 周，最长 4 年。以上资料经统计学处理，组间差异无显著性意义，具有可比性。治疗方法治疗组每晚取我院制剂复方地肤子洗液（主要成分地肤子、花椒、土茯苓、黄柏、土蛇床）100 mL，加温水 200 mL，泡足 10 min，擦干水分涂阿莫罗芬乳膏。对照组每晚涂阿莫罗芬乳膏。两组均治疗 14 日为 1 个疗程，治疗结束后复诊。治疗期间嘱患者每日更换袜子。治疗结果：治疗组 35 例，治愈 6 例（17.14%），显效 26 例（74.29%），有效 3 例（8.57%），总有效率 91.43%，对照组 32 例，治愈 3 例（9.33%），显效 21 例（65.62%），有效 3 例（9.38%），无效 5 例（15.62%），总有效率 75.00%。两组疗效比较治疗组优于对照组（$P<0.05$）。两组未见不良反应。

皂黄浸剂（吴自勤经验方）

【组成】皂角刺 30 g，大枫子 30 g，明矾 30 g，大黄 20 g，川椒 20 g，地骨皮 20 g，红花 20 g。

【用法】将上药粗加工，用 7% 醋酸 1750 mL 浸泡上药 1 周，1 周后过滤，即可使用。取药液 500～1000 mL，每日浸泡患手或患足 1 次，每次 30 min，连泡 7 次。

【功效】燥湿收敛，脱皮。

【主治】手足癣（角化鳞屑型）。

【方解】方中红花、大黄、地骨皮活血润肌，川椒、皂角刺、大枫子、明矾燥湿杀虫，加用醋酸造成了不利于真菌生长的环境，浸泡后表皮松软，中药渗透力强，促使角化鳞屑尽快剥脱。

【注意事项】本品具有较强的燥湿收敛、脱皮作用，可用于混合型手足癣，但主要适用于长期不愈的角化鳞屑型手足癣；对于皲裂较深的患者，应用本品前，可先作其他处理，以免浸泡时引起刺痛；糜烂型足癣忌用。

【现代研究】皂角刺有祛痰、抑菌、增加冠状动脉血流量、抗肿瘤等作用；大黄有抗感染、利胆、健胃、保肝、止血、降压、降低血清胆固醇等作用；川椒有镇痛抗炎、抑菌、杀疥螨等作用；地骨皮有解热、抑菌、降压、降血糖、降血脂及止痛等作用；红花有镇痛、镇静、抗惊厥及抗炎等作用。

【用方经验】本方为祖国医学传统的醋浸剂，这种剂型有利于药物作用的渗透可以更好地发挥药效。本方外用治疗手足癣，经临床观察，未发现由皮肤吸收而引起全身性的副作用。本品为液体，使用方便，易清洗。

【医案精选】刘某，女，41 岁，教员，1987 年 9 月 15 日初诊。自 1960 年秋季起，双足干燥，脱皮，皲裂，渐发展至双手掌侧面，入冬皲裂尤甚，经常用胶布外贴裂口，曾去多家医院求治，服获黄霉素片，外用癣净及各医院自配的药水、药膏等。30 年来治疗无效。初诊查双手双足真菌镜检均为阳性。

诊断：手足癣（角化鳞屑型）。

治疗：取皂黄浸剂 1500 mL，500 mL 泡手，1000 mL 泡足，每日 1 次，每次 30 min。治疗 1 周后，真菌镜检转为阴性。双手及双足皮肤均脱屑、变软。连续 3 次真菌镜检阴性，泡至第 4 周时，角化、鳞屑，皲裂症状消失，继续使吊至 8 周痊愈，后随访未复发。

藿黄散洗剂（喻文球经验方）

【组成】藿香 30 g，黄精 30 g，苦参 30 g，茵陈 30 g，枯矾 30 g。

【用法】外用。

【功效】除湿杀虫止痒。

【主治】皮肤癣菌感染。

【方解】藿香具有芳香化湿、杀虫解毒、疏解表邪、理气和中之功，茵陈和苦参有清热燥湿、利水渗湿、杀虫止痒等功效，黄精则能补肾益精、滋阴润燥，枯矾具有收敛护肤作用。

【现代研究】藿香对胃肠有解痉作用，并有防腐、抗菌、收敛止泻、扩张微血管等作用；黄精水提液在体外对伤寒杆菌、金黄色葡萄球菌及多种致病真菌均有抑制作用；苦参有抑菌、抗病毒、抗炎、抗过敏、抗心律失常、抗肿瘤、升高白细胞、保肝、抑制免疫、镇静、平喘等作用；茵陈有显著利胆作用，并有解热、保肝、抗肿瘤、抑菌、抗病毒和降压作用。

【用方经验】藿黄散洗剂是喻文球在应用中医药治疗皮肤癣病的临床经验基础上，根据中医学辨证原则和现代药理学研究成果开发出来的一种中药复方洗剂，该方剂主要由藿香、黄精、苦参、茵陈、枯矾等中药组成，经临床应用，确有疗效。

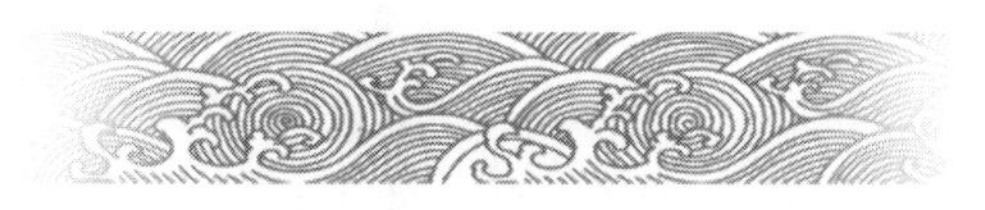

第四章 疥　疮

疥疮是由疥螨（俗称疥虫）引起的一种传染性皮肤病。发病主要是疥螨通过衣被、毛巾等传染，易在家庭及集体中传播，临床以好发于皮肤薄嫩、皱褶部位的粟粒大小丘疹、丘疱疹、疱疹及隧道，伴奇痒（夜间尤甚）为特征，阴囊、阴茎、龟头等处常发生数量不等之豌豆大小结节，瘙痒剧烈。预后良好，如处理得当，短期内便可治愈。

中医认为本病为疥螨入侵肌肤所致，临床一般以杀虫、止痒外治为主，同时还须做好被服的消毒工作。当虫毒重而痒甚者，可酌情配合应用内治之药。

解毒散结汤（陈汉章经验方）

【组成】桂枝 6～10 g，桃仁 10 g，牛膝 10 g，浙贝母 10 g，牡丹皮 12 g，白鲜皮 12 g，猫爪草 10～20 g，蒺藜 10～20 g，半边莲 10～20 g，凤尾草 10～30 g，甘草 6 g，土茯苓 30 g。

【用法】水煎服。

【功效】解毒散结。

【主治】疥疮结节。

【方解】方中以土茯苓、半边莲、凤尾草祛湿清热解毒；桃仁、牛膝，牡丹皮活血；猫爪草、浙贝母化痰散结；蒺藜、白鲜皮解毒祛风止痒；桂枝为引经药；甘草解毒兼和诸药，共奏解毒散结之功。

【注意事项】孕妇忌服。

【现代研究】桂枝有抑菌、镇痛、抗炎、抗过敏、增加冠脉血流量、改善心功能、镇静、抗惊厥等作用；桃仁有镇痛、抗炎、抗菌、抗过敏、抑制血小板聚集、镇咳平喘、抗肝纤维化等作用；牛膝有增强免疫、抗凝、降脂、降血糖、护肝、强心及抗生育、抗着床、抗早孕等作用；浙贝母有祛痰、镇咳、平喘、镇痛、镇静、降压等作用；牡丹皮有解热、镇静、镇痛、抗惊厥、抑菌、抗血栓、抗过敏、抗心律失常、保肝、调节免疫等作用；白鲜皮有抑菌、抗炎、解热、增加心肌收缩力及抗癌等作用；猫爪草有抑菌、消炎、镇咳、祛痰、抗肿瘤等作用；甘草有解痉、抗利尿、降血脂、保肝和类似肾上腺皮质激素样作用；土茯苓有利尿、镇痛、抑菌及缓解汞中毒等作用。

第五章 物理性皮肤病

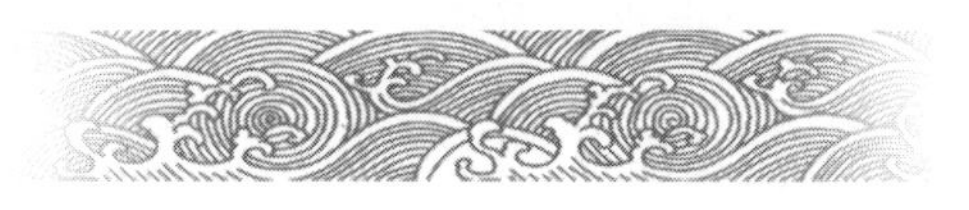

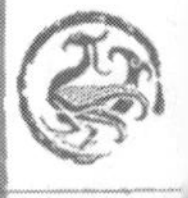

第一节 光敏性皮肤病

光敏性皮肤病是皮肤对光线敏感引起的一种皮肤病。常因皮肤上有光敏物质存在或服用或接触某种物质后，受到日光或类似光源的照射后而发生。本病属中医“日晒疮”范畴。中医认为“光毒”为首要致病因素，其次为饮食不节，加之禀赋不耐，腠理失其防卫之功，以致不能耐受阳光照射，毒热之邪郁于肌肤，不得外泄而发病。治疗多用凉血解毒，清热除湿法。

安家丰经验方

【组成】青蒿，茵陈，栀子，地骨皮，白茅根，赤芍，苦参，槐花，秦艽，丹参。

【功效】凉血解毒，清热除湿。

【主治】光敏性皮肤病。

【方解】方中青蒿味苦性寒入肝经，善清暑邪、宣化湿热，又可使血分伏热外透而出，且芳香气清，苦寒而不伤脾胃，不损阴血，故适用于血虚有热之证，是为君药。方中茵陈是治疗湿热内蕴、熏蒸肌肤所致湿疮的要药，地骨皮归肺肾经，功能清热凉血，退热除蒸，能助青蒿透血分的伏热，二药与青蒿配伍，除湿清热，凉血消斑，共为辅药。群药中苦参、秦艽、栀子清热除湿，凉血解毒；槐花、生地黄、白茅根清热凉血，滋阴除蒸；赤芍、丹参活血通络，凉血消肿。

【注意事项】脾胃虚弱、肠滑泄泻者忌用。

【现代研究】青蒿有抑菌、解热、镇痛、抗炎、利胆、抗肿瘤、镇咳、祛痰、平喘、降压、抗心律失常等作用；茵陈有显著利胆作用，并有解热、保肝、抗肿瘤、抑菌、抗病毒和降压作用；栀子有抗病毒、保肝利胆、解热、镇痛、抗菌、抗炎、镇静催眠、降血压等作用；地骨皮有解热、抑菌、降压、降血糖、降血脂及止痛等作用；白茅根有止血、利尿、抗炎等作用，其水煎剂能显著缩短出血和凝血时间；赤芍有抗炎、解热镇痛、镇静、抗血小板聚集、抗血栓形成、抗心肌缺血、改善微循环、护肝、调节免疫等作用；苦参有抑菌、抗病毒、抗炎、抗过敏、抗心律失常、抗肿瘤、升高白细胞、保肝、抑制免疫、镇静、平喘等作用；丹参有改善微循环、改善血液流变学、抑制血小板聚集、抗血栓、抗炎、镇静、提高耐缺氧能力、促进组织的修复与再生、抗动脉粥样硬化、促进免疫功能、抑菌等作用。

【用方经验】光敏性皮肤病发病机理复杂，表现形式多样，治疗方法不多。羟氯喹等西药疗效不稳定，且毒副作用大。临床采用中医药治疗这类皮肤病，取得满意疗效。

第二节 烧烫伤

烧烫伤是指热力（火焰、沸水、蒸汽、钢水等）、化学物（强酸、强碱、毒气等）、放射能（深度X线、原子能等）及电力等作用于人体而引起的组织损伤。以病因而论，本病以热力烧伤最为多见，占85%～90%以上；以面积论，本病以中、小面积烧伤占大多数，且以头颈、手、下肢等暴露和功能部位居多。轻者仅皮肤损伤，重者则深达肌肉、骨骼，甚至出现感染、休克、死亡等全身变化。

中医学将本病统称“水火烫伤”。认为火热之邪骤犯肌体，灼损皮肉筋骨，而出现红肿热痛等外症，若热毒内侵，则可呈现火盛伤阴、火毒炽盛、火毒内攻、阴伤阳脱、气

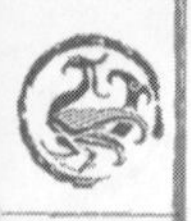

血两亏及阴伤胃败诸症。本病轻症，一般不须内治，就小面积水火烫伤而言，可选用万花油、京万红烫伤膏外涂即可；对于重证，应该中西医结合、内外治综合救治。

烫伤药膏（蔡国良经验方）

【组成】地榆、忍冬藤、虎杖、黄连、大黄、冰片、植物油、蜂蜡等。

【用法】制作工艺：按处方将中药配齐，水煮法提取浓缩成膏，按比例称取黄蜡和植物油加热溶解，再加入提取浓缩中药膏及雄黄、冰片等，搅匀分装药缸内高压消毒后备用。将药膏用药刀摊抹于无菌敷料上，外敷创面包扎。

【功效】活血止痛，清热解毒，燥湿消肿，敛疮生肌。

【主治】烧烫伤。

【方解】方中虎杖苦寒，功能活血止痛、清热利湿、解毒，治疗水火烫伤、跌打损伤、疮痈肿毒等症；地榆凉血止血解毒敛疮以上二药为治疗烧伤之要药，黄连苦寒，泻火解毒、清热燥湿，临床用于痈疽疮毒、湿疹、水火烫伤等症；大黄苦寒，功能泻热毒、破积滞、行瘀血，治疗痈疡肿毒、疔疮、烫火伤，古医籍记载，“治汤火灼伤，大黄研末，蜜调涂之，不唯止痛，又且灭瘢。”忍冬藤，性味甘寒，取其清热解毒，通络之效；冰片辛苦微寒，研细外用，开窍清热、凉血止痛，具有清热解毒、消肿止痛，防腐生肌之功，与忍冬藤合用则通络开窍，引药直达病所，促进药物在创面的渗透吸收；蜂蜡，植物油，作为软膏的基质，具有良好的解毒生肌，滋润创面，防腐功能。诸药合用则具有活血止痛、清热解毒、燥湿消肿、敛疮生肌之功效。

【现代研究】现代药理研究虎杖有效成分为黄酮类及综合型鞣质，具有活血化瘀、止痛、收敛的功效；地榆苦酸微寒，解毒敛疮、凉血止血，外用能泻火解毒，亦有收敛作用。黄连的主要成分为小檗碱，而小檗碱是抗炎的最好成分，抗所有的细菌都抗，并且不产生耐药性；大黄不仅对多数细菌有抗菌作用，还对若干常见的致病性真菌也有抑制作用；据研究报告，蜂蜡还能抑制胶原组织合成，而且有防治瘢痕增殖的作用。据实验研究报道，外用中药软膏能增加局部巨噬细胞定向趋化移动，并增强其吞噬作用，大量巨噬细胞在创口聚集，吞噬破坏细菌、细胞碎片及其他异物，起到“净化”伤口的作用，从而达到抗感染的目的。其次外用中药药膏后可使局部的微循环明显改善，并促进创面血管再生。研究还发现，用药后局部脓液中各种与创口愈合有关的氨基酸含量增加，局部组织中糖及糖结合物丰富，这样就为组织的再生与修复提供了有利的条件，从而使肉芽生长，上皮爬生，促进了创面的愈合。

【用方经验】适用于躯干和四肢创面，运用前先用0．1%新洁尔灭生理盐水冲洗创面。有水疱的剪破祛除积液，保留疱皮，清除创面沾染的异物及撕脱或堆积游离的表皮，有痂皮及坏死组织用剪刀剪除，感染有分泌物的创面，用0．1%新洁尔灭棉球蘸拭干净或根据创面分泌物细菌培养及药敏试验结果，选用有效抗生冲洗或湿敷创面后再外敷药膏包扎。一般在渗出期宜药膏薄涂厚敷料外覆包扎，创面渗出液多者或外覆敷料渗湿，宜每日更换2次或及时更换，等渗出期过后或渗出少者药膏宜厚涂，约3～5mm，每日更换1次。创面在感染期分泌物多者，药膏宜薄涂，每日更换2～3次，修复期创面，上皮生长良好，创面红润新鲜，分泌物少，药膏宜厚涂，每日更换1次，直至创面愈合。

备急烫伤膏（杨敬信经验方）

【组成】黄芪500 g，当归300 g，黄柏250 g，血余炭30 g，刘寄奴200 g，花椒60 g，玉簪花100 g，冬葵花200 g，芝麻油2500 g，蜂蜡250 g，虫白蜡60 g，盐酸达克罗宁20 g。

【功效】清热解毒，活血化瘀。

【主治】烧烫伤。

【方解】方中用当归、黄芪大补气血，托疮排脓，和血止痛；黄柏清热解毒泻火为治烧烫伤之妙品；刘寄奴散瘀消肿；玉簪花芳香宜人，花苞似簪，色白如玉，浸油治烫伤民间古来就用，消肿止痛败毒之功人所鲜知；冬葵花擅寒冬之气，能败火疗疮；盐酸达克罗宁有良好的止痛止痒杀菌及黏膜麻醉作用；油蜡成膏，药之性味已溶在其中，并具有生肌长肉、润肤止痛的功效。综析全方，清热解毒凉血以治疮，和血化瘀止痛而疗伤，补气养血扶正润肌肤，外治烫伤疮疡称奇方。

【现代研究】黄芪有抗病毒、利尿、保护肾脏、抗衰老、抗辐射、抗炎、降血脂、降血糖、增强免疫、抗肿瘤和保肝等作用；当归有抗血栓、增强机体免疫、抑制炎症后期肉芽组织增生、抗脂质过氧化、抗菌及抗辐射等作用；黄柏有抑菌、抗病毒、抗溃疡、利胆、抗心律失常、降压、镇静、降血糖等作用；血余炭能明显缩短出、凝血时间及血浆复钙时间，并具有抑菌作用；刘寄奴有抑菌、解除平滑肌痉挛、促进血凝等作用；花椒有镇痛抗炎、抑菌、杀疥螨等作用。

第三节　手足皲裂症

手足皲裂是指由各种原因引起的手足部皮肤干裂，既可是一种独立的疾病，也可以是某些皮肤病的伴随症状。病因与摩擦、牵拉，或接触酸、碱或有机溶剂以及某些皮肤病（如慢性湿疹、手足癣、掌跖角化症、鱼鳞病）也易出现皲裂表现。

本病临床多累及成年手工劳动者的掌跖或经常受摩擦、牵拉的部位。皮损多顺皮纹方向发生。皮肤裂隙、疼痛，甚或出血是常见表现。本病祛除诱因后，一般预后较好。

中医认为本病主要是由于素体肌热，而骤被风寒燥冷所伤，导致血脉阻滞，肌肤失于濡养，燥胜枯槁而成。或素体血虚，或局部经常摩擦，或肌肤破裂，或水湿浸渍等而成此疾。临床治疗多以祛风止痒，活血通络，润肤化燥为治疗大法。应随证加减外用中药治疗。

邓铁铸经验方

【组成】猪肤 60 g，百合 15 g，黄芪 15 g，山药 15 g。

【用法】水煎服，每日 1 剂。另用羊油外擦患处。

【功效】滋阴润燥。

【主治】手足皲裂。

【方解】方中猪肤为君，百合润肺为臣，代原方中之白蜜，润而不滞，可达于表；黄芪、山药为佐使，健脾之功胜于米粉，且黄芪能走于表，鼓舞津液敷布肌肤，此米粉所不能及也。为邓铁铸匠心独具之处。

【现代研究】猪肤有促进皮肤黏膜损伤愈合作用，还有抗凝作用和抑制凝血酶生成作用；百合有抑菌、镇静、抗氧化、提高免疫功能等作用；黄芪有抗病毒、抗衰老、抗辐射、抗炎、增强免疫、抗肿瘤等作用；山药有提高免疫功能、抗氧化、抗衰老、抗刺激、麻醉镇痛和消炎抑菌等作用。

【用方经验】此方由《伤寒》猪肤汤化裁。

马林经验方

【组成】当归 20 g，生地黄 20 g，牡丹皮 15 g，赤芍 15 g，麦冬 15 g，蝉蜕 15 g，黄柏 15 g，防风 15 g，荆芥 15 g，地肤子 20 g，苦参 15 g，白鲜皮 25 g，僵蚕 10 g，甘草 10 g。

【功效】养血润肤，生肌祛湿。

【主治】手足皲裂症，临床表现为皮肤干燥、角化、增厚、弹性减退、脱屑、或长短深不一的裂隙，伴有疼痛或出血。

【方解】方中当归益气养血，可和血、生肌、润肤、止痛，破恶血养新血，补五脏以生肌肉。生地黄，甘寒质润，苦寒清热，凉而能散，润而不腻，入营分、血分，为清营凉血、养阴生津之要药；麦冬养阴生津、润肺清心；二者共用加强养阴生津之效。防风味辛、甘，微温，祛风解表，胜湿，止痉；

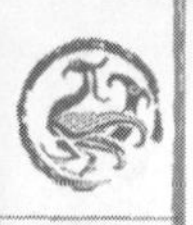

荆芥味辛，微温，祛风解表；蝉蜕味甘，性寒，功能疏风清热，透疹止痒，三药共奏疏风止痒之效。牡丹皮气清能透解阴分伏火，味苦辛而寒，能清血热通血结，凉血而生新；赤芍味苦，性微寒，归肝脾经，善走血分，除血分郁热，具有凉血、止血、活血之效；二者合用以清气分、血分之郁热。黄柏清热燥湿，泻火解毒；苦参能清热燥湿、杀虫止痒；白鲜皮，苦寒，归脾胃经，专走皮肤，功擅清热解毒燥湿，祛风止痒。地肤子，苦寒，入膀胱经，清热利湿，止痒，与白鲜皮合用，使皮肤之湿热内消外散，瘙痒自止；黄柏、苦参、地肤子、白鲜皮祛风除湿止痒，可治一切顽癣湿疮，其中黄柏、地肤子、白鲜皮有滋阴润燥之功。僵蚕体轻窜散，可升可降，功能息风止痉，祛风止痒，润肤增白。甘草缓急止痛，调和诸药。诸药协同，共奏养血润肤，生肌祛湿之效。

【现代研究】当归有抗血栓、增强机体免疫、抑制炎症后期肉芽组织增生、抗脂质过氧化、抗菌及抗辐射等作用；生地黄有增强免疫、抗胃溃疡、促进造血、止血、降压、降血糖等作用；牡丹皮有解热、镇静、镇痛、抗惊厥、抑菌、抗血栓、抗过敏、抗心律失常、保肝、调节免疫等作用；赤芍有抗炎、解热镇痛、镇静、抗血小板聚集、抗血栓形成、抗心肌缺血、改善微循环、护肝、调节免疫等作用；蝉蜕有解热、镇静、抗惊厥等作用；黄柏有抑菌、抗病毒、抗溃疡、利胆、抗心律失常、降压、镇静、降血糖等作用；防风有解热、抗炎、镇静、镇痛、抗惊厥、抗过敏、抗菌等作用；荆芥有解热、镇痛、抗炎及抗补体作用；地肤子有抑菌、抑制单核巨噬系统的吞噬功能及迟发型超敏反应的作用；苦参有抑菌、抗病毒、抗炎、抗过敏、抗心律失常、抗肿瘤、升高白细胞、保肝、抑制免疫、镇静、平喘等作用；白鲜皮有抑菌、抗炎、解热、增加心肌收缩力及抗癌等作用；僵蚕有镇静、催眠、抗惊厥、抗凝血、抗肿瘤、降血糖等作用；甘草有解痉、抗利尿、降血脂、保肝和类似肾上腺皮质激素样作用。

第四节　压疮

压疮，又称压力性溃疡、褥疮，是由于局部组织长期受压，发生持续缺血、缺氧、营养不良而致组织溃烂坏死。病因与压力因素、营养状况，皮肤抵抗力降低有关。

压疮早期症状是皮肤发红，进而出现浅表溃烂、溃疡、渗液，如不及时救治，肉腐骨露合并感染，甚至引起败血症、死亡。本病病程长短不一，早期采取翻身、减压等措施后可好转，晚期则预后较差。

中医古籍多称本病为“席疮”“褥疮”，认为乃因久病气血大亏，长期卧床，局部受压以致经络阻塞，气血无以荣养所致。治疗上多以活血化瘀，去腐生肌等法治疗。

硼贝九华膏（肖梓荣经验方）

【组成】滑石 60 g，硼砂 90 g，川贝母 18 g，冰片 18 g，朱砂 18 g。

【功效】清热解毒，收湿敛疮。

【主治】压疮（褥疮）溃疡期。

【方解】滑石外用有清热收涩作用；硼砂外用清热解毒，有收湿、敛疮、生肌之效，可用治疮疡溃久不敛；川贝母能消肿散结；冰片有清热解毒、防腐生肌作用；朱砂性寒，有清热解毒作用。

【现代研究】现代药理研究表明滑石有吸附和收敛作用，在体外，10%滑石粉对伤寒沙门菌、甲型副伤寒沙门菌有抑制作用；硼砂对多种革兰氏阳性与阴性菌、浅部皮肤真菌及白假丝酵母菌有不同程度抑制作用，并略有防腐作用，对皮肤和黏膜还有收敛和保护作用；川贝母所含贝母总碱有抗溃疡作用；冰片中的主要成分龙脑、异龙脑均有耐缺氧及镇静的作用，局部应用对感觉神经有轻微刺激，有一定的止痛及温和的防腐作用，较高浓度（0.5%）对葡萄球菌、链球菌、肺炎链球菌、大肠埃希菌及部分致病性皮肤真菌等有抑制作用；朱砂外用有抑制和杀灭细菌、寄生虫作用。以上诸药合用，可改善褥疮局部微循环，增强局部组织免疫功能，消肿止痛，生肌润肤，促进创面愈合。

第六章　湿疹皮炎类皮肤病

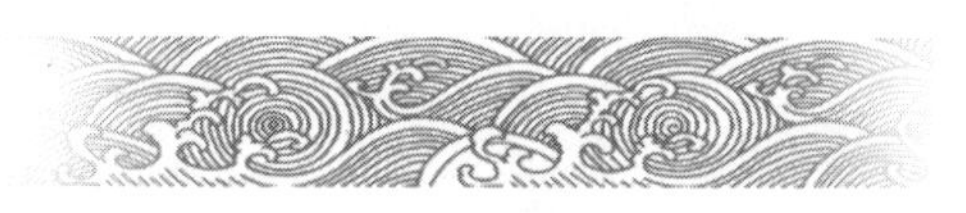

第一节 湿疹

湿疹是一种以皮疹多形，倾向渗出，对称分布，自觉瘙痒，反复发作，病程迁延而趋向慢性化为临床特征的炎症性皮肤病。发病机制复杂，多认为是在内因和外因的基础上引起的一种迟发型变态反应。

临床一般将本病分为急性、亚急性、慢性三型，急性湿疹皮疹多型，以糜烂渗出为主；亚急性湿疹以丘疹、结痂、鳞屑为主；慢性湿疹主要表现为皮肤肥厚粗糙，呈苔藓样变。本病常反复发作，缠绵难愈.

中医认为本病总由禀赋不耐，外感风、湿、热邪，或脾失健运，湿热内生，内外合邪，浸淫肌肤所致。治疗上急性、亚急性湿疹以清热利湿止痒为主；慢性者以养血润肤为要。此外，还须及时查找过敏原，祛除可能的致病因素。

马齿苋汤（艾儒棣经验方）

【组成】马齿苋 15 g，野菊花 10 g，黄芩 8 g，牡丹皮 10 g，僵蚕 8 g，龙骨 10 g，紫荆皮 15 g。

【功效】清热除湿，凉血解毒，祛风止痒。

【主治】湿疹。

【加减】婴儿湿疹渗出多者加土茯苓、鱼腥草；干性者加金银花、甘草。湿疹源于患者先天禀赋不足，脾胃虚弱，所以应以健脾除湿为基础，脾虚者用四君子汤加龙骨、石决明、紫荆皮；有鼻炎者用四君子汤加千里光、侧柏叶、小二郎箭；哮喘者四君子汤加胆星（先煎）20 g、芦根、黄芩、鱼腥草、杏仁、桃仁、冬瓜子、紫苏子、莱菔子、白芥子。

【方解】方中马齿苋性味酸寒，入大肠肝、脾经。功能清热解毒利湿，凉血散血消肿，最善解痈肿毒热。马齿苋治疗湿疮的功效，李时珍认为“皆散血消肿之功也”；野菊花清热解毒；肺主皮毛与大肠相表里，故用黄芩泻肺热清大肠火，以利皮肤湿热；牡丹皮，性味辛苦凉，功在清热凉血，活血消瘀，长于凉血热、行血滞，防湿热入血分，同时凉血以助祛热外泄。《外科大成·卷之四·诸痒》认为“风甚则痒，……作痒起粟者，治宜疏风”，因此，祛除外风、平息内风是瘙痒的主要治法。僵蚕息风止痉、祛风止痒、化痰散结，《医学启源》认为僵蚕可“去皮肤间诸风”。龙骨平肝潜阳息风、镇惊安神、生肌敛疮。紫荆皮味苦，性平，《本草纲目·木部三·紫荆》载其“活血行气，消肿解毒”。该方组方原理紧扣湿疹病机本质湿、热、风。全方共奏清热除湿、凉血解毒、祛风止痒之功。

【注意事项】临证时，根据风湿热三者在不同情况下的主次、皮损特点，并结合个体差异，审因论治，随证加减。

【现代研究】现代研究表明，该方药物有抑制过敏介质的释放，降低毛细血管的通透性，抑制过敏性的浮肿及炎症，收缩血管及抗组织胺作用，并有镇静、抗惊厥作用。

【用方经验】湿热重渗出液多，加马齿苋 20 g。外治方面，急性期冷湿敷可止痒，烟胶止痒也有特别之处。《全国中草药汇编》曰：“烟胶为硝牛皮时熏烤出的挥发性油状物，冷凝后凝结于灶面的硬块，具有杀虫燥湿之功，外治头疮，白秃，疥疮，风癣，湿疹瘙痒等症。”

利湿散冲剂（黄咏菁经验方）

【组成】茵陈，薏苡仁，萆薢，土茯苓，淡竹叶，生地黄，甘草。

【用法】水煎服。

【功效】清热利湿解毒。

【主治】湿疹，皮炎。

【方解】方中茵陈、土茯苓清热利湿解

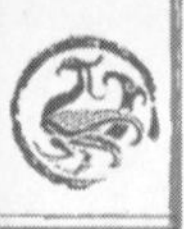

毒，为君药；配以革薢利湿泻浊，薏苡仁健脾助运，利水渗湿，脾运则湿邪自去，增强诸药清利热湿之力共为臣药；佐以淡竹叶清心泻火，利小便除湿，与生地黄清热凉血，养阴生津相伍，一补一泻，湿祛不伤正，与菊花甘寒清润，清扬外透相配，一升一降，使药直达病所；甘草清热解毒，兼具调和诸药诸药合用，共奏清热利湿解毒之效。

【现代研究】茵陈有显著利胆作用，并有解热、保肝、抗肿瘤、抑菌、抗病毒和降压作用；薏苡仁有增强免疫力、降血糖、降血钙、解热、镇静、镇痛等作用；革薢有抗痛风、抗骨质疏松、抗心肌缺血、抗肿瘤及抗真菌的作用；土茯苓有利尿、镇痛、抑菌及缓解汞中毒等作用；淡竹叶有利尿、抑菌、解热、升高血糖、抗肿瘤等作用；生地黄有增强免疫、抗胃溃疡、促进造血、止血、降压、降血糖等作用；甘草有解痉、抗利尿、降血脂、保肝和类似肾上腺皮质激素样作用。

【用方经验】临床验证，利湿散治疗湿疹虽然起效缓慢，但总体疗效稳定，且毒副作用小，服用方便，患者易于接受，为湿疹提供了方便有效治疗方法。

桑菊饮加减方（蔡瑞康经验方）

【组成】桑叶 15 g，菊花 15 g，连翘 15 g，薄荷 6 g，马齿苋 20 g，苦参 15 g，黄柏 15 g。

【用法】每剂加水 250 mL，煎取汁 200 mL，使药液温度略低于皮温，浸 4～6 层纱布湿敷患处，每次 15～20 min，每日 3～4 次，每剂用 1 日。

【功效】清热燥湿。

【主治】婴儿急性湿疹。

【方解】桑叶、菊花凉散风热；连翘、薄荷助君药疏风清热解表；马齿苋清热利湿，凉血解毒；苦参清热解毒；燥湿止痒；黄柏清热解毒、燥湿止痒。诸药协同，共奏清热散风、解毒祛湿之效。

【现代研究】现代药理研究表明桑菊饮对实验性急性炎症模型有较强的抑制作用，表明有较好抗炎作用。方剂组成中，桑叶具有较强的抗炎活性；同时桑叶汁对大多数革兰阳性菌和革兰阴性菌以及部分酵母菌均有良好的抑制生长作用，而且所需的抑菌浓度低。菊花在体外对革兰阳性菌、人型结核杆菌有抑制作用，对某些常见皮肤致病真菌有抑制作用；菊花有一定的抗病毒作用，以亳菊、怀菊作用最好，国外研究发现菊花对单纯疱疹病毒（HSV－1）、脊髓灰质炎病毒和麻疹病毒等具有不同程度的抑制作用；同时菊花提取物能影响小鼠毛细血管的通透性，增加毛细血管抵抗力，从而具有明显抗炎作用。连翘有很强的抗菌活性，其乙醇提取物抗菌谱广，对多种革兰阳性菌、阴性菌均有抑制作用；连翘属植物提取物有抗柯萨奇 B5 病毒及埃可病毒的作用；而且连翘提取液能对抗组胺、醋酸、内毒素所引起的毛细血管通透性增加，以连翘为主药的连翘散亦具有显著的抗炎作用。体外试验表明薄荷煎剂对多种球菌、杆菌均有抗菌作用；薄荷煎剂尚能抑制单纯疱疹病毒感染；薄荷叶的提取成分有明显抗炎作用；马齿苋水煎剂、乙醇溶液对多种杆菌、皮肤真菌均有不同程度抑制作用；马齿苋可显著提高家兔正常血和植物凝集素诱导的淋巴细胞增殖能力，起到免疫增强作用。苦参具有广谱的抗微生物作用，体外试验证明其对多种细菌和皮肤致病性真菌有明显抑制作用，也有不同程度的抗病毒作用；苦参可通过抑制活化 T 细胞的增殖及辅助 T 细胞产生 IL－2 等途径降低炎症介质的释放，从而起到抗炎、抗变态反应的作用。黄柏对多种致病细菌、皮肤真菌具有抗菌作用；对迟发型变态反应具有抑制作用。

【用方经验】婴儿期急性湿疹是一种常见的由多种因素引起的过敏性疾患，重者反复发病，影响婴儿的身心健康。蔡瑞康用中药桑菊饮加减方的水煎剂局部湿敷治疗该病效果显著，同时克服给小儿喂药不便的困难及口服药物的不良反应，易于被接受。

利湿散冲剂（陈达灿经验方）

【组成】茵陈，薏苡仁，革薢，土茯苓，淡竹叶，菊花，生地黄，甘草。

【用法】内服。

【功效】清热利湿解毒。

【主治】湿疹，皮炎。

【方解】方中茵陈、土茯苓清热利湿解毒，为君药；配以萆薢利湿泻浊，薏苡仁健脾助运，利水渗湿，脾运则湿邪自去，增强诸药清利热湿之力共为臣药；佐以淡竹叶清心泻火，利小便除湿，与生地黄清热凉血，养阴生津相伍，一补一泻，湿祛不伤正，与菊花甘寒清润，清扬外透相配，一升一降，使药直达病所；甘草清热解毒，兼具调和诸药诸药合用，共奏清热利湿解毒之效。

【现代研究】茵陈有显著利胆作用，并有解热、保肝、抗肿瘤、抑菌、抗病毒和降压作用；薏苡仁有增强免疫力、降血糖、降血钙、解热、镇静、镇痛等作用；萆薢有抗痛风、抗骨质疏松、抗心肌缺血、抗肿瘤及抗真菌的作用；土茯苓有利尿、镇痛、抑菌及缓解汞中毒等作用；淡竹叶有利尿、抑菌、解热、升高血糖、抗肿瘤等作用；生地黄有增强免疫、抗胃溃疡、促进造血、止血、降压、降血糖等作用；甘草有解痉、抗利尿、降血脂、保肝和类似肾上腺皮质激素样作用。

陈达灿经验方

【组成】白术 15 g，苍术 10 g，莪术 15 g，钩藤 15 g，蒺藜 15 g，白鲜皮 15 g，丹参 20 g，萆薢 20 g，珍珠母（先煎）30 g，生地黄 15 g，薏苡仁 30 g，苦参 15 g，甘草 5 g。

【用法】每日 1 剂，水煎服。

【功效】除湿健脾，清热祛风。

【主治】慢性湿疹。

【加减】若患者病久皮肤干燥、粗糙、暗沉明显者，常加丹参、生地黄、茜草，以加强活血凉血之功；若湿热较重者，常加白鲜皮、地肤子以清热利湿；若瘙痒剧烈，以致心神不宁、睡眠欠佳者，常从镇静安神入手，加用珍珠母、龙齿等重镇安神、平肝息风之品。

【方解】白术功效健脾和中、燥湿利水；苍术功效燥湿健脾、祛风散寒。莪术功效行气破血、消积止痛；钩藤清透浑热，可祛风止痒、清热平肝；蒺藜可活血祛风、止痒；白鲜皮、萆薢、苦参，可清热利湿、祛风止痒；丹参活血祛瘀；珍珠母平肝潜阳；生地黄清热凉血；薏苡仁利水渗湿；甘草清热解毒。

【现代研究】白术有利尿、增强免疫功能、抗衰老、保肝、利胆、降血糖、抗菌、抗肿瘤、镇静、镇咳、祛痰等作用；苍术有促进胃肠运动、抑制中枢神经系统、降血糖等作用；莪术有抗炎、抗胃溃疡、抑制血小板聚集、抗血栓及抗癌等作用；白鲜皮有抑菌、抗炎、解热、增加心肌收缩力及抗癌等作用；丹参有改善微循环、改善血液流变学、抑制血小板聚集、抗血栓、抗炎、镇静、提高耐缺氧能力、促进组织的修复与再生、抗动脉粥样硬化、促进免疫功能、抑菌等作用；萆薢有抗痛风、抗骨质疏松、抗心肌缺血、抗肿瘤及抗真菌的作用；珍珠母有延缓衰老、抗氧化、抗肿瘤、镇静、抗惊厥、抗过敏等作用；生地黄有增强免疫、抗胃溃疡、促进造血、止血、降压、降血糖等作用；薏苡仁有增强免疫力、降血糖、降血钙、解热、镇静、镇痛等作用；苦参有抑菌、抗病毒、抗炎、抗过敏、抗心律失常、抗肿瘤、升高白细胞、保肝、抑制免疫、镇静、平喘等作用；甘草有解痉、抗利尿、降血脂、保肝和类似肾上腺皮质激素样作用。

【用方经验】陈达灿在治疗顽固性皮肤病时，四诊合参，明辨标本，论治准确。认为皮肤淀粉样变、湿疹之类顽固性皮肤病的病因病机多由于先天禀赋不足，或情志失调，或饮食失节，或过食辛辣刺激荤腥动风之物，脾胃受损，失其健运，湿邪内蕴，郁久化热，而湿热内生，加之外受风湿热邪气，日久化燥，致气血瘀滞，皮肤失于濡养则见皮肤干燥，血燥生风，故觉皮肤瘙痒难忍。该类疾病之本在于脾虚失运，营血不足，其标在于湿热与气血瘀滞。陈达灿采用健脾除湿、破血除瘀、活血通络、养血疏风之法，运用“三术三藤药对”加减标本兼顾，临床取效迅速，对于异病同证的其他顽固性皮肤病同样有指导意义。

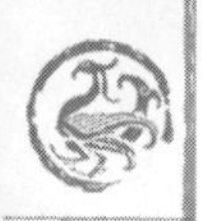

【医案精选】患者，男，62岁，2013年3月19日初诊。3年前患者无明显诱因双手背、面部出现散在红色丘疹，伴剧烈瘙痒，搔抓后有渗液、结痂，反复发作，纳眠可，小便调，大便干，舌红，苔黄厚腻，脉沉弦。无药物、食物及接触物过敏史。体查：双手背皮肤皲裂、苔藓化，皮肤粗糙、增厚，伴触痛，左面颊及鼻部见红斑、糜烂、结痂。西医诊断：湿疹。中医诊断：湿疮，辨为脾虚营血不足、湿热内蕴证。治法：除湿健脾，清热祛风。处方：白术15 g，苍术10 g，莪术15 g，钩藤15 g，蒺藜15 g，白鲜皮15 g，丹参20 g，萆薢20 g，珍珠母（先煎）30 g，生地黄15 g，薏苡仁30 g，苦参15 g，甘草5 g。每日1剂，水煎服。服药7剂后，面部糜烂减轻，渗液减少，双手苔藓样变无明显改善，瘙痒较前减轻，大便仍干，舌脉同前。守方加徐长卿15 g，以加强祛风止痒化湿之功。继服7剂后，面部无渗液、无糜烂、有少许红斑丘疹，双手皮肤皲裂、苔藓样变较前改善，瘙痒明显减轻，舌红，苔稍黄，脉沉。上方去萆薢、徐长卿，加玄参15 g，以加强滋阴润肤之效。继服7剂后，面部无明显红斑，双手背皮肤较前变薄，无明显瘙痒，苔藓样变、干燥明显改善，二便调，舌红，苔薄黄，脉沉，守方加赤芍15 g，以加强活血祛瘀之功。继服7剂后，面部少许红斑，双手背皮肤较前明显好转，无苔藓样变、稍干燥，加用水貂油软膏外涂，守上方续服1个月后，随访患者皮损消失，无瘙痒等不适。

湿疹汤Ⅱ号（陈家惠经验方）

【组成】党参20 g，白术15 g，山药25 g，生地黄20 g，当归20 g，何首乌25 g，鸡血藤20 g，防风25 g，蒺藜10 g，白鲜皮20 g，甘草15 g。

【用法】水煎服。

【功效】健脾补血，祛风止痒。

【主治】慢性湿疹。

【方解】本方中党参、白术、山药为君，生地黄、当归、防风为臣。党参能够健脾补血生津，增强免疫功能；白术为健脾第一要药，能促进细胞免疫功能；山药补脾生津，对细胞免疫和体液免疫都有较强的促进作用；生地黄清热凉血、养阴生津，能镇静、抗炎、抗过敏；何首乌补益精血；鸡血藤行血补血，抗炎对免疫系统有双向调节作用，还能镇静；防风祛风止痒，镇静、抗炎、抗过敏；蒺藜祛风止痒，抗过敏，提高机体免疫功能；当归补血活血；白鲜皮清热燥湿、祛风解毒；甘草补脾益气调和诸药。

【现代研究】党参有抗溃疡、增强免疫、延缓衰老、抗缺氧、抗辐射、降低血糖、调节血脂和抗心肌缺血等作用；白术有利尿、增强免疫功能、抗衰老、保肝、利胆、降血糖、抗菌、抗肿瘤、镇静、镇咳、祛痰等作用；山药有提高免疫功能、降血糖、降血脂、抗肿瘤、抗氧化、抗衰老、抗刺激、麻醉镇痛和消炎抑菌等作用；生地黄有增强免疫、抗胃溃疡、促进造血、止血、降压、降血糖等作用；当归有抗血栓、增强机体免疫、抑制炎症后期肉芽组织增生、抗脂质过氧化、抗菌及抗辐射等作用；防风有解热、抗炎、镇静、镇痛、抗惊厥、抗过敏、抗菌等作用；刺蒺藜有抗过敏，提高机体免疫功能等作用；白鲜皮有抑菌、抗炎、解热、增加心肌收缩力及抗癌等作用；甘草有解痉、抗利尿、降血脂、保肝和类似肾上腺皮质激素样作用。

紫黄油膏（陈家惠经验方）

【组成】紫草、黄连、金银花、地榆，由麻油配制。

【用法】外用。

【功效】清热利湿、凉血解毒。

【主治】婴儿湿疹。

【方解】方中黄连具有清热燥湿之功；紫草具有凉血解毒、生肌疗疮之功效；二者共为主药，以达疗疮之目的。黄连又为从古至今治疗湿疮之要药，《金匮要略》记载“浸润疮黄连粉主之”。方中还选用了金银花、地榆以加强清热凉血解毒作用。此外用药又根据婴儿皮肤特点，选择了无刺激性并有清热、润滑、收敛作用的麻油调和药物粉末，使之燥湿而不过，治疗的同时又对婴儿皮肤起到保护作用。

【现代研究】从现代药理角度来看，方中的黄连有解毒、抗炎、抗过敏等作用；紫草有明显的抑菌、加速组织修复的作用；金银花可抑制毛细血管通透性增加及炎性渗出性水肿，对葡萄球菌有抑制作用。

三心导赤饮（陈金兰经验方）

【组成】连翘 6 g，栀子 3 g，莲子 3～6 g，灯心草 3 g，木通 6 g，淡竹叶 6 g，生地黄 10 g、车前子 10 g，甘草 4 g。

【用法】每日 1 剂，浓煎至 100 mL 为宜，分 3 次口服。

【功效】镇静止痒，清解毒热。

【主治】婴儿湿疹。

【方解】方中连翘味苦性凉，具清热解毒散结消肿之功；栀子性味苦寒，有泻火除烦，清热利湿，凉血解毒之功；莲子性味苦寒，具清心去热之功。上述三味药直清心肺之炽热，为君药辅以生地黄、木通、灯心草淡竹叶，其中生地黄性味甘寒，有清热凉心，养阴生津之功；木通性味甘淡微寒，且泻火行水，通利血脉之功；灯心草能清心火，利小便，淡竹叶性味甘寒，也具清心火，除烦热，利小便之功。生地黄助君药以扑肌肤腠理之血热，有利于红斑之类皮损消退；后三味导热下行，从游窍而泄，心肺炽热，上下分清，则毒热孤矣。车前子性味甘寒，有清热利水之功。

【现代研究】方中连翘有抑菌、抗炎和止痛作用，还有抗氧化、抗过敏活性等作用；栀子有抗病毒、保肝利胆、解热、镇痛、抗菌、抗炎、镇静催眠、降血压等作用；木通有抗炎、抑菌、利尿、抗血栓的作用；淡竹叶有利尿、抑菌、解热、升高血糖、抗肿瘤等作用；生地黄有增强免疫、抗胃溃疡、促进造血、止血、降压、降血糖等作用；车前子有利尿、抑菌及预防肾结石形成等作用；甘草有解痉、抗利尿、降血脂、保肝和类似肾上腺皮质激素样作用。

【用方经验】婴儿湿疹，在古代医籍中，即有较详记载，《医宗金鉴·外科心法要诀》）注云：“此证生婴儿头顶. 或生眉端，又名奶癣。痒起白屑，形如癣疥，由胎中血热，落草受风缠绵，此系干瘤，有误用烫洗，皮肤起栗，搔痒无度，黄水浸淫，延及遍身，即成湿盘. 俱服消风导赤汤，……”出，“湿疹的病因，不外湿、热、风三者……心经有火，血热内生。宜从心论治。”

陈凯经验方

【组成】杏仁（后下）10 g，紫苏叶（后下）10 g，前胡 10 g，木香 10 g，黄连 6 g，半夏 6 g，陈皮 6 g，白茅根 15 g，芦根 15 g，栀子 6 g，野菊花 15 g。

【用法】水煎服。

【功效】宣畅三焦。

【主治】湿疹。

【方解】方中杏仁、紫苏叶、前胡微温芳香，散寒解郁宣肺；半夏、陈皮、黄连辛开苦降以畅中；兼以栀子豉汤宣透郁热，利小便而畅三焦，湿郁得开，热邪外透。

【注意事项】大便溏泄者慎用。

【现代研究】杏仁有镇咳、平喘、抑菌、抗炎、镇痛、增强机体细胞免疫、抗消化性溃疡、抗肿瘤等作用；紫苏叶有解热、抑菌、增进胃肠蠕动、缓解支气管痉挛、升高血糖等作用；前胡有祛痰、扩张血管、抗血小板聚集、抗心衰、降血压、抗菌、抗炎、镇静、解痉、抗过敏、抗溃疡等作用；黄连有抑菌、解热、抗胃溃疡、降血糖、强心、抗心肌缺血、抗心律失常、降压、抗血小板聚集、抗肿瘤、降脂等作用；陈皮有解痉、平喘、镇咳、祛痰、升高血压、抗血小板聚集、抗氧化、抗衰老、强心、抗休克、抗过敏、抗肿瘤、抑菌、避孕、抗紫外线辐射、杀虫等作用；白茅根有止血、利尿、抗炎等作用，其水煎剂能显著缩短出血和凝血时间；栀子有抗病毒、保肝利胆、解热、镇痛、抗菌、抗炎、镇静催眠、降血压等作用；野菊花有抗菌、抗炎、抗病毒及降血压作用。

【用方经验】舌苔滑腻、脉沉弦濡缓是皮肤病应用宣畅三焦法的指征。三焦是人体水液升降出入的道路，治湿热当主于三焦。现

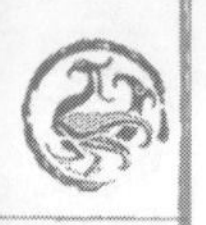

代人皮肤病多为湿热邪气侵袭，而非单纯火热之邪，尤应注意此点。这源于饮食结构和生活习惯的改变：高营养、高热量、高脂肪饮食，寒凉油腻食品的大量摄人，导致湿热内生；运动减少，思虑过多，夏有空调，难得一汗，冬有貂裘，未蒙雨雪，均能阻断人体正气的升降出入，导致三焦气机不畅，湿热停留，发为皮肤病。故治皮肤病当时刻不忘宣畅三焦气机，给湿热外解开辟道路。但皮肤科常见以治实热法而治湿热者，此为持外科疮疡法于皮肤病，殊为不当。过用苦寒，过患有三：一为湿邪不去，郁遏气机，逼热入于血分，皮疹暂消而内心躁扰，失眠多梦，久之郁热外达，皮疹复出，则发为斑疹；二为苦寒直折，逼热入于大肠，协热下利，久之虚痞内生，或与肠道积滞相结，蒸腾而上，熏蒸上焦，皮损多见于头面；三为湿热凝滞，气机不展，病邪久羁于气分，皮损多见于下部。

【医案精选】王某，女，32岁，职员。主诉：痤疮2年，反复不愈。2002年7月2日初诊时见面部油脂分泌较多，额、双颧见较多红色毛囊性丘疹，部分形成脓疱。痤疮评分3级，大便1～2日一行，尿微黄，舌质淡红，苔白，脉弦。证属湿热，予痤疮合剂40 mL，日2次，内服。服药后大便初觉通畅，每日2次，身体轻健，粉刺减少。患者自觉疗效甚佳，欲求速效，故自行购买痤疮合剂，加倍服用。1周后大便每日3次，而反觉溏滞不爽，纳呆，腹胀，口不渴，面部粉刺反增见于口周。

2002年7月16日来诊，时见舌红，苔薄黄腻，脉细滑，证属湿阻气机，法宜宣畅三焦：杏仁（后下）10 g，紫苏叶（后下）10 g，前胡10 g，木香10 g，黄连6 g，半夏6 g，陈皮6 g，白茅根15 g，芦根15 g，栀子6 g，野菊花15 g。7剂。

2002年7月23日复诊，自诉大便日一行而通畅，下黑便甚多，腹胀已除，纳佳，神清。近日未出新疹，旧疹大部分消退，脓疮全消，心情愉快。时见：舌质淡红，苔薄白，脉细滑。证属肺胃余热未清，调以平淡之药：桑白皮15 g，枇杷15 g，黄连6 g，半夏9 g，蝉蜕6 g，栀子6 g，淡豆豉10 g，薏苡仁15 g，黄芩6 g，赤芍6 g，野菊花15 g，白花蛇舌草30 g。继服7剂，病已痊愈，嘱其可继服此方7剂，2日1剂，以善其后。

陈可平经验方

【组成】金银花15 g，百部10 g，浙贝母10 g，桑白皮15 g，益母草30 g，薏苡仁15 g，马齿苋30 g，麦门冬15 g，麦芽30 g，山楂30 g，神曲30 g，鸡内金10 g，茯苓皮30 g，冬瓜皮30 g，白鲜皮10 g，地肤子10 g。

【用法】水煎服。

【功效】健脾利湿，解毒杀虫。

【主治】湿疹合并甲癣。

【方解】金银花、浙贝母、桑白皮、麦冬等具有良好的清肺胃热且又不伤正的特点；马齿苋、薏苡仁、冬瓜皮、茯苓皮具有很好的健脾利湿的作用；白鲜皮、地肤子对于湿疹患者具有很好的利湿、抗过敏的作用；百部虽有小毒，但具有良好的解毒杀虫作用。益母草活血化瘀，清热解毒；全方中再加上麦芽、神曲、山楂、鸡内金健脾胃而不助邪，全方攻补兼施。

【现代研究】金银花有抑菌、抗病毒、退热、保肝、止血、降低胆固醇、抗生育、兴奋中枢、促进胃液分泌等作用；百部有镇咳、抑菌、镇静、镇痛作用，并对头虱、体虱、阴虱均有一定的杀灭作用；浙贝母有祛痰、镇咳、平喘、镇痛、镇静、降压等作用；益母草有兴奋子宫、抗早孕、抗血小板聚集、扩张血管、利尿等作用；薏苡仁有增强免疫力、降血糖、降血钙、解热、镇静、镇痛等作用；马齿苋有抑菌、利尿、降低胆固醇等作用；鸡内金有增强胃运动机能及抑制肿瘤细胞的作用；白鲜皮有抑菌、抗炎、解热、增加心肌收缩力及抗癌等作用；地肤子有抑菌、抑制单核巨噬系统的吞噬功能及迟发型超敏反应的作用。

【用方经验】多年临床经验发现，金银花、浙贝母、桑白皮、麦冬等具有良好的清肺胃热且又不伤正的特点；马齿苋、薏苡仁、冬瓜皮、茯苓皮具有很好的健脾利湿的作用；白鲜皮、地肤子对于湿疹患者具有很好的利湿、抗过敏的作用；百部虽有小毒，但具有良好的解毒杀虫作用。全方中再加上麦芽、神曲、山楂、鸡内金健脾胃而不助邪，全方攻补兼施。

【医案精选】患者，男，72岁，2011年4月12日就诊。主诉：双手间断脱屑、干燥50余年，伴指、趾甲变形30余年。刻下：双手皮肤干燥伴脱屑、龟裂，无丘疹、水泡、糜烂，无明显瘙痒；双手第1，2，3，4指指甲及双足第1趾趾甲变形，甲板混浊、无光泽、增厚，呈“钩”状，无明显疼痛及瘆痒。纳可，眠安，二便调，舌质暗红，苔薄白，脉沉弦。否认糖尿病、高血压、冠心病等病史；患者对磺胺类药物过敏。诊断为湿疹合并甲癣，证属脾虚湿盛、虫毒侵渍。治以健脾利湿、解毒杀虫为法。处方：金银花15 g，百部10 g，浙贝母10 g，桑白皮15 g，益母草30 g，薏苡仁15 g，马齿苋30 g，麦门冬15 g，麦芽30 g，神曲30 g，山楂30 g，鸡内金10 g，茯苓皮30 g，冬瓜皮30 g，白鲜皮10 g，地肤子10 g。7剂，水煎服。外用：5%碘酊涂甲，每晚1次；复方苯甲酸软膏I号涂甲，每日2次；联苯苄唑乳膏10 g涂于脚缝，每日1次；重楼解毒酊每日泡脚3次，每次5 mL；并用中药黑色拔膏棍外敷病甲，复方黄连膏外用润肤。

2011年4月20日二诊，患者皮损无明显变化，纳可，眠安，二便调。舌质暗红，苔薄白，脉沉。原方去百部，加黄精15 g，杜仲15 g，枸杞子15 g，补益肝肾。

2011年4月27日三诊，患者双手脱屑、龟裂明显减轻，病甲变薄，诉饭后腹胀，大便可。舌质淡红，苔薄白，脉沉。上方去麦冬，加砂仁10 g，健脾和胃。

2011年5月11日四诊，患者症状进一步缓解，纳眠可，大便每日1～2次。舌淡胖，苔白，脉弦。上方去砂仁，加莱菔子10 g，理气导滞。外用药物一直同一诊。

2011年5月25日五诊。诉乏力，大便每日1次但较前好转，纳尚可，眠安。舌暗红，苔白滑，脉弦滑。上方去冬瓜皮、白鲜皮、地肤子，加三棱10 g、首乌藤15 g、丝瓜络20 g，活血通络。因患者皮损逐渐好转，停用碘酊及复方苯甲酸，仅以重楼解毒配泡洗双足、黑色拔膏棍外敷病甲。

2011年6月8日六诊。病甲肥厚较前减轻，双手手掌光滑，无明显脱屑，纳可，二便调，眠安好。舌边尖红，苔薄白，脉缓。上方去三棱、丝瓜络，加蒲公英15 g，莲子心10 g，清热泻火。

2011年7月6日七诊。甲癣及湿疹皮损明显好转。舌暗边尖红，苔薄白，脉弦。上方去薏苡仁、枸杞子，加败酱草10 g、旱莲草10 g，清热祛火。佐以重楼解毒酊及复方黄连膏外用，脑血康胶囊口服。

2011年8月3日八诊。病甲基本如常，双手手掌光滑，无明显脱屑。改予除湿丸口服，外用予重楼解毒酊及如下泡洗方。处方：苦参30 g，蛇床子15 g，黄柏20 g，青花椒10 g，马齿苋30 g，白鲜皮30 g，地肤子30 g，百部30 g，防风10 g，蒲公英30 g，败酱草15 g。14剂，泡洗。随访1年，病情平稳，无复发。

中药润肤洗剂

【组成】苦参20 g，大黄20 g，黄柏20 g，藿香20 g，山药30 g，白芨30 g，黄精30 g，黄芩15 g，伸筋草15 g，透骨草15 g。

【用法】煎水取汁150 mL，用温水稀释10～15倍，洗浴或浸泡患处，每次20～30 min，2次/日。

【功效】祛风除湿，滋阴润燥。

【主治】慢性手足湿疹。

【方解】苦参、大黄、黄柏、黄芩、广藿香清利除湿，祛风止痒，黄精、白芨、淮山药益气养血，滋阴润燥、敛疮生肌；透骨草、伸筋草祛风除湿，舒筋活络，引药直达病所。

【现代研究】苦参有抑菌、抗病毒、抗炎、抗过敏、抗心律失常、抗肿瘤、升高白细胞、保肝、抑制免疫、镇静、平喘等作用；大黄有抗感染、利胆、健胃、保肝、止血、降压、降低血清胆固醇等作用；黄柏有抑菌、抗病毒、抗溃疡、利胆、抗心律失常、降压、

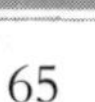

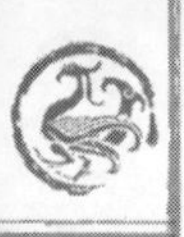

镇静、降血糖等作用；藿香对胃肠有解痉作用，并有防腐、抗菌、收敛止泻、扩张微血管等作用；山药有提高免疫功能、降血糖、降血脂、抗肿瘤、抗氧化、抗衰老、抗刺激、麻醉镇痛和消炎抑菌等作用；黄精水提液在体外对伤寒杆菌、金黄色葡萄球菌及多种致病真菌均有抑制作用；黄芩有解热、镇静、抑菌、抗过敏、保肝、利胆、降压、降脂、抗氧化等作用；伸筋草有镇痛、解热作用，并对小肠及子宫有兴奋作用。

【用方经验】慢性手足部湿疹是临床常见的变态反应性皮肤病，易反复发作。临床应用中药润肤洗剂局部外用治疗该病取得了较满意疗效。

陈力经验方

【组成】苦参 10 g，黄柏 10 g，生地黄 15 g，白术 10 g，山药 15 g，茯苓 15 g，白鲜皮 15 g，白花蛇舌草 10 g，虎杖 15 g，车前草 10 g，甘草 3 g。

【用法】水煎服。每日 1 剂，分早晚 2 次服用。

【功效】益气健脾化湿。

【主治】亚急性湿疹。

【加减】瘙痒剧烈加乌梢蛇 10 g、全蝎 3 g；大便干结加大黄 15 g、熟地黄 10 g；大便不成形或腹泻加芡实 10 g，砂仁 3 g；肢体肿胀加冬瓜皮 15 g、大腹皮 10 g。

【方解】参柏汤方中苦参、黄柏、白鲜皮为君，清热除湿；白术、山药益气健脾化湿兼防君药苦寒太过；生地黄滋阴养血以资耗伤；茯苓、车前草、甘草淡渗利尿，使湿有去处；虎杖、白花蛇舌草活血化瘀，取“血行风自灭”之义。

【现代研究】方中诸药均有明确抗Ⅳ型变态反应及抗炎作用。苦参有抑菌、抗病毒、抗炎、抗过敏、抑制免疫、镇静、平喘等作用；黄柏有抑菌、抗病毒、降压、镇静、降血糖等作用；生地黄有增强免疫、抗胃溃疡、促进造血、止血、降压、降血糖等作用；白术有利尿、增强免疫功能、抗衰老、降血糖、抗菌、抗肿瘤、镇静、镇咳、祛痰等作用；山药有提高免疫功能、抗氧化、抗衰老、抗刺激、麻醉镇痛和消炎抑菌等作用；茯苓有利尿、镇静、抗肿瘤、增强免疫功能、降血糖、延缓衰老、抑制胃溃疡等作用；白鲜皮有抑菌、抗炎、解热、增加心肌收缩力及抗癌等作用；白花蛇舌草有抗肿瘤、抗炎、抑制生精能力和保肝利胆作用；虎杖有泻下、祛痰止咳、降压、止血、镇痛、抑菌等作用。

【用方经验】亚急性湿疹归属“脾虚湿盛证”，治疗重益气健脾化湿。

健脾除湿汤（陈志伟经验方）

【组成】茯苓 15 g，乌梢蛇 15 g，鸡血藤 15 g，生地黄 15 g，黄芪 20 g，白鲜皮 20 g，苦参 10 g，黄芩 10 g，僵蚕 10 g，白芍 10 g，牡丹皮 10 g，甘草 5 g。

【用法】水煎服。

【功效】健脾除湿，祛风止痒。

【主治】由先天禀性有异，后天失其调养，情志不遂或饮食失节，生湿化热，加之腠理不密，外感风、湿、热邪，内外相搏，蕴于腠理，浸淫肌肤所致之湿疮。

【方解】方中茯苓、黄芪健脾益气除湿；黄芩清利湿热、清心火、泻肺热，而苦参、白鲜皮燥湿、清热、解毒，为治湿疮之要药，僵蚕、乌梢蛇祛风以止痒，生地黄、牡丹皮、白芍、鸡血藤滋阴养血润燥，甘草调和诸药。全方共奏健脾除湿，祛风止痒之功。

【现代研究】茯苓有利尿、镇静、抗肿瘤、增加心肌收缩力、增强免疫功能、护肝、降血糖、延缓衰老、抑制胃溃疡等作用；乌梢蛇有抗炎、镇静、镇痛、抗惊厥作用；生地黄有增强免疫、抗胃溃疡、促进造血、止血、降压、降血糖等作用；黄芪有抗病毒、利尿、保护肾脏、抗衰老、抗辐射、抗炎、降血脂、降血糖、增强免疫、抗肿瘤和保肝等作用；白鲜皮有抑菌、抗炎、解热、增加心肌收缩力及抗癌等作用；苦参有抑菌、抗病毒、抗炎、抗过敏、抗心律失常、抗肿瘤、升高白细胞、保肝、抑制免疫、镇静、平喘等作用；黄芩有解热、镇静、抑菌、抗过敏、保肝、利胆、降压、降脂、抗氧化等作用；

僵蚕有镇静、催眠、抗惊厥、抗凝血、抗肿瘤、降血糖等作用；白芍有镇痛、解痉、保肝、增强应激能力、抑菌等作用；牡丹皮有解热、镇静、镇痛、抗惊厥、抑菌、抗血栓、抗过敏、抗心律失常、保肝、调节免疫等作用；甘草有解痉、抗利尿、降血脂、保肝和类似肾上腺皮质激素样作用。

【用方经验】陈志伟认为从慢性湿疹的临床表现看，本病类似中医的湿疮。中医学认为，本病乃由先天禀性有异，后天失其调养，情志不遂或饮食失节，生湿化热，加之腠理不密，外感风、湿、热邪，内外相搏，蕴于腠理，浸淫肌肤，发为湿疮。研究表明健脾除湿汤治疗慢性湿疹有显著疗效，并优于盐酸西替利嗪片，且未见明显副作用。

高立岩经验方

【组成】连翘，栀子，黄芩，龙胆，白鲜皮，泽泻，车前子，茵陈，茯苓，陈皮，白术，厚朴，甘草。

【用法】水煎服。

【功效】清热解毒，祛湿止痒。

【主治】湿疹。

【方解】方中连翘、栀子、黄芩、龙胆、白鲜皮清热解毒燥湿止痒。泽泻、车前子、茵陈、除湿利水；茯苓、陈皮、白术、厚朴，益气健脾利水渗湿；甘草调和诸药。本方表里兼顾，内外通治。

【现代研究】连翘有抑菌、抗炎和止痛作用，还有抗氧化、抗过敏活性等作用；栀子有抗病毒、保肝利胆、解热、镇痛、抗菌、抗炎、镇静催眠、降血压等作用；黄芩有解热、镇静、抑菌、抗过敏、保肝、利胆、降压、降脂、抗氧化等作用；龙胆有抑菌、抗炎、镇静、保肝、抑制心脏、减缓心率、降压及抗疟原虫等作用；白鲜皮有抑菌、抗炎、解热、增加心肌收缩力及抗癌等作用；泽泻有利尿、降压、降血糖、抗脂肪肝及抑菌等作用；车前子有利尿、抑菌及预防肾结石形成等作用；茵陈有显著利胆作用，并有解热、保肝、抗肿瘤、抑菌、抗病毒和降压作用；茯苓有利尿、镇静、抗肿瘤、增加心肌收缩力、增强免疫功能、护肝、降血糖、延缓衰老、抑制胃溃疡等作用；陈皮有解痉、平喘、镇咳、祛痰、升高血压、抗血小板聚集、抗氧化、抗衰老、强心、抗休克、抗过敏、抗肿瘤、抑菌、避孕、抗紫外线辐射、杀虫等作用；白术有利尿、增强免疫功能、抗衰老、保肝、利胆、降血糖、抗菌、抗肿瘤、镇静、镇咳、祛痰等作用；厚朴有抑菌、降压、防治胃溃疡及中枢性肌肉松弛作用；甘草有解痉、抗利尿、降血脂、保肝和类似肾上腺皮质激素样作用。

【用方经验】高立岩将本方用于治疗湿疹，方中连翘、栀子、黄芩、龙胆、白鲜皮清热解毒燥湿止痒。泽泻、车前子、茵陈、除湿利水；茯苓、陈皮、白术、厚朴，益气健脾利水渗湿；甘草调和诸药。本方表里兼顾，内外通治。

耿立东经验方

【组成】当归 18 g，丹参 18 g，川芎 21 g，党参 21 g，白术 21 g，熟地黄 21 g，白芍 30 g，茯苓 30 g，金银花 30 g，土茯苓 30 g，白鲜皮 30 g，白芷 15 g，蒺藜 15 g，甘草 12 g。

【用法】水煎内服外用。

【功效】凉血生肌，祛风润燥。

【主治】手足慢性湿疹。表现为皮损部位粗糙、肥厚、皲裂、瘙痒、疼痛，病情缠绵难愈。

【加减】手部为主者，加羌活、野菊花各 15 g；足部为主者，加木瓜 9 g，牛膝 21 g；皲裂明显者，加玄参 21 g，麦冬 18 g；瘙痒明显者，加全蝎 9 g，乌梢蛇 15 g。

【方解】慢性湿疹病程较长，极易形成阴亏血瘀风燥之证，耿立东所拟内服方，由《医宗金鉴》当归饮子方化裁而成。方中四物汤加丹参养血活血，润燥生肌；党参、白术、茯苓健脾益气、扶正固本，取“脾主四肢、主肌肉”之意；白芷祛风燥湿生肌；白鲜皮、蒺藜祛风止痒；金银花、土茯苓清解湿热。共奏凉血祛风，润燥生肌之功。

【现代研究】丹参有改善微循环、改善血

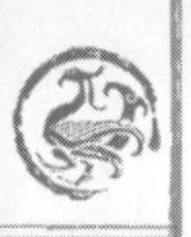

液流变学、抑制血小板聚集、抗血栓、抗炎、镇静、提高耐缺氧能力、促进组织的修复与再生、抗动脉粥样硬化、促进免疫功能、抑菌等作用；当归有抗血栓、增强机体免疫、抑制炎症后期肉芽组织增生、抗脂质过氧化、抗菌及抗辐射等作用；川芎有镇静、镇痛、抑制血小板聚集及降压等作用；党参有抗溃疡、增强免疫、延缓衰老、抗缺氧、抗辐射、降低血糖、调节血脂和抗心肌缺血等作用；炒白术有利尿、增强免疫功能、抗衰老、保肝、利胆、降血糖、抗菌、抗肿瘤、镇静、镇咳、祛痰等作用；白芷有兴奋神经中枢、升高血压、抑菌、解热、抗炎、镇痛、解痉、抗癌等作用。白芍有镇痛、解痉、保肝、增强应激能力、抑菌等作用；熟地黄有增强免疫功能、促进血凝、强心、防治骨质疏松、调节免疫、抗衰老、抗焦虑、改善学习记忆等作用；茯苓有利尿、镇静、抗肿瘤、增加心肌收缩力、增强免疫功能、护肝、降血糖、延缓衰老、抑制胃溃疡等作用；金银花有抑菌、抗病毒、退热、保肝、止血、降低胆固醇、抗生育、兴奋中枢、促进胃液分泌等作用；土茯苓有利尿、镇痛、抑菌及缓解汞中毒等作用；白鲜皮各有抑菌、抗炎、解热、增加心肌收缩力及抗癌等作用；甘草有解痉、抗利尿、降血脂、保肝和类似肾上腺皮质激素样作用。

【用方经验】耿立东将本方用于治疗慢性湿疹，病程较长，极易形成阴亏血瘀风燥之证。治疗过程中还应注意外洗时间不宜太短，温度应适宜，若其间药液变凉，可再行加热。如属接触性皮炎，则不宜使用本方药，另予对症治疗。

千里马合剂（黄仁功经验方）

【组成】千里光 100 g，马齿苋 100 g。

【用法】外用。

【功效】清热解毒，利湿止痒。

【主治】急性湿疹。

【方解】湿疹的发病原因很复杂，由多种内外因素相互作用而生成。急性期湿疹多由湿、热之邪蕴阻肌肤所致，属中医湿热蕴肤证，治选清热、利湿、解毒之法。外治法是皮肤科重要的治疗方法，方中千里光具有清热解毒、凉血消肿、除湿杀虫、祛腐生肌等功效，马齿苋具有清热利湿，凉血解毒的功效，二药合用相辅相成，既能清热解毒，又能利湿止痒。

【现代研究】方中马齿苋有抗菌作用，并富含维生素 A 样成分，能促进上皮细胞生理功能的恢复，并能促进溃疡的愈合，还具有抗组胺及收缩末梢血管等抑制炎性反应的作用；千里光含有黄酮化合物、酚性物质、生物碱、有机酸、鞣酸等物质，具有较强的抗菌作用。

【用方经验】黄仁功将本方用于治疗急性湿疹。在临床运用中发现，千里马合剂能有效地抑制湿疹急性期的炎性反应，减少渗出及瘙痒，并能保护创面，防止感染，疗效优于常规硼酸溶液，值得作为一种有效外治方法临床推广应用。

龙牡柴胡二仙汤（黄尧洲经验方）

【组成】仙茅根 6 g，淫羊藿 10 g，知母 10 g，黄柏 10 g，巴戟天 10 g，柴胡 10 g，生龙骨 30 g，煅牡蛎 30 g。

【用法】水煎服。

【功效】调补肝肾，疏肝解郁，安神。

【主治】湿疹。

【方解】仙茅根为石蒜科植物仙茅的干燥根茎，味辛，热，有毒，归肾、肝、脾经，具有补肾阳、强筋骨、祛寒湿功用；淫羊藿为小檗科植物淫羊藿的干燥地上部分，味辛、甘，温，归肝、肾经，具有补肾阳、强筋骨、祛风湿作用；知母为百合科植物知母的干燥根茎，味苦、甘，寒，归肺、胃、肾经，具有清热泻火、生津润燥的作用；黄柏为芸香科植物黄皮树或黄檗的干燥树皮，味苦，寒，归肾、膀胱经，有清热燥湿、泻火除蒸、解毒疗疮的作用，用于治疗疮疡肿毒、湿疹瘙痒；巴戟天为茜草科植物巴戟天的干燥根，味甘，辛，微温，归肾、肝经，具有补肾阳、强筋骨、祛风湿的作用。以上诸药组成二仙汤，共奏调补肝肾的作用，使其补而无助邪之弊，从根本上解决湿疹之患。柴胡为伞形科植物柴胡或狭叶柴胡的干燥根，味苦，微寒，归肝、胆经，具有和解表里、疏肝、升阳的作用，湿疹患者一般病程较长，平素易急躁易怒，气郁则湿阻，故生气时湿疹的症状会加重。因此，黄尧洲在治疗湿疹时，用柴胡来疏肝解郁，调节情绪，使得气行则湿自除。生龙骨甘涩平，入心、肝、肾经，能潜阳安神；煅牡蛎咸、涩，微寒，归肝、肾经，能镇惊安神、益阴潜阳。皮肤瘙痒是湿疹非常重要的症状，黄尧洲取生龙骨、煅牡蛎两药，其功效相近，相须为用，使心神得养，神明得主，五脏得安则痒自止，其余则根据症状随症加减。

【注意事项】阴虚火旺者不宜服。

【现代研究】仙茅根有镇定、抗惊厥等作用；淫羊藿具有雄激素样及植物雌激素样活性，能增强动物的性机能，还具有影响心血管系统、造血系统功能，抗骨质疏松，改善学习记忆力，抗辐射，抗肿瘤等作用；知母有解热、抗炎、利尿、祛痰、抗菌、抗癌、抗溃疡及抗血小板聚集等作用；黄柏有抑菌、抗病毒、抗溃疡、利胆、抗心律失常、降压、镇静、降血糖等作用；柴胡有解热、抗炎、镇静、安定、镇痛、保肝、利胆、抗病原微生物、抗辐射及促进免疫功能等作用；生龙骨有调节机体免疫功能、镇静、催眠、抗痉厥、促进血液凝固、降低血管通透性等作用；煅牡蛎有镇静、抗惊厥、抗癫痫、镇痛、抗肝损伤、增强免疫、抗肿瘤、抗氧化、抗衰老、抗胃溃疡等作用。

【医案精选】一、患者女，56 岁，2014 年 01 月 21 日初诊。主诉：周身皮疹 1 月余。现病史：近 1 个月周身出现红色丘疹，高出于皮肤，范围逐渐扩大，皮肤痒，遇热加重，周身皮肤有抓痕，平素心烦易怒，纳差，形体偏瘦，睡眠差，二便调。舌质淡红少苔，脉细滑。西医诊断：湿疹。中医诊断：湿疮，证属肝肾不足型。治则：调补肝肾、安神止痒。方药：生龙骨 30 g、煅牡蛎 30 g、柴胡 10 g、仙茅根 6 g、淫羊藿 10 g、知母 10 g、黄柏 10 g、巴戟天 10 g、神曲 10 g、酸枣仁 30 g、合欢皮 15 g、首乌藤 15 g。水煎服，2 次/日。2014 年 02 月 18 日复诊，诉皮肤痒较之前减轻，皮疹范围未有扩大，睡眠质量较之前有所提高。舌质淡红少苔，脉沉细。上方去神曲、合欢皮、首乌藤。2014 年 03 月 25 日三诊，诉皮肤瘙痒进一步减轻仍时有发作，皮疹范围较之前缩小，未有新发丘疹，有少量鳞屑，睡眠尚可。舌质淡红苔薄白，脉细。上方加神曲 15 g。2014 年 04 月 15 日四诊，周身未有新发皮疹，皮肤已基本不痒，皮损处有少许鳞屑。舌质淡红苔薄白，脉细，继用上方。停药 4 周及 8 周电话随访，未有复发。

二、患者女，47 岁，2014 年 01 月 21 日初诊。主诉：周身皮疹反复发作 2 年，加重 20 天余。现病史：患者 2 年前无明显诱因上肢出现红色丘疹，皮肤痒，到外院诊断为“湿疹”，给予他克莫司软膏外用，用药后症状减轻，停药后症状反复。今年 1 月初复发，症状有所加重，现症见：周身散在红色丘疹，高出于皮肤，皮肤痒，尤以夜间皮肤痒更甚，平素易心烦，纳可，睡眠尚可，二便调。舌淡红苔薄白，脉沉。西医诊断：湿疹。中医诊断：湿疮，证属肝肾不足型。治则：调补肝肾、安神止痒。方药：生龙骨 30 g、煅牡蛎 30 g、柴胡 10 g、仙茅根 6 g、淫羊藿 10 g、知母 10 g、黄柏 10 g、巴戟天 10 g、百合 10 g。水煎服，2 次/日。2014 年 03 月 11 日复诊，皮疹处皮肤色红较之前改善，皮肤痒稍减轻，上肢偶有新发丘疹，腹胀，纳差，舌淡红苔薄白，脉沉。上方加厚朴 10 g、神曲 15 g。2014 年 04 月 08 日三诊，周身皮疹范围较之前缩小，皮肤痒减轻，丘疹颜色转为红褐色，皮肤留有色素沉着，睡眠尚可。舌淡红苔薄白，脉沉。上方去神曲，加山楂 30 g，麦芽 30 g、酸枣仁 30 g。2014 年 05 月 6 日四诊，周身皮肤无瘙痒感，未有新发皮疹，皮肤色素沉着，有少量鳞屑。舌淡红苔薄白，脉沉。继用上方。停药 4 周及 8 周，电话随访，未诉皮疹复发。

解毒除湿汤（刘红霞经验方）

【组成】龙胆 6 g，甘草 6 g，黄芩 10 g，

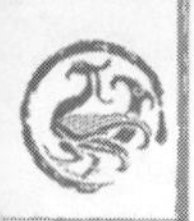

白术10 g，苦参10 g，丹参10 g，茯苓12 g，茵陈15 g，白鲜皮15 g，白茅根30 g，生地黄30 g，大青叶30 g，薏苡仁30 g。

【用法】水煎内服。

【功效】清热解毒，健脾利湿。

【主治】湿疹急性期。症见红斑、丘疹、水疱、丘疱疹，渗出明显，伴灼热、剧烈瘙痒、心烦口渴、尿黄、便干、舌质红、苔黄腻、脉弦滑。

【方解】方中龙胆、黄芩，以清肝胆湿热，泻火解毒；薏苡仁、茯苓、炒白术，以健脾利湿；丹参，生地黄、白茅根，以凉血清热；苦参、茵陈、白鲜皮，以除湿解毒止痒；甘草，以和中，调和诸药。诸药合用共奏清热解毒、健脾除湿止痒之功，切中湿热型急性湿疹的病机，充分体现了中医辨证论治的观点及扶正祛邪、标本兼治的治则。

【现代研究】本方能有效降低急性湿疹患者的血清总IgE水平，现代中药药理研究结果表明，龙胆、黄芩、牡丹皮、生地黄、甘草等药都具有一定的抗炎抗过敏作用，茯苓、白术、薏苡仁等具有调节免疫的作用，能抑制肥大细胞释放生物活性物质，减少IgE的产生，促进细胞免疫功能，提高机体抗病能力的作用，是治疗急性湿疹基本药理作用之一。

【用方经验】对于湿热型急性湿疹，中医许多医家多以“急则治其标”为则，以清热解毒除湿止痒为法，而忽略了身体之本——脾胃，刘红霞在临床中发现当地患者多喜食辛辣、肥甘厚味食物，喜饮酒，久则伤及脾胃，脾失健运，蕴湿化热。故急性湿疹患者常出现湿热型的证候，除湿解毒汤是刘红霞根据多年临床经验，并结合当地湿疹患者的证候特征总结而来。对湿疹的治疗，本着标本兼顾的原则，既重视湿热蕴肤的表现，又重视脾失健运的根本原因。

除湿止痒合剂（马绍尧经验方）

【组成】黄芩，白鲜皮，牡丹皮，金银花，地肤子。

【用法】水煎内服。

【功效】清热除湿，祛风止痒。

【主治】急性、亚急性湿疹。

【方解】黄芩为君药，以白鲜皮、牡丹皮为臣，佐以金银花，而地肤子为促使药性透达全身。黄芩功能清利湿热，清心火、泻肺热，而白鲜皮燥湿、清热、解毒，《药性论》曰“治一切热毒风、恶风，风疮疥癣赤烂”，为治湿疮之要药，合以牡丹皮泻心火、凉血热，佐以金银花清宣肺热，地肤子清热散风止痒，全方诸药合用，苦寒折热，除湿解毒，使心肺脾俱清，湿除痒止而湿疮得愈。

【现代研究】中药药理实验证明赤芍、牡丹皮具有消炎、抗过敏作用，且主要是抑制致敏T淋巴细胞释放淋巴因子及其以后的炎症过程；黄芩具有抑制肥大细胞脱颗粒及抑制白三烯B4生物合成的作用，且金银花有促进白细胞吞噬功能的功效；白鲜皮、地肤子、土茯苓据药理实验报道均有抑制迟发性过敏反应（天TH）的作用。

【用方经验】以往治疗大多予以凉血清热利湿法，30余年来，在临床实践中马绍尧提出了“肺脾失调”在湿疹病变中的作用，指出治疗上宜肺脾同治，在泻火（泻心）除湿的同时，再添清宣肺热之品，以使心肺俱清，脾健湿去，肺脾得以相互协调、相互为用。

肤尔舒止痒酊（孟丽经验方）

【组成】苦参，蛇床子，威灵仙，冰片等中药及丙二醇、丙三醇、氮酮等。

【用法】外用。

【功效】祛风活血，润肤止痒。

【主治】明显瘙痒症状的皮肤瘙痒症、神经性皮炎、慢性湿疹等。

【方解】苦参可清热凉血，祛湿止痒。蛇床子等祛风燥湿，杀虫止痒。威灵仙等调和气血，祛风化湿，通络止痒。冰片通诸窍，散郁火，清热止痒。甘油、丙二醇有润肤、护肤作用。氮酮为新型透皮剂，利于药物渗透。

【注意事项】孕妇慎用。

【现代研究】现代药理研究证明苦参有抑菌、抗病毒、抗炎、抗过敏、抑制免疫等作用；蛇床子有雄激素样作用，有抑菌、抗炎、局麻、抗过敏、抗诱变等作用；威灵仙有镇痛、抗疟、抑菌等作用；冰片对神经系统具有兴奋和抑制双重作用，还具有止痛、抑菌、促进药物吸收等作用。

【用方经验】肤尔舒止痒酊方中甘油、丙二醇有润肤、护肤作用。氮酮为新型透皮剂，利于药物渗透。经临床观察，止痒效果满意。

五草汤（孙虹经验方）

【组成】紫草 30 g，茜草 30 g，仙鹤草 30 g，墨旱莲 30 g，白花蛇舌草 10 g，金银花 15 g，槐花 30 g，地榆 30 g，水牛角 30 g，黄柏 20 g，知母 20 g，青蒿 30 g，丹参 30 g。

【用法】水煎服。

【功效】清热解毒、凉血活血。

【主治】湿疹。

【加减】证属血热夹湿者，加生石膏清气分之热，黄连泻火解毒，清热燥湿；热甚皮疹鲜红，加皂角刺活血消肿，紫花地丁清热解毒、消肿止痛，加强经方清热凉血解毒之功效。

【方解】方中紫草、茜草凉血活血、解毒透疹消斑。白花蛇舌草，清热解毒、消痈散结、利水消肿，仙鹤草收敛止血、补虚、解毒，墨旱莲凉血止血、养阴补肾，五草合用能凉血活血、清热解毒而不伤阴；水牛角清热凉血解毒、寒而不遏、且能散瘀；槐花、地榆凉血止血。金银花清热解毒，清心火以助五草清热凉血、解毒透疹，凉血分之热而散瘀；黄柏、知母清热泻火解毒、生津润燥；青蒿清热凉血；丹参活血祛瘀止痛、凉血消痈、清心除烦，使全方凉血而不留瘀。诸药合用，共奏清热解毒透疹、凉血活血之效。

【注意事项】孕妇慎用；脾胃虚寒者忌用。

【现代研究】紫草有抑菌、抗炎、抗病毒、抗过敏、抗肿瘤、保肝、止血、抗生育等作用；茜草有明显的促进血液凝固作用，还有抗炎、抗肿瘤等作用；白花蛇舌草有抗肿瘤、抗炎、抑制生精能力和保肝利胆作用；金银花有抑菌、抗病毒、退热、保肝、止血、降低胆固醇、抗生育、兴奋中枢、促进胃液分泌等作用；水牛角有解热、镇静、抗惊厥、抗感染、止血、强心、降血压、兴奋垂体-肾上腺皮质系统等作用；黄柏有抑菌、抗病毒、抗溃疡、降压、镇静、降血糖等作用；知母有解热、抗炎、利尿、祛痰、抗菌、抗癌、抗溃疡及抗血小板聚集等作用；青蒿有抑菌、解热、镇痛、抗炎、利胆、抗肿瘤、镇咳、祛痰、平喘、降压、抗心律失常等作用；丹参有改善微循环、改善血液流变学、抑制血小板聚集、抗血栓、抗炎、镇静、提高耐缺氧能力、促进组织的修复与再生、抗动脉粥样硬化、促进免疫功能、抑菌等作用。

【用方经验】临床用于过敏性紫癜、银屑病、湿疹、脂溢性皮炎、日光性皮炎等辨证属血热证的皮肤病，颇有验效。

【医案精选】李某，男，35 岁，2011 年 7 月初诊。主诉：全身皮肤起红斑丘疹伴瘙痒半月余。患者诉于半月前因食大闸蟹后，颈部出现红斑、红色丘疹，瘙痒难忍，遂于外院诊为荨麻疹，静脉输液及服药（具体药物不详）后皮疹消退，之后两天上述皮疹再发，且病情加重。四肢、躯干出现大片红斑、水肿，继而出现密集的红色丘疹，遇热则皮损增多、瘙痒更甚，纳可，小便黄。大便可。否认发病前用药史。专科检查：躯干、四肢可见粟粒大红斑、密集的红色丘疹，互相融合成片，水肿，抓痕，皮肤潮红，伴心烦，口干，痰多黏稠色黄，小便短赤，大便可，舌红，苔黄腻，脉滑数。西医诊断：湿疹（急性期）。中医诊断：湿疮。辨证：血热夹湿证。治法：清热凉血除湿。方药：五草汤加减。药用：紫草 30 g、茜草 30 g、仙鹤草 30 g、墨旱莲 30 g、白花蛇舌草 10 g、金银花 15 g、槐花 30 g、地榆 30 g、水牛角 30 g、黄柏 20 g、知母 20 g、青蒿 30 g、丹参 30 g、生石膏 30 g、青礞石 30 g、黄连 10 g、紫花地丁 20 g、皂角刺 30 g，2 剂。水煎服，3 日 1 剂，早晚各 1 次。2 剂后就诊：瘙痒明显减轻，皮疹色变淡，大部分皮损消退，仅见双上肢有少量红斑、丘疹，无心烦，口干症状，痰减少，舌红，苔白，脉弦，纳可，二便调。原方去青礞石、生石膏加姜黄 15 g，2 剂，水

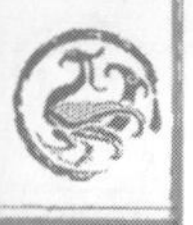

煎服，3日1剂。1周后就诊，患者皮损完全消退，嘱其再服药1周，以巩固疗效。

湿疹洗剂（田静经验方）

【组成】金银花，茯苓，牡丹皮，野菊花，桑叶，黄芩，麻黄，甘草。

【用法】外敷。

【功效】清热解毒，除湿止痒。

【主治】婴儿湿疮。

【方解】方药中金银花有清热解毒，疏散风热，具有解热、抗炎，抗病原微生物作用；茯苓能除湿消肿，具有显著的抗菌作用；牡丹皮能清热凉血，活血化瘀，具有较强的抗菌作用，同时高剂量具有明显的镇痛、抗炎作用，丹皮酚还具有解热、降温作用；野菊花能清热解毒，其水提取物和挥发油具有抗菌活性，其煎剂能增强吞噬细胞的吞噬功能；桑叶疏散风热，其所含芸香苷、槲皮素等成分具有抗炎、消肿、抗菌等作用；黄芩清热燥湿，泻火解毒，具有解热、抗炎、抗过敏作用，其水煎醇沉液对水肿有明显的抑制作用，黄芩素及黄芩苷能显著抑制Ⅰ型变态反应。

【现代研究】金银花有抑菌、抗病毒、退热、保肝、止血、降低胆固醇、抗生育、兴奋中枢、促进胃液分泌等作用；茯苓有利尿、镇静、抗肿瘤、增加心肌收缩力、增强免疫功能、护肝、降血糖、延缓衰老、抑制胃溃疡等作用；牡丹皮有解热、镇静、镇痛、抗惊厥、抑菌、抗血栓、抗过敏、抗心律失常、保肝、调节免疫等作用；野菊花有抗菌、抗炎、抗病毒及降血压作用；黄芩有解热、镇静、抑菌、抗过敏、保肝、利胆、降压、降脂、抗氧化等作用；麻黄有发汗、平喘、祛痰、利尿、解热、抗炎、抑菌等作用；甘草有解痉、抗利尿、降血脂、保肝和类似肾上腺皮质激素样作用。

【用方经验】田静认为外用药配伍得当，剂型选用准确，则病能速已，且能减少患儿内服药物，易为患儿所接受。同时按照皮损的不同时期进行辨证治疗。渗出流水较多时，予湿疹洗剂冷溻。

【医案精选】于某，男，3个月。以“头面部起皮疹，伴渗出、瘙痒半个月，加重3天”为主诉，于2013年05月28日就诊。患儿于半个月前头枕部出现红色丘疹、丘疱疹，基底潮红，因瘙痒时常啼哭不止，烦躁不安。家人自用皮炎平外涂，有所好转，但仍反复出现新疹，3天前，病情复发加重，头皮、颜面部、颈部皮疹加重，糜烂流水，遇热尤重。母乳喂养，食欲不佳，小便短赤，大便常可见奶瓣。舌边尖红，苔薄黄，脉滑数。来诊时症见：颜面、头顶部及枕部、颈部见红色丘疹、丘疱疹、丘脓疱疹，皮疹密集，部分融合，基底潮红，部分可见鲜红色糜烂面，渗出较多，有较多滋痂。西医诊断：婴儿湿疹。中医诊断：婴儿湿疮（心火脾湿证）。治以清心导赤，健脾除湿，方药以导赤散合参苓白术散加减。方药组成：党参、白术、茯苓、菊花、薏苡仁、竹叶、生石膏、麦冬、玄参的中药配方颗粒各1袋，每日2剂，水冲服。将滋痂以麻油清除后，外用湿疹洗剂冷敷，每次15 min，每日2次，湿敷后予紫草油膏油纱外敷，每日2次。

二诊：2013年05月31日基本无渗出，基底潮红明显转淡，糜烂面趋向愈合，但仍有新起皮疹。守上方，外用紫草油膏油纱外敷，每日2次。

三诊：2013年06月03日皮疹大部分消退，且无新起皮疹，糜烂面大部分愈合，瘙痒明显减轻，上方去菊花，茯苓。外用紫草油膏或三黄膏外涂，每日2次。2周后，部分可见正常皮肤，大部分为色素沉着，饮食尚可，小便正常，大便偶有奶瓣，夜间睡眠尚可。

当归柴胡汤（王军文经验方）

【组成】当归15 g，柴胡10 g，川芎6 g，香附15 g，白芍15 g，生地黄15 g，防风10 g，荆芥15 g，蒺藜10 g，郁金10 g，甘草6 g。

【用法】每日1剂，水煎，分2次内服。

【功效】疏肝养血祛风。

【主治】肝郁血虚型慢性湿疹。

【方解】当归柴胡汤是依照疏肝养血祛风的治法而设，具体用药是在当归饮子的基础上加柴胡、郁金、香附以疏解肝郁，调畅气机，使郁结之气得散。柴胡可升脾之阳气，以助气血生化之源；“肝为刚脏，体阴而用阳”，郁金疏肝理气，助肝之用，却不伤肝体；香附疏肝解郁，行气散结止痛；当归补血活血；川芎活血行气祛风；白芍养血柔肝，且合柴胡、香附补肝体而助肝祛风；白芍养血柔肝，且合柴胡、香附补肝体而助肝用，有“治风先治血，血行风自灭”之意；生地黄清泄肝肾虚火，滋阴润燥；又以荆芥、防风、蒺藜疏表散风止痒以治其标，荆芥又可载药外达于肌表；甘草益气生津。诸药合用，共奏疏肝养血、滋阴润燥、祛风止痒之功。

【现代研究】柴胡有镇静、抗菌、抗炎、促进免疫功能的作用；当归能抑制迟发性变态反应，增强机体免疫功能，还可清除自由基，改善微循环；白芍可镇静；荆芥、防风、白蒺藜均有抗炎、抗菌作用；甘草有抗过敏、抗炎的作用。湿疹是临床上的多发病、常见病，故研究开发出有效的治疗湿疹（特别是慢性湿疹）的中药制剂具有非常重要的意义。

【用方经验】目前对于慢性湿疹的中医辨证多辨为血虚风燥及肝胆郁滞证，以当归饮子及逍遥散等方加减治疗，但临床上两型主症多同时存在。王军文经过大量的临床实践及心得，在中医病证结合、更强调辨证的指导思想，以疏肝养血祛风法为治则创立当归柴胡汤，在临床上取得了较好的疗效。当归柴胡汤是依照疏肝养血祛风的治法而设，具体用药是在当归饮子的基础上加柴胡、郁金、香附以疏解肝郁，调畅气机，使郁结之气得散。

魏跃钢经验方一

【组成】苦参 10 g，黄芩 10 g，黄柏 10 g，萆薢 10 g，萹蓄 10 g，地肤子 10 g，赤芍 10 g，金银花 10 g。

【用法】水煎内服。

【功效】清热凉血，利湿止痒。

【主治】湿热浸淫型湿疹。

【方解】方中苦参、黄柏、黄芩、金银花清热燥湿，解毒除湿；萹蓄，萆薢、地肤子利湿止痒；赤芍一味，用意殊深，叶桂谓“寒凉清火解毒，必佐活血通畅”，用赤芍以制苦参、黄柏等，“恐气血凝滞”“凉血以清热”“活血以败毒”“血活则气动”，湿热随之而泄。诸药合用，使湿热以去，营血通畅。

【现代研究】方中苦参有抑菌、抗病毒、抗炎、抗过敏、抗心律失常、抗肿瘤、升高白细胞、保肝、抑制免疫、镇静、平喘等作用；黄芩有解热、镇静、抑菌、抗过敏、保肝、利胆、降压、降脂、抗氧化等作用；黄柏有抑菌、抗病毒、抗溃疡、利胆、抗心律失常、降压、镇静、降血糖等作用；萆薢有抗痛风、抗骨质疏松、抗心肌缺血、抗肿瘤及抗真菌的作用；地肤子有抑菌、抑制单核巨噬系统的吞噬功能及迟发型超敏反应的作用；赤芍有抗炎、解热镇痛、镇静、抗血小板聚集、抗血栓形成、抗心肌缺血、改善微循环、护肝、调节免疫等作用；金银花有抑菌、抗病毒、退热、保肝、止血、降低胆固醇、抗生育、兴奋中枢、促进胃液分泌等作用。

魏跃钢经验方二

【组成】苍术 10 g，白术 10 g，茯苓皮 10 g，薏苡仁 10 g，白扁豆 10 g，桂枝 10 g，白花蛇舌草 10 g，徐长卿 10 g，大腹皮 10 g，泽泻 10 g，六一散。

【用法】水煎内服。

【功效】温阳健脾，除湿化浊。

【主治】脾虚湿蕴型湿疹。

【方解】方中苍术、白术健脾燥湿；泽泻、茯苓皮、六一散、大腹皮利水除湿；桂枝通阳化气；白扁豆、薏苡仁补脾止泻；白花蛇舌草、徐长卿除湿止痒。

【现代研究】方中苍术有促进胃肠运动、抑制中枢神经系统、降血糖等作用，并可治疗夜盲及角膜软化症；白术有利尿、增强免疫功能、抗衰老、保肝、利胆、降血糖、抗菌、抗肿瘤、镇静、镇咳、祛痰等作用；薏

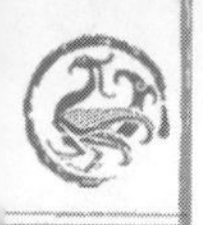

苡仁有增强免疫力、降血糖、降血钙、解热、镇静、镇痛等作用；桂枝有抑菌、镇痛、抗炎、抗过敏、增加冠脉血流量、改善心功能、镇静、抗惊厥等作用；白花蛇舌草有抗肿瘤、抗炎、抑制生精能力和保肝利胆作用；徐长卿有明显的镇静、镇痛、抗菌、消炎作用，并有改善心肌缺血、降血压、降血脂及解痉作用；泽泻有利尿、降压、降血糖、抗脂肪肝及抑菌等作用。

魏跃钢经验方三

【组成】当归 10 g，生地黄 10 g，牡丹皮 10 g，玄参 10 g，荆芥 10 g，防风 10 g，蛇床子 10 g，茯苓 10 g，泽泻 10 g，蜂房 10 g，僵蚕 10 g，乌梢蛇 10 g。

【用法】水煎内服。

【功效】养血润肤，利湿祛风。

【主治】血虚风燥型湿疹。

【方解】生地黄、玄参、当归、牡丹皮等滋阴养血润燥，以补阴血之不足，防渗利之品过于伤阴；又以茯苓、泽泻、蛇床子等健脾利湿止痒，以祛湿邪之有余；蜂房、僵蚕、乌梢蛇 3 种虫类药物走而不守，善行之性入络剔毒，直捣病所，外散肌表之邪，内息营血之风。诸药合用，使湿去而无伤阴之弊，阴复又鲜助湿之嫌。并重用荆芥、防风等风药透邪，使久郁之邪复从肌表外达。

【现代研究】当归有抗血栓、增强机体免疫、抑制炎症后期肉芽组织增生、抗脂质过氧化、抗菌及抗辐射等作用；生地黄有增强免疫、抗胃溃疡、促进造血、止血、降压、降血糖等作用；牡丹皮有解热、镇静、镇痛、抗惊厥、抑菌、抗血栓、抗过敏、抗心律失常、保肝、调节免疫等作用；玄参有抑菌、抗炎、扩张冠状动脉、降压、保肝、增强免疫、抗氧化等作用；荆芥有解热、镇痛、抗炎及抗补体作用；防风有解热、抗炎、镇静、镇痛、抗惊厥、抗过敏、抗菌等作用；茯苓有利尿、镇静、抗肿瘤、增加心肌收缩力、增强免疫功能、护肝、降血糖、延缓衰老、抑制胃溃疡等作用；泽泻有利尿、降压、降血糖、抗脂肪肝及抑菌等作用；蜂房有抗炎、镇痛、促凝血、降压、强心、抗癌、抗菌等作用，并能驱蛔虫、绦虫；僵蚕有镇静、催眠、抗惊厥、抗凝血、抗肿瘤、降血糖等作用；乌梢蛇有抗炎、镇静、镇痛、抗惊厥作用。

龙芩除湿方（许铣经验方）

【组成】龙胆 10 g，黄芩 10 g，茯苓 10 g，泽泻 10 g，车前草 10 g，苦参 10 g，白鲜皮 15 g，滑石 15 g，甘草 6 g，藿香 10 g。

【用法】水煎服。

【功效】清热祛湿。

【主治】湿疹（急性期）。

【加减】随症加减，对于渗出明显患者，予白茅根、薏苡仁、赤小豆增强祛湿之力；瘙痒难忍，予龙骨、牡蛎、磁石重镇止痒；皮损干燥，皲裂，予石斛、玉竹、麦冬、玄参；发于下肢，予牛膝、萆薢、黄柏引药下行；发于面部，予升麻、连翘、荆芥引药上行头面。

【方解】方中君药龙胆，味苦性寒，清热燥湿，并有息风止痒之效。臣药黄芩、苦参、白鲜皮，苦寒清热燥湿，可增强龙胆清热除湿之功。其中苦参、白鲜皮主治疮毒疥癣，皮肤痒疹，且均有祛风之功，为许铣治疗因“湿”所致瘙痒性皮肤病常用药。《药性论》记载苦参可“治热毒风，皮肤烦躁生疮”，白鲜皮可“治一切热毒风，风疮，疥癣赤烂”。二者合用，亦可增强龙胆泻肝经湿热之功效。佐药茯苓增强脾的运化功能以除湿；滑石、泽泻、车前草清热利湿，使湿邪从小便而出；藿香芳香化湿，除肌表腠理之湿，亦可增强茯苓健脾功效。甘草补脾同时调和诸药，为全方使药。此方是在“龙胆泻肝汤”基础上加减化裁而来，增强了化湿之效，同时，急性湿疹患者瘙痒剧烈，心烦急躁，龙胆、苦参、白鲜皮共用可增强清肝泻热之效，助患者情绪平稳。另方中祛湿诸法共用，苦寒燥湿，淡渗利湿，健脾除湿，芳香化湿并用，使“湿邪”从不同途径“代谢”出去。

【现代研究】龙胆有抑菌、抗炎、镇静、

保肝、抑制心脏、减缓心率、降压及抗疟原虫等作用；黄芩有解热、镇静、抑菌、抗过敏、保肝、利胆、降压、降脂、抗氧化等作用；茯苓有利尿、镇静、抗肿瘤、增加心肌收缩力、增强免疫功能、护肝、降血糖、延缓衰老、抑制胃溃疡等作用；泽泻有利尿、降压、降血糖、抗脂肪肝及抑菌等作用；车前草有利尿、抑菌及预防肾结石形成等作用；苦参有抑菌、抗病毒、抗炎、抗过敏、抗心律失常、抗肿瘤、升高白细胞、保肝、抑制免疫、镇静、平喘等作用；白鲜皮有抑菌、抗炎、解热、增加心肌收缩力及抗癌等作用；甘草有解痉、抗利尿、降血脂、保肝和类似肾上腺皮质激素样作用；藿香对胃肠有解痉作用，并有防腐、抗菌、收敛止泻、扩张微血管等作用。

【用方经验】对于湿疹这一皮科门诊常见病，许铣在强调西医诊断和鉴别诊断的同时，从中医宏观及西医微观病理学两方面进行综合辨证，以清热祛湿化瘀为湿疹的基本治疗法则，并自拟龙苓除湿汤为基本方化裁。在临床治疗上，中西医并重，既强调中医辨证论治的重要性，同时综合考虑皮损的多重致病原因，给予相应的西医治疗，临床屡奏佳效。

健脾除湿止痒汤（杨素清经验方）

【组成】土茯苓 30 g，苍术 15 g，白术 15 g，陈皮 15 g，茯苓 25 g，泽泻 20 g，山药 30 g，金银花 15 g，苦参 10 g，白鲜皮 15 g，赤芍 20 g，甘草 10 g。

【用法】水煎服。

【功效】清热解毒，利湿止痒。

【主治】脾虚湿胜型湿疹。

【方解】土茯苓，甘淡平，利湿不伤阴，为君药；茯苓，气味俱淡，其性纯良，虽为渗利之品，实能培土生金；陈皮有行气之功，气化则湿化；白术、山药性平，味厚多液，为补脾阴之要药；泽泻，归肾、膀胱经，最善渗泄水道，通利小便，上药共为臣药；金银花取其清热解毒之功；湿邪聚集日久则成瘀，赤芍一味，利水兼有祛瘀生新之功；苦参、白鲜皮祛风燥湿止痒，并可加强除湿之力；甘草解毒，调和诸药。

【现代研究】土茯苓有利尿、镇痛、抑菌及缓解汞中毒等作用；苍术有促进胃肠运动、抑制中枢神经系统、降血糖等作用，并可治疗夜盲及角膜软化症；白术有利尿、增强免疫功能、抗衰老、保肝、利胆、降血糖、抗菌、抗肿瘤、镇静、镇咳、陈皮有解痉、平喘、镇咳、祛痰、升高血压、抗血小板聚集、抗氧化、抗衰老、强心、抗休克、抗过敏、抗肿瘤、抑菌、避孕、抗紫外线辐射、杀虫等作用；茯苓有利尿、镇静、抗肿瘤、增加心肌收缩力、增强免疫功能、护肝、降血糖、延缓衰老、抑制胃溃疡等作用；泽泻有利尿、降压、降血糖、抗脂肪肝及抑菌等作用；山药有提高免疫功能、降血糖、降血脂、抗肿瘤、抗氧化、抗衰老、抗刺激、麻醉镇痛和消炎抑菌等作用；金银花有抑菌、抗病毒、退热、保肝、止血、降低胆固醇、抗生育、兴奋中枢、促进胃液分泌等作用；苦参有抑菌、抗病毒、抗炎、抗过敏、抗心律失常、抗肿瘤、升高白细胞、保肝、抑制免疫、镇静、平喘等作用；白鲜皮有抑菌、抗炎、解热、增加心肌收缩力及抗癌等作用；赤芍有抗炎、解热镇痛、镇静、抗血小板聚集、抗血栓形成、抗心肌缺血、改善微循环、护肝、调节免疫等作用；甘草有解痉、抗利尿、降血脂、保肝和类似肾上腺皮质激素样作用。

【用方经验】临床经验证明，健脾除湿止痒汤能明显地改善患者的主观瘙痒症状，且疗效持久。健脾助湿止痒汤配伍严谨，用药精当，标本兼顾，临床疗效确切，是治疗脾虚湿蕴型亚急性湿疹的良方，值得临床推广和应用。

健脾除湿汤（张志礼经验方）

【组成】白术 10 g，茯苓 10 g，枳壳 10 g，薏苡仁 30 g，萆薢 10 g，车前子 15 g，泽泻 15 g，白鲜皮 30 g，黄芩 10 g，苦参 15 g。

【用法】水煎服。

【功效】健脾除湿，佐以清热。

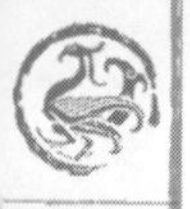

【主治】脾虚湿盛型湿疹。

【方解】方中薏苡仁、枳壳、白术、茯苓健脾不滋腻；萆薢祛风利湿；白鲜皮除湿止痒；苦参祛风利湿止痒；车前子、泽泻清热利水渗湿；黄芩清热燥湿，泻火解毒。全方共奏健脾除湿、止痒润肤之功效。

【现代研究】白术有利尿、增强免疫功能、抗衰老、保肝、利胆、降血糖、抗菌、抗肿瘤、镇静、镇咳、祛痰等作用；茯苓有利尿、镇静、抗肿瘤、增加心肌收缩力、增强免疫功能、护肝、降血糖、延缓衰老、抑制胃溃疡等作用；枳壳有抗菌、镇痛、降血脂、抗血栓、抗休克等作用；薏苡仁有增强免疫力、降血糖、降血钙、解热、镇静、镇痛等作用；萆薢有抗痛风、抗骨质疏松、抗心肌缺血、抗肿瘤及抗真菌的作用；车前子有利尿、抑菌及预防肾结石形成等作用；泽泻有利尿、降压、降血糖、抗脂肪肝及抑菌等作用；白鲜皮有抑菌、抗炎、解热、增加心肌收缩力及抗癌等作用；黄芩有解热、镇静、抑菌、抗过敏、保肝、利胆、降压、降脂、抗氧化等作用；苦参有抑菌、抗病毒、抗炎、抗过敏、抗心律失常、抗肿瘤、升高白细胞、保肝、抑制免疫、镇静、平喘等作用。

【用方经验】对湿盛而有热象者，应用生白术、生枳壳、生薏苡仁；对湿盛而无热象者，则宜选用炒白术、炒枳壳、炒薏苡仁，并可加用苍术、厚朴等药物。

石兰草煎剂（张志礼经验方）

【组成】生石膏 30 g（先煎），板蓝根 30 g，龙胆 10 g，生地黄 30 g，马齿苋 30 g，牡丹皮 15 g，赤芍 15 g，黄芩 10 g，紫草 10 g，猪苓 10 g，车前子 10 g。

【功效】清热燥湿，凉血，利水消肿。

【主治】急慢性湿疹。

【加减】湿热较甚、渗出明显加利湿、渗湿药；热象显著、皮损较红者加凉血、泻火解毒药；夏季发病或加重者加茵陈、青蒿、佩兰祛暑湿。

【方解】方中龙胆、黄芩清热燥湿止痛；生地黄、牡丹皮、赤芍、紫草、石膏清热凉血，消斑疹；板蓝根、马齿苋清热解毒、凉血；猪苓、车前子利水消肿。全方清热燥湿、凉血，利水消肿。

【注意事项】素体虚寒者慎用。

【现代研究】生石膏有解热、抗病毒、抗炎、促进免疫、利尿、降血糖、抑制神经应激能力、降低毛细血管通透性等作用；板蓝根有抗菌、抗病毒、解热、抑制血小板聚集、促进机体免疫功能等作用；龙胆有抑菌、抗炎、镇静、保肝、抑制心脏、减缓心率、降压及抗疟原虫等作用；生地黄有增强免疫、抗胃溃疡、促进造血、止血、降压、降血糖等作用；马齿苋有抑菌、利尿、降低胆固醇等作用；牡丹皮有解热、镇静、镇痛、抗惊厥、抑菌、抗血栓、抗过敏、抗心律失常、保肝、调节免疫等作用；赤芍有抗炎、解热镇痛、镇静、抗血小板聚集、抗血栓形成、抗心肌缺血、改善微循环、护肝、调节免疫等作用；黄芩有解热、镇静、抑菌、抗过敏、保肝、利胆、降压、降脂、抗氧化等作用；紫草有抑菌、抗炎、抗病毒、抗过敏、抗肿瘤、保肝、止血、抗生育等作用；车前子有利尿、抑菌及预防肾结石形成等作用。

养血润肤汤加减（张志礼经验方）

【组成】当归 10 g，川芎 10 g，首乌藤 30 g，鸡血藤 30 g，丹参 15 g，赤芍 15 g，白芍 15 g，生地黄 15 g，熟地黄 15 g，茯苓 10 g，白术 10 g，白鲜皮 30 g，苦参 10 g，猪苓 15 g。

【用法】水煎服。

【功效】健脾消导，清利胃肠积热。

【主治】血虚风燥型湿疹。

【方解】当归、地黄、白芍、丹参、鸡血藤滋阴养血润燥；白鲜皮、苦参除湿止痒；首乌藤养血安神止痒；川芎活血行气；赤芍清热凉血；茯苓、猪苓利水渗湿；白术健脾益气，燥湿利水。

【现代研究】当归有抗血栓、增强机体免疫、抑制炎症后期肉芽组织增生、抗脂质过氧化、抗菌及抗辐射等作用；川芎有镇静、镇痛、抑制血小板聚集及降压等作用；丹参有改善微循环、改善血液流变学、抑制血小板聚集、抗血栓、抗炎、镇静、提高耐缺氧能力、促进组织的修复与再生、抗动脉粥样硬化、促进免疫功能、抑菌等作用；首乌藤有镇静催眠、促进免疫功能、抗炎、抗菌、抗氧化等作用；芍药有镇痛、解痉、保肝、增强应激能力、抑菌等作用；生熟地黄有增强免疫功能、促进血凝、强心、防治骨质疏松、调节免疫、抗衰老、抗焦虑、改善学习记忆等作用；茯苓有利尿、镇静、抗肿瘤、增加心肌收缩力、增强免疫功能、护肝、降血糖、延缓衰老、抑制胃溃疡等作用；白术有利尿、增强免疫功能、抗衰老、保肝、利胆、降血糖、抗菌、抗肿瘤、镇静、镇咳、祛痰等作用；白鲜皮有抑菌、抗炎、解热、增加心肌收缩力及抗癌等作用；苦参有抑菌、抗病毒、抗炎、抗过敏、抗心律失常、抗肿瘤、升高白细胞、保肝、抑制免疫、镇静、平喘等作用。

【用方经验】在治疗时根据部位不同常加用引经药，如上肢皮损加姜黄，下肢皮损加木瓜、牛膝，阴部皮损加龙胆草，头面部加菊花等。

石蓝草煎剂（赵炳南经验方）

【组成】生石膏，板蓝根，龙胆，黄芩，车前草，六一散，马齿苋，生地黄，牡丹皮，赤芍。

【功效】清热解毒，除湿凉血。

【主治】湿热内蕴，热盛于湿之急性皮炎及湿疹。

【方解】方中龙胆清肝胆热，黄芩清肺热，生石膏入肺胃经清气分热，三药清三焦实热并燥湿，车前草、六一散利湿清热，生地黄、牡丹皮、赤芍凉血清热，板蓝根、马齿苋清热解毒，诸药协同，共奏清热除湿，凉血解毒之功。

【现代研究】生石膏有解热、抗病毒、抗炎、免疫促进、利尿、降血糖、抑制神经应激能力、降低毛细血管通透性等作用；板蓝根有抗菌、抗病毒、解热、抑制血小板聚集、促进机体免疫功能等作用；龙胆有抑菌、抗炎、镇静、保肝、抑制心脏、减缓心率、降压及抗疟原虫等作用；黄芩有解热、镇静、抑菌、抗过敏、保肝、利胆、降压、降脂、抗氧化等作用；车前草有利尿、抑菌及预防肾结石形成等作用；马齿苋有抑菌、利尿、降低胆固醇等作用；生地黄有增强免疫、抗胃溃疡、促进造血、止血、降压、降血糖等作用；牡丹皮有解热、镇静、镇痛、抗惊厥、抑菌、抗血栓、抗过敏、抗心律失常、保肝、调节免疫等作用；赤芍有抗炎、解热镇痛、镇静、抗血小板聚集、抗血栓形成、抗心肌缺血、改善微循环、护肝、调节免疫等作用。

多皮饮（赵炳南经验方）

【组成】地骨皮 9 g，五加皮 9 g，桑白皮 15 g，干姜皮 6 g，大腹皮 9 g，白鲜皮 15 g，牡丹皮 9 g，茯苓皮 15 g，冬瓜皮 15 g，扁豆皮 15 g，川槿皮 9 g。

【用法】水煎服。

【功效】健脾除湿，疏风和血。

【主治】慢性湿疹。

【方解】方中茯苓皮、冬瓜皮、扁豆皮、大腹皮健脾利湿，涤清胃肠积滞；桑白皮清上利下，肃降肺热；地骨皮润肝滋肾，凉血清肺；白鲜皮、川槿皮祛风止痒；牡丹皮凉血和血化斑；干姜皮辛温和胃；五加皮祛皮肤中风湿之邪。诸药合用，共奏健脾利湿、和血疏风之功。

【现代研究】地骨皮有解热、抑菌、降压、降血糖、降血脂及止痛等作用；五加皮有抗炎、镇痛、镇静、抗应激作用，能提高血清抗体的浓度、促进单核巨噬细胞的吞噬功能，有性激素样作用，并能抗肿瘤、抗诱变、抗溃疡，且有一定的抗排异作用；干姜皮有镇静、镇痛、抗炎、止呕等作用；桑白皮有镇咳、祛痰、平喘、利尿、抗炎、镇痛、降血糖、降血压、免疫调节、抗病毒、抗氧化、抗肿瘤等作用；大腹皮有兴奋胃肠道平滑肌、促胃肠动力作用，并有促进纤维蛋白溶解、杀绦虫等作用；白鲜皮有抑菌、抗炎、解热、增加心肌收缩力及抗癌等作用；牡丹

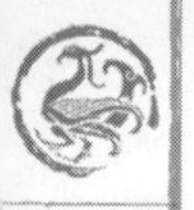

皮有解热、镇静、镇痛、抗惊厥、抑菌、抗血栓、抗过敏、抗心律失常、保肝、调节免疫等作用；茯苓皮有利尿、镇静、增强免疫功能、护肝、降血糖、延缓衰老、抑制胃溃疡等作用；川槿皮有抑菌、抗炎等作用。

加减除湿胃苓汤（赵炳南经验方）

【组成】苍术 6 g，厚朴 6 g，陈皮 9 g，滑石 12 g，白术 12 g，猪苓 12 g，黄柏 12 g，枳壳 9 g，泽泻 9 g，茯苓 12 g，甘草 9 g。

【用法】水煎服。

【功效】健脾燥湿，和中利水。

【主治】亚急性或慢性湿疹。

【方解】苍术、厚朴、白术燥湿健脾；滑石祛湿敛疮；猪苓、泽泻、茯苓利水渗湿；陈皮、枳壳理气健脾；甘草补脾益气，调和诸药。

【现代研究】苍术有促进胃肠运动、抑制中枢神经系统、降血糖等作用，并可治疗夜盲及角膜软化症；厚朴有抑菌、降压、防治胃溃疡及中枢性肌肉松弛作用；陈皮有解痉、平喘、镇咳、祛痰、升高血压、抗血小板聚集、抗氧化、抗衰老、强心、抗休克、抗过敏、抗肿瘤、抑菌、避孕、抗紫外线辐射、杀虫等作用；白术有利尿、增强免疫功能、抗衰老、保肝、利胆、降血糖、抗菌、抗肿瘤、镇静、镇咳、祛痰等作用；黄柏有抑菌、抗病毒、抗溃疡、利胆、抗心律失常、降压、镇静、降血糖等作用；枳壳有抗菌、镇痛、降血脂、抗血栓、抗休克等作用；泽泻有利尿、降压、降血糖、抗脂肪肝及抑菌等作用；茯苓有利尿、镇静、抗肿瘤、增加心肌收缩力、增强免疫功能、护肝、降血糖、延缓衰老、抑制胃溃疡等作用；甘草有抗炎、镇咳、祛痰、解痉、抗利尿、降血脂、保肝和类似肾上腺皮质激素样作用。

加减龙胆泻肝汤（赵炳南经验方）

【组成】龙胆 9 g，连翘 15 g，生地黄 15 g，车前子 12 g，黄芩 9 g，栀子 9 g，牡丹皮 9 g，泽泻 6 g，木通 9 g，甘草 9 g。

【用法】水煎服。

【功效】泻肝胆实火，清热利湿。

【主治】急性湿疹，亚急性湿疹，传染性湿疹样皮炎。

【方解】方中用龙胆泻肝胆湿热；栀子清心火、泻三焦之热；用生地黄、牡丹皮、甘草凉血解毒；木通、车前子、泽泻清利湿热；连翘清热解毒；黄芩清热燥湿，泻火解毒。

【现代研究】龙胆有抑菌、抗炎、镇静、保肝、抑制心脏、减缓心率、降压及抗疟原虫等作用；连翘有抑菌、抗炎和止痛作用，还有抗氧化、抗过敏活性等作用；生地黄有增强免疫、抗胃溃疡、促进造血、止血、降压、降血糖等作用；车前子有利尿、抑菌及预防肾结石形成等作用；黄芩有解热、镇静、抑菌、抗过敏、保肝、利胆、降压、降脂、抗氧化等作用；栀子有抗病毒、保肝利胆、解热、镇痛、抗菌、抗炎、镇静催眠、降血压等作用；牡丹皮有解热、镇静、镇痛、抗惊厥、抑菌、抗血栓、抗过敏、抗心律失常、保肝、调节免疫等作用；泽泻有利尿、降压、降血糖、抗脂肪肝及抑菌等作用；关木通有抗炎、抑菌、利尿、抗血栓的作用；甘草有解痉、抗利尿、降血脂、保肝和类似肾上腺皮质激素样作用。

【用方经验】常加入自创的以清心火为主的“三心方”：莲子心、连翘心、生栀子。

清脾除湿饮（赵炳南经验方）

【组成】茯苓 9 g，白术 9 g，苍术 9 g，黄芩 9 g，生地黄 30 g，麦冬 9 g，栀子 9 g，泽泻 9 g，甘草 6 g，连翘 15 g，茵陈 12 g，玄明粉 9 g，灯心草 3 g，竹叶 3 g，枳壳 9 g。

【用法】水煎服。

【功效】清脾利湿，清热解毒。

【主治】亚急性湿疹。

【方解】方中用白术健脾养胃；茯苓、泽泻利水渗湿；苍术燥湿健脾、宣发脾阳；黄芩清热燥湿、泻火解毒；栀子泻三焦火；连翘清热透邪；茵陈善清脾胃、肝胆湿热、疏解肝郁；竹叶引邪外出；生地黄清热凉血；麦冬清心除烦；玄明粉清火润燥；灯心草清心火；枳壳理气宽中。

【现代研究】茯苓有利尿、镇静、抗肿瘤、增加心肌收缩力、增强免疫功能、护肝、降血糖、延缓衰老、抑制胃溃疡等作用；白术有利尿、增强免疫功能、抗衰老、保肝、利胆、降血糖、抗菌、抗肿瘤、镇静、镇咳、祛痰等作用；苍术有促进胃肠运动、抑制中枢神经系统、降血糖等作用，并可治疗夜盲及角膜软化症；黄芩有解热、镇静、抑菌、抗过敏、保肝、利胆、降压、降脂、抗氧化等作用；生地黄有增强免疫、抗胃溃疡、促进造血、止血、降压、降血糖等作用；栀子有抗病毒、保肝利胆、解热、镇痛、抗菌、抗炎、镇静催眠、降血压等作用；泽泻有利尿、降压、降血糖、抗脂肪肝及抑菌等作用；甘草有解痉、抗利尿、降血脂、保肝和类似肾上腺皮质激素样作用；连翘有抑菌、抗炎和止痛作用，还有抗氧化、抗过敏活性等作用；茵陈有显著利胆作用，并有解热、保肝、抗肿瘤、抑菌、抗病毒和降压作用；枳壳有抗菌、镇痛、降血脂、抗血栓、抗休克等作用。

清热除湿汤（赵炳南经验方）

【组成】龙胆 10 g，黄芩 10 g，生地黄 10 g，大青叶 15 g，白茅根 30 g，车前草 30 g，生石膏 30 g，六一散（布包）30 g。

【功效】清热除湿。

【主治】湿热浸淫型湿疹。

【加减】瘙痒重者加白鲜皮、苦参；大便秘结者加大黄。

【方解】方中龙胆清肝胆热. 黄芩清肺热，白茅根、生地黄凉血清热，白茅根有清热生津、凉血止血的功效，主治热病烦渴，肺热咳嗽，胃热呃逆等病症；生地黄同样有养阴生津、凉血养血；车前草、六一散利湿清热，车前草既能利水通淋，又能清热解毒；六一散利水消肿，清热除烦；生石膏清胃热，有清热降温、生津止渴的功效；大青叶清热解毒，凉血消肿。

【现代研究】龙胆有抑菌、抗炎、镇静、保肝、抑制心脏、减缓心率、降压及抗疟原虫等作用；黄芩有解热、镇静、抑菌、抗过敏、保肝、利胆、降压、降脂、抗氧化等作用；生地黄有增强免疫、抗胃溃疡、促进造血、止血、降压、降血糖等作用；大青叶有抑菌、抗病毒、解热、抗炎、抗内毒素、免疫增强等作用；白茅根有止血、利尿、抗炎等作用，其水煎剂能显著缩短出血和凝血时间；车前草有利尿、抑菌及预防肾结石形成等作用；生石膏有解热、抗病毒、抗炎、免疫促进、利尿、降血糖、抑制神经应激能力、降低毛细血管通透性等作用。

【用方经验】急性湿疹是一种过敏性炎症性皮肤病，其特征为皮疹具有多形性，易于渗出，自觉瘙痒，常对称分布。中医学称本病为湿疮、浸淫疮等。赵炳南的清热除湿汤中诸药配合，共奏清热、利湿、凉血、解毒等功效，临床疗效佳，值得推广应用。

全虫方（赵炳南经验方）

【组成】全蝎 6 g，皂角刺 12 g，猪牙皂角 6 g，蒺藜 15 g，槐花 15 g，威灵仙 12 g，苦参 9 g，白鲜皮 15 g，黄柏 15 g。

【用法】水煎服。

【功效】息风止痒、除湿解毒。

【主治】慢性湿疹。

【加减】瘙痒明显者，加地肤子 30 g；皮损潮红灼热，渗液流汁，加苍术 15 g；夜寐心烦，辗转难眠者，加莲子 10 g。脾虚湿困型：湿疹反复发作，以丘疹、疱疹为主，或轻度糜烂渗液，纳差，怠倦少力，大便稀溏，舌质淡或伴齿痕，苔白腻，脉细弱。治以健脾利湿止痒，基础方中加入党参 20 g，茯苓 20 g，白术 15 g 以补脾益气渗湿。皮损肥厚粗糙，浸润明显者，加郁金 15 g，地骨皮 15 g。

【方解】方中全蝎能息内外表里之风；皂角刺辛散温通，功能消肿托毒，治风杀虫；猪牙皂角涤清胃肠湿滞，消风止痒，散毒。而全蝎、皂角刺、猪牙皂角三者同伍，既能息风止痒又能托毒攻伐，对于顽固蕴久之湿毒作痒用之最为相宜。白鲜皮配伍苦参以助全蝎祛除表浅之外风蕴湿；蒺藜并威灵仙祛

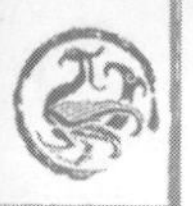

除深在之风毒蕴湿；黄柏、槐花行气清胃肠之结热。诸药合用，共成息风止痒、除湿解毒之剂。

【注意事项】孕妇慎用。

【现代研究】全蝎有镇痛、抗惊厥、抗癫痫及降压、抑菌等作用；皂角刺有抑菌、抗肿瘤的作用；蒺藜有降压、利尿、抑菌等作用；槐花有止血、抗炎、抗菌、促凝血等作用；威灵仙有镇痛、抗利尿、抗疟、降血糖、降血压、利胆、抑菌等作用；苦参有抑菌、抗病毒、抗炎、抗过敏、抗心律失常、抗肿瘤、升高白细胞、保肝、抑制免疫、镇静、平喘等作用；白鲜皮有抑菌、抗炎、解热、增加心肌收缩力及抗癌等作用；黄柏有抑菌、抗病毒、抗溃疡、利胆、抗心律失常、降压、镇静、降血糖等作用。

赵氏湿疹一号（赵炳南经验方）

【组成】龙胆 9 g，白茅根 30 g，生地黄 15 g，大青叶 15 g，车前草 15 g，生石膏 30 g，黄芩 9 g，六一散 15 g。

【用法】水煎服。

【功效】清热除湿凉血。

【主治】急性湿疹。

【方解】方中龙胆、黄芩和生石膏为君药，龙胆具有清热、泻肝和定惊的功效，对湿疹有着显著的清热燥湿作用，可上清肝胆实火，下清下焦湿热；黄芩苦、寒，入心、肺、大肠经，善泻上焦之火；生石膏性寒，具有清热泻火，除烦止渴，收敛生肌的功效，三药合用，可清三焦湿热。生地黄归心、肝、肾经，具有凉血止血和补益肾水之功；大青叶清热解毒凉血；甘草解毒，调和诸药。诸药合用，共奏清热、除湿、凉血之功效。

【现代研究】龙胆有抑菌、抗炎、镇静、保肝、抑制心脏、减缓心率、降压及抗疟原虫等作用；白茅根有止血、利尿、抗炎等作用，其水煎剂能显著缩短出血和凝血时间；生地黄有增强免疫、抗胃溃疡、促进造血、止血、降压、降血糖等作用；大青叶有抑菌、抗病毒、解热、抗炎、抗内毒素、免疫增强等作用；车前草有利尿、抑菌及预防肾结石形成等作用；生石膏有解热、抗病毒、抗炎、免疫促进、利尿、降血糖、抑制神经应激能力、降低毛细血管通透性等作用；黄芩有解热、镇静、抑菌、抗过敏、保肝、利胆、降压、降脂、抗氧化等作用。

【用方经验】赵炳南对湿疹的研习思路受《医宗金鉴·外科心法要诀》重视内治的影响，其中医整体观念的运用贯穿于湿疹证治的整个过程，他指出：“皮肤疮疡虽形于外，而实发于内。没有内乱，不得外患。皮肤病损的变化与阴阳之平衡、卫气营血之调和、脏腑经络之通畅息息相关。”即皮损虽见于外，却是内部病变的反映。赵炳南对数个“龙胆泻肝汤”组方分析，认为其中数张同名方于临症所见之湿疡多有不对症。他根据临床经验认为：湿疡之为病，虽起于湿热，但急性发病时，常有热重于湿的特点，赵炳南根据龙胆泻肝汤化裁创制了清热除湿汤（赵炳南湿疹一号）。

湿疹一方（赵纯修经验方）

【组成】金银花 20 g，连翘 15 g，黄芩 15 g，生地黄 15 g，赤芍 15 g，牡丹皮 15 g，浮萍 15 g，白鲜皮 15 g，菊花 15 g，栀子 9 g，紫草 9 g，荆芥 12 g，甘草 6 g。

【用法】水煎服。

【功效】清热凉血，祛风止痒。

【主治】风热型湿疹。

【加减】风盛痒重，加地肤子、蝉蜕、徐长卿；热甚皮疹灼热鲜红，加蒲公英、紫花地丁。

【方解】金银花，连翘，菊花，栀子清热解毒，黄芩清热燥湿，生地黄，赤芍，牡丹皮，紫草清热凉血，浮萍清热利湿，荆芥疏风解表，甘草调和诸药。

【现代研究】金银花有抑菌、抗病毒、退热、保肝、止血、降低胆固醇、抗生育、兴奋中枢、促进胃液分泌等作用；连翘有抑菌、抗炎和止痛作用，还有抗氧化、抗过敏活性等作用；黄芩有解热、镇静、抑菌、抗过敏、保肝、利胆、降压、降脂、抗氧化等作用；生地黄有增强免疫、抗胃溃疡、促进造血、止血、降压、降血糖等作用；赤芍有抗炎、解热镇痛、镇静、抗血小板聚集、抗血栓形成、抗心肌缺血、改善微循环、护肝、调节免疫等作用；牡丹皮有解热、镇静、镇痛、抗惊厥、抑菌、抗血栓、抗过敏、抗心律失常、保肝、调节免疫等作用；白鲜皮有抑菌、抗炎、解热、增加心肌收缩力及抗癌等作用；栀子有抗病毒、保肝利胆、解热、镇痛、抗菌、抗炎、镇静催眠、降血压等作用；紫草各有抑菌、抗炎、抗病毒、抗过敏、抗肿瘤、保肝、止血、抗生育等作用；荆芥有解热、镇痛、抗炎及抗补体作用；甘草有解痉、抗利尿、降血脂、保肝和类似肾上腺皮质激素样作用。

【用方经验】湿疹是一种常见的过敏性皮肤病。中医属湿疮、旋耳疮、四弯风、浸淫疮、肾囊风等范畴。赵纯修认为禀赋不耐是湿疹发病的基本原因。饮食不节，过食辛辣、腥荤、酒类等饮食，风湿热邪内生，发于皮肤。风湿热邪外袭（如花粉、尘土等），通过呼吸而入，肺与皮毛相表里，病邪由内发于皮肤。热邪波及血分，则致血热，日久，伤阴化燥。本病临床可分为四期：初期，风热蕴结肌表，热入血分，血热生风，属风热证。发期，湿热俱盛，生风亦剧，属湿热风盛证。相持期，湿热趋缓，生风亦轻，邪气稽留经络而致气滞血瘀，属风湿热瘀证。后期，风湿热邪，伤阴化燥，此时湿邪消潜，余热未清，属余热血虚证。

湿疹二方（赵纯修经验方）

【组成】金银花 20 g，连翘 20 g，地肤子 20 g，白鲜皮 20 g，黄芩 15 g，茵陈 15 g，土茯苓 15 g，苦参 9 g，木通 6 g，甘草 6 g，薏苡仁 30 g，车前子 12 g，苍术 12 g，荆芥 12 g。

【用法】水煎服。

【功效】清热利湿，祛风止痒。

【主治】湿热风胜型湿疹。

【加减】湿热明显加黄柏、栀子；瘙痒无度，影响睡眠，加首乌藤；发热者，加生石膏、知母。

【方解】金银花，连翘清热解毒，地肤子，白鲜皮利湿止痒，黄芩、茵陈、土茯苓、苦参清热燥湿，木通、薏苡仁、车前子、苍术利水消肿，荆芥疏风解表，甘草调和诸药。

【现代研究】金银花有抑菌、抗病毒、退热、保肝、止血、降低胆固醇、抗生育、兴奋中枢、促进胃液分泌等作用；连翘有抑菌、抗炎和止痛作用，还有抗氧化、抗过敏活性等作用；地肤子有抑菌、抑制单核巨噬系统的吞噬功能及迟发型超敏反应的作用；白鲜皮有抑菌、抗炎、解热、增加心肌收缩力及抗癌等作用；黄芩有解热、镇静、抑菌、抗过敏、保肝、利胆、降压、降脂、抗氧化等作用；茵陈有显著利胆作用，并有解热、保肝、抗肿瘤、抑菌、抗病毒和降压作用；土茯苓有利尿、镇痛、抑菌及缓解汞中毒等作用；苦参有抑菌、抗病毒、抗炎、抗过敏、抗心律失常、抗肿瘤、升高白细胞、保肝、抑制免疫、镇静、平喘等作用；木通有抗炎、抑菌、利尿、抗血栓的作用；甘草有解痉、抗利尿、降血脂、保肝和类似肾上腺皮质激素样作用；薏苡仁有增强免疫力、降血糖、降血钙、解热、镇静、镇痛等作用；车前子有利尿、抑菌及预防肾结石形成等作用；苍术有促进胃肠运动、抑制中枢神经系统、降血糖等作用，并可治疗夜盲及角膜软化症；荆芥有解热、镇痛、抗炎及抗补体作用。

【用方经验】见湿疗一方。

【医案精选】罗××，女，27 岁。1998 年 4 月 12 日初诊。因食用鲅鱼致双手足、躯干、耳部起丘疹、渗液、瘙痒 1 周。体查：双手足背、腰、腹、背、耳周等处可见粟粒大红丘疹、密集成片，边不清，耳周有渗液、痂，双手足背部可见丘疱疹、水疱、舌质红，苔黄腻，脉弦滑。诊为湿疹，属湿热风盛证。用湿疹二方加减：金银花 21 g，连翘 21 g，白鲜皮 21 g，苦参 9 g，甘草 9 g，茵陈 15 g，白芷 15 g，薏苡仁 30 g，苍术 12 g，荆芥 12 g。水煎服，每日 1 剂，7 剂。二诊，患者述服上方 3 剂，未再起丘疹，原皮损消退 30%。服至 7 剂，不再有渗液，现瘙痒仍较明显，舌质红，苔黄，脉弦滑。上方加徐长卿 15 g，蝉蜕 12 g，服 7 剂。1 月后随访，患

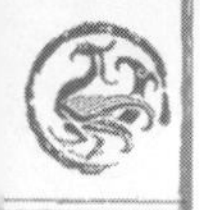

者已痊愈，未复发。

湿疹三方（赵纯修经验方）

【组成】金银花 20 g，连翘 20 g，生地黄 15 g，牡丹皮 15 g，赤芍 15 g，白鲜皮 15 g，土茯苓 15 g，茵陈 15 g，当归 12 g，苍术 12 g，苦参 9 g，荆芥 9 g，白芷 9 g，甘草 9 g。

【用法】水煎服。

【功效】清热祛风利湿，活血化瘀。

【主治】风湿热瘀型湿疹。

【方解】金银花、连翘清热解毒；生地黄、牡丹皮、赤芍清热凉血；白鲜皮、土茯苓、茵陈、苍术利水消肿；苦参清热凉血；荆芥、白芷疏风解表；甘草调和诸药。

【现代研究】金银花有抑菌、抗病毒、退热、保肝、止血、降低胆固醇、抗生育、兴奋中枢、促进胃液分泌等作用；连翘各有抑菌、抗炎和止痛作用，还有抗氧化、抗过敏活性等作用；生地黄有增强免疫、抗胃溃疡、促进造血、止血、降压、降血糖等作用；牡丹皮有解热、镇静、镇痛、抗惊厥、抑菌、抗血栓、抗过敏、抗心律失常、保肝、调节免疫等作用；赤芍有抗炎、解热镇痛、镇静、抗血小板聚集、抗血栓形成、抗心肌缺血、改善微循环、护肝、调节免疫等作用；白鲜皮有抑菌、抗炎、解热、增加心肌收缩力及抗癌等作用；土茯苓有利尿、镇痛、抑菌及缓解汞中毒等作用；茵陈有显著利胆作用，并有解热、保肝、抗肿瘤、抑菌、抗病毒和降压作用；当归有抗血栓、增强机体免疫、抑制炎症后期肉芽组织增生、抗脂质过氧化、抗菌及抗辐射等作用；苍术有促进胃肠运动、抑制中枢神经系统、降血糖等作用，并可治疗夜盲及角膜软化症；苦参有抑菌、抗病毒、抗炎、抗过敏、抗心律失常、抗肿瘤、升高白细胞、保肝、抑制免疫、镇静、平喘等作用；荆芥有解热、镇痛、抗炎及抗补体作用；白芷有兴奋神经中枢、升高血压、抑菌、解热、抗炎、镇痛、解痉、抗癌等作用；甘草有解痉、抗利尿、降血脂、保肝和类似肾上腺皮质激素样作用。

【用方经验】见湿疹一方。

湿疹四方（赵纯修经验方）

【组成】金银花 15 g，生地黄 15 g，牡丹皮 15 g，当归 15 g，丹参 15 g，黄芪 15 g，白芷 15 g，白鲜皮 15 g，地肤子 15 g，甘草 6 g。

【用法】水煎服。

【功效】养血润燥，清热祛风。

【主治】湿疹余热血虚证。

【方解】金银花清热解毒，生地黄、牡丹皮、丹参清热凉血，白鲜皮、地肤子利湿止痒，当归补血活血，黄芪补气生血，白芷清热解表，甘草调和诸药。

【现代研究】金银花有抑菌、抗病毒、退热、保肝、止血、降低胆固醇、抗生育、兴奋中枢、促进胃液分泌等作用；生地黄有增强免疫、抗胃溃疡、促进造血、止血、降压、降血糖等作用；牡丹皮有解热、镇静、镇痛、抗惊厥、抑菌、抗血栓、抗过敏、抗心律失常、保肝、调节免疫等作用；当归有抗血栓、增强机体免疫、抑制炎症后期肉芽组织增生、抗脂质过氧化、抗菌及抗辐射等作用；丹参有改善微循环、改善血液流变学、抑制血小板聚集、抗血栓、抗炎、镇静、提高耐缺氧能力、促进组织的修复与再生、抗动脉粥样硬化、促进免疫功能、抑菌等作用；黄芪有抗病毒、利尿、保护肾脏、抗衰老、抗辐射、抗炎、降血脂、降血糖、增强免疫、抗肿瘤和保肝等作用；白芷有兴奋神经中枢、升高血压、抑菌、解热、抗炎、镇痛、解痉、抗癌等作用；白鲜皮有抑菌、抗炎、解热、增加心肌收缩力及抗癌等作用；地肤子有抑菌、抑制单核巨噬系统的吞噬功能及迟发型超敏反应的作用；甘草有解痉、抗利尿、降血脂、保肝和类似肾上腺皮质激素样作用。

【用方经验】见湿疹一方。

朱良春经验方

【组成】苦参，白鲜皮，徐长卿，紫草，牡丹皮，蝉蜕，黄柏，赤芍，土茯苓，甘草。

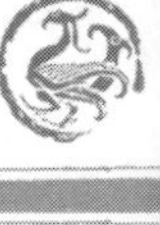

【用法】水煎服。

【功效】清热解毒，利湿止痒。

【主治】急性、亚急性湿疹。

【加减】痒者加首乌藤；渗出物多，甚至黄水淋漓者，加苍白术、薏苡仁；脾运不健，加山楂、枳壳、槟榔；食鱼虾海鲜而发作者，加紫苏叶、芦根；无渗出物干燥者加生地。

【方解】苦参杀虫止痒；白鲜皮祛风解毒；紫草、牡丹皮、赤芍三药均可清热凉血，活血散瘀；黄柏清热燥湿，泻火解毒；土茯苓解毒利湿。蝉蜕疏散风热，透疹止痒，诸药合用，共奏清热解毒，利湿止痒之功效。

【现代研究】苦参有抑菌、抗病毒、抗炎、抗过敏、抗心律失常、抗肿瘤、升高白细胞、保肝、抑制免疫、镇静、平喘等作用；白鲜皮有抑菌、抗炎、解热、增加心肌收缩力及抗癌等作用；徐长卿有明显的镇静、镇痛、抗菌、消炎作用，并有改善心肌缺血、降血压、降血脂及解痉作用；紫草有抑菌、抗炎、抗病毒、抗过敏、抗肿瘤、保肝、止血、抗生育等作用；牡丹皮有解热、镇静、镇痛、抗惊厥、抑菌、抗血栓、抗过敏、抗心律失常、保肝、调节免疫等作用；蝉蜕有解热、镇静、抗惊厥等作用；黄柏有抑菌、抗病毒、抗溃疡、利胆、抗心律失常、降压、镇静、降血糖等作用；赤芍有抗炎、解热镇痛、镇静、抗血小板聚集、抗血栓形成、抗心肌缺血、改善微循环、护肝、调节免疫等作用；土茯苓有利尿、镇痛、抑菌及缓解汞中毒等作用；甘草有解痉、抗利尿、降血脂、保肝和类似肾上腺皮质激素样作用。

【用方经验】苦参为皮肤病要药，对湿疹功效尤其显著。朱良春常以苦参配白鲜皮、徐长卿、紫草、牡丹皮、蝉蜕、黄柏、赤芍、土茯苓、甘草治疗急性、亚急性湿疹。此外，朱良春还常以苦参单味外用，渗出物多者，可以干粉撒布，或配伍白鲜皮、马齿苋、徐长卿、蛇床子、荆芥、防风等水煎外洗，或将煎出液冷却后以棉纱布浸药液外敷患处，待干即换，效果不错。

滋阴除湿方（朱仁康经验方）

【组成】生地黄 30 g，玄参 10 g，当归 10 g，丹参 15 g，茯苓 15 g，泽泻 10 g，白鲜皮 10 g，蛇床子 10 g。

【用法】水煎服。

【功效】滋阴除湿。

【主治】阴伤型湿疮（湿疹）。

【方解】生地黄清热凉血，玄参、丹参活血化瘀，当归补血活血，茯苓、泽泻健脾利湿，白鲜皮、蛇床子利湿止痒。

【注意事项】孕妇慎用。

【现代研究】生地黄有增强免疫、抗胃溃疡、促进造血、止血、降压、降血糖等作用；玄参有抑菌、抗炎、扩张冠状动脉、降压、保肝、增强免疫、抗氧化等作用；当归有抗血栓、增强机体免疫、抑制炎症后期肉芽组织增生、抗脂质过氧化、抗菌及抗辐射等作用；丹参有改善微循环、改善血液流变学、抑制血小板聚集、抗血栓、抗炎、镇静、提高耐缺氧能力、促进组织的修复与再生、抗动脉粥样硬化、促进免疫功能、抑菌等作用；茯苓有利尿、镇静、抗肿瘤、增加心肌收缩力、增强免疫功能、护肝、降血糖、延缓衰老、抑制胃溃疡等作用；泽泻有利尿、降压、降血糖、抗脂肪肝及抑菌等作用；白鲜皮有抑菌、抗炎、解热、增加心肌收缩力及抗癌等作用；蛇床子有雄激素样作用，有支气管扩张、祛痰和平喘的作用，还具有抑菌、抗炎、局麻、抗过敏、抗诱变、抗骨质疏松、抗心律失常、降血压、延缓衰老、促进记忆及杀精子等作用。

【用方经验】朱仁康用本方生地黄、玄参、当归、丹参滋阴养血而不助湿，茯苓、泽泻除湿而不伤阴，用于反复不愈的湿疹及慢性阴囊湿疹疗效较好。对此证型，切忌重用燥湿或利湿之品。以免重伤其阴，症情越来越差。凡脾湿肺燥之人，出现燥湿同形同病，最为适于滋阴除湿方。此法为朱仁康治疗湿疹经验的最重要一点，也是湿疹治疗中易于疏忽的一法。

除湿胃苓汤（朱仁康经验方）

【组成】苍术 10 g，陈皮 10 g，茯苓 15 g，泽泻 10 g，六一散 30 g，白鲜皮 10 g，

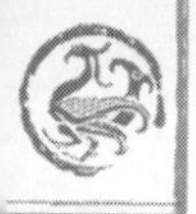

蛇床子 10 g。

【用法】水煎服。

【功效】健脾利湿。

【主治】脾湿型湿疮（湿疹）。

【加减】胃呆纳差加藿香 10 g；芳香化湿加佩兰 10 g；腹胀加厚朴 10 g，大腹皮 10 g。

【方解】苍术、茯苓、泽泻健脾渗湿；白鲜皮、蛇床子利湿止痒；六一散清心利小便。

【现代研究】苍术有促进胃肠运动、抑制中枢神经系统、降血糖等作用，并可治疗夜盲及角膜软化症；陈皮有解痉、平喘、镇咳、祛痰、升高血压、抗血小板聚集、抗氧化、抗衰老、强心、抗休克、抗过敏、抗肿瘤、抑菌、避孕、抗紫外线辐射、杀虫等作用；茯苓有利尿、镇静、抗肿瘤、增加心肌收缩力、增强免疫功能、护肝、降血糖、延缓衰老、抑制胃溃疡等作用；泽泻有利尿、降压、降血糖、抗脂肪肝及抑菌等作用；白鲜皮有抑菌、抗炎、解热、增加心肌收缩力及抗癌等作用；蛇床子有雄激素样作用，有支气管扩张、祛痰和平喘的作用，还具有抑菌、抗炎、局麻、抗过敏、抗诱变、抗骨质疏松、抗心律失常、降血压、延缓衰老、促进记忆及杀精子等作用。

【用方经验】朱仁康将脾湿证的健脾用药选择运脾的苍术、陈皮，而不用健脾益气的黄芪、白术和党参，也不用健脾和胃之山药、白扁豆；而用淡渗利湿之茯苓、泽泻，不用苦寒燥湿的黄芩、黄连、黄柏。治则很明确健脾运化水湿，重在运化，除湿重在淡渗利湿而不伤脾、碍脾。全方合用，看似平淡，却相得益彰，故效果明显。

龙胆泻肝汤（朱仁康经验方）

【组成】生地黄 30 g，牡丹皮 10 g，黄芩 10 g，车前子 10 g，茯苓 15 g，泽泻 10 g，龙胆 6 g，六一散 10 g。

【用法】水煎服。

【功效】清热利湿。

【主治】湿热型湿疮（湿疹）。

【加减】搔抓感染起脓疱时加蒲公英 12 g，金银花 10 g，连翘 10 g，大便偏干加大青叶 10 g。

【方解】生地黄，牡丹皮清热凉血，黄芩清热燥湿，车前子、茯苓、泽泻利水渗湿，龙胆清肝胆热，六一散清肝胆热。

【现代研究】生地黄有增强免疫、抗胃溃疡、促进造血、止血、降压、降血糖等作用；牡丹皮有解热、镇静、镇痛、抗惊厥、抑菌、抗血栓、抗过敏、抗心律失常、保肝、调节免疫等作用；黄芩有解热、镇静、抑菌、抗过敏、保肝、利胆、降压、降脂、抗氧化等作用；车前子有利尿、抑菌及预防肾结石形成等作用；茯苓有利尿、镇静、抗肿瘤、增加心肌收缩力、增强免疫功能、护肝、降血糖、延缓衰老、抑制胃溃疡等作用；泽泻有利尿、降压、降血糖、抗脂肪肝及抑菌等作用；龙胆有抑菌、抗炎、镇静、保肝、抑制心脏、减缓心率、降压及抗疟原虫等作用。

【用方经验】朱仁康认为湿疹因心绪烦扰，脾失健运，湿从内生。心烦属神志因素，由心和肝所主，治疗湿疹当清心利小便，清肝利湿热，健脾淡渗利湿，故龙胆泻肝汤去柴胡、当归，加重生地黄清心凉血，六一散清心利小便。

皮癣汤（朱仁康经验方）

【组成】生地黄 30 g，牡丹皮 10 g，赤芍 10 g，黄芩 10 g，苦参 6 g，白鲜皮 10 g，地肤子 10 g，丹参 15 g，甘草 6 g。

【用法】水煎服。

【功效】凉血消风，利湿清热。

【主治】血热型湿疮（湿疹）。

【方解】生地黄、牡丹皮清热凉血，丹参、赤芍活血化瘀，黄芩、苦参、白鲜皮、地肤子清热燥湿止痒，甘草调和诸药。

【注意事项】孕妇慎用。

【现代研究】生地黄有增强免疫、抗胃溃疡、促进造血、止血、降压、降血糖等作用；牡丹皮有解热、镇静、镇痛、抗惊厥、抑菌、抗血栓、抗过敏、抗心律失常、保肝、调节免疫等作用；黄芩有解热、镇静、抑菌、抗过敏、保肝、利胆、降压、降脂、抗氧化等作用；赤芍有抗炎、解热镇痛、镇静、抗血小板聚集、抗血栓形成、抗心肌缺血、改善微循环、护肝、调节免疫等作用；苦参有抑菌、抗病毒、抗炎、抗过敏、抗心律失常、抗肿瘤、升高白细胞、保肝、抑制免疫、镇静、平喘等作用；白鲜皮有抑菌、抗炎、解热、增加心肌收缩力及抗癌等作用；地肤子有抑菌、抑制单核巨噬系统的吞噬功能及迟发型超敏反应的作用；丹参有改善微循环、改善血液流变学、抑制血小板聚集、抗血栓、抗炎、镇静、提高耐缺氧能力、促进组织的修复与再生、抗动脉粥样硬化、促进免疫功能、抑菌等作用；甘草有解痉、抗利尿、降血脂、保肝和类似肾上腺皮质激素样作用。

【用方经验】朱仁康认为湿疹的发病与心火和脾湿最为密切，热重于湿即心火偏重，心主血脉故皮肤表现为红斑或红丘疹，血热妄行出现剧烈瘙痒，搔破出血，搔痕累累，以夜间为甚。

朱氏湿疹三号方（朱仁康经验方）

【组成】生地黄 30 g，玄参 12 g，当归 12 g，丹参 15 g，茯苓 9 g，泽泻 9 g，白鲜皮 9 g，蛇床子 9 g。

【用法】水煎服。

【功效】滋阴养血，除湿止痒。

【主治】亚急性湿疹、慢性阴囊湿疹。

【方解】生地黄、玄参清热凉血，滋阴；当归、丹参养血活血；茯苓、泽泻利水渗湿；白鲜皮、蛇床子祛风止痒。诸药共奏滋阴养血，除湿止痒之功效。

【现代研究】生地黄有增强免疫、抗胃溃疡、促进造血、止血、降压、降血糖等作用；玄参有抑菌、抗炎、扩张冠状动脉、降压、保肝、增强免疫、抗氧化等作用；当归有抗血栓、增强机体免疫、抑制炎症后期肉芽组织增生、抗脂质过氧化、抗菌及抗辐射等作用；丹参有改善微循环、改善血液流变学、抑制血小板聚集、抗血栓、抗炎、镇静、提高耐缺氧能力、促进组织的修复与再生、抗动脉粥样硬化、促进免疫功能、抑菌等作用；茯苓有利尿、镇静、抗肿瘤、增加心肌收缩力、增强免疫功能、护肝、降血糖、延缓衰老、抑制胃溃疡等作用；泽泻有利尿、降压、降血糖、抗脂肪肝及抑菌等作用；白鲜皮有抑菌、抗炎、解热、增加心肌收缩力及抗癌等作用；蛇床子有雄激素样作用，有支气管扩张、祛痰和平喘的作用，还具有抑菌、抗炎、局麻、抗过敏、抗诱变、抗骨质疏松、抗心律失常、降血压、延缓衰老、促进记忆及杀精子等作用。

第二节　特应性皮炎

特应性皮炎又名异位性皮炎、遗传过敏性皮炎等，是一种慢性复发性炎症性皮肤病。其发病原因复杂，一般认为与遗传因素、食物过敏原刺激、吸入过敏原刺激、自身抗体、感染及皮肤功能障碍等有关。临床表现婴儿期多呈急性或亚急性湿疹状，青年成人期则表现为亚急性或慢性湿疹状。常反复发生，缠绵难愈。

中医认为本病因禀赋不耐，脾胃运化失职，内有胎火湿热，外受风湿热邪，两者蕴阻肌肤而成，每因吸入致敏物质或食虾蟹等腥发之物而加重或诱发，施治需随证变化辨证论治。

健脾润肤汤联合外用甘草油（蔡念宁经验方）

【组成】茯苓 10 g，苍术 10 g，白术 10 g，当归 10 g，生地黄 10 g，丹参 10 g，鸡血藤 10 g，赤芍 10 g，白芍 10 g，陈皮 10 g。

【用法】上方水煎服，联合甘草油外用：将中药甘草浸入植物油中一昼夜，文火煎至焦枯，离火滤过，去渣备用，每日 2 次。

【功效】健脾燥湿，养血润肤。

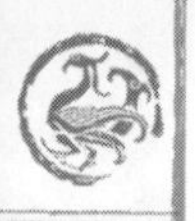

【主治】脾虚血燥型特应性皮炎。

【加减】瘙痒较著者，加苦参、蒺藜、白鲜皮、地肤子；心烦而夜不能眠者，加首乌藤、栀子；搔之屑起，脱屑较多者，系血燥阴液亏虚，肌肤失养，加熟地黄、天冬、麦冬；口渴口燥，加天花粉，生地黄；肥厚浸润较著者，加秦艽、威灵仙；饮食不化、胃脘胀满者，加瓜蒌、枳壳、厚朴；气虚而面色白、大便溏稀者，加党参、黄芪。

【方解】方中白术补脾益胃，燥湿和中止汗；茯苓渗湿利水，健脾和胃，宁心安神，强精益髓；苍术健脾燥湿，祛风散寒；以上三药相配健脾益气燥湿。生地黄清热凉血，养阴生津；丹参活血调经，祛瘀止痛，凉血消痈，除烦安神；鸡血藤行血补血，调经，舒筋活络；赤芍清热凉血，散瘀止痛；白芍养血敛阴，柔肝止痛，平抑肝阳；五药相配以养血活血。

【注意事项】14 岁以下儿童减半，2 日服 1 剂，分 4 次服。

【现代研究】健脾润肤汤中白术有利尿、增强免疫功能、抗衰老、保肝、利胆、降血糖、抗菌、抗肿瘤、镇静、镇咳、祛痰等作用；苍术有促进胃肠运动、抑制中枢神经系统、降血糖等作用，并可治疗夜盲及角膜软化症；当归有抗血栓、增强机体免疫、抑制炎症后期肉芽组织增生、抗脂质过氧化、抗菌及抗辐射等作用；丹参有改善微循环、改善血液流变学、抑制血小板聚集、抗血栓、抗炎、镇静、提高耐缺氧能力、促进组织的修复与再生、抗动脉粥样硬化、促进免疫功能、抑菌等作用；生地黄有增强免疫、抗胃溃疡、促进造血、止血、降压、降血糖等作用；鸡血藤有一定的造血功能，并能对抗动脉粥样硬化病变，还有抗炎、抗病毒、镇静催眠、抗癌等作用；陈皮有解痉、平喘、镇咳、祛痰、升高血压、抗血小板聚集、抗氧化、抗衰老、强心、抗休克、抗过敏、抗肿瘤、抑菌、避孕、抗紫外线辐射、杀虫等作用。

甘草油是一种传统外用油剂，可清除鳞屑、软化痂皮、清洁皮肤上的药垢，同时甘草油在皮肤表面形成的表浅油膜，作用缓和，可有效地阻止皮肤水分丢失，改善患者的皮肤屏障功能，防止肌肤干燥，对粗糙的皮肤有润泽作用，降低不良因素对皮肤的直接刺激。其主要成分甘草，具有肾上腺皮质激素样作用和抗炎及抗变态反应的作用，具有良好的抗炎抗过敏作用；无明显刺激性，可明显缓解患者皮肤瘙痒干燥等症状，以治肌肤之标。

润肤消炎洗剂（陈达灿经验方）

【组成】黄精，金银花，甘草，薄荷。

【用法】外洗。

【功效】疏风清热利湿，健脾滋阴润燥。

【主治】特应性皮炎。

【方解】其中黄精性平、味甘、入脾、肾、肺经，可养阴润肺、补气健脾、益肾填精、滋阴润燥；金银花性寒、味甘苦，有清热解毒、凉散风热之功；甘草甘、平，可补益心脾、泻火解毒、调和诸药；薄荷疏风清热、清凉止痒，全方共奏润肤消炎止痒之功。

【现代研究】黄精水提液在体外对伤寒杆菌、金黄色葡萄球菌及多种致病真菌均有抑制作用；金银花有抑菌、抗病毒、退热、保肝、止血、降低胆固醇、抗生育、兴奋中枢、促进胃液分泌等作用；甘草有解痉、抗利尿、降血脂、保肝和类似肾上腺皮质激素样作用；薄荷有抑菌、解热、解毒、抗炎及减轻四氢化碳引起肝组织损害作用。

【用方经验】临床上润肤消炎洗剂均适用于特应性皮炎的急性发作期和缓解期，如皮疹为红斑、丘疹、丘疱疹、无渗液，方中黄精、金银花 1：1 比例配伍；如皮疹以红肿、糜烂、渗出为主，方中黄精、金银花以 1：2 比例配伍加强清热解毒利湿之功，疗效更佳。

健脾渗湿冲剂（陈达灿经验方）

【组成】党参 30 g，茯苓 15 g，薏苡仁 15 g，白术 10 g，陈皮 6 g。

【用法】水煎服。

【功效】健脾渗湿。

【主治】儿童特应性皮炎脾虚证。

【方解】方中党参、白术益气健脾共为君药，茯苓、薏苡仁、泽泻健脾渗湿共为臣药，陈皮理气化湿，为佐药，炙甘草补气，调和诸药，为使药，诸药合奏益气健脾渗湿之功。

【现代研究】现代药理研究显示方中党参、白术、薏苡仁等药有增强免疫功能及抗炎的作用；泽泻可降低机体细胞免疫功能，对迟发型超敏反应有抑制作用；茯苓可抑制T淋巴细胞活化产生IL－2而起免疫抑制作用；甘草中的甘草甜素能抑制靶细胞脱颗粒和组织胺的释放、甘草根及糖甙有对抗组织胺的作用从而起到抗过敏作用，同时小剂量的甘草甜素有类可的松样的糖皮质激素免疫抑制作用；陈皮亦有抗组织胺、抑制T淋巴细胞活化的作用，这些药理特性恰恰针对特应性皮炎发病机理。

【用方经验】特应性皮炎（AD）是一种慢性、复发性、变态反应性皮肤病，其中90%为儿童及青少年患者，长期反复发作的瘙痒、皮损是AD的主要临床表现。AD相当于祖国医学的“四弯风”“奶癣”，部分论著还将其归入“湿疮”范畴。中医认为本病儿童期发病主因先天禀赋不足，脾失健运，湿自内生，复感风湿热邪，郁于肌肤腠理而急发；反复发作，易致脾虚湿恋，肌肤失养。“脾虚湿困”是儿童AD患者的基本病机，治疗当以“健脾渗湿”为基本法则。

龙牡汤（黄尧洲经验方）

【组成】生龙骨，煅牡蛎，骨碎补。

【用法】水煎服。

【功效】镇心安神。

【主治】特应性皮炎。

【方解】重用生龙骨为君、煅牡蛎为臣，共奏重镇心安神、益阴潜阳之功；骨碎补能补先天禀赋之不足，佐助君臣。诸药合用，药少力专，宁心神、止瘙痒。

【现代研究】生龙骨有调节机体免疫功能、镇静、催眠、抗惊厥、促进血液凝固、降低血管通透性等作用；煅牡蛎有镇静、抗惊厥、抗癫痫、镇痛、抗肝损伤、增强免疫、抗肿瘤、抗氧化、抗衰老、抗胃溃疡等作用；骨碎补能降血脂和抗动脉硬化，能促进骨对钙的吸收，有利于骨折的愈合，并有明显的镇痛、镇静作用。

【用方经验】AD患者皮肤敏感性高，易受环境影响，但引起病情发作的不单是过敏，还有很多因素，外在因素如理化因素（气温、湿度、光照、空气中微粒等）的刺激，还有体内因素、心理因素等的影响。显然仅是依赖回避措施和药物治疗不能从根本上改变患者疾病状况，更主要的是依赖于患者自身的生活调理，增强自身调节，适应生活的环境。黄尧洲治疗AD，注重改变患者观念，突出患者生活调理，临床上收到非常好的疗效。

培土清心方（黄莺经验方）

【组成】沙参 15 g，白术 10 g，茯苓 15 g，薏苡仁 15 g，忍冬藤 10 g，连翘 10 g，淡竹叶 10 g，黄芩 10 g，白茅根 15 g。

【用法】水煎服。

【功效】培土固本，清心泻心。

【主治】特应性皮炎。

【加减】皮损鲜红者酌加水牛角、栀子、牡丹皮；渗出明显者加车前草；瘙痒明显酌加白鲜皮、紫荆皮；眠差加生龙骨、合欢皮；大便秘结者加玄参、生地黄。缓解期主要以脾土虚羸、肌肤失养之象明显，故应注重培土健脾为要。加减变化：热象不显而皮损肥厚者可去黄芩、忍冬藤、连翘酌加熟地黄、黄精、女贞子、枸杞子；纳差者酌加稻芽、山楂、白术；泄泻可合用莲米谷芽汤。

【方解】选药多甘淡平和之味，具有培土不留邪，清心而不伤正之特点。

【现代研究】白术有利尿、增强免疫功能、抗衰老、保肝、利胆、降血糖、抗菌、抗肿瘤、镇静、镇咳、祛痰等作用；茯苓有利尿、镇静、抗肿瘤、增加心肌收缩力、增强免疫功能、护肝、降血糖、延缓衰老、抑制胃溃疡等作用；薏苡仁有增强免疫力、降血糖、降血钙、解热、镇静、镇痛等作用；连翘心有抑菌、抗炎和止痛作用，还有抗氧化、抗过敏活性等作用；淡竹叶有利尿、抑菌、解热、升高血糖、抗肿瘤等作用；黄芩

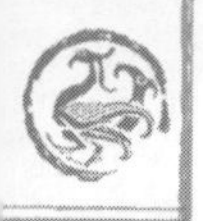

有解热、镇静、抑菌、抗过敏、保肝、利胆、降压、降脂、抗氧化等作用；白茅根有止血、利尿、抗炎等作用，其水煎剂能显著缩短出血和凝血时间。

【用方经验】特应性皮炎（AD）表现形式复杂多样，黄莺在长期临床上观察到AD主要表现为“两个期”：急性期和缓解期；“三个阶段”：幼儿阶段、儿童阶段、成人阶段。急性期病症特点表现在皮损潮红，糜烂渗出伴烦躁多动、瘙痒甚，舌体瘦、舌尖红、纳眠差。该期主要见于幼儿阶段，病机多由于“心常有余”或“胎热遗毒”而致火热内生，抟结于肤，发为疮痍。缓解期病症主要表现为皮损肥厚干燥，呈苔藓样变，瘙痒剧烈，伴纳眠差、舌质淡胖有齿痕，脉缓细。该期主要见于儿童阶段和成人阶段，病机特点是脾土失运，化源不足，精血亏虚，不养肌肤。所以正确认识该病的“两期”“三阶段”，对辨治AD有重要作用。

养血祛风汤（刘天骥经验方）

【组成】何首乌30 g，当归15 g，鸡血藤15 g，白鲜皮15 g，地肤子15 g，蒺藜15 g，徐长卿10 g，荆芥10 g，全蝎10 g，乌梢蛇10 g。

【用法】水煎服。

【功效】滋阴养血，祛风止痒。

【主治】特应性皮炎。

【加减】腹胀甚者加枳壳10 g，陈皮10 g；便溏者，去当归，加山药15 g，白术15 g；便秘者，加生地黄30 g，火麻仁15 g。

【方解】当归、鸡血藤养血活血，何首乌补肝肾养阴血，李时珍云其：“此物苦温，苦补肾，温补肝，功在地黄、天冬之上。”以上为养血滋阴的一面。白鲜皮、徐长卿、全蝎等祛风止痒，此为祛邪的一面。全方熔滋阴养血、祛风止痒药于一炉，紧扣病机，故疗效显著。又直达病所，补内治之不足。

【现代研究】何首乌有降低胆固醇、提高免疫功能等作用；当归有抗血栓、增强机体免疫、抑制炎症后期肉芽组织增生、抗脂质过氧化、抗菌及抗辐射等作用；白鲜皮有抑菌、抗炎、解热、增加心肌收缩力及抗癌等作用；地肤子有抑菌、抑制单核巨噬系统的吞噬功能及迟发型超敏反应的作用；徐长卿有明显的镇静、镇痛、抗菌、消炎作用，并有改善心肌缺血、降血压、降血脂及解痉作用；荆芥有解热、镇痛、抗炎及抗补体作用；全蝎有镇痛、抗惊厥、抗癫痫及降压、抑菌等作用；乌梢蛇各有抗炎、镇静、镇痛、抗惊厥作用。

四物汤加味配合外洗方（卜静波经验方）

【组成】内服药：当归15 g，白芍1 g，川芎7.5 g，熟地黄10 g，党参10 g，甘草10 g。外洗药：白鲜皮30 g，桃仁20 g，防风20 g，金银花20 g，苦参15 g，地肤子20 g，首乌藤15 g。

【功效】内服药补脾益气、补血和血；外洗药活血润肤、清热解毒、祛湿止痒。

【主治】特应性皮炎。

【加减】若瘙痒明显者加白鲜皮10 g，地肤子5 g；体虚湿盛者加茯苓10 g，苍术10 g；气虚者，加黄芪15 g；咽喉肿痛者，加金银花10 g，连翘10 g，板蓝根15 g。

【方解】药用熟地黄、白芍是血中的血药；当归、川芎是血中的气药。阴阳动静相配，故能补血，又能和血；党参补脾益气；甘草补脾益气养血；鸡血藤、当归养血润肤。全方以补脾益气、补血和血，对肌体有全面调节作用，达到养血润肤，止痒的目的。同时，配合活血润肤、清热解毒、祛湿止痒的中药：白鲜皮、防风、桃仁、首乌藤等中药洗涤皮肤，即可清洁皮肤，又可达到治疗作用。

【现代研究】内服药中当归有抗血栓、增强机体免疫、抑制炎症后期肉芽组织增生、抗脂质过氧化、抗菌及抗辐射等作用；白芍有镇痛、解痉、保肝、增强应激能力、抑菌等作用；川芎有镇静、镇痛、抑制血小板聚集等作用；熟地黄有增强免疫功能、促进血凝、强心、抗衰老、抗焦虑等作用；党参有抗溃疡、增强免疫、延缓衰老、抗缺氧、抗辐射、降低血糖、调节血脂和抗心肌缺血等作用；甘草有解痉、抗利尿、降血脂、保肝和类似肾上腺皮质激素样作用。外洗药中白鲜皮有抑菌、抗炎、解热等作用；桃仁有镇痛、抗炎、抗菌、抗过敏、抑制血小板聚集等作用；防风有解热、抗炎、镇静、镇痛、抗惊厥、抗过敏、抗菌等作用；苦参有抑菌、抗病毒、抗炎、抗过敏等作用；地肤子有抑菌、抑制单核巨噬系统的吞噬功能及迟发型超敏反应的作用。

【用方经验】特应性皮炎与祖国医学文献中记载的“四弯风”相类似。本病多因为禀赋不耐、脾失健运，湿热内生，感受风湿热邪，郁于肌腠而发病，由于缠绵日久，反复发作，致使脾虚血燥，肌肤失养所致。根据异位性湿疹反复发作，缠绵日久的特点。应用四物汤加味治疗异位性湿疹可对肌体有全面调节作用而达到养血润肤止痒的目的，同时应用药物局部治疗，使药物有效成分直达病所，而对皮肤又无刺激，且疗效满意，值得推广应用。

健脾化湿汤加减养血润肤饮（魏跃钢经验方）

【组成】苍术 6 g，白术 6 g，茯苓 6 g，薏苡仁 10 g，麦芽 15 g，稻芽 15 g，白鲜皮 6 g，白花蛇舌草 15 g，丹参 10 g，泽泻 5 g，乌梢蛇 6 g，当归 6 g，首乌藤 10 g，陈皮 3 g。

【用法】水煎服。

【功效】益气健脾，养血润肤。

【主治】脾虚湿蕴型四弯风（特应性皮炎）。

【方解】方中苍白术、茯苓、薏苡仁为君药，益气健脾同时又有化湿之功；白鲜皮，白花蛇舌草随证起到清热止痒之效；麦芽、谷芽顾护脾胃之气；而方中丹参，当归滋阴养血而不助湿。

【现代研究】苍术有促进胃肠运动、抑制中枢神经系统、降血糖等作用，并可治疗夜盲及角膜软化症；白术有利尿、增强免疫功能、抗衰老、保肝、利胆、降血糖、抗菌、抗肿瘤、镇静、镇咳、祛痰等作用；茯苓有利尿、镇静、抗肿瘤、增加心肌收缩力、增强免疫功能、护肝、降血糖、延缓衰老、抑制胃溃疡等作用；薏苡仁有增强免疫力、降血糖、降血钙、解热、镇静、镇痛等作用；白鲜皮有抑菌、抗炎、解热、增加心肌收缩力及抗癌等作用；白花蛇舌草有抗肿瘤、抗炎、抑制生精能力和保肝利胆作用；丹参有改善微循环、改善血液流变学、抑制血小板聚集、抗血栓、抗炎、镇静、提高耐缺氧能力、促进组织的修复与再生、抗动脉粥样硬化、促进免疫功能、抑菌等作用；泽泻有利尿、降压、降血糖、抗脂肪肝及抑菌等作用；乌梢蛇有抗炎、镇静、镇痛、抗惊厥作用；当归有抗血栓、增强机体免疫、抑制炎症后期肉芽组织增生、抗脂质过氧化、抗菌及抗辐射等作用；陈皮有解痉、平喘、镇咳、祛痰、升高血压、抗血小板聚集、抗氧化、抗衰老、强心、抗休克、抗过敏、抗肿瘤、抑菌、避孕、抗紫外线辐射、杀虫等作用。

【医案精选】袁某，女，10 岁，2012 年 9 月 12 日初诊。患儿自幼特应性皮炎病史，期间反复发作。现因“全身大部分皮肤干燥，有散在皮疹，瘙痒，四肢屈侧见少量渗出”就诊。皮肤科检查，患者全身大部分皮肤干燥，局部可见肥厚，有色素沉着。四肢屈侧见少量丘疱疹，有少量渗出，瘙痒剧烈，形体消瘦，饮食不佳，夜寐尚安。舌质淡，苔白，脉细。西医诊断：特应性皮炎，中医诊断：四弯风（脾虚湿蕴型）。治以益气健脾，养血润肤。方用健脾化湿汤加减养血润肤饮化裁，处方：苍术 6 g，白术 6 g，茯苓 6 g，薏苡仁 10 g，麦芽 15 g，稻芽 15 g，白鲜皮 6 g，白花蛇舌草 15 g，紫丹参 10 g，泽泻 5 g，乌梢蛇 6 g，当归 6 g，首乌藤 10 g，陈皮 3 g。7 剂，1 剂/日，水煎，早晚温服。同时予黄芩油膏（江苏省中医院制剂室生产，成分：黄芩、凡士林）外用，2 次/日。2012 年 9 月 19 日二诊：患儿四肢屈侧渗出明显减少，瘙痒亦见减轻，上方继服，黄芩油膏继用。2012 年 10 月 4 日三诊：患者诉症状明显好转，偶有瘙痒，现精神状况较好，食欲好转，二便亦调，上方去泽泻，加川芎 6 g 继

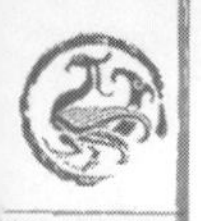

服。并嘱患者外用丝塔芙等医用润肤之品。2012年10月26日四诊：患者自述瘙痒已明显减轻，皮肤干燥好转，体检见皮肤皮疹已消退，躯干及双下肢仅留少量色素沉着及苔藓样变，其他无不适。

小儿化湿汤（魏跃钢经验方）

【组成】生地黄10 g，牡丹皮6 g，茯苓6 g，薏苡仁10 g，麦芽15 g，白鲜皮6 g，白花蛇舌草15 g，大腹皮6 g，丹参10 g，牛蒡子5 g，泽泻5 g，黄芩6 g，蝉蜕5 g，陈皮3 g。

【用法】水煎服。

【功效】祛风清热，健脾化湿止痒。

【主治】湿热内蕴型四弯风（特应性皮炎）。

【加减】小儿多兼有心烦，夜寐不安等症状，所以在健脾化湿清热的同时，可加入连翘、淡竹叶等来清心火，合培土清心之意，并用首乌藤以安神。渗出减少，未见新损出现，瘙痒仍明显，上方去蝉蜕加乌梢蛇6 g；皮疹变暗，渗出明显减少，瘙痒亦减，心烦，时有怕热，睡眠不安，去牛蒡子、蝉蜕加连翘6 g，首乌藤10 g。

【方解】方中生地黄，牡丹皮为君，起到清热凉血之功效；白鲜皮、白花蛇舌草、丹参、牛蒡子、蝉蜕、黄芩、泽泻共奏清热祛风止痒之功效，并伍以茯苓、薏苡仁健脾渗湿；同时应用麦芽、陈皮顾护脾胃之气，免寒凉伤胃。

【现代研究】生地黄有增强免疫、抗胃溃疡、促进造血、止血、降压、降血糖等作用；牡丹皮有解热、镇静、镇痛、抗惊厥、抑菌、抗血栓、抗过敏、抗心律失常、保肝、调节免疫等作用；茯苓有利尿、镇静、抗肿瘤、增加心肌收缩力、增强免疫功能、护肝、降血糖、延缓衰老、抑制胃溃疡等作用；薏苡仁有增强免疫力、降血糖、降血钙、解热、镇静、镇痛等作用；白鲜皮有抑菌、抗炎、解热、增加心肌收缩力及抗癌等作用；白花蛇舌草有抗肿瘤、抗炎、抑制生精能力和保肝利胆作用；紫丹参有改善微循环、改善血液流变学、抑制血小板聚集、抗血栓、抗炎、镇静、提高耐缺氧能力、促进组织的修复与再生、抗动脉粥样硬化、促进免疫功能、抑菌等作用；泽泻有利尿、降压、降血糖、抗脂肪肝及抑菌等作用；黄芩有解热、镇静、抑菌、抗过敏、保肝、利胆、降压、降脂、抗氧化等作用；蝉蜕有解热、镇静、抗惊厥等作用；陈皮有解痉、平喘、镇咳、祛痰、升高血压、抗血小板聚集、抗氧化、抗衰老、强心、抗休克、抗过敏、抗肿瘤、抑菌、避孕、抗紫外线辐射、杀虫等作用。

【医案精选】彭某，男，9岁，2012年5月25日初诊。患儿自幼有特应性皮炎病史，现因“全身散在红色皮疹，伴有糜烂，流水，瘙痒5天”至我科就诊。皮肤科检查：患儿周身皮肤散在红斑及红色丘疹，躯干丘疹与红斑融合成片，境界不清渗出较多；颈部及肘窝腘窝处，亦见红斑丘疹及渗出，瘙痒明显。患者胃纳欠佳，大便干，小便黄，舌质红，苔薄黄，脉弦滑。西医诊断：特应性皮炎；中医诊断：四弯风（湿热内蕴型）。治以：祛风清热，健脾化湿止痒。方用小儿化湿汤加减，处方：生地黄10 g，牡丹皮6 g，茯苓6 g，薏苡仁10 g，麦芽15 g，白鲜皮6 g，白花蛇舌草15 g，大腹皮6 g，丹参10 g，牛蒡子5 g，泽泻5 g，黄芩6 g，蝉蜕5 g，陈皮3 g。7剂，1剂/日，水煎，早晚温服。同时予皮炎洗剂（江苏省中医院制剂室生产，成分：苦参、黄芩、黄柏、大黄），按药与水1：30温水湿敷。2012年6月3日2诊：患者渗出减少，未见新损出现，瘙痒仍明显，上方去蝉蜕加乌梢蛇6 g，皮炎洗剂继用。2012年6月17日3诊：患者皮疹变暗，渗出明显减少，瘙痒亦减，诉心烦，时有怕热，睡眠不安。上方去牛蒡子、蝉蜕加连翘6 g，首乌藤10 g。2021年6月30日4诊：患者瘙痒已明显减轻，未见渗出，部分皮损见色素沉着，纳可，夜寐亦安。嘱患者原方继服。2021年7月14日5诊：患者皮损已大部消退，留有色素沉着，无明显其他不适。

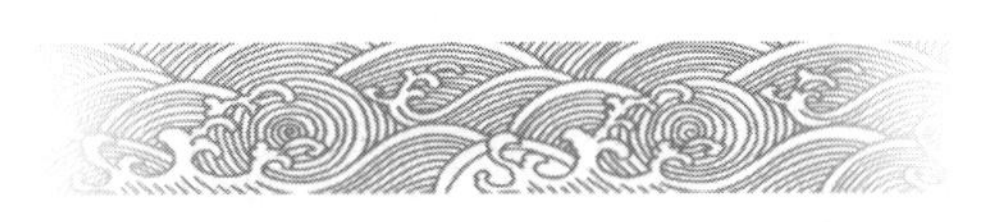

第七章　药物性皮炎

药物性皮炎是指药物通过注射、内服、吸入等途径进入人体后引起的皮肤、黏膜的过敏反应。致敏药物以抗生素为多，其次为解热镇痛类、安眠镇静类等，近年来中草药引起者亦有报道。

临床上按皮损形态可分为猩红热或麻疹样红斑、重症有多形红斑、剥脱性皮炎、大疱性表皮坏死松解型、固定性药疹等类型。常急性发病，轻者可无全身症状，重者可在发疹前后或同时伴有不同程度的全身症状。轻症患者一般在病因去除后即可治愈；重症者由于同时伴有多系统损害，往往预后较差。

中医认为本病总由禀赋不耐，邪毒内侵所致。临床须首先停用一切可疑药物，治疗以清热利湿为主，重症者宜中西医结合及时救治。

皮炎汤（朱仁康经验方）

【组成】生石膏 30 g（先煎），生地黄 30 g，牡丹皮 10 g，赤芍 10 g，知母 10 g，金银花 10 g，连翘 10 g，竹叶 10 g，甘草 10 g。

【用法】水煎服。

【功效】清热凉血，泄热解毒。

【主治】药物性皮炎，接触性皮炎（包括漆性皮炎、油彩性皮炎），植物-日光性皮炎。

【加减】热毒偏盛，酌加水牛角粉、大青叶、紫草等；湿热偏盛，酌加滑石、泽泻、黄芩、薏苡仁等；瘀滞偏盛，酌加牛膝、桃仁、当归等；气阴两伤，酌加太子参、麦冬、五味子、石斛等。

【方解】生石膏、知母、竹叶清热泻火；生地黄、牡丹皮、赤芍清热凉血；金银花、连翘清热解毒；生甘草解毒，调和诸药。诸药共奏清热凉血，泄热解毒之功效。

【现代研究】生石膏有解热、抗病毒、抗炎、免疫促进、利尿、降血糖、抑制神经应激能力、降低毛细血管通透性等作用；生地黄有增强免疫、抗胃溃疡、促进造血、止血、降压、降血糖等作用；牡丹皮有解热、镇静、镇痛、抗惊厥、抑菌、抗血栓、抗过敏、抗心律失常、保肝、调节免疫等作用；赤芍有抗炎、解热镇痛、镇静、抗血小板聚集、抗血栓形成、抗心肌缺血、改善微循环、护肝、调节免疫等作用；知母有解热、抗炎、利尿、祛痰、抗菌、抗癌、抗溃疡及抗血小板聚集等作用；金银花有抑菌、抗病毒、退热、保肝、止血、降低胆固醇、抗生育、兴奋中枢、促进胃液分泌等作用；连翘有抑菌、抗炎和止痛作用，还有抗氧化、抗过敏活性等作用；生甘草有解痉、抗利尿、降血脂、保肝和类似肾上腺皮质激素样作用。

【医案精选】1. 染发皮炎　肖某，女，45岁，2005 年 7 月 19 日初诊。头面皮肤肿胀，伴瘙痒渗水 2 日。4 天前用染发剂，2 天后觉头面皮肤灼热瘙痒，焮红肿胀，迭起水疱，湿烂渗液。查头皮、前额、面颊部皮肤潮红焮肿成片，轮廓鲜明，触之灼热，其上水疱丛生、如芥如豆、密似撒粟，疱壁紧绷、鼓起有力，揩破湿烂，津水黄黏，疱底色赤，扪之湿润，或结黄痂、形如松脂，双睑肿胀，两目开启受限，白睛色赤，热泪如汤，小溲黄赤，舌红苔腻，脉象滑数。西医诊断为染发皮炎。中医诊断为风毒肿。证属湿热内蕴，外染毒邪。治以清热解毒，除湿消肿。药用生石膏 30 g（先煎），生地黄 30 g，牡丹皮 10 g，赤芍 10 g，知母 10 g，金银花 10 g，连翘 10 g，竹叶 6 g，六一散 10 g（包煎），泽泻 10 g，白茅根 15 g，黄芩 10 g。水煎服，7 剂。外用地榆 30 g，马齿苋 20 g，黄柏 15 g。水煎取汁，冷敷患处，每次 5 min，每日 2 次，7 剂。复诊肿消过半，原有水疱及湿烂处大多干涸，瘙痒明显减轻，唯头皮、前额处仍有新起水疱，四周潮红微肿，舌脉同前。遂将六一散加至 15 g，白茅根加至 20 g，外用同前，再服 5 剂痊愈。

按：患者因秉性不耐，湿热内蕴，外染毒邪，发于体肤，故水疱丛生，湿烂渗液，津水黄黏，参之以苔腻脉滑，知系湿热毒邪作祟。以六一散易甘草，另加白茅根、泽泻、黄芩等，配以湿敷法，意在加重解毒消肿、除湿清热之力。

2. 固定性药疹　杨某，男，32 岁，2008 年 7 月 28 日初诊。阴茎背侧红肿、渗水 1 周。素有头痛失眠，常服止痛片、安眠药片。3 周前发现阴茎背侧有硬币大小紫红斑，每于服

药后颜色加深，定处不移。1 周前因患感冒加服复方阿司匹林片后，患处红肿、中有水疱。查阴茎背侧龟头与包皮交界处有 5 分硬币大小紫红斑片，轮廓鲜明，轻度肿胀，四畔绕以红晕，中心生有水疱，鼓起无力，未破不坚，触之即溃，糜烂津水，基地潮红。排尿灼热，发热恶寒，头疼乏力，小溲黄赤，舌尖红甚，脉象弦数。西医诊断为固定性药疹。中医诊断为石火丹。证属火毒下注，热盛肉腐。治以泻火解毒，清热凉血。药用生石膏 30 g（先煎），生地黄 30 g，牡丹皮 10 g，赤芍 10 g，知母 10 g，金银花 10 g，连翘 10 g，竹叶 10 g，甘草 10 g，木通 6 g。水煎服，7 剂。外用栀子 20 g，黄柏 30 g，地榆 15 g。水煎取汁，冷敷患处，每次 5～10 min，每日 3 次，7 剂。复诊肿胀消退，其色变淡，糜烂渗出已止，唯留浅在溃疡，基底仍红，疼痛时作，舌红、溲赤、排尿灼热感有减。前方加入栀子 10 g，六一散 12 g，再服 7 剂，外治同前。服药后患处仅留有少许淡紫斑片，其他症状消失。复服 5 剂，并嘱勿再服致敏药物，随访未发。

按：患者依据皮损发于阴茎，排尿灼热，伴舌红溲赤，知系火毒下注。方中加木通，有导赤散之意。二诊时病虽有减，但排尿灼热，舌红溲赤如故，知热毒未尽，遂以六一散易甘草，加栀子意在使邪自小便而解，故收效甚捷。

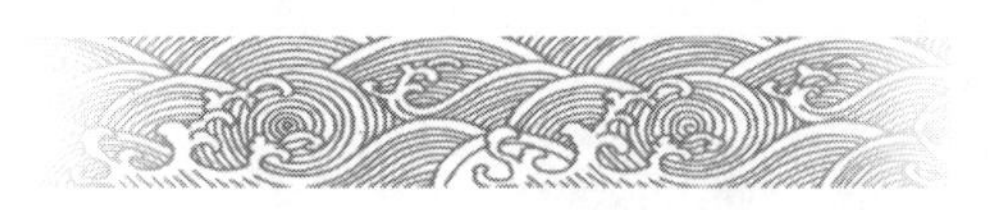

第八章　瘙痒性皮肤病

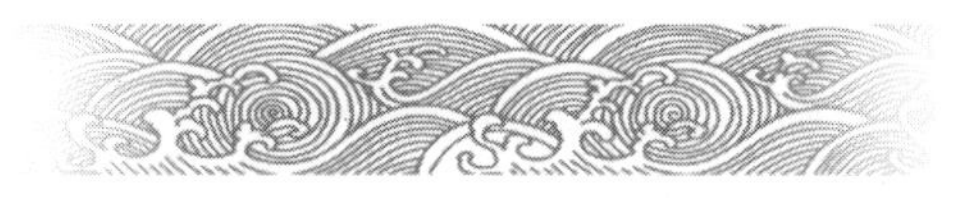

第八章 孟子創見大氣

第一节 结节性痒疹

全虫方（赵炳南经验方）

【组成】全蝎 6 g，乌蛇 10 g，威灵仙 10 g，漏芦 10 g，川楝 10 g，白鲜皮 30 g，苦参 15 g，夏枯草 30 g，生地黄 15 g，当归 10 g，甘草 6 g。

【用法】水煎服。

【功效】息风止痒，除湿解毒。

【主治】结节性痒疹。

【加减】风盛者加刺蒺藜；湿盛者加地肤子、泽泻、厚朴等；老年皮肤干燥者加鸡血藤、丹参养血润肤；苔藓化明显者加桃仁、红花等活血化瘀之品；结节明显者加土贝母、三棱、莪术等软坚散结之药。

【方解】方中选用全蝎、乌蛇为主药，用两药的毒性之偏，以毒攻毒，直捣病所。同时，两药又能外达皮肤，内通经络，善于走窜，循表至里，疏风之力极强，使顽结之湿毒得以散开，以达祛风止痒、通络散结之效，故为君药。威灵仙能通行十二经，有散风祛湿、疏风通络之功，与祛风合用可止痒；漏芦清热祛湿通络。以上 4 药均有通络之效，以通散结。黄连清湿热、泻心火；白鲜皮、苦参祛湿止痒，苦寒之味可监治全蝎、乌蛇的燥性，配伍生地黄养阴凉血活血；夏枯草软坚散结；当归调和气血；甘草和中。

【注意事项】孕妇禁用。

【现代研究】全蝎有镇痛、抗惊厥、抗癫痫及降压、抑菌等作用；乌蛇有抗炎、镇静、镇痛、抗惊厥作用；威灵仙有镇痛、抗利尿、抗疟、降血糖、降血压、利胆、抑菌等作用；白鲜皮有抑菌、抗炎、解热、增加心肌收缩力及抗癌等作用；苦参有抑菌、抗病毒、抗炎、抗过敏、抗心律失常、抗肿瘤、升高白细胞、保肝、抑制免疫、镇静、平喘等作用；夏枯草有抗炎、免疫抑制、抗凝血、降血压、降血糖等作用；生地黄有增强免疫、抗胃溃疡、促进造血、止血、降压、降血糖等作用；当归有抗血栓、增强机体免疫、抑制炎症后期肉芽组织增生、抗脂质过氧化、抗菌及抗辐射等作用；甘草有解痉、抗利尿、降血脂、保肝和类似肾上腺皮质激素样作用。

【用方经验】结节性痒疹病因不明，病程迁延难愈。中医学将其称之为“顽湿聚结”或“马疥”。赵炳南认为，本病多因体内蕴湿，外感风毒，或昆虫叮咬，湿邪风毒聚于皮里肉外，经络阻隔，气血凝滞，形成结节而作痒；或因血分伏热，风热内蕴不能外泄致皮肤出现增厚结节；或由于忧思郁怒，七情所伤，脉络瘀阻所致；或老年可因血虚风燥，肌肤失养所致。总之，本病证属风湿凝滞，但往往多兼有血热、痰湿、血瘀和血虚风燥等证，治宜息风止痒，除湿解毒。

第二节 皮肤瘙痒症

皮肤瘙痒症是一种无原发皮疹，但以瘙痒为主要症状的皮肤病。病因复杂，常由内外因素所致，内因包括系统性疾病，外因则与物理、化学刺激、食物、药物等因素有关。

临床一般分为局限性和泛发性两类。局限性以阴部、肛门周围最为多见，泛发性者可泛发全身。单纯的皮肤瘙痒症经过及时治疗，可逐渐痊愈，但对于伴有原发系统性疾病者，则须积极治疗原发疾病，否则，瘙痒难以治愈。

中医认为本病总因湿热内蕴，外受风邪，蕴结肌肤，或气血亏虚，生风化燥，肌肤失

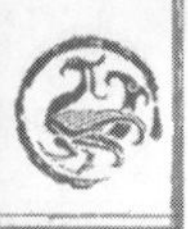

养而致。治疗当四诊合参，辨证施治，但总以祛风止痒为要。

小柴胡汤合茵陈蒿汤加减（陈金兰经验方）

【组成】柴胡6 g，黄芩6 g，苦参6 g，牡丹皮6 g，栀子6 g，大黄9 g，茵陈15 g，白鲜皮15 g，防风10 g。

【用法】1剂一日，分2次煎服。

【功效】疏肝利胆。

【主治】瘙痒性皮肤病。

【加减】伴结石者加海金沙15 g，金钱草15 g，鸡内金10 g，痒甚者加钩藤15 g，地肤子10 g；渗出明显者加龙胆6 g，白茅根30 g，藿香10 g，佩兰10 g，痛甚者加延胡索10 g，川楝10 g，郁金10 g。

【方解】方中柴胡苦辛平，主入肝胆，疏畅经气之郁滞；黄芩苦寒，也入肝胆，清热解毒；牡丹皮清热凉血，活血化瘀；苦参、白鲜皮、栀子清热燥湿，通利三焦，引湿热下行；大黄降瘀泻热，通利大便，以开湿热下行之道；茵陈清利湿热，利胆退黄；防风辛温，功能祛风散寒，胜湿止痛。诸药合用，共奏清热祛湿，疏肝利胆之功。

【注意事项】孕妇及月经期、哺乳期慎用。

【现代研究】柴胡有解热、抗炎、镇静、安定、镇痛、保肝、利胆、抗病原微生物、抗辐射及促进免疫功能等作用；黄芩有解热、镇静、抑菌、抗过敏、保肝、利胆、降压、降脂、抗氧化等作用；苦参有抑菌、抗病毒、抗炎、抗过敏、抗心律失常、抗肿瘤、升高白细胞、保肝、抑制免疫、镇静、平喘等作用；牡丹皮有解热、镇静、镇痛、抗惊厥、抑菌、抗血栓、抗过敏、抗心律失常、保肝、调节免疫等作用；栀子有抗病毒、保肝利胆、解热、镇痛、抗菌、抗炎、镇静催眠、降血压等作用；大黄有抗感染、利胆、健胃、保肝、止血、降压、降低血清胆固醇等作用；茵陈有显著利胆作用，并有解热、保肝、抗肿瘤、抑菌、抗病毒和降压作用；白鲜皮有抑菌、抗炎、解热、增加心肌收缩力及抗癌等作用；防风有解热、抗炎、镇静、镇痛、抗惊厥、抗过敏、抗菌等作用。

【医案精选】刘某，女，46岁。1994年3月28日初诊。患者1年前躯干部出现丘疹、斑丘疹，瘙痒不适，渐波及四肢近端，经治疗好转，但经常复发。半月前以泛发性湿疹样皮炎收入本院治疗。入院后，曾拟清热为法，内服中药，渗液处以草药煎汤湿敷，静脉滴注地塞米松，治疗5天。渗液止，痒感略减，夜寐稍安。激素减量，并改为口服泼尼松，当减至15 mg/日时，即出现轻度反复，减至1 mg/日时，渗液、红斑、抓痕、痒感加重。加大激素用量，皮损好转，然一减量，皮损又恢复原状。曾用清热凉血、疏风止痒法治疗。疗效仍不显著。陈金兰根据B超提示“胆囊炎，胆结石”，结合患者形体偏胖，纳呆，舌红，苔黄腻、脉弦，拟疏肝利胆法治疗。在上方中加用金钱草、鸡内金、郁金等，1剂/日，渗液处仍以草药湿敷，经治5天，渗液全止，皮肤肥厚处变薄，色泽变淡。激素完全停用，皮损不但不再复发，且逐日好转。后又守方15剂，丘疹平伏，痒止，皮损全部痊愈。

当归饮子加减（肖建桥经验方）

【组成】当归15 g，生地黄10 g，川芎10 g，白芍15 g，黄芪15 g，何首乌15 g，蒺藜15 g，荆芥10 g，防风10 g，乌梢蛇10 g，甘草6 g。

【用法】水煎服。

【功效】祛风止痒，滋阴养血。

【主治】气血亏虚，肌肤失养之皮肤瘙痒。

【加减】伴便秘者加杏仁、瓜蒌；头昏目涩者加桑叶、菊花、枸杞子；口干多饮者加玄参、芦根；失眠者加合欢皮、百合、茯神。

【方解】方中当归活血养血、生地黄清热养血；白芍养血调经，敛阴止汗，何首乌养血益精；川芎人血分，理血中之气；黄芪益气固表；防风、荆芥、蒺藜疏风透邪，消疹止痒；乌梢蛇祛风通络止痒；甘草补脾益气，调和诸药。诸药合用，共奏祛风止痒，滋阴养血之功。

【注意事项】孕妇禁用。

【现代研究】现代研究表明当归饮子有降低血中强啡肽水平的作用，从而减轻中枢致痒作用。

【用方经验】维生素B1、维生素B12穴位注射联合中药当归饮子治疗老年性皮肤瘙痒，效果显著，安全性高，值得临床应用。

全虫方（赵炳南经验方）

【组成】全蝎6 g，皂角刺6 g，蒺藜15 g，苦参10 g，白鲜皮15 g，泽泻10 g，首乌藤30 g，当归10 g，生地黄15 g，槐花15 g。

【用法】水煎服。

【功效】祛风利湿，养血润肤。

【主治】风瘙痒（皮肤瘙痒症）。

【加减】湿盛者加地肤子、泽泻、厚朴等；老年皮肤干燥者加鸡血藤、丹参养血润肤。

【方解】方中选用全蝎为主药，用此药的毒性之偏，以毒攻毒，直捣病所。同时，全蝎又能外达皮肤，内通经络，善于走窜，循表至里，疏风之力极强，使顽结之湿毒得以散开，以达祛风止痒、通络散结之效，故为君药。白鲜皮、苦参祛湿止痒，苦寒之味可监治全蝎的燥性，配伍生地黄、槐花养阴凉血活血；当归调和气血，首乌藤补肝肾、益精血；皂角刺、蒺藜活血祛风止痒，泽泻利水渗湿。诸药合用，共奏祛风利湿，养血润肤之功。

【注意事项】孕妇禁用。

【现代研究】全蝎有镇痛、抗惊厥、抗癫痫及降压、抑菌等作用；皂角刺有抑菌、抗肿瘤的作用；蒺藜有降压、利尿、抑菌等作用；苦参有抑菌、抗病毒、抗炎、抗过敏、抗心律失常、抗肿瘤、升高白细胞、保肝、抑制免疫、镇静、平喘等作用；白鲜皮有抑菌、抗炎、解热、增加心肌收缩力及抗癌等作用；泽泻有利尿、降压、降血糖、抗脂肪肝及抑菌等作用；首乌藤有镇静催眠、促进免疫功能、抗炎、抗菌、抗氧化等作用；当归有抑菌、抗炎、解热、增加心肌收缩力及抗癌等作用；生地黄有增强免疫、抗胃溃疡、促进造血、止血、降压、降血糖等作用；槐花有止血、抗炎、抗菌、促凝血等作用。

【医案精选】患者，男，58岁，1971年9月2日初诊。1年来，患者全身皮肤瘙痒，搔后皮肤发红，不起风团，影响入睡，痒甚时用玉米棒搔抓也不解痒，曾用镇静药及脱敏药，未效。查体：全身皮肤粗糙，个别区域苔藓样变，无渗出液，有明显抓痕血痂。中医辨证：风湿内蕴，结为湿毒。治以除湿解毒、息风止痒。方以全虫方加减：全蝎6 g，皂角刺（打）12 g，蒺藜15 g，苦参6 g，白鲜皮30 g，猪牙皂角6 g，槐花15 g，枳壳9 g，荆芥6 g，蝉蜕6 g，威灵仙12 g，紫草根9 g。每日1剂，水煎服。患者服上方10剂后，瘙痒已减轻，全身皮肤也逐渐光滑，守方继服15剂，基本痊愈。

赵炳南经验方一

【组成】苦参15 g，石楠叶10 g，僵蚕5～15 g，藏红花3 g（另煎），莲子20 g，连翘15 g，栀子5 g，蒺藜20 g，白鲜皮20 g，甘草7～10 g。

【用法】水煎服。

【功效】除蕴湿，泻心火。

【主治】风瘙痒（皮肤瘙痒症）。

【加减】服上方效果不佳时，加生玳瑁9 g或真犀角粉0.2 g另煎冲服。

【方解】方中苦参、白鲜皮、栀子清热燥湿，通利三焦，引湿热下行；僵蚕辛散，入肝、肺二经，有祛外风、散风热、止痛、止痒之功；藏红花活血通脉；莲子性味苦，寒，归心、肾经，清心安神，交通心肾；连翘清热解毒；石楠叶、蒺藜活血祛风止痒，甘草调和诸药。诸药合用，共奏除蕴湿，泻心火之功。

【注意事项】孕妇禁用。

【现代研究】苦参有抑菌、抗病毒、抗炎、抗过敏、抗心律失常、抗肿瘤、升高白细胞、保肝、抑制免疫、镇静、平喘等作用；石楠叶有明显的安定和降温作用，并有镇痛、

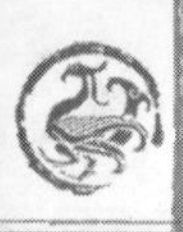

抗炎、抑菌及抗癌作用；僵蚕有镇静、催眠、抗惊厥、抗凝血、抗肿瘤、降血糖等作用；连翘有抑菌、抗炎和止痛作用，还有抗氧化、抗过敏活性等作用；栀子有抗病毒、保肝利胆、解热、镇痛、抗菌、抗炎、镇静催眠、降血压等作用；蒺藜有降压、利尿、抑菌等作用；白鲜皮有抑菌、抗炎、解热、增加心肌收缩力及抗癌等作用；甘草有解痉、抗利尿、降血脂、保肝和类似肾上腺皮质激素样作用。

【用方经验】赵炳南认为皮肤瘙痒症患者大部分冬季或秋末冬初生火时发病，老年人多见，病程长，以瘙痒为主，昼轻夜重，入睡尤甚，无明显皮疹，常见抓痕，舌胖，苔白兼涩腻，脉沉缓。证属内有蕴湿，外受火邪，治以除蕴湿、泻心火。

赵炳南经验方二

【组成】人参 5 g，黄芪 20 g，太子参 10～20 g，何首乌 10～30 g，黑芝麻 15～20 g，胡麻子 15～20 g，白芍 10～15 g，桑椹 15～20 g，天冬 10～15 g，麦冬 10～15 g，石楠叶 10～20 g。

【用法】水煎服。

【功效】养血益气，润肤止痒。

【主治】风瘙痒（皮肤瘙痒症）。

【加减】服上方效果不佳时，加西洋参 3 g 另煎冲服。

【方解】人参、黄芪甘温补虚，大补元气，补气升阳，配伍太子参性平偏凉，属补气中的清补之品，兼能养阴生津；何首乌、黑芝麻首乌补肝肾、益精血，白芍养血调经，敛阴止汗，桑椹、天冬、麦冬滋阴补血，养阴润；胡麻子润燥祛风，石楠叶活血祛风止痒。诸药合用，共奏养血益气，润肤止痒之功。

【注意事项】痰湿内蕴者慎用。

【现代研究】人参有抗休克、抗疲劳、抗衰老、抗心肌缺血、抗脑缺血、抗心律失常、强心、增强免疫功能、抗肿瘤、抗辐射、抗应激、降血脂、降血糖、抗利尿、调节中枢神经兴奋与抑制过程的平衡、促进造血功能、增强学习记忆力、保护胃肠细胞等作用；黄芪有抗病毒、利尿、保护肾脏、抗衰老、抗辐射、抗炎、降血脂、降血糖、增强免疫、抗肿瘤和保肝等作用；太子参有增强免疫、抗应激、抗疲劳、改善记忆、降血糖、降血脂、止咳、祛痰、抗菌、抗病毒、抗炎等作用；何首乌有促进肠管运动和轻度泻下作用，还有抗氧化、抗炎、抗菌、抗病毒、抗癌、抗诱变、保肝、调节血脂、抑制平滑肌舒张、抑制血小板聚集和舒张血管等作用；黑芝麻有抗辐射、增强机体免疫功能的作用；白芍有镇痛、解痉、保肝、增强应激能力、抑菌等作用；天冬有镇咳、祛痰、平喘、降血糖、延缓衰老、增强免疫、抗肿瘤、抗血小板凝集、抑菌等作用；麦冬能增强垂体肾上腺皮质系统作用，提高机体适应性，并有增强免疫功能、抗癌、抗心律失常、抗休克、降血糖、抗炎、镇静、催眠、改善血液流变学和抗凝血等作用；石楠叶有明显的安定和降温作用，并有镇痛、抗炎、抑菌及抗癌作用。

【用方经验】赵炳南认为 60 岁以上老人皮肤瘙痒症患者较多，无季节性，皮肤瘙痒无疹，干燥，脱屑，粗糙角化，可见抓痕，血痂，色素沉着，舌淡、体胖，苔薄白，脉沉细。证属气血两亏，治以养血益气、润肤止痒。

赵炳南经验方三

【组成】天仙藤 30 g，首乌藤 30 g，鸡血藤 30 g，钩藤 10～15 g，茯神 15 g，酸枣仁 15 g，益智仁 15 g，白鲜皮 20～40 g，远志 10 g，牡丹皮 15 g，地肤子 20～40 g，石楠叶 10～20 g。

【用法】水煎服。

【功效】调和阴阳，安神止痒。

【主治】风瘙痒（皮肤瘙痒症）。

【加减】风盛者加蒺藜；年老者加鸡血藤、丹参，养血润肤。

【方解】方中天仙藤性味苦寒，行气活血，通络止痛，鸡血藤活血补血，牡丹皮清热凉血，活血化瘀；首乌藤养血祛风止痒；白鲜皮、地肤子清热利湿，祛风止痒解毒；

石楠叶活血祛风止痒；钩藤息风定惊；茯神宁心安神；酸枣仁养心补肝，宁心安神；益智仁补益脾肾；远志安神益智，交通心肾。诸药合用，共奏调和阴阳，安神止痒之功。

【注意事项】孕妇禁用。

【现代研究】天仙藤有镇咳、平喘、祛痰、抗炎、抗菌等作用；首乌藤有镇静催眠、促进免疫功能、抗炎、抗菌、抗氧化等作用；鸡血藤有一定的造血功能，并具有抗血小板聚集、抗炎、抗病毒、镇静催眠、抗癌等作用；益智仁有中枢抑制、镇痛、免疫抑制、抗过敏、抗癌、抗应激、延缓衰老、消除自由基、抗氧化等作用；白鲜皮有抑菌、抗炎、解热、增加心肌收缩力及抗癌等作用，其水提液有较强的抗疲劳能力和抗高温能力；远志有镇静、催眠、抗惊厥、祛痰、镇咳、降压、止痛、抗氧化、抗衰老、预防各种炎性脑病、增强免疫、抗菌、抗病毒、溶血、降血糖、降血脂、利胆、利尿、消肿、抗突变、抗癌等作用；牡丹皮有解热、镇静、镇痛、抗惊厥、抑菌、抗血栓、抗过敏、抗心律失常、保肝、调节免疫等作用；地肤子有抑菌、抑制单核巨噬系统的吞噬功能及迟发型超敏反应的作用；石楠叶有明显的安定和降温作用，并有镇痛、抗炎、抑菌及抗癌作用。

【用方经验】赵炳南认为皮肤瘙痒症中阴阳不调型多见于工作繁忙者，或心情抑郁，或失眠，心烦，与年龄无关，可见抓痕，血痂，无明显皮疹，头晕腰酸，手足心时冷时热，舌微红无光，苔薄白或兼有黄苔，脉寸关弦滑、尺沉细。证属心肾不交，阴阳不调，上实下虚，上火下寒。治以调和阴阳、安神止痒。

当归饮子加减（朱仁康经验方）

【组成】生地黄 10 g，何首乌 10 g，当归 10 g，白芍 10 g，黄芪 20 g，茯苓 10 g，荆芥 10 g，蒺藜 10 g，麻子仁 10 g，麦冬 10 g。

【功效】养血润肤，消风止痒。

【主治】血虚风燥之皮肤瘙痒。

【加减】若失眠可加酸枣仁、合欢皮；血虚风盛者可加生龙骨、生牡蛎、珍珠母潜阳息风。

【方解】方中生地黄、何首乌、当归、白芍补血活血，养血润肤，滋阴润燥；黄芪、茯苓健脾益气，培补气血；荆芥、蒺藜消风止痒；麻子仁、麦冬养阴补虚。诸药合用，共奏养血润肤，消风止痒之功。

【注意事项】孕妇慎用。

【现代研究】生地黄有增强免疫、抗胃溃疡、促进造血、止血、降压、降血糖等作用；何首乌有促进肠管运动和轻度泻下作用，还有抗氧化、抗炎、抗菌、抗病毒、抗癌、抗诱变、保肝、调节血脂、抑制平滑肌舒张、抑制血小板聚集和舒张血管等作用；当归有抗血栓、增强机体免疫、抑制炎症后期肉芽组织增生、抗脂质过氧化、抗菌及抗辐射等作用；白芍有镇痛、解痉、保肝、增强应激能力、抑菌等作用；黄芪有抗病毒、利尿、保护肾脏、抗衰老、抗辐射、抗炎、降血脂、降血糖、增强免疫、抗肿瘤和保肝等作用；茯苓有利尿、镇静、抗肿瘤、增加心肌收缩力、增强免疫功能、护肝、降血糖、延缓衰老、抑制胃溃疡等作用；荆芥有解热、镇痛、抗炎及抗补体作用；麦冬能增强垂体肾上腺皮质系统作用，提高机体适应性，并有增强免疫功能、抗癌、抗心律失常、抗休克、降血糖、抗炎、镇静、催眠、改善血液流变学和抗凝血等作用。

【用方经验】朱仁康认为，此型为年老体衰，气血两虚，血不养肤，肝风内生，风胜则痒。治疗须重用养血润肤药物，佐以消风止痒之品。

活血祛风汤（朱仁康经验方）

【组成】当归 9 g，赤芍 9 g，桃仁 9 g，红花 9 g，荆芥 9 g，蝉蜕 6 g，蒺藜 9 g，甘草 6 g。

【用法】水煎服。

【功效】活血祛风。

【主治】气血两虚之皮肤瘙痒。

【加减】血虚加熟地黄 9 g，黄芪 9 g，病程较长加乌蛇 9 g，金银花 15 g；刺痒不适加苦参 9 g，钩藤 9 g；影响睡眠加合欢皮 12 g，百合 9 g。

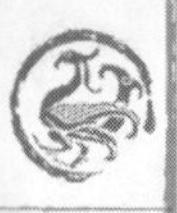

【方解】方中蝉蜕、蒺藜、荆芥祛风止痒，透散邪气；当归、赤芍、红花、桃仁补血活血，通络止痛；甘草调和诸药。诸药配伍，能使气血之虚得补，其本得固，风邪从表而出而其标得治。

【注意事项】孕妇慎用。

【现代研究】当归有抗血栓、增强机体免疫、抑制炎症后期肉芽组织增生、抗脂质过氧化、抗菌及抗辐射等作用；赤芍有抗炎、解热镇痛、镇静、抗血小板聚集、抗血栓形成、抗心肌缺血、改善微循环、护肝、调节免疫等作用；桃仁有镇痛、抗炎、抗菌、抗过敏、抑制血小板聚集、镇咳平喘、抗肝纤维化等作用；红花有镇痛、镇静、抗惊厥及抗炎等作用；荆芥有解热、镇痛、抗炎及抗补体作用；蝉蜕有解热、镇静、抗惊厥等作用；甘草有解痉、抗利尿、降血脂、保肝和类似肾上腺皮质激素样作用。

【用方经验】引起瘙痒的因素很多，最常见的当属风、湿、热、邪。而风又贯穿本病始终。朱仁康在临床中发现，风瘙痒总的原因不离乎风，风可分为外风、内风。外风可有风热、风湿。内风可有血热生风、血虚生风及血瘀生风。外感风湿，湿蕴化热，风湿热邪久羁皮肤，内不能疏泄，外不得透达，怫郁于皮毛腠理而发为瘙痒。或动风之物，多能助长心火偏激，激惹血热扑肤而痒。或血虚风燥，肌肤失养，风胜则燥，风动则痒，最终导致本病的发生。

祛风胜湿汤（朱仁康经验方）

【组成】荆芥 10 g，防风 10 g，羌活 10 g，蝉蜕 10 g，茯苓 10 g，陈皮 10 g，金银花 10 g，甘草 6 g。

【用法】水煎服。

【功效】健脾利湿，疏风止痒。

【主治】风湿客肤之皮肤瘙痒。

【加减】血虚加熟地黄 9 g，黄芪 9 g，瘙痒不适加苦参 9 g，钩藤 9 g，影响睡眠加合欢皮 12 g，百合 9 g。

【方解】方中荆芥、防风辛温，功能发表散风，胜湿止痛；羌活辛温苦，祛风胜湿；蝉蜕散风热消瘾疹。合用之使湿随风去；陈皮、茯苓利水渗湿，健脾和中；金银花清热解毒，甘草调和诸药。诸药合用，共奏健脾利湿，疏风止痒之功。

【注意事项】阴血亏虚者慎用。

【现代研究】荆芥有解热、镇痛、抗炎及抗补体作用；防风有解热、抗炎、镇静、镇痛、抗惊厥、抗过敏、抗菌等作用；蝉蜕有解热、镇静、抗惊厥等作用；茯苓有利尿、镇静、抗肿瘤、增加心肌收缩力、增强免疫功能、护肝、降血糖、延缓衰老、抑制胃溃疡等作用；陈皮有解痉、平喘、镇咳、祛痰、升高血压、抗血小板聚集、抗氧化、抗衰老、强心、抗休克、抗过敏、抗肿瘤、抑菌、避孕、抗紫外线辐射、杀虫等作用；金银花有抑菌、抗病毒、退热、保肝、止血、降低胆固醇、抗生育、兴奋中枢、促进胃液分泌等作用；甘草有解痉、抗利尿、降血脂、保肝和类似肾上腺皮质激素样作用。

【用方经验】朱仁康认为，此型属湿热内蕴，外受于风。脾胃气滞则蕴湿，湿蕴日久则生热，顽湿聚客于皮肤则瘙痒无度。治宜健脾利湿，疏风止痒。方用祛风胜湿汤加减。

乌蛇驱风汤（朱仁康经验方）

【组成】乌梢蛇 10 g，蝉蜕 10 g，荆芥 10 g，防风 10 g，羌活 10 g，白芷 10 g，黄连 10 g，黄芩 10 g，金银花 10 g，连翘 10 g，甘草 6 g。

【用法】水煎服。

【功效】搜风清热，败毒止痒。

【主治】风胜之皮肤瘙痒。

【加减】若病程较长，皮肤肥厚者加莪术、丹参、姜黄。

【方解】方中乌梢蛇、蝉蜕搜剔风邪；荆芥，防风、羌活、白芷祛风止痒；黄连、黄芩清热燥湿；金银花、连翘、甘草清热解毒，诸药合用，使风湿热邪复从表而出。

【注意事项】孕妇慎用。

【现代研究】乌梢蛇有抗炎、镇静、镇痛、抗惊厥作用；蝉蜕有解热、镇静、抗惊厥等作用；荆芥有解热、镇痛、抗炎及抗补体作用；防风有解热、抗炎、镇静、镇痛、抗惊厥、抗过敏、抗菌等作用；白芷有兴奋神经中枢、升高血压、抑菌、解热、抗炎、镇痛、解痉、抗癌等作用；黄连有抑菌、解热、抗胃溃疡、降血糖、强心、抗心肌缺血、抗心律失常、降压、抗血小板聚集、抗肿瘤、降脂等作用；黄芩有解热、镇静、抑菌、抗过敏、保肝、利胆、降压、降脂、抗氧化等作用；金银花有抑菌、抗病毒、退热、保肝、止血、降低胆固醇、抗生育、兴奋中枢、促进胃液分泌等作用；连翘有抑菌、抗炎和止痛作用，还有抗氧化、抗过敏活性等作用；甘草有解痉、抗利尿、降血脂、保肝和类似肾上腺皮质激素样作用。

【用方经验】朱仁康认为，此型为风邪郁久，化热化燥，未经发泄，皮肤剧痒，风盛则走窜无定，遍身作痒，成年累月，顽固不愈。治宜搜风清热，败毒止痒。

止痒熄风汤（朱仁康经验方）

【组成】生地黄 10 g，牡丹皮 10 g，赤芍 10 g，玄参 10 g，白鲜皮 10 g，蒺藜 10 g，龙骨 20 g，牡蛎 20 g，甘草 6 g。

【用法】水煎服。

【功效】清热凉血，消风止痒。

【主治】血热生风之皮肤瘙痒。

【加减】瘙痒不适加苦参、钩藤；影响睡眠加合欢皮、百合；病程较长，皮肤肥厚者加莪术、丹参、姜黄。

【方解】方中生地黄、牡丹皮、赤芍、玄参清热凉血，兼顾阴液；白鲜皮、蒺藜消风止痒；煅龙骨、煅牡蛎重镇安神；甘草调和诸药。

【注意事项】湿热积滞者不宜使用。

【现代研究】生地黄有增强免疫、抗胃溃疡、促进造血、止血、降压、降血糖等作用；牡丹皮有解热、镇静、镇痛、抗惊厥、抑菌、抗血栓、抗过敏、抗心律失常、保肝、调节免疫等作用；赤芍有抗炎、解热镇痛、镇静、抗血小板聚集、抗血栓形成、抗心肌缺血、改善微循环、护肝、调节免疫等作用；玄参有抑菌、抗炎、扩张冠状动脉、降压、保肝、增强免疫、抗氧化等作用；白鲜皮有抑菌、抗炎、解热、增加心肌收缩力及抗癌等作用；煅龙骨有调节机体免疫功能、镇静、催眠、抗痉厥、促进血液凝固、降低血管通透性等作用；煅牡蛎有镇静、抗惊厥、抗癫痫、镇痛、抗肝损伤、增强免疫、抗肿瘤、抗氧化、抗衰老、抗胃溃疡等作用；甘草有解痉、抗利尿、降血脂、保肝和类似肾上腺皮质激素样作用。

【用方经验】朱仁康认为，本型多见于青壮年人，血气方刚，心经有火，血热内蕴，血热生风，风动则痒。治宜清热凉血，消风止痒。

庄国康经验方

【组成】龙骨 30 g，牡蛎 30 g，赭石 30 g，石决明 30 g，珍珠母 30 g，磁石 30 g，丹参 15 g，秦艽 10 g，漏芦 10 g。

【用法】水煎服。

【功效】重镇潜阳，搜风止痒。

【主治】皮肤瘙痒症。

【加减】如需养血，常配伍当归、熟地黄；如需润燥，常配伍生地黄、玄参、何首乌；如需活血，常配伍降香、当归、川芎、茜草、三棱、莪术；如需滋阴，常配伍天冬、麦冬、石斛、黄精；如需凉血，常配伍生地黄、牡丹皮、紫草、槐花；如需化痰，常配伍莱菔子、白芥子、海浮石、海蛤壳；如需健脾利湿，常配伍陈皮、半夏、茯苓、甘草；如需舒肝解郁，常配伍香附、柴胡、郁金；如需清热，常配伍白茅根、白花蛇舌草、大青叶；如瘙痒发于四肢，常配伍鸡血藤、首乌藤。

【方解】方中大量采用金石和介壳类重潜药物以搜风止痒，并佐以活血通络之品。重潜药物在《神农本草经》中多被列为上、中二品，其质重坠，“重可去怯”，可导引心阳下潜，使之归藏于阴，以达到宁心安神之功效。方中金石类药物之代表：磁石、赭石，质重能镇，含有铁质，金能平木，善平肝风，现代药理研究亦提示铁剂可促进血红蛋白的合成，从而补血强身、养血宁心。介壳类药

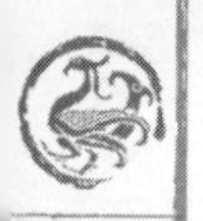

物之代表：龙骨，可平肝潜阳，张锡纯云“龙骨既能入气海以固元，”更能入肝经防其疏泄元气，且能入肝敛戢肝木；牡蛎，可入肺潜浮阳以定魄。故龙骨、牡蛎为调养心神之妙药，二药合用可收敛心气之耗散，并三焦之气化，可使浮荡之魂魄安其宅地使心有所主，神有所安。现代药理研究亦表明，介壳类药物富含钙、铜、锰、锌等微量元素，可抑制自主活动、抗惊厥、降低血管壁通透性，故能多途径、多靶点缓解顽固性瘙痒。

【注意事项】重镇药如龙骨、牡蛎、石决明、珍珠母、磁石等不必先煎，但煎药前需浸泡达 12 小时以上；需注意老弱患者脾胃虚弱，重镇药物剂量宜小，大剂量常可致腹泻等胃肠不适，必要时可予少量砂仁、厚朴温中理气，防止重镇之品碍胃；重镇药物质重而坠，孕妇慎用。

【现代研究】龙骨有调节机体免疫功能、镇静、催眠、抗痉厥、促进血液凝固、降低血管通透性等作用；牡蛎有镇静、抗惊厥、抗癫痫、镇痛、抗肝损伤、增强免疫、抗肿瘤、抗氧化、抗衰老、抗胃溃疡等作用；赭石对中枢神经系统有镇静作用，其内服能收敛胃肠壁，保护黏膜面；珍珠母有延缓衰老、抗氧化、抗肿瘤、镇静、抗惊厥、抗过敏等作用；磁石有镇静、催眠、抗惊厥、抗炎、镇痛、促凝血等作用；丹参有改善微循环、改善血液流变学、抑制血小板聚集、抗血栓、抗炎、镇静、提高耐缺氧能力、促进组织的修复与再生、抗动脉粥样硬化、促进免疫功能、抑菌等作用；漏芦能提高细胞的免疫功能，并有抗氧化、抗动脉粥样硬化、抗炎、镇痛、保肝、抗疲劳等作用。

【用方经验】庄国康认为，要提高重潜搜风药物的疗效，其配伍的灵活运用至关重要。临床在治疗顽固性瘙痒皮肤病时，庄国康常根据皮疹颜色、形态以及患者整体辨证论治。如需养血，常配伍当归、熟地黄；如需润燥，常配伍生地黄、玄参、制何首乌；如需活血，常配伍降香、当归、川芎、茜草、三棱、莪术；如需滋阴，常配伍天冬、麦冬、石斛、黄精；如需凉血，常配伍生地黄、牡丹皮、紫草、槐花；如需化痰，常配伍莱菔子、白芥子、海浮石、海蛤壳；如需健脾利湿，常配伍陈皮、半夏、茯苓、甘草；如需舒肝解郁，常配伍香附、柴胡、郁金；如需清热，常配伍白茅根、白花蛇舌草、大青叶；如瘙痒发于四肢，常配伍鸡血藤、首乌藤。

【医案精选】1. 病案一：患者，男，76 岁，主因“全身皮肤起疹伴瘙痒 20 余年，加重半年”，于 2011 年 5 月 30 日就诊。20 余年前，患者无明显诱因皮肤出现红斑、丘疹，伴瘙痒，后反复难愈，半年前瘙痒加重，每晚不能安卧，经中西医多方治疗效果不显，生活极度痛苦。就诊时可见患者全身皮肤干燥，成片红斑，丘疹，结节，部分苔藓化，可见浸润，抓痕。舌质暗，苔薄，脉沉细。此患者，庄国康辨病为湿疮，辨证为血瘀风盛，治以重潜搜风、活血止痒，药用磁石 30 g，赭石 30 g，龙骨 30 g，牡蛎 30 g，珍珠母 30 g，乌蛇 10 g，秦艽 10 g，漏芦 10 g，丹参 15 g，三棱 10 g，莪术 10 g，苦参 10 g，浮萍 10 g，白鲜皮 10 g，浮小麦 30 g，首乌藤 15 g，水煎服 7 剂。2011 年 6 月 5 日二诊，患者近日双手掌及足底部皮肤出现密集丘疱疹，部分血疱，双下肢浮肿，躯干部结节性皮损较前平复，瘙痒程度减轻，舌质红，苔薄，脉沉细。庄国康考虑患者目前兼有湿热之邪，当重潜搜风、清利湿热，故采用核心处方配伍龙胆泻肝汤化裁，水煎服 14 剂，并予地榆 60 g，马齿苋 30 g，菊花 10 g，苦参 10 g，白矾 6 g，水煎湿敷。2011 年 6 月 19 日三诊，患者服药 1 周后手足部水疱、血疱消失，瘙痒明显减轻，夜间可入睡。查背部有小片红斑，无浸润，手背部皮肤散在结节，下肢轻度浮肿、潮红。舌质尖红，苔薄，脉细数。庄国康认为患者目前湿邪已去大半，而兼有阴伤，应重潜搜风、滋阴除湿。故前方加黄精 10 g，生地黄 30 g，玄参 15 g，天冬 15 g，麦冬 15 g，玉竹 15 g，石斛 10 g，水煎服 14 剂。后调治半年，患者顽疾获愈。

按：此患者湿疹病程日久，加之年事已高，阴血亏虚，肝阳上亢，瘙痒难耐，夜难安卧，庄国康认为治疗首当重潜搜风、活血止痒。患者服用 7 剂后瘙痒程度减轻；二诊时皮疹可见丘疱疹，血疱，伍以清利湿热，并予清热除湿之方湿敷；三诊时瘙痒明显减轻，夜间能可入睡。后随证伍以滋阴除湿、凉血活血、养阴益气等治法，调治半年，患者顽疾获愈。

2. 病案二患者，男，39岁。主因“双肘部及尾骶部皮疹伴瘙痒5年”，于2013年1月9日就诊。患者5年前双肘、尾骶部皮肤瘙痒，常搔抓，外用糠酸莫米松乳膏、曲安奈德益康唑等药膏后病情反复。现患者瘙痒剧烈，眠差，易急。查双肘部伸侧及尾骶部皮肤斑块，境界清晰，苔藓化，表面干燥，有抓痕。舌质暗，苔薄黄，脉弦细。此患者，庄老辨病为牛皮癣，辨证为阴伤血燥，治以重潜搜风、养血润燥，药用磁石30 g，赭石30 g、龙骨30 g，牡蛎30 g，石决明30 g，荆芥10 g，防风10 g，生地黄15 g，熟地黄15 g，当归15 g，何首乌10 g，蒺藜10 g，黄芪10 g，远志10 g，酸枣仁10 g，水煎服14剂。2013年2月6日二诊，患者自觉瘙痒明显减轻，仍眠差、梦多，乏力，大便偏稀。查皮疹变薄，面积明显缩小，边缘有小片皮肤轻度苔藓化，无浸润。舌质暗，苔薄，脉细滑。庄老改用养血安神之法调治1月获愈。

按：神经性皮炎常因其剧烈奇痒难忍，持续时间较长，且临床疗效欠佳而严重影响了患者生活质量。庄国康认为顽固性瘙痒与精神因素关系密切，紧张焦虑则病情加重，运用重潜搜风法为主治疗，屡起沉疴。

第三节　神经性皮炎

神经性皮炎是以阵发性瘙痒和皮肤苔藓化为特征的慢性皮肤炎症。病因尚不明确，一般认为与神经精神因素、长期搔抓、摩擦及某些外在刺激因素有关。临床一般将其分为局限性神经性皮炎和泛发性神经性皮炎。自觉阵发性瘙痒，入夜尤甚，每当情绪波动时加重。本病呈慢性经过，常多年不愈，易反复发生。

中医认为本病总因情志内伤，风邪侵扰，或血虚生风化燥，肌肤失养所致。治疗当以祛风止痒、疏肝清热、养阴润燥为主。

柴芍龙牡汤（艾儒棣经验方）

【组成】柴胡10 g，白芍15 g，龙骨20 g，牡蛎20 g，甘草6 g。

【用法】水煎服。

【功效】疏肝解郁、养阴益肾、安神止痒。

【主治】因肝郁不舒所致的神经性皮炎、斑秃、慢性荨麻疹。

【加减】阴虚者加首乌藤20 g，酸枣仁30 g，女贞子30 g，墨旱莲15 g。

【方解】本方取柴胡性味轻清，舒畅气机，清宣郁结，其效在“散”；白芍倍量于柴胡，养血柔肝，其效在“养”、在“敛”。散敛结合，则肝气条达，郁结自解。龙骨、牡蛎为血肉有情之品，敛肝之阴，潜阳息风。甘草调和诸药。诸药合用，共奏疏肝解郁、养阴益肾、安神止痒之功。

【注意事项】阴虚阳亢者慎用。

【现代研究】柴胡有解热、抗炎、镇静、安定、镇痛、保肝、利胆、抗病原微生物、抗辐射及促进免疫功能等作用；白芍有镇痛、解痉、保肝、增强应激能力、抑菌等作用；龙骨有调节机体免疫功能、镇静、催眠、抗痉厥、促进血液凝固、降低血管通透性等作用；牡蛎有镇静、抗惊厥、抗癫痫、镇痛、抗肝损伤、增强免疫、抗肿瘤、抗氧化、抗衰老、抗胃溃疡等作用；甘草有解痉、抗利尿、降血脂、保肝和类似肾上腺皮质激素样作用。

【用方经验】随着现代生活节奏加快，精神压力增大，皮肤病的病因中情志因素占据的比例越来越大，这为中医理论从“肝”论治提供了重要依据。柴芍龙牡汤立方着眼于肝，顾及心肾，升降结合，散敛相济，疏理气血，调和阴阳，具有柔润息风、舒郁平肝、

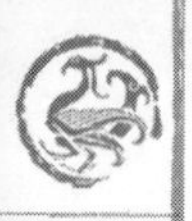

养阴固肾、镇惊安神的功效。《外科正宗》指出："形势虽出于外，而受病之源实在内也"，故从整体出发，外病内治，内外合治正是中医外科之优势。艾教授在临床中辨证地应用本方，治疗肝郁不舒，阴虚火旺所致的神经性皮炎等皮肤病，异病同治，疗效显著。

陈斯泰经验方

【组成】荆芥 9 g，防风 9 g，栀子 6 g，苦参 6 g，当归 9 g，牡丹皮 9 g，磁石（先煎）15 g，牡蛎（先煎）15 g，甘草 3 g。

【用法】水煎服，早晚一次。

【功效】清热燥湿，补血活血，舒肝软坚，祛风止痒。

【主治】神经性皮炎。

【方解】方中荆芥、防风祛风止痒，苦参清热燥湿止痒，栀子清热泻火除烦，牡丹皮清热凉血，与栀子配伍，可凉血舒肝，当归补血活血，磁石、牡蛎重镇安神，软坚散结，甘草清热解毒，调和诸药，共奏清热燥湿、补血活血、舒肝软坚、祛风止痒之功。

【现代研究】荆芥有解热、镇痛、抗炎及抗补体作用；防风有解热、抗炎、镇静、镇痛、抗惊厥、抗过敏、抗菌等作用；栀子有抗病毒、保肝利胆、解热、镇痛、抗菌、抗炎、镇静催眠、降血压等作用；苦参有抑菌、抗病毒、抗炎、抗过敏、抗心律失常、抗肿瘤、升高白细胞、保肝、抑制免疫、镇静、平喘等作用；当归有抗血栓、增强机体免疫、抑制炎症后期肉芽组织增生、抗脂质过氧化、抗菌及抗辐射等作用；牡丹皮有解热、镇静、镇痛、抗惊厥、抑菌、抗血栓、抗过敏、抗心律失常、保肝、调节免疫等作用；磁石有镇静、催眠、抗惊厥、抗炎、镇痛、促凝血等作用；牡蛎有镇静、抗惊厥、抗癫痫、镇痛、抗肝损伤、增强免疫、抗肿瘤、抗氧化、抗衰老、抗胃溃疡等作用；甘草有解痉、抗利尿、降血脂、保肝和类似肾上腺皮质激素样作用。

【用方经验】临床采用内服中药，外搽丙酸倍氯米松软膏的中西医结合治疗，近、远期疗效满意，缓解期长，复发率低，重复用药有效，无明显不良反应。

养血熄风汤（陈素芬经验方）

【组成】生地黄 20 g，牡丹皮 10 g，鸡血藤 15 g，白鲜皮 10 g，豨莶草 10 g，当归 10 g，首乌藤 15 g，地肤子 12 g，丹参 20 g，威灵仙 10 g，何首乌 15 g，钩藤 10 g。

【用法】每日 1 剂，水煎服，连续 2 周为一个疗程。

【功效】养血润燥，熄风止痒。

【主治】神经性皮炎。

【加减】血热盛者，加金银花 15 g，蒲公英 15 g，大青叶 30 g；湿热偏重者，加茵陈 10 g，龙胆 10 g，虎杖 12 g；阴虚血燥者，加枸杞子 12 g，玄参 10 g；久病血瘀者，加桃仁 10 g，红花 10 g。

【方解】方中生地黄、当归、鸡血藤、何首乌养血润燥，牡丹皮、丹参、威灵仙、莶草活血软坚通络，首乌藤、钩藤、白鲜皮、地肤子安神熄风止痒。

【注意事项】治疗同时要消除病人对疾病的顾虑，避免搔抓和热水烫洗、避免饮酒、喝浓茶及食用辛辣食物。

【现代研究】生地黄有增强免疫、抗胃溃疡、促进造血、止血、降压、降血糖等作用；牡丹皮有解热、镇静、镇痛、抗惊厥、抑菌、抗血栓、抗过敏、抗心律失常、保肝、调节免疫等作用；白鲜皮有抑菌、抗炎、解热、增加心肌收缩力及抗癌等作用；当归有抗血栓、增强机体免疫、抑制炎症后期肉芽组织增生、抗脂质过氧化、抗菌及抗辐射等作用；地肤子有抑菌、抑制单核巨噬系统的吞噬功能及迟发型超敏反应的作用；丹参有改善微循环、改善血液流变学、抑制血小板聚集、抗血栓、抗炎、镇静、提高耐缺氧能力、促进组织的修复与再生、抗动脉粥样硬化、促进免疫功能、抑菌等作用；威灵仙有镇痛、抗利尿、抗疟、降血糖、降血压、利胆、抑菌等作用；何首乌有促进肠管运动和轻度泻下作用，还有抗氧化、抗炎、抗菌、抗病毒、抗癌、抗诱变、保肝、调节血脂、抑制平滑肌舒张、抑制血小板聚集和舒张血管等作用。

【用方经验】中医认为本病乃情志不遂，心绪烦躁，郁闷不畅，久郁化热，日久伤阴耗血，血虚化燥生风所致。其临床表现为皮肤苔藓化及剧烈瘙痒，故中医称为摄领疮、牛皮癣。中药内服意在养血润燥，熄风止痒。避免长期外用肾上腺皮质激素引起皮肤萎缩、毛细血管扩张、色素沉着等副作用。陈素芬临床以自拟养血熄风汤治疗神经性皮炎，取得较好疗效。

当归饮子加减（李元文经验方）

【组成】当归 15 g，白芍 10 g，川芎 6 g，生地黄 10 g，蒺藜 10 g，防风 6 g，何首乌 10 g，黄芪 6 g，党参 5 g，白术 3 g，苍术 3 g，茯苓 10 g，甘草 6 g。

【用法】水煎服。

【功效】养血润燥止痒。

【主治】神经性皮炎（血虚风燥证）。

【方解】方中当归、白芍、生地黄、何首乌养血润燥，蒺藜、防风祛风止痒；黄芪、党参、白术、茯苓、甘草补脾健脾，共奏养血润燥止痒之功。

【现代研究】当归有抗血栓、增强机体免疫、抑制炎症后期肉芽组织增生、抗脂质过氧化、抗菌及抗辐射等作用；白芍有镇痛、解痉、保肝、增强应激能力、抑菌等作用；川芎有镇静、镇痛、抑制血小板聚集及降压等作用；生地黄有增强免疫、抗胃溃疡、促进造血、止血、降压、降血糖等作用；防风有解热、抗炎、镇静、镇痛、抗惊厥、抗过敏、抗菌等作用；何首乌有促进肠管运动和轻度泻下作用，还有抗氧化、抗炎、抗菌、抗病毒、抗癌、抗诱变、保肝、调节血脂、抑制平滑肌舒张、抑制血小板聚集和舒张血管等作用；黄芪有抗病毒、利尿、保护肾脏、抗衰老、抗辐射、抗炎、降血脂、降血糖、增强免疫、抗肿瘤和保肝等作用；党参有抗溃疡、增强免疫、延缓衰老、抗缺氧、抗辐射、降低血糖、调节血脂和抗心肌缺血等作用；白术有利尿、增强免疫功能、抗衰老、保肝、利胆、降血糖、抗菌、抗肿瘤、镇静、镇咳、祛痰等作用；苍术有促进胃肠运动、抑制中枢神经系统、降血糖等作用，并可治疗夜盲及角膜软化症；茯苓有利尿、镇静、抗肿瘤、增加心肌收缩力、增强免疫功能、护肝、降血糖、延缓衰老、抑制胃溃疡等作用；甘草有解痉、抗利尿、降血脂、保肝和类似肾上腺皮质激素样作用。

【用方经验】血虚风燥证须补益脾气，李元文认为治疗神经性皮炎等心身疾病，调理脏腑功能，疏通气血运行，祛除致病因素是疗效的关键。而脾胃为后天之本，从脾胃论治，是达到上述治疗目的的关键环节。血虚风燥证常见皮损色淡或灰白，状如枯木，肥厚粗糙似牛皮，伴心悸怔忡、失眠健忘、女子月经不调，舌淡，苔薄，脉沉细。李元方认为血虚风燥证常见于神经性皮炎久治不愈者，究其原因，既有疾病自身的原因，也有治疗的失当，来诊时病情比较复杂。除了以血虚为主之外，常常伴有其他复杂情况，最多见的还是脾胃问题。因为常常是病人用了较多的清热解毒止痒之品，服药后不但病情得不到缓解，而且增加了烦躁、胸闷、舌苔厚、大便不爽、纳食欠佳、四肢乏力等情况。常以当归饮子加减治之。

【医案精选】周某，女，29 岁。主诉：项部起皮疹伴瘙痒 3 个月。来此就诊之前曾先后服药 60 余剂，未见好转。专科检查：项部起皮疹，呈淡褐色，粗糙肥厚，瘙痒明显。刻下症见：食欲不振，失眠多梦，小便调，大便偏稀，月经量少色淡，周期延迟，舌淡，苔薄白，脉细。辨证属于血虚风燥，立法为养血润燥止痒。处方：当归 15 g，白芍 10 g，川芎 6 g，熟地黄 10 g，砂仁 6 g，蒺藜 10 g，防风 6 g，何首乌 10 g，黄芪 6 g，党参 5 g，白术 3 g，苍术 3 g，茯苓 10 g，甘草 6 g。7 剂，水煎服，日 1 剂。复诊，服药后皮疹颜色变淡，肥厚较前减轻，瘙痒明显减轻，纳食增加，睡眠好转，大便转佳。原方不变，又服 14 剂，皮疹完全消退，全身症状基本消失。上方去防风、蒺藜，改成颗粒剂 30 剂以养血健脾善后。随访半年内未有复发。

按：方中联用了党参、白术二药，含有四君子汤之意，当归补血汤法也含其中。因为脾胃为后天之本，气血生化之源，脾不健

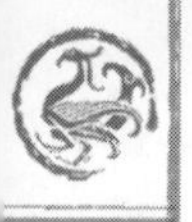

则血难生，这是临床久已证实的经验。对于伴有腹痛、喜热饮患者，李元方方中还常常加入黑附子或炮姜以温暖脾胃，临床效果明显。

防风通圣散加减（李元文经验方）

【组成】防风 15 g，栀子 5 g，赤芍 6 g，连翘 12 g，甘草 3 g，石膏 30 g，滑石 10 g，薄荷 10 g，黄芩 10 g，苍术 6 g，白术 3 g。

【用法】水煎服。

【功效】清热利湿、健脾和胃。

【主治】神经性皮炎（脾胃湿热证）。

【方解】方中防风祛风止痒，栀子、连翘、黄芩清热解毒，赤芍活血，滑石、石膏清热除湿，甘草、苍术、白术健脾益胃，共奏清热利湿、健脾和胃之功。

【现代研究】防风有解热、抗炎、镇静、镇痛、抗惊厥、抗过敏、抗菌等作用；栀子有抗病毒、保肝利胆、解热、镇痛、抗菌、抗炎、镇静催眠、降血压等作用；赤芍有抗炎、解热镇痛、镇静、抗血小板聚集、抗血栓形成、抗心肌缺血、改善微循环、护肝、调节免疫等作用；连翘有抑菌、抗炎和止痛作用，还有抗氧化、抗过敏活性等作用；甘草有解痉、降血脂、保肝和类似肾上腺皮质激素样作用；石膏有解热、抗病毒、抗炎、促进免疫、利尿、降血糖、抑制神经应激能力、降低毛细血管通透性等作用；薄荷有抑菌、解热、解毒、抗炎及减轻四氢化碳引起肝组织损害作用；黄芩有解热、镇静、抑菌、抗过敏、保肝、利胆、降压、降脂、抗氧化等作用；苍术有促进胃肠运动、抑制中枢神经系统、降血糖等作用，并可治疗夜盲及角膜软化症；白术有利尿、增强免疫功能、抗衰老、保肝、利胆、降血糖、抗菌、抗肿瘤、镇静、镇咳、祛痰等作用。

【用方经验】清热除湿须辅以健运脾胃，李元文认为治疗神经性皮炎等心身疾病，调理脏腑功能，疏通气血运行，祛除致病因素是疗效的关键。而脾胃为后天之本，从脾胃论治，是达到上述治疗目的的关键环节。脾胃湿热证常见皮损呈淡褐色片状，粗糙肥厚，剧痒时作，夜间尤甚，伴恶心、腹胀、口臭、大便不爽，舌淡红，苔腻，脉濡数。李元方认为劳逸过度、饮食不节是此型神经性皮炎的重要病因。劳逸伤脾，饮食不节伤胃，虽然临床表现以实象为主，但往往存在脾胃功能减弱失于健运的病理基础。

【医案精选】王某，男，35 岁。主诉：双下肢起皮疹伴瘙痒 1 个月。专科检查：双侧小腿外侧起皮疹，呈淡褐色，粗糙肥厚，瘙痒剧烈，夜间尤甚。刻下症见：纳差，眠可，小便黄，大便黏腻，舌红，苔厚腻，脉濡小数。辨证属于脾胃湿热，立法为清热利湿、健脾和胃。处方：防风 15 g，栀子 5 g，赤芍 6 g，连翘 12 g，甘草 3 g，生石膏 30 g，滑石 10 g，薄荷 3 g，黄芩 10 g，苍术 6 g，白术 3 g。7 剂，水煎服，日 1 剂。复诊，服药后皮疹颜色变淡，肥厚较前减轻，瘙痒减轻，纳食增加，舌苔转薄。上方去生石膏继服，前后共 4 诊，服药 35 剂，皮疹完全消失。随访半年内未有复发。

按：李元方在方中只多加入 1 味白术，且仅用 3 g 以助脾胃健运，同时也有防止苦寒燥湿之品伤及脾胃阳气之意。临床发现，在皮疹不断消退的同时，病人自觉胸腹畅快，全身松弛，诸症减轻。

甘石青黛膏（李元文经验方）

【组成】青黛、煅石膏、滑石粉、黄柏、炉甘石等。

【功效】清肝火、散瘀结、祛风痒。

【主治】神经性皮炎。

【方解】青黛具有清肝火作用，现代研究青黛具有抑制角质细胞增殖作用；煅石膏、滑石粉、煅炉甘石能收敛止痒；黄柏燥湿止痒，具有杀菌效果；冰片、枯矾清凉止痒、软坚散结。

【现代研究】青黛有抗菌、抗癌、保肝等作用；煅石膏有抗炎、抗病毒等作用；滑石粉有保护创面，吸收分泌物，促进结痂的作用，并有抑菌作用；黄柏有抑菌、抗病毒、抗溃疡等作用；炉甘石外用能部分吸收创面的分泌物，有防腐、收敛、消炎、抑菌、止痒及保护创面作用。

【用方经验】肝郁化火，致营血失和、气血凝滞于肌肤为该病病机之一。李元文应用甘石青黛膏治疗神经性皮炎多年，经过不断进行方药优化组合、剂型改革，临床疗效满意。

清肝解郁汤（李元文经验方）

【组成】柴胡 10 g，黄连 6 g，牡丹皮 10 g，珍珠母 30 g，合欢皮 30 g，首乌藤 15 g，冬瓜皮 15 g，地肤子 15 g，陈皮 6 g，茯苓 10 g，苍术 6 g。

【用法】水煎服。

【功效】清肝解郁、清热止痒。

【主治】神经性皮炎（肝郁化火证）。

【方解】其中柴胡、黄连、牡丹皮清肝泻火；珍珠母、合欢皮、首乌藤解郁安神；冬瓜皮、地肤子利湿止痒；陈皮、茯苓、苍术健脾和胃，共奏清肝解郁、清热止痒之功。

【现代研究】柴胡有解热、抗炎、镇静、安定、镇痛、保肝、利胆、抗病原微生物、抗辐射及促进免疫功能等作用；黄连有抑菌、解热、抗胃溃疡、降血糖、强心、抗心肌缺血、抗心律失常、降压、抗血小板聚集、抗肿瘤、降脂等作用；牡丹皮有解热、镇静、镇痛、抗惊厥、抑菌、抗血栓、抗过敏、抗心律失常、保肝、调节免疫等作用；珍珠母有延缓衰老、抗氧化、抗肿瘤、镇静、抗惊厥、抗过敏等作用；首乌藤有镇静催眠、促进免疫功能、抗炎、抗菌、抗氧化等作用；地肤子有抑菌、抑制单核巨噬系统的吞噬功能及迟发型超敏反应的作用；陈皮有解痉、平喘、镇咳、祛痰、升高血压、抗血小板聚集、抗氧化、抗衰老、强心、抗休克、抗过敏、抗肿瘤、抑菌、避孕、抗紫外线辐射、杀虫等作用；茯苓有利尿、镇静、抗肿瘤、增加心肌收缩力、增强免疫功能、护肝、降血糖、延缓衰老、抑制胃溃疡等作用；苍术有促进胃肠运动、抑制中枢神经系统、降血糖等作用，并可治疗夜盲及角膜软化症。

【用方经验】清肝泻火须防苦寒伤胃。李元文认为治疗神经性皮炎等心身疾病，调理脏腑功能，疏通气血运行，祛除致病因素是疗效的关键。而脾胃为后天之本，从脾胃论治，是达到上述治疗目的的关键环节。肝郁化火证是临床中最常见的证候。李元文认为肝气郁结是此型神经性皮炎的最主要病因。肝气郁滞最易克脾，并常常化火，临床常见皮疹色红，伴失眠多梦、心烦易怒、口苦咽干，舌红，脉弦。

【医案精选】李某，男，40 岁。主诉：双肘起皮疹伴瘙痒 2 天。专科检查：双肘起皮疹，颜色暗红，边界清楚，瘙痒明显，伴皮疹肥厚，少量抓痕及血痂。刻下症见：纳食欠佳，眠差，多梦，心烦郁闷，小便黄，大便干燥，舌质偏红，苔薄微黄，脉弦数。辨证属于肝经郁热，立法为疏肝解郁、清热止痒。处方：柴胡 10 g，黄连 6 g，赤芍 15 g，牡丹 10 g，珍珠母 30 g，合欢皮 30 g，首乌藤 15 g，当归 10 g，冬瓜皮 15 g，竹茹 10 g，地肤子 15 g，陈皮 6 g，苍术 6 g，茯苓 10 g，甘草 6 g。7 剂，水煎服，日 1 剂。复诊，服药后皮疹颜色变淡，肥厚较前明显减轻，瘙痒不明显，上方去地肤子、竹茹，加入生地黄 20 g、何首乌 10 g，再服 14 剂，皮疹完全消退，留有少量色素沉着而临床痊愈。随访半年内未有复发。

按：李元文在方中加入辛温入脾的陈皮，既能疏理脾胃气滞，又可防止黄连、竹茹等苦寒药物伤及脾胃。加入少量苍术，既可燥湿健脾、祛风除湿以止痒，又有类似陈皮性温防寒之功。茯苓、甘草则为甘淡健脾渗湿之用。全方使肝郁得解，肝火得清，同时又能保护脾胃正常的健运功能。

清热活血搜风汤（石红乔经验方）

【组成】土鳖虫 12 g，穿心莲 12 g，珍珠母（先煎）50 g，乌蛸蛇 15 g，丹参 12 g，赤芍 12 g，槐花 20 g，水牛角 20 g，甘草 6 g。

【用法】水煎服。

【功效】活血搜风。

【主治】神经性皮炎。

【方解】方中土鳖虫破血逐瘀，丹参、赤芍、槐花活血凉血，穿心莲清热解毒，当归、

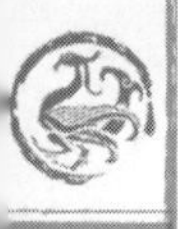

鸡血藤、牛膝养血活血，珍珠母清热安神，乌蛸蛇搜风剔邪，水牛角清热解毒凉血，甘草调和诸药。诸药合用，起到清热活血搜风作用。

【现代研究】方中土鳖虫、丹参、赤芍、槐花、当归、鸡血藤、牛膝等现代医学药理研究均证实有改善血液黏稠度的作用；穿心莲有抑菌、抗炎、解热、抗肿瘤及毒蕈碱样作用；珍珠母有延缓衰老、抗氧化、抗肿瘤、镇静、抗惊厥、抗过敏等作用；乌蛸蛇有抗炎、镇静、镇痛、抗惊厥作用；甘草有解痉、抗利尿、降血脂、保肝和类似肾上腺皮质激素样作用。

【用方经验】我们在临床治疗中发现，由于跟神经功能障碍有关，在辨证用药的同时，注重加用重镇安神药物以及疏肝理气药物，能取得比较好的疗效。方中土鳖虫活血破瘀，穿心莲、石膏、知母清解郁于肌肤之热，珍珠母清热安神，磁石重镇安神止痒，乌蛸蛇搜风止痒，甘草调和诸药并以其来调护机体免疫。后加用柴胡、玫瑰花疏肝理气解郁，当归、鸡血藤、牛膝补肾活血，帮助修复，使得患者气顺血活，皮损得以最好的恢复。

【医案精选】患者乙，女，38 岁，营业员，2010 年 4 月初诊。患者患神经性皮炎病史有 6 年，常常发作，劳累时加重，近 3 年发作频繁，在外院治疗，常常外用激素软膏，口服抗过敏药物，严重时服用泼尼松好转，停药又见发作，遂来我院门诊以求中药治疗。查见患者颈部可见数块皮损，表现肥厚增生，抓痕血痂，两胯部、肘部对称如颈部相似皮损，平时常大便正常，性急易怒，遇热皮损燥痒明显加重。月经量少且有血块，舌质红有瘀点，脉弦数。诊断：神经性皮炎，中医辨证为热瘀互结、气血失和。化燥生风所致，治以清热活血搜风为大法。以清热活血搜风汤加减：土鳖虫 12 g，穿心莲 12 g，珍珠母 80 g（先煎），乌蛸蛇 15 g，石膏 80 g，知母 12 g，磁石（先煎）50 g，甘草 6 g，水煎服，1 剂/日，早晚各煎煮 1 次。局部使用青鹏软膏外涂，用药 1 周后，患者感觉明显轻松，瘙痒有减轻，皮损颜色减淡，舌脉如前，胃纳可，二便正常，故在原方基础上改石膏为 50 g，加用当归 12 g，鸡血藤 12 g，牛膝 12 g，柴胡 12 g，玫瑰花 9 g，连续服用半个月，至 2010 年 5 月，患者皮疹瘙痒感觉已消失，皮损肥厚基本消退，留下淡色素斑，后以原方给予制作浓煎剂（为方便病人而在医院制剂室制作的合剂）内服巩固，服用至 6 月份停药。3 个月后随访，未见复发。

第四节　荨麻疹

荨麻疹是由于皮肤、黏膜小血管扩张及渗透性增加而出现的一种局限性水肿性过敏反应。病因复杂，常见原因有食物、吸入物、感染、药物、物理因素、昆虫叮咬、精神因素、内脏和全身性疾病以及遗传因素等。

本病的特点是突发风团，发无定处，瘙痒剧烈，迅速消退，不留痕迹。临床一般将其分为急性荨麻疹和慢性荨麻疹，前者经数日或数周可治愈，后者则反复发作持续数月或数年。

中医认为本病多因禀赋不耐，卫表不固，外受风邪所致，治疗当辨证施治，但总以祛风止痒为主。

加味三甲基础方（艾儒棣经验方）

【组成】龙骨 20 g，磁石 30 g，石决明 20 g，射干 15 g，牡丹皮 15 g，合欢皮 20 g，刺猬皮 20 g，地肤子 30 g。

【用法】水煎服。

【功效】镇心安神，祛风止痒。

【主治】荨麻疹。

【加减】慢性荨麻疹多合用玉屏风散益气固表、祛风散邪；脾虚湿蕴者合用四君子汤（方中人参改用南沙参，以除其滋腻之弊）；血虚生风者加用四物汤（方中去生地黄加用鸡血藤，取其补血，行血祛瘀活络之效）或主方改用当归饮子加减；口干者加用玄麦甘橘汤；眠差者加用柴芍龙牡汤或酸枣仁、柏子仁、首乌藤；便秘者加用牛蒡子、决明子、槐米等。

【方解】“诸痛痒疮，皆属于心”一从“心”论治。《素问·至真要大论》指出：“诸痛痒疮，皆属于心”，阐释了“痒”“痛”等症状的疾患病因应该从“心”考虑，心主神明，神明宜静，瘙痒性皮肤疾病日久，患者情志多不调，或烦躁或抑郁，甚者夜不能眠，暗耗阴精，故治疗须用安神药。上经验方中龙骨、磁石、石决明均为镇心安神之品，加之合欢皮解郁安神，能缓解患者瘙痒时的焦躁情绪，从而改善患者生活质量，促使疾病康复。

【注意事项】脾虚便溏者不宜使用；孕妇慎用。

【现代研究】龙骨有调节机体免疫功能、镇静、催眠、抗惊厥、促进血液凝固、降低血管通透性等作用；磁石有镇静、催眠、抗惊厥、抗炎、镇痛、促凝血等作用；射干有抗病毒、抑菌、解热、抗炎及利尿的作用；牡丹皮有解热、镇静、镇痛、抗惊厥、抑菌、抗血栓、抗过敏、抗心律失常、保肝、调节免疫等作用；合欢皮有镇静安神、抗生育、抗肿瘤及免疫增强的作用；地肤子有抑菌、抑制单核巨噬系统的吞噬功能及迟发型超敏反应的作用。

【用方经验】艾儒棣据患者个体特性和临床表现辨证论治，加减药用。寒冷性荨麻疹多属风寒束表，治疗以疏风散寒，调和营卫为主，方用麻黄桂枝各半汤或川乌、草乌、细辛、防风、秦艽等。压力性荨麻疹多属气滞血瘀，治疗以活血化瘀、疏风解表为主，方用桃红四物汤、丹参、赤芍等。胆碱能性荨麻疹多属血热蕴肤，治疗以清热凉血、疏风止痒为主，方用消风散合水牛角粉、生地黄、黄芩、炒栀子、白鲜皮等。日光性荨麻疹治以清热解毒、滋阴生津，方用泻白散合沙参麦冬汤、天花粉、马齿苋、冬桑叶等。慢性荨麻疹多合用玉屏风散益气固表、祛风散邪；脾虚湿蕴者合用四君子汤（方中人参改用沙参，以除其滋腻之弊）；血虚生风者加用四物汤（方中去生地加用鸡血藤，取其补血，行血祛瘀活络之效）或主方改用当归饮子加减；口干者加用玄麦甘橘汤；眠差者加用柴芍龙牡汤或酸枣仁、柏子仁、首乌藤（此药既能养心安神，又能祛风通络止痒，较为常用）；便秘者加用牛蒡子、决明子、槐米等。

医案精选：王某，女，26岁。初诊日期：2011年03月14日。该患者外院确诊寒冷性荨麻疹7年余，每遇寒或风吹后，颜面四肢颈部等皮肤暴露部位出现红色风团样皮疹，得温则减轻，多秋冬季节发病，曾多次内服及外用抗过敏药物、糖皮质激素，能短期缓解症状，但易复发。现患者受凉后皮疹复发，诉怕冷、手足凉，腹泻。舌淡苔薄白，脉浮紧。中医诊断为瘾疹，证属营卫不和，风寒外袭。治宜调营固卫，祛风散寒。方用麻黄桂枝各半汤加味三甲基础方。方药：麻黄10 g，桂枝10 g，防风10 g，杏仁10 g，何川乌10 g，草乌10 g，黄芪30 g，白术20 g，龙骨20 g，磁石30 g，石决明20 g，射干15 g，牡丹皮15 g，合欢皮20 g，刺猬皮20 g，地肤子30 g，甘草6 g。上方每日1剂，水煎服。同时以棉签蘸取少许药液外擦患处，每日2次；建议患者保持心情舒畅，注意保暖，服上方4周，皮损明显好转，仅阴湿天气，手腕和耳后颈部偶起小块风团，原方去川乌、草乌，加荆芥10 g，赤芍10 g，黄芪改为40 g，服药2周后，痊愈。

桂枝麻黄各半汤加味（卜静波经验方）

【组成】桂枝15 g，芍药10 g，生姜10 g，甘草10 g，麻黄（单包）10 g，大枣4枚，杏仁10 g。

【用法】水煎服。先煎麻黄，煎开2 min后下其余诸药，水煎2次，每日早晚各服1次。

【功效】发汗解肌，调和营卫。

【主治】荨麻疹。

【加减】寒证较重者加羌活15 g，荆芥

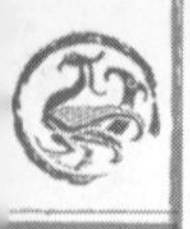

15 g；表虚加黄芪 20 g，白术 10 g；咽喉痛者加金银花 15 g，蒲公英 10 g，连翘 15 g；面红烦渴加石膏 15 g，知母 15 g。竹叶 10 g；气血虚加黄芪 20 g，党参 15 g，当归 15 g。

【方解】桂枝与芍药同用，发汗解肌、调和营卫；桂枝与麻黄同用，开宣肺气、发散风寒；生姜可加强发汗解表之功；而杏仁具有苦降之性，使全方宣中有降，小发其汗而不伤正。全方共奏发汗解肌，调和营卫之功。

【现代研究】桂枝有抑菌、镇痛、抗炎、抗过敏、增加冠脉血流量、改善心功能、镇静、抗惊厥等作用；芍药有镇痛、解痉、保肝、增强应激能力、抑菌等作用；生姜、甘草有解痉、抗利尿、降血脂、保肝和类似肾上腺皮质激素样作用；麻黄有发汗、平喘、祛痰、利尿、解热、抗炎、抑菌、兴奋中枢神经系统、强心、升高血压等作用；大枣有增强肌力、增加体重、增强耐力、抗疲劳、促进骨髓造血、增强免疫、镇静催眠、延缓衰老、抗氧化、抗突变、抗过敏、抗炎、抗肿瘤、降血压和降血脂等作用；杏仁有镇咳、平喘、抑菌、抗炎、镇痛、增强机体细胞免疫、抗消化性溃疡、抗肿瘤等作用。

【用方经验】卜静波认为，荨麻疹多因平素体虚卫表不固，复感风寒之邪，郁于皮毛肌腠之间而发病。根据六经传变规律，荨麻疹多属太阳之腑，病邪虽微，但久郁不解，又不能小汗出，阳气怫郁在表不能发泄之故，故用桂枝麻黄各半汤，得小汗出而解。该方为辛温轻剂，小发其汗而不伤正。

健脾养血中药（蔡希经验方）

【组成】山药 20 g，白术 15 g，白芍 15 g，当归 20 g，何首乌 20 g，红枣 5 枚。

【用法】水煎服。

【功效】健脾养血。

【主治】慢性荨麻疹。

【方解】方中白术、白芍、山药健脾补虚；何首乌、大枣补脾益胃，养血安神；当归补血补虚；甘草益气补中。

【现代研究】现代药理研究证明，方中很多中草药本身具有多方面的抗过敏作用，如白芍具有较广泛的药理作用，对机体的细胞免疫、体液免疫有调节作用；白术能抑制并降低 IgE 水平，调节核苷酸，抑制肥大细胞脱颗粒，抑制组胺释放；当归也有调节机体免疫功能的作用；红枣能提高细胞内环磷腺苷浓度，抑制肥大细胞脱颗粒；甘草具有相似于肾上腺皮质激素作用，能抑制过敏反应。

【用方经验】在治疗中应注意的是，大多病例都已经多种药物治疗，病情相对比较复杂和难治，所以选方用药应有守有变，灵活机动，应根据各个病人的全身情况选择用药，方药一旦选定后，不可随意更换或半途而废，要坚持守方治疗，使药物慢慢地发挥效能，不能见效不显，就更换他方。

陈达灿经验方一

【组成】白术 10 g，茯苓 7 g，防风 7 g，紫苏叶 5 g，柴胡 7 g，鱼腥草 7 g，白鲜皮 7 g，五味子 7 g，连翘 7 g，淡竹叶 7 g，甘草 3 g。

【用法】水煎服。

【功效】健脾清心，祛风止痒。

【主治】慢性荨麻疹。

【加减】伴有自汗者常加浮小麦、五味子收敛止汗；伴有胃胀不适、呕酸者，加海螵蛸制酸止痛，加紫苏梗理气和中；日久不愈、营血内虚者配伍生地黄、白芍养血滋阴和营，平息内风；眠差者加生龙齿、酸枣仁养心安神。

【方解】方中白术、茯苓、太子参健脾益气固表；紫苏叶、防风、白鲜皮、柴胡祛风止痒；连翘、淡竹叶清心火；诸药合用共奏培土清心、祛风止痒之功。

【现代研究】白术有利尿、增强免疫功能、抗衰老、保肝、利胆、降血糖、抗菌、抗肿瘤、镇静、镇咳、祛痰等作用；茯苓有利尿、镇静、抗肿瘤、增加心肌收缩力、增强免疫功能、护肝、降血糖、延缓衰老、抑制胃溃疡等作用；防风有解热、抗炎、镇静、镇痛、抗惊厥、抗过敏、抗菌等作用；紫苏叶有解热、抑菌、增进胃肠蠕动、缓解支气管痉挛、升高血糖等作用；柴胡有解热、抗炎、镇静、安定、镇痛、保肝、利胆、抗病原微生物、抗辐射及促进免疫功能等作用；白鲜皮有抑菌、抗炎、解热、增加心肌收缩力及抗癌等作用；连翘有抑菌、抗炎和止痛作用，还有抗氧化、抗过敏活性等作用；淡竹叶有利尿、抑菌、解热、升高血糖、抗肿瘤等作用；甘草有解痉、抗利尿、降血脂、保肝和类似肾上腺皮质激素样作用。

【用方经验】荨麻疹病因虽复杂，但探其本源，主要在于“虚”和“风”二因。陈达灿强调，“正虚”是慢性荨麻疹反复发生的根本原因，具体体现在“肺脾气虚，卫表不固”，脾为“后天之本，气血生化之源”，又为“肺之母”，肺主皮毛，肺脾气虚，卫外不固，风邪夹杂寒、热、湿等邪气乘虚而入，稽留于肌肤腠理之间，游走于营卫脉络之中，导致营卫不和，发为本病。特别在岭南地带，气候湿热，湿热易与风邪结合，缠绵黏腻，风邪难去，这也是导致荨麻疹反复发作，缠绵不愈的原因之一。慢性荨麻疹多为本虚标实之证，肺脾气虚为本，风邪为标，治疗主张标本兼顾，治以益气固表、祛风止痒、调和营卫。根据风寒、风热、胃肠湿热等表现的不同，辨证加减治疗。常选用玉屏风散合四君子汤补益脾肺，使藩篱坚固以治本，伴有自汗者常加浮小麦、五味子收敛止汗。临床辨证为风热者，以防风、紫苏叶、柴胡、白鲜皮、蒺藜、连翘、蝉蜕疏散风热；风寒者，以防风、紫苏叶、柴胡、蒺藜合麻黄桂枝各半汤疏风散寒，调和营卫；胃肠湿热者，以茵陈、土茯苓、火炭母清热利湿，“治湿不利小便，非其治也”，故使用鱼腥草清热解毒，祛湿利尿，使湿热从小便而出；若患者伴有胃胀不适、呕酸者，加海螵蛸制酸止痛，加紫苏梗理气和中；同时针对岭南湿热地带风多夹湿，风湿相搏而发病的特点，常随症选用徐长卿、苦参、地肤子、白鲜皮等祛风湿止痒之品，使湿邪去，风邪易于疏散。祛邪勿伤正，祛风的同时佐以乌梅、五味子、煅牡蛎等收敛之品以免发散太过耗伤阳气、损及津液；日久不愈、营血内虚者配伍生地黄、白芍养血滋阴和营，平息内风；眠差者加生龙齿、酸枣仁养心安神。

【医案精选】张某，男，3 岁 6 个月。全身风团反复发作伴瘙痒 8 个月余，某医院诊断为慢性荨麻疹，曾服用抗组胺类药物治疗后病情可好转，但停药后病情反复。诊见：躯干、四肢散在少许红色风团，纳差，眠可，二便调，舌淡、尖红、苔薄白，脉濡。中医诊断：瘾疹，证属脾虚火旺，卫表不固。治以健脾清心，祛风止痒。处方：白术 10 g，茯苓 7 g，防风 7 g，紫苏叶 5 g，柴胡 7 g，鱼腥草 7 g，白鲜皮 7 g，五味子 7 g，连翘 7 g，淡竹叶 7 g，甘草 3 g。每日 1 剂，水煎服，并嘱患者禁食辛辣、鱼腥发物。二诊：上方 7 剂后无新发风团，胃纳改善，上方去柴胡，加太子参 10 g，加强益气固表之功，继服 7 剂后，随访 2 个月未复发。

陈达灿经验方二

【组成】防风 15 g，白术 15 g，白鲜皮 15 g，鱼腥草 15 g，紫苏梗 10 g，蒺藜 15 g，徐长卿 15 g，柴胡 15 g，煅牡蛎 30 g，黄连 10 g，甘草 5 g。

【用法】水煎服。

【功效】清热利湿，祛风止痒。

【主治】慢性荨麻疹。

【加减】伴有自汗者常加浮小麦、五味子收敛止汗；伴有胃胀不适、呕酸者，加海螵蛸制酸止痛；日久不愈、营血内虚者配伍生地黄、白芍养血滋阴和营，平息内风；眠差者加生龙齿、酸枣仁养心安神。

【方解】方中鱼腥草、白鲜皮清除胃肠之湿热，鱼腥草兼有利尿之功，使湿热之邪从小便而出；加黄连加重清利胃肠湿热之功，黄连采用炒制品以降低其寒性，可减少对机体阳气的克伐；蒺藜、柴胡、徐长卿、紫苏梗祛风止痒兼有理气和中之功，白术益气健脾。诸药配伍，标本兼治。

【现代研究】防风有解热、抗炎、镇静、镇痛、抗惊厥、抗过敏、抗菌等作用；白术有利尿、增强免疫功能、抗衰老、保肝、利胆、降血糖、抗菌、抗肿瘤、镇静、镇咳、祛痰等作用；白鲜皮有抑菌、抗炎、解热、增加心肌收缩力及抗癌等作用；紫苏梗有解

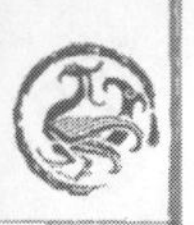

热、抑菌等作用；蒺藜有降压、利尿、抑菌等作用；徐长卿有明显的镇静、镇痛、抗菌、消炎作用，并有改善心肌缺血、降血压、降血脂及解痉作用；柴胡有解热、抗炎、镇静、安定、镇痛、保肝、利胆、抗病原微生物、抗辐射及促进免疫功能等作用；煅牡蛎有镇静、抗惊厥、抗癫痫、镇痛、抗肝损伤、增强免疫、抗肿瘤、抗氧化、抗衰老、抗胃溃疡等作用；黄连有抑菌、解热、抗胃溃疡、降血糖、强心、抗心肌缺血、抗心律失常、降压、抗血小板聚集、抗肿瘤、降脂等作用；甘草有解痉、抗利尿、降血脂、保肝和类似肾上腺皮质激素样作用。

【用方经验】荨麻疹病因虽复杂，但探其本源，主要在于“虚”和“风”二因。陈达灿强调，“正虚”是慢性荨麻疹反复发生的根本原因，具体体现在“肺脾气虚，卫表不固”，脾为“后天之本，气血生化之源”，又为“肺之母”，肺主皮毛，肺脾气虚，卫外不固，风邪夹杂寒、热、湿等邪气乘虚而入，稽留于肌肤腠理之间，游走于营卫脉络之中，导致营卫不和，发为本病。特别岭南地带，气候湿热，湿热易与风邪结合，缠绵黏腻，风邪难去，这也是导致荨麻疹反复发作，缠绵不愈的原因之一。慢性荨麻疹多为本虚标实之证，肺脾气虚为本，风邪为标，治疗主张标本兼顾，治以益气固表、祛风止痒、调和营卫。根据风寒、风热、胃肠湿热等表现的不同，辨证加减治疗。

【医案精选】兰某某，女，30 岁。全身风团反复发作伴瘙痒半年余，曾间断口服抗过敏药物可控制，停药反复。风团易于每日上午 8 时左右反复，平素嗜食辛辣厚味之品，时有腹胀腹痛感，体倦身重，大便偏稀，小便调，舌红、刺苔微黄腻，脉数。中医诊断：瘾疹，证属于胃肠湿热。治以清热利湿，祛风止痒。处方：防风 15 g，白术 15 g，白鲜皮 15 g，鱼腥草 15 g，紫苏梗 10 g，蒺藜 15 g，徐长卿 15 g，柴胡 15 g，煅牡蛎 30 g，黄连 10 g，甘草 5 g。每日 1 剂，水煎服，并嘱患者禁食辛辣、鱼腥发物。二诊：上方服用 7 剂后未见风团出现，胃部无不适感。大便调，上方去黄连，加太子参 10 g，加强益气固表之功，巩固疗效。

抗敏止痒方（陈达灿经验方）

【组成】黄芪 20 g，生地黄 15 g，白术 10 g，紫草 10 g，牡丹皮 10 g，白鲜皮 10 g，莪术 10 g，徐长卿 10 g，乌梅 9 g，五味子 9 g，荆芥 9 g，防风 9 g，蝉蜕 8 g，甘草 6 g。

【用法】水煎服。

【功效】益气固表，疏风止痒，凉血活血。

【主治】慢性荨麻疹。

【方解】方中黄芪、白术、甘草健脾益气；荆芥、防风、蝉蜕、白鲜皮疏风解表止痒；紫草、生地黄、牡丹皮、莪术清热凉血，活血散瘀；徐长卿祛风止痒，活血；乌梅、五味子具有敛阴作用。

【现代研究】黄芪有抗病毒、利尿、保护肾脏、抗衰老、抗辐射、抗炎、降血脂、降血糖、增强免疫、抗肿瘤和保肝等作用；生地黄有增强免疫、抗胃溃疡、促进造血、止血、降压、降血糖等作用；白术有利尿、增强免疫功能、抗衰老、保肝、利胆、降血糖、抗菌、抗肿瘤、镇静、镇咳、祛痰等作用；紫草有抑菌、抗炎、抗病毒、抗过敏、抗肿瘤、保肝、止血、抗生育等作用；牡丹皮有解热、镇静、镇痛、抗惊厥、抑菌、抗血栓、抗过敏、抗心律失常、保肝、调节免疫等作用；白鲜皮有抑菌、抗炎、解热、增加心肌收缩力及抗癌等作用；莪术有抗炎、抗胃溃疡、抑制血小板聚集、抗血栓及抗癌等作用；徐长卿有明显的镇静、镇痛、抗菌、消炎作用，并有改善心肌缺血、降血压、降血脂及解痉作用；乌梅有抑菌、抑制蛔虫活动、抗休克、促进胆汁分泌、增强机体免疫功能等作用；荆芥有解热、镇痛、抗炎及抗补体作用；防风有解热、抗炎、镇静、镇痛、抗惊厥、抗过敏、抗菌等作用；蝉蜕有解热、镇静、抗惊厥等作用；甘草有解痉、抗利尿、降血脂、保肝和类似肾上腺皮质激素样作用。

【用方经验】本病属于中医学瘾疹、风疹块等范畴。陈达灿认为，本病主要是因为平素体虚，卫阳不固，腠理不密，风邪外袭而成。治疗关键在于益气固表，疏风止痒，凉血活血。本方从益气固表入手，体现了中医“正气存内，邪不可干”的治疗精髓，再加活血的中药，也体现了“治风先治血，血行风自灭”及“久病必瘀”的治疗思想。临床观察表明，中西医结合治疗慢性荨麻疹，不仅能快速缓解和消除患者的症状，还有提高机体免疫力及有效防止复发的作用，不论近、远期疗效，均明显优于单纯西药。

玉屏风散加味（陈达灿经验方）

【组成】黄芪 20 g，紫苏叶 15 g，白术 15 g，生地黄 15 g，防风 10 g，僵蚕 10 g，山药 12 g，牡蛎 30 g，白鲜皮 25 g，甘草 6 g。

【用法】水煎服。

【功效】健脾益气，固表祛风。

【主治】慢性荨麻疹。

【方解】本方以玉屏风散酌加益气养血、祛风止痒之山药、生地黄、紫苏叶、白鲜皮。

【现代研究】黄芪有抗病毒、利尿、保护肾脏、抗衰老、抗辐射、抗炎、降血脂、降血糖、增强免疫、抗肿瘤和保肝等作用；紫苏叶有解热、抑菌、增进胃肠蠕动、缓解支气管痉挛、升高血糖等作用；白术有利尿、增强免疫功能、抗衰老、保肝、利胆、降血糖、抗菌、抗肿瘤、镇静、镇咳、祛痰等作用；生地黄有增强免疫、抗胃溃疡、促进造血、止血、降压、降血糖等作用；防风有解热、抗炎、镇静、镇痛、抗惊厥、抗过敏、抗菌等作用；僵蚕有镇静、催眠、抗惊厥、抗凝血、抗肿瘤、降血糖等作用；山药有提高免疫功能、降血糖、降血脂、抗肿瘤、抗氧化、抗衰老、抗刺激、麻醉镇痛和消炎抑菌等作用；牡蛎有镇静、抗惊厥、抗癫痫、镇痛、抗肝损伤、增强免疫、抗肿瘤、抗氧化、抗衰老、抗胃溃疡等作用；白鲜皮有抑菌、抗炎、解热、增加心肌收缩力及抗癌等作用；甘草有解痉、抗利尿、降血脂、保肝和类似肾上腺皮质激素样作用。

【用方经验】慢性荨麻疹属于中医学瘾疹范畴。病因为禀赋不耐，脾肺虚弱。肺主皮毛，主一身之表，肺气虚则卫表不固，易受外邪侵袭，风邪袭表，营卫不和，发于肌肤之间则见风团伴瘙痒。脾为后天之本，气血生化之源，脾虚则气血生化乏源，无以充养肺气，故此病易反复，缠绵不愈。治宜培土生金，健脾益气，固表祛风。

【医案精选】陈某，女，41 岁，2003 年 12 月 5 日初诊。风团反复发作 10 余年，易感冒，有过敏性鼻炎史，诊断为慢性荨麻疹，曾服用抗组胺类药物、皮质类固醇激素等治疗，停药后易反复，2 天前劳累后自觉烘热，既而全身散发风团、瘙痒。症见：形体消瘦，面色白，唇甲不华，躯干及面部有数处风团，色淡红，无灼热感，可见抓痕，皮肤划痕征（+），自觉恶风，手足心汗多，纳差，二便调，舌淡红、苔薄白，脉弦细。中医诊断：瘾疹。证属肺卫不固，气血虚弱。治以健脾益气，固表祛风，方拟玉屏风散加味。处方：黄芪 20 g，紫苏叶 15 g，白术 15 g，生地黄 15 g，防风 10 g，僵蚕 10 g，山药 12 g，牡蛎 30 g，白鲜皮 25 g，甘草 6 g。每天 1 剂，水煎服。二诊：服 7 剂后全身无新发风团，胃纳改善，出汗减少，仍疲倦、恶风，守方黄芪用 30 g，加太子参 20 g，加强补气益气，续服 7 剂。嘱患者每天服玉屏风散冲剂，每次 1 包，每日 3 次，以巩固疗效。半年后复诊：患者诉间服用玉屏风散冲剂，精神改善，纳可，睡眠佳，自汗减少，少感冒，未有风团复发。

当归饮子（陈汉章经验方）

【组成】当归 15 g，白芍 20 g，川芎 10 g，生地黄 30 g，蒺藜 20 g，防风 10 g，荆芥 10 g，何首乌 15 g，黄芪 30 g，甘草 6 g。

【用法】水煎服。

【功效】养血滋阴，益气固表，疏风散邪。

【主治】慢性荨麻疹。

【方解】方中当归、生地黄、白芍、何首乌养血滋阴以治其本，黄芪益气固表，荆芥、防风疏散风邪；川芎行气活血，蒺藜祛风止痒，甘草调和诸药。

【现代研究】药理学研究表明：当归可提

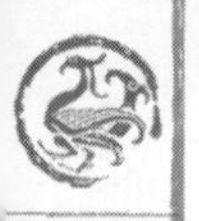

高机体细胞免疫、体液免疫和单核吞噬细胞系统功能，诱导产生细胞因子 IL-Ⅱ及 IFN，其有效成分之一阿魏酸对Ⅰ、Ⅱ、Ⅲ、Ⅳ型变态反应均有抑制作用；白芍在体内可促进巨噬细胞的吞噬功能，白芍总甙对免疫功能具双向调节作用；川芎嗪可提高小鼠单核巨噬细胞吞噬功能，提高大鼠 T 淋巴细胞转化率；生地黄可增加小鼠外周血液 T 淋巴细胞数量；黄芪具有广谱免疫增强作用，并可诱导产生-IFN，对泼尼松所致的免疫抑制有显著对抗作用，若与当归合用，作用明显增加；何首乌可明显延缓性成熟后小鼠胸腺退化萎缩，促进单核巨噬细胞吞噬作用，并可激活 T 淋巴细胞，提高 T 淋巴细胞转化率，增强机体抗病能力；蒺藜可对抗乙酰胆碱所致的大鼠小肠收缩，荆芥油可抑制致敏豚鼠平滑肌的慢反应物质释放；防风可抑制小鼠迟发性变态反应，提高巨噬细胞功能；甘草对小鼠 IgE 合成有抑制作用，诱导产生-IFN，明显抑制肥大细胞脱颗粒，甘草甜素可抑制致敏大鼠 PGE2 的产生及花生四烯酸的释放。临床上，甘草可提高肾上腺皮质功能，减少患者对皮质激素的依赖，减轻停药反应。

【用方经验】中医理论认为，慢性荨麻疹的根本原因在于禀赋不耐，对某些物质敏感，病久气血不足，气虚卫外不固，血虚不能濡养肌肤，兼血虚生风，而出现风团、瘙痒等症。当归饮子具有养血滋阴、益气固表、疏风散邪功效，用于气血不足，卫气不固，风邪外束之证，疗效颇佳。

二防加桂汤（陈金莲经验方）

【组成】防风 15 g，防己 15 g，桂枝 12 g，细辛 3 g，黄芪 15 g，甘草 10 g，乌梢蛇 15 g，麻黄 6 g，鸡血藤 20 g，当归 10 g。

【用法】水煎服。

【功效】搜风止痒，温经散寒，和营通络。

【主治】慢性寒冷性荨麻疹。

【加减】腹痛加乌梅、白芍；经前症状明显加柴胡；便溏去细辛、麻黄，加吴茱萸、干姜。

【方解】桂枝、细辛、麻黄温经通阳散寒；伍白药、黄芪益气和营；“用防风辛温轻散，润泽不燥，能祛邪从毛窍出”；汉防已除湿利水；乌梢蛇搜风止痒；当归、鸡血藤补血活血；甘草调和诸药。综观全方共奏搜风止痒、温经散寒、和营通络之功效。

【现代研究】日本在动物实验中发现防已水提物、麻黄、细辛醇提物使总过敏介质释放减少 40%以上，汉防已甲素即有对抗过敏介质的作用，又能抑制其释放，具有广泛抗过敏作用；当归能明显抑制抗体的产生；防风、柴胡能提高游离抗体中和过敏原；甘草糖苷能阻断免疫信息的传递，减少 IgE 的形成。

【用方经验】荨麻疹中医称“瘾疹”，常以瘙痒性风团、速起速消，消后无痕迹为特征。其病因复杂，治疗棘手。荨麻疹的发病机理可分为变态反应与非变态反应。相关实验研究提示本方抗变态反应作用为多环节、多效应，可双向调节，且副作用小，疗效佳，是治疗慢性寒冷性荨麻疹的有效方剂，值得临床推广应用。

清热利湿饮（杜锡贤经验方）

【组成】金银花 30 g，土茯苓 30 g，地肤子 20 g，生地黄 15 g，连翘 15 g，牡丹皮 15 g，车前子 15 g，龙胆 9 g，黄芩 9 g，栀子 9 g，柴胡 9 g，当归 9 g，泽泻 9 g，甘草 6 g。

【用法】水煎服。

【功效】清热利湿解毒，养血祛风。

【主治】急、慢性荨麻疹。

【方解】方中金银花与土茯苓相伍为用，清热解毒，渗利湿邪，共为君药，龙胆、黄芩、栀子、连翘、地肤子五味共用为臣，加强君药清热利湿，泻火解毒之功。茯苓、泽泻、车前子甘寒清利，导湿热下行，使邪有出路；生地黄、当归养血柔肝，凉血滋阴，防苦寒伤肝，柴胡轻清升散，与苦寒降泻药相配，一升一降，调畅气机，上五味共用为佐药。甘草缓中和胃，调和诸药，是为使药。全方共奏清热利湿解毒，养血祛风之效。

【现代研究】现代药理研究认为，金银花

有抑菌、抗炎、抗病毒和免疫调节等作用；土茯苓有抗炎、抗免疫、利尿等作用；黄芩有明显的抑制5-脂氧合酶，降低白三烯水平作用；车前子水提取物对二甲苯致耳壳肿胀、蛋清致足跖肿胀有明显的抑制作用，能降低皮肤及腹腔毛细血管的通透性及红细胞膜的通透性；车前子、泽泻还能显著增加尿量，有利于代谢产物随尿液排出。

【用方经验】荨麻疹是皮肤科常见病，现代医学多采用抗组胺药治疗，虽疗效确切，但常有不同程度的不良反应，复发率也较高。临床应用清热利湿法治疗本病的湿热证与风热证，取得较好疗效。相关实验研究证明，清热利湿饮治疗荨麻疹风热证与湿热证疗效确切，可明显降低复发率，抗过敏、抗炎、调节免疫和抗病原微生物作用是其重要作用机制。

温阳祛风汤（方平经验方）

【组成】桂枝10 g，白芍10 g，白芥子10 g，羌活10 g，细辛3 g，荆芥10 g，防风10 g，白鲜皮30 g，蒺藜20 g，茯苓皮15 g，冬瓜皮15 g，甘草10 g。

【用法】水煎服。

【功效】温阳散寒，祛风止痒。

【主治】寒冷性荨麻疹。

【加减】若遇冷则暴露部位出现风团，色白或淡红，痒感明显，保暖即可消退。常伴恶寒多汗，易感冒，舌淡红苔薄白，脉浮紧。用温阳祛风汤加党参10 g，黄芪20 g，多汗加白术10 g，恶寒无汗加麻黄6 g。遇冷或接触寒冷物质后，暴露甚至非暴露部位出现风团或水肿，色白或淡红而暗，隆起明显，痒剧，保暖可渐消退，常伴胃脘冷痛，恶食生冷，纳差便溏，气短乏力等症。舌质淡胖，有齿痕，苔白或白腻，脉缓。药用温阳祛风汤去羌活、细辛，加干姜10 g，肉桂6～10 g，白术10 g、陈皮10 g，白芍加至15 g。苔腻加苍术10 g，纳差加砂仁（后下）10 g，麦芽30 g，山楂30 g，神曲30 g，乏力明显加黄芪20 g。遇冷则暴露部位出现青紫色斑及淡白或暗红色风团，甚则肿起，自觉痒痛麻木，以四肢多见，四末常年不温。常伴小腹冷痛，易紧张烦躁，舌暗淡苔白，脉沉弦涩或伏。药用温阳祛风汤去白鲜皮、冬瓜皮，加当归10 g，红花10 g，桃仁10 g，地龙10 g，麻黄6 g。小腹冷痛加吴茱萸10 g；皮损痒痛明显加乌梢蛇10 g，全蝎10 g。遇寒冷物质后，暴露及非暴露部位出现风团或水肿，多苍白色，微痒或不痒。常伴畏寒肢冷，腰酸乏力，甚至出现蛋白尿，舌暗淡苔白，脉沉迟。药用温阳祛风汤去羌活、白芥子、蒺藜，加附子6 g，肉桂10 g，熟地黄20 g，黄芪20 g，改甘草为炙甘草15 g。腰酸冷痛加川断续10 g；有尿蛋白者去荆芥、防风、附子，加菟丝子10 g，沙苑子10 g，覆盆子10 g，五味子10 g；风团多而痒剧加乌梢蛇10 g，全蝎6 g。

【方解】中医认为，本病证源于人体阳气不足、卫外不固、肌肤失濡，若再受寒邪侵袭，则肌腠气血不得宣达，营卫之气与寒邪搏于肌腠则可出现疹块。保暖可助已虚之阳气温煦气血，气血畅达营卫调和则疹块自消，故历来医家多以益气固表、疏风散寒之法治之。“温阳祛风汤”以温阳散寒调和营卫为大法，方中桂枝、白芍辛温解肌散寒，调和透达营卫而助卫阳；白芥子、羌活、细辛辛温散寒以助之；荆芥、防风、白鲜皮、刺蒺藜祛风除湿止痒；茯苓皮、冬瓜皮以皮达皮利水消肿，甘草调和诸药。

【现代研究】桂枝有抑菌、镇痛、抗炎、抗过敏、增加冠脉血流量、改善心功能、镇静、抗惊厥等作用；白芍有镇痛、解痉、保肝、增强应激能力、抑菌等作用；羌活有抗炎、解热、镇痛、抑菌、抗心肌缺血等作用；荆芥有解热、镇痛、抗炎及抗补体作用；防风有解热、抗炎、镇静、镇痛、抗惊厥、抗过敏、抗菌等作用；白鲜皮有抑菌、抗炎、解热、增加心肌收缩力及抗癌等作用；刺蒺藜有降压、利尿、抑菌等作用；甘草有解痉、抗利尿、降血脂、保肝和类似肾上腺皮质激素样作用。

【用方经验】方平将本方用于治疗寒冷性荨麻疹。在临床运用当中在治疗中发现，见效快而易治愈的多为肺卫阳虚型患者，其次

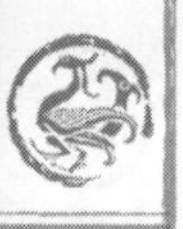

为脾阳虚型，寒滞肝脉及肾阳虚者疗效较差。

冯宪章经验方

【组成】当归 20 g，徐长卿 30 g，威灵仙 10 g，白芍 30 g，黄芪 20 g，桑枝 10 g，路路通 10 g，蒺藜 20 g，甘草 10 g，全蝎 10 g，羌活 10 g，防风 10 g，白术 10 g。

【用法】水煎服。

【功效】益气扶正，调和营卫，除风止痒。

【主治】慢性荨麻疹。

【加减】若晚上皮疹多，加鳖甲、熟地黄；胃痛，加陈皮、厚朴；热盛，加生石膏、浮萍、栀子；寒盛，加桂枝、干姜皮；风盛，加五加皮、白鲜皮。

【方解】方中黄芪益气扶正固表；白芍、桑枝调和营卫；路路通上方组成未提及活血除风止痒，取“除风先活血，血行风自灭”之意；徐长卿、威灵仙抗过敏；蒺藜祛风止痒，羌活解毒祛风，金蝎通络止痒，黄芪、防风固表不留邪，祛邪而不伤正。《古今名医方论》曰：“邪之所凑其气必虚，故治风者，不患无以驱之，而患无以御之，不畏风之不去而畏风之复来，何则……夫以防风之善驱风，得黄芪以固表，则外有所卫；得白术以固里，则内有所据，风邪去而不复来。”

【现代研究】当归有抗血栓、增强机体免疫、抑制炎症后期肉芽组织增生、抗脂质过氧化、抗菌及抗辐射等作用；徐长卿有明显的镇静、镇痛、抗菌、消炎作用，并有改善心肌缺血、降血压、降血脂及解痉作用；威灵仙有镇痛、抗利尿、抗疟、降血糖、降血压、利胆、抑菌等作用；白芍有镇痛、解痉、保肝、增强应激能力、抑菌等作用；黄芪有抗病毒、利尿、保护肾脏、抗衰老、抗辐射、抗炎、降血脂、降血糖、增强免疫、抗肿瘤和保肝等作用；甘草有解痉、抗利尿、降血脂、保肝和类似肾上腺皮质激素样作用；全蝎有镇痛、抗惊厥、抗癫痫及降压、抑菌等作用；羌活有抗炎、解热、镇痛、抑菌、抗心肌缺血等作用；防风有解热、抗炎、镇静、镇痛、抗惊厥、抗过敏、抗菌等作用；白术有利尿、增强免疫功能、抗衰老、保肝、利胆、降血糖、抗菌、抗肿瘤、镇静、镇咳、祛痰等作用。

【用方经验】治疗及恢复期间应注意饮食禁忌，忌食鱼虾、辣椒、牛羊肉，禁烟酒等，以免引起复发。

【医案精选】患者，女，29 岁，2011 年 7 月 19 日初诊。主诉：全身出现瘙痒性风团 1 个月。患者 1 个月前全身出现红色风团，瘙痒剧烈，曾于某医院就诊，按照急性荨麻疹给予地塞米松注射液和泼尼松注射液静脉滴注，并口服依巴斯汀片，每次 10 片，每日 1 次。治疗后风团减少，瘙痒减轻，但停药后复发。现症：全身泛发红色风团，瘙痒剧烈，伴胸闷，呼吸困难，入夜加重，二便可，舌质暗红，苔白，脉数。体征：全身泛发红色风团，高出皮肤，压之退色，可自行消退，消退后不留任何痕迹。西医诊断：慢性荨麻疹。中医诊断：瘾疹，辨证为风寒型。治宜益气固表，调和营卫，疏风止痒。处方：当归 15 g，黄芪 30 g，白术 10 g，防风 10 g，荆芥 10 g，徐长卿 30 g，威灵仙 10 g，鸡血藤 30 g，生龙骨 30 g，生牡蛎 30 g，白芍 30 g，桂枝 10 g，羌活 10 g，僵蚕 10 g，瓜蒌 15 g，女贞子 15 g，浮萍 15 g，蒺藜 15 g，甘草 10 g。每日 1 剂，水煎服。服药 14 剂，患者全身新出风团减少，上方加冬瓜皮 15 g、薏苡仁 30 g。继服 10 剂，患者全身风团大部分消退，自觉四肢发凉，怕冷，上方加干姜 10 g、全蝎 10 g、山药 30 g。服药 14 剂，患者皮疹消退，病痊愈。

安神止痒方（黄尧洲经验方）

【组成】生龙骨 30 g，煅牡蛎 30 g，麻黄根 6 g，防风 10 g，仙鹤草 15 g，侧柏叶 15 g，大蓟 15 g，小蓟 15 g。

【用法】水煎服。

【功效】镇心安神，祛风止痒。

【主治】慢性荨麻疹。

【加减】偏于湿热者，可加生石膏、黄芩、知母各 10 g，连翘 15 g；偏于血虚者，加当归、川芎、生黄芪各 10 g。

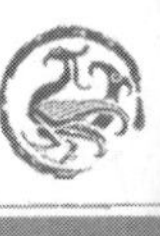

【方解】生龙骨甘涩平，入心、肝、肾经，能潜阳安神。煅牡蛎咸、涩，微寒，归肝、肾经，能镇惊安神、益阴潜阳。两药功效相近，相须为用，使心神得安。麻黄根甘、微苦，性平，归肺经，能敛汗固表。防风辛、甘，微温，归膀胱、肝、脾经，能祛风解表。两味中药皆从治风入手，风去疹自消。仙鹤草、侧柏叶收敛止血，大蓟、小蓟凉血止血。四味药从血分入手，血行风自灭。

【现代研究】生龙骨有调节机体免疫功能、镇静、催眠、抗痉厥、促进血液凝固、降低血管通透性等作用；煅牡蛎有镇静、抗惊厥、抗癫痫、镇痛、抗肝损伤、增强免疫、抗肿瘤、抗氧化、抗衰老、抗胃溃疡等作用；防风有解热、抗炎、镇静、镇痛、抗惊厥、抗过敏、抗菌等作用；仙鹤草有抗炎、抗肿瘤、镇痛、降糖、降压等作用；侧柏叶能缩短出血及凝血时间，具有止血作用；大蓟、小蓟有止血、抗菌等作用。

【医案精选】一、谢某某，男，25岁，初诊时间2012年6月11日。主诉：全身反复发生红色风团半年。现病史：近半年来躯干和四肢瘙痒，遇热加重，搔抓后即起红色风团，如条索状，高出皮面，甚则融合成斑片，奇痒难忍，退后不留痕迹，平素喜冷饮，大便黏腻。皮科检查：躯干可见条索状抓痕，高出皮面，散在出血点，无糜烂渗出。舌质红苔黄腻，脉滑。西医诊断：慢性荨麻疹。中医诊断：瘾疹，湿热蕴结征。治则：安神止痒、清热除湿。方药：生龙骨30 g，煅牡蛎30 g，麻黄根6 g，连翘15 g，仙鹤草15 g，侧柏叶15 g，大蓟15 g，小蓟15 g，防风10 g，生石膏10 g，知母10 g。水煎服，2次/日。6月18日复诊，诉瘙痒减轻，搔抓后风团面积缩小颜色转淡，夜能入睡，舌红苔黄，脉滑。嘱其继用上方。7月2日三诊，诉瘙痒进一步减轻，搔抓后皮损明显减少，基本不高出皮面，颜色淡红。舌淡红苔黄，脉滑。原方减去生石膏。7月30日四诊，偶皮肤瘙痒，搔抓后可见淡红色抓痕，基本无风团，约半小时消退。大便通畅，夜间睡眠安稳，舌淡红苔薄黄，脉滑。停药后4周及8周电话随访，无复发。

二、蒋某，女，25岁，初诊时间2012年8月1日。主诉：全身反复出现风团3年，加重2周。现病史：患者2009年6月不明原因周身出现红色风团，瘙痒时轻时重，搔抓不能缓解。在外院诊断“荨麻疹”，予口服盐酸西替利嗪片治疗，病情好转。之后每次发疹自服抗过敏药西替利嗪或氯雷他定后缓解。今年7月中旬复发，周身出现红色风团约有30余个，时轻时重，皮疹约12～24 h自行消退，多在夜间发作，现每晚服用盐酸西替利嗪10 mg才能入睡。皮损每于月经前后加重，纳可，眠差，平素易疲乏，月经量少色淡。皮肤科检查：周身可见淡红色风团，四肢及肩颈部散在抓痕及血痂。舌质淡红苔薄白，脉细。西医诊断：慢性荨麻疹。中医诊断：瘾疹，血虚风燥征。治则：安神止痒、活血祛风。方药：生龙骨30 g，煅牡蛎30 g，麻黄根6 g，仙鹤草、侧柏叶15 g、大蓟15 g、小蓟15 g，防风10 g，当归10 g，川芎10 g。水煎服，1日2次。西替利嗪改为每晚5 mg。8月8日复诊，诉瘙痒减轻，风团约10余个，每晚发作后晨起基本可消退，近两晚均未服用西药，睡眠好转。舌质淡红苔薄白，脉细。嘱其停用西替利嗪，上方加生黄芪10 g。8月22日三诊，诉瘙痒进一步减轻，风团数量明显减少，约6～10个。睡眠好，乏力症状改善，经期皮损无明显加重。舌质淡红苔薄白，脉细。继用上方。9月12日四诊，基本无新发风团，夜间睡眠安稳，舌质淡红苔薄白，脉细。停药后4周及8周电话随访，无复发。

加味龙牡汤（黄尧洲经验方）

【组成】龙骨，牡蛎，骨碎补，地榆，茜草。

【用法】水煎服。

【功效】安神止痒，止血凉血为主，化瘀为辅。

【主治】荨麻疹。

【加减】加珍珠母、磁石等为佐，增强重镇潜阳、安神止痒之效；伴有围绝经期综合征，病史长，病情缠绵难愈，以加味龙牡汤加减主治荨麻疹，同时以二仙汤进行调理，

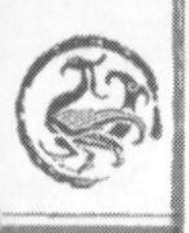

其效可见；禀赋不耐，素体阳虚，遇寒而发，用麻黄、桂枝温解表邪。

【方解】重用龙骨重镇安神为君；牡蛎为臣，滋阴潜阳；地榆、茜草为止血凉血之品，止血溢而化陈瘀。诸药合用，药少力专，心神宁，血脉安，瘙痒止，肌肤得养。

【现代研究】龙骨有调节机体免疫功能、镇静、催眠、抗惊厥、促进血液凝固、降低血管通透性等作用；牡蛎有镇静、抗惊厥、抗癫痫、镇痛、抗肝损伤、增强免疫、抗肿瘤、抗氧化、抗衰老、抗胃溃疡等作用；骨碎补能降血脂和抗动脉硬化，能促进骨对钙的吸收，有利于骨折的愈合，并有明显的镇痛、镇静作用；地榆有止血作用；茜草有明显的促进血液凝固作用，还有抗炎、抗肿瘤等作用。

【医案精选】一、姜某，男，26岁。2011年06月26日初诊。全身出现风团1个月余。现病史：自述1个月前吃海鲜后周身突发风团，瘙痒剧烈，夜间尤甚。曾用抗组胺药、维生素C、钙剂等治疗有效，但停药易复发。症状每在身热出汗后加重。刻诊：全身散在风团，局部融合成片，色鲜红，抓痕明显，睡眠较差，口干，舌质红，苔黄腻，脉弦滑。诊断：急性荨麻疹。辨证为风邪袭表，内有湿热。予加味龙牡汤加减。药物组成：龙骨45 g，牡蛎30 g，磁石30 g，珍珠母30 g，地榆15 g，黄芩20 g，白茅根20 g，黄芩20 g。7剂，日1剂，水煎共取汁200 mL，早饭前服100 mL，睡前服100 mL。2011年07月04日二诊：疹发时间延后，症状减轻，但四肢、头皮处仍时发，身热烦躁，痒甚，口渴，大便时干。嘱停用西药，上方加生石膏30 g，大黄10 g，再服7剂后，发作次数减少，心情好转，大便调匀。要求巩固治疗。上方减生石膏为20 g，去大黄，继服14剂，随访2个月未复发。

二、李某，女，25岁。2011年04月20日初诊。全身瘙痒，抓后皮肤应手起索条状物1年余。现病史：近1年来每晚皮肤瘙痒，挠后指痕处起条状红色疹块。发作时烦躁不安，且于月经期加重。皮肤划痕征（+），舌质红，苔薄黄，脉沉弦。诊断：慢性荨麻疹。辨证为阴虚火旺，肝经不调。予加味龙牡汤加减。药物组成：龙骨45 g，煅蛎30 g，地榆15 g，黄芩20 g，侧柏叶20 g，茜草20 g，柴胡10 g，当归10 g。7剂，日1剂，水煎共取汁200 mL，早饭前服100 mL，睡前服100 mL。2011年04月27日二诊：自述偶发，然症状减轻。上方加仙鹤草15 g，继服14剂。2011年05月14日三诊：患者自述无明显不适，查体皮肤划痕不明显，要求巩固治疗。方改为龙骨45 g，牡蛎30 g，地榆15 g，黄芩20 g，茜草20 g，益母草15 g，柴胡10 g，当归10 g。7剂。

2011年05月21日四诊：余症消失，效不更方，续服14剂。随访2个月未复发。

三、亢某，女，54岁。2011年06月21初诊。荨麻疹3年余，近日加重。现病史：自述3年前夏天旅游后发病。瘙痒，抓后起风团，畏寒怕风，晚间瘙痒较重，夜寐易醒，腰酸耳鸣，发作时头晕且痛，心情烦躁易怒，月经时有时无。多经治疗，病情反复，效果不佳。现患者饮食尚可，偶有便干，小便黄，舌质红，苔黄，脉沉涩。皮肤划痕征（+），遍体挠痕。诊断：人工性荨麻疹。证属阴虚火旺，营卫不和，予加味龙牡汤加减。药物组成：龙骨45 g，牡蛎30 g，麻黄6 g，地榆15 g，黄芩20 g，侧柏叶20 g，棕榈炭20 g，大蓟20 g，小蓟20 g，白芍药10 g。7剂，日1剂，水煎共取汁200 mL，早饭前服100 mL，睡前服100 mL。2011年06月28日二诊：自述风团数已少，瘙痒程度减轻，但睡眠未改善。处方：龙骨45 g，牡蛎30 g，珍珠母30 g，酸枣仁30 g，远志10 g，地榆15 g，黄芩20 g，侧柏叶20 g，白芍药10 g。7剂。2011年07月04日二诊：自述仍痒，近日感冒咽痛。查体：皮肤划痕征（一），舌质红，苔黄。前方去酸枣仁、远志，加黄芩20 g、连翘20 g、蒲公英30 g、鱼腥草30 g。继服1周后三诊，患者自述皮肤偶觉瘙痒，感冒症状消失，要求巩固治疗。处方：龙骨45 g，牡蛎30 g，地榆15 g，侧柏叶20 g，仙茅根6 g，淫羊藿10 g，巴戟天10 g，知母10 g，黄柏10 g。继服15天，且嘱晚饭后坚持步行30 min。未再复诊。

四、江某，男，51岁。2011年04月20日初诊。反复起疹块5个月余。现病史：去年冬天开始每遇寒冷刺激，即于胸背、四肢起风团，皮肤瘙痒，伴有关节疫痛，腹部不适，偶便稀水。初起每月发作5～6次，每次约30 min。曾口服西替利嗪、防风通圣丸，注射葡萄糖酸钙后缓解，坚持再用药则无效。初诊：原发性高血压病史5年。恶风肢冷，遇冷即发。冰块激发试验（+），舌质胖大，苔薄白，脉沉细。诊断：寒冷性荨麻疹。予加味龙牡汤加减。药物组成：龙骨45 g，牡蛎30 g，赭石30 g，麻黄5 g，桂枝10 g，地榆15 g，侧柏叶20 g，茜草20 g。7剂，日1剂，水煎共取汁200 mL，早饭前服100 mL，睡前服100 mL。2011年04月27日二诊：自述发病次数明显减少，风团数量减少，且较前扁平，无腹部不适，排便正常，关节痛缓，瘙痒尚存。上方加仙鹤草15 g，继服14剂。2011年05月11日三诊：患者心情愉快，自述无明显不适。要求继续巩固治疗。初诊方去茜草，继用14剂。3个月后随访未复发。

姜相德经验方

【组成】黄芪15 g，防风6 g，白术10 g，赤芍10 g，牡丹皮10 g，鸡血藤15 g，白鲜皮10 g，地肤子10 g，生地黄10 g，郁金10 g。

【用法】水煎服。

【功效】固表，疏风，止痒。

【主治】荨麻疹。

【加减】风热证者，加金银花、连翘、牛蒡子等；风寒证者，加桂枝、白芍、生姜、大枣等；风湿热证者，加苍术、黄柏、苦参等；血虚生风证者，加当归、党参等。如大便稀薄加入白扁豆；如口干，咽痛者，加板蓝根或马勃。

【方解】姜相德基于中医“治风先治血，血行风自灭”的理论，方中加入了赤芍、牡丹皮、鸡血藤体现了凉血活血作用。地肤子与白鲜皮均有清热燥湿，止痒的功效，临床疗效明显。姜相德基于中医“七情致病”认为情绪对皮肤病影响显著，认为调节情绪很重要，因此又在方中加入了郁金，郁金有“行气解郁，清心凉血”的功效，可以舒缓情绪。生地黄清热凉血，养阴生津。

【现代研究】黄芪有抗病毒、利尿、保护肾脏、抗衰老、抗辐射、抗炎、降血脂、降血糖、增强免疫、抗肿瘤和保肝等作用；防风有解热、抗炎、镇静、镇痛、抗惊厥、抗过敏、抗菌等作用；白术有利尿、增强免疫功能、抗衰老、保肝、利胆、降血糖、抗菌、抗肿瘤、镇静、镇咳、祛痰等作用；赤芍有抗炎、解热镇痛、镇静、抗血小板聚集、抗血栓形成、抗心肌缺血、改善微循环、护肝、调节免疫等作用；牡丹皮有解热、镇静、镇痛、抗惊厥、抑菌、抗血栓、抗过敏、抗心律失常、保肝、调节免疫等作用；白鲜皮有抑菌、抗炎、解热、增加心肌收缩力及抗癌等作用；地肤子有抑菌、抑制单核巨噬系统的吞噬功能及迟发型超敏反应的作用；生地黄有增强免疫、抗胃溃疡、促进造血、止血、降压、降血糖等作用；郁金有保肝利胆、抑制血小板聚集、抗心律失常、抑菌、抗炎止痛及抗早孕等作用。

【医案精选】孙某，女，28岁。2013年8月2日初诊。主诉：近一年来，全身反复出现风团伴痒，近一周再次发作。现病史：患者全身皮肤出现红色风团，已1年。时起时消，见风加重，遇热加重，最近一周来又发作，痒甚，自觉与食物、季节无关。现无其他不适，饮食尚可，大便稀，小便正常。检查：患者躯干四肢散发大小不等、形状不一的粉红色风团样变平皮疹，周围红晕，触之稍硬，部分皮疹融合成大片，划痕征阳性。脉象：细数。舌象：舌苔白，舌质淡红。西医诊断：慢性荨麻疹急性发作。中医诊断：荨麻疹（瘾疹）腠理不固，外感风邪。治法：固表，疏风，止痒。方药：黄芪15 g，防风6 g，白术10 g，赤芍10 g，牡丹皮12 g，鸡血藤15 g，白鲜皮10 g，地肤子10 g，郁金10 g，生地黄10 g，白扁豆15 g，患者于2013年8月9日复诊，症状减轻，大便正常，舌淡红，苔白，脉细数。咽痛，口干。原方加入金银花10 g，板蓝根10 g。予14剂。患者于2013年8月23日复诊，皮疹由大渐小，

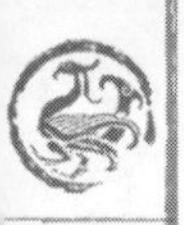

由多渐少，逐渐消失，痒感亦减轻。无口干和咽痛症状，原方去金银花、板蓝根加白茅根10 g。予14剂。患者于2013年9月6日复诊，皮疹消失，痒感亦除。经复查已无皮疹出现，划痕征阴阳性。嘱其再服药一周加以巩固。随后但电话随访至今未复发。

抗敏灵（姜耀武经验方）

【组成】党参 20 g，黄芪 30 g，当归 20 g，黄芪20 g，香附15 g，麻黄10 g，细辛5 g，陈皮20 g，荆芥20 g，艾叶10 g，沙棘20 g，甘草15 g，大枣8枚。

【用法】每剂水煎三次，日服三次。每次约150 mL，儿童减量。

【功效】养血固表，疏风止痒。

【主治】荨麻疹。

【方解】方中，党参、黄芪、当归养血益气固表；麻黄、细辛、荆芥、黄芪、艾叶开发腠理，透解在表之邪；沙棘、大枣、陈皮、香附、甘草补脾益气，调和营卫。上药合用，使血行风自灭，风息痒自止，故病邪除。

【现代研究】党参有抗溃疡、增强免疫、延缓衰老、抗缺氧、抗辐射、降低血糖、调节血脂和抗心肌缺血等作用；黄芪有抗病毒、利尿、保护肾脏、抗衰老、抗辐射、抗炎、降血脂、降血糖、增强免疫、抗肿瘤和保肝等作用；当归有抗血栓、增强机体免疫、抑制炎症后期肉芽组织增生、抗脂质过氧化、抗菌及抗辐射等作用；香附有解热、镇痛、安定、抗菌、抗炎、抗肿瘤等作用；麻黄有发汗、平喘、祛痰、利尿、解热、抗炎、抑菌、兴奋中枢神经系统、强心、升高血压等作用；陈皮有解痉、平喘、镇咳、祛痰、升高血压、抗血小板聚集、抗氧化、抗衰老、强心、抗休克、抗过敏、抗肿瘤、抑菌、避孕、抗紫外线辐射、杀虫等作用；荆芥有解热、镇痛、抗炎及抗补体作用；艾叶有止血、镇痛、抗炎、抗过敏、镇咳、平喘等作用；甘草有解痉、抗利尿、降血脂、保肝和类似肾上腺皮质激素样作用；大枣有增强肌力、增加体重、增强耐力、抗疲劳、促进骨髓造血、增强免疫、镇静催眠、延缓衰老、抗氧化、抗突变、抗过敏、抗炎、抗肿瘤、降血压和降血脂等作用。

【用方经验】荨麻疹是常见的变态反应性皮肤病。姜耀武临床应用该方治疗荨麻疹，取得较好疗效。

加味过敏煎（李元文经验方）

【组成】柴胡，乌梅，白术，茯苓，苦参，白鲜皮，冬瓜皮，防风，荆芥，徐长卿，丝瓜络，赤芍，当归，川芎，鸡血藤，合欢皮。

【用法】水煎服。

【功效】调理肝脾，清热除湿，理血通络，祛风止痒。

【主治】慢性荨麻疹。

【方解】方中柴胡、乌梅疏肝柔肝、补血敛阴，白术、茯苓健脾除湿，共为君药；苦参、白鲜皮、冬瓜皮清热燥湿，防风、荆芥、徐长卿、丝瓜络祛风通络止痒，赤芍、当归、川芎、鸡血藤理血化瘀，合欢皮宁心安神。诸药合用共奏调理肝脾、清热除湿，理血通络，祛风止痒之功效。

【现代研究】柴胡有解热、抗炎、镇静、安定、镇痛、保肝、利胆、抗病原微生物、抗辐射及促进免疫功能等作用；乌梅有抑菌、抑制蛔虫活动、抗休克、促进胆汁分泌、增强机体免疫功能等作用；白术有利尿、增强免疫功能、抗衰老、保肝、利胆、降血糖、抗菌、抗肿瘤、镇静、镇咳、祛痰等作用；茯苓有利尿、镇静、抗肿瘤、增加心肌收缩力、增强免疫功能、护肝、降血糖、延缓衰老、抑制胃溃疡等作用；苦参有抑菌、抗病毒、抗炎、抗过敏、抗心律失常、抗肿瘤、升高白细胞、保肝、抑制免疫、镇静、平喘等作用；白鲜皮有抑菌、抗炎、解热、增加心肌收缩力及抗癌等作用；防风有解热、抗炎、镇静、镇痛、抗惊厥、抗过敏、抗菌等作用；荆芥有解热、镇痛、抗炎及抗补体作用；徐长卿有明显的镇静、镇痛、抗菌、消炎作用，并有改善心肌缺血、降血压、降血脂及解痉作用；赤芍有抗炎、解热镇痛、镇静、抗血小板聚集、抗血栓形成、抗心肌缺血、改善微循环、护肝、调节免疫等作用；当归有抗血栓、增强机体免疫、抑制炎症后期肉芽组织增生、抗脂质过氧化、抗菌及抗辐射等作用；川芎有镇静、镇痛、抑制血小板聚集及降压等作用；合欢皮有镇静安神、抗生育、抗肿瘤及免疫增强的作用。

【用方经验】李元文认为慢性荨麻疹的发病不仅与外感邪气有关，更与肝脾功能失调关系密切，既有肝失条达、脾失健运，又有外感风邪、内困湿邪。其核心病机是肝郁脾虚。“风、湿、热、血虚”为其相互影响的病理因素。因此，相应的治疗原则应为：调理肝脾、祛风、除湿、清热、理血。根据多年的临床经验，在祝谌予的过敏煎的基础上，加减化裁出加味过敏煎，以调理肝脾、清热除湿、理血通络、祛风止痒为大法，标本兼治。

刘瓦利经验方

【组成】荆芥 10 g，防风 10 g，蝉蜕 6 g，浮萍 10 g，黄芪 15 g，白术 10 g，五味子 6 g。

【用法】水煎服。

【主治】慢性荨麻疹。

【加减】发疹与妇女月经相关者，加熟地黄、当归、白芍；与饮食关系密切者，加苍术、厚朴、陈皮；夜间出疹明显者，加生地黄、牡丹皮、赤芍；腰带、手表等受压之处出疹明显者，加桃仁、红花；与情志相关者，加香附、郁金；瘙痒剧烈者，加地肤子、乌梢蛇，不效者，按《内经》“其慓悍者，按而收之”之意，加珍珠母、磁石、赭石等金石之品，以重镇止痒。

【方解】其中防风、黄芪、白术三味，为玉屏风散，方中防风乃治风之专药，风药中之润剂，治风独取此味，任重而功专；黄芪补三焦而实肺卫，为玄府御风之关键，是补剂中之风药；白术健脾胃，温分肉，培土以宁风。“形不足者，温之以气”，防风得黄芪以固表，则外有所卫；得白术以固里，则内有所据，三药共奏益气固表止汗之功，使风邪去而不复来。刘瓦利遵“因其轻而扬之”之意，选取荆芥、防风、蝉蜕、浮萍四药，以疏风邪，然又有深意存焉。荆芥，辛苦而温，芳香而散，入手太阴足厥阴气分，又兼行血分，轻宣发表，祛风理血，长于祛经络中之风热，最能散血中之风邪，故《本经逢源》称荆芥“风病、血病、疮病、产病为要药”。蝉蜕，性寒，味咸甘，其气清虚，入肝散风，且有“皮以治皮之意”，故《本草纲目》谓“治皮肤疮疡风热，当用蝉蜕”。浮萍，气寒味辛，性极轻浮，入肺可达皮肤，入肝能散风邪，入脾可利水湿，故有“浮萍发汗胜于麻黄，下水捷于通草”之说。此四药寒热并用，且药性皆较平和，有润剂之谓。刘瓦利取法仲景麻黄桂枝各半汤“以其不能得小汗出，身必痒”之意，选此四药以小发其汗，微和其表，俾此久郁之风邪逐渐疏散。同时，四药皆可入肝，肝为风木之脏，又是藏血之地，治风之余，又兼治血，对于调和营卫之气，亦可一并主之。五味子性温，酸咸，可入肝而补肾；辛苦，可入心而补肺；味甘，又入中焦补益脾胃。五味之中又以酸咸为多，故专收敛肺气而滋肾水。营卫二气起源于中焦脾胃，但其所主则在上焦心肺，特别是卫气“温分肉，充皮肤，肥腠理，司开阖”的作用，全依赖肺之宣发。故五味子治疗久病之肺气耗散，不能宣发卫气于肌表者，颇有功效。

【现代研究】荆芥有解热、镇痛、抗炎及抗补体作用；防风有解热、抗炎、镇静、镇痛、抗惊厥、抗过敏、抗菌等作用；蝉蜕有解热、镇静、抗惊厥等作用；黄芪有抗病毒、利尿、保护肾脏、抗衰老、抗辐射、抗炎、降血脂、降血糖、增强免疫、抗肿瘤和保肝等作用；白术有利尿、增强免疫功能、抗衰老、保肝、利胆、降血糖、抗菌、抗肿瘤、镇静、镇咳、祛痰等作用；五味子有显著的保肝作用，可以降低转氨酶，并能祛痰镇咳，增强机体防御能力，还能抑制肥大细胞脱颗粒，并有拮抗炎性介质的作用。

【用方经验】慢性荨麻疹的基本病机虽为禀赋不耐，肺卫不固，风郁肌腠，但因有风邪的参与，故病机常常呈现多样性与复杂性，刘瓦利通过多年临床摸索，执简御繁，在基本方药上，又总结出 3 个主要的证型。若证

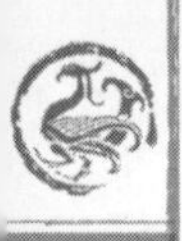

偏脾胃虚寒，临床症见风团粉白色，瘙痒，遇风遇冷加剧，伴恶风，自汗，口不渴，舌淡苔白，脉浮缓者，合桂枝汤。桂枝汤的功效是解肌发表，调和营卫。《医宗金鉴·订正伤寒论注》称："此方为仲景群方之冠，乃解肌发汗，调和营卫之第一方也。"刘瓦利在临床中遇有明显的汗出、恶风症状，且应用玉屏风散效果不明显时，再合用此方，以达到益气固表、调和营卫并举的目的。若证偏肺胃实热，临床见风团色红或粉红，瘙痒剧烈，汗出或受热易起，烦热，口渴，大便干，小溲赤，舌红苔薄黄，脉浮滑而数者，合麻黄杏仁甘草石膏汤。皮毛者，肺之合，热邪壅盛于肺，肺热叶焦，则皮毛虚弱，无以御邪，邪气留恋，导致营卫之气失和。《素问·至真要大论》云："风淫于内，治以辛凉，佐以苦，以甘缓之，以辛散之。"麻黄、石膏辛凉以清泄肺热，杏仁苦以降肺气，甘草甘缓，对于兼有风热之邪所致的慢性荨麻疹，效果显著。若临床寒热证型不显著，风团发作无规律，遇冷遇热皆起，四诊合参又无明显症状者，合过敏煎。过敏煎是北京协和医院著名中医专家祝谌予的经验用方，其组成为防风、银柴胡、乌梅、五味子、甘草。全方配伍寒热共济，升降并举，有散有收，有补有泻，对各种过敏症均有效。

【医案精选】例1张某，男，20岁，初诊日期：2009年10月13日。患者自诉周身反复起风团约2年，遇风遇冷加重，曾用抗组胺药，停药即发。刻下症见四肢、躯干散在淡白色风团及痕迹，面色白，舌质淡苔薄白，脉沉细。辨证为肺气不足，卫外失固。治以益气固表，调和营卫。方用黄芪15 g，桂枝6 g，白芍10 g，防风10 g，白术10 g，蝉蜕6 g，乌梅10 g，甘草6 g，生龙骨20 g，生牡蛎20 g，大枣7枚。服药7剂后风团已不再发作，后嘱仍以上方加减，继服10剂而痊愈，随访2个月，未见复发。

例2黄某，女，38岁，初诊日期：2009年12月1日。患者反复发作风团近10年，曾用过各种抗组胺药及中药，屡治不效。症见其性情急躁，周身未见原发皮疹，舌质黯红苔薄白，脉弦细。先辨证为血热内蕴，风郁肌表，营卫不和，拟以凉血消风，调和营卫为法，方用生地黄20 g，牡丹皮10 g，生石膏20 g，地骨皮15 g，荆芥10 g，防风10 g，浮萍10 g，蝉蜕6 g，何首乌15 g，地肤子10 g，蒺藜15 g，甘草6 g，服药5剂后，患者复诊，自诉每夜仍起风团，进一步询问，知其平素月经不调，色黯有血块，知其应为血瘀生风，营卫失和，遂改用活血祛风，调和营卫之法，药用丹参15 g，当归10 g，赤芍10 g，白芍各10 g，川芎6 g，红花6 g，莪术6 g，乌梢蛇10 g，生龙骨20 g，生牡蛎20 g，荆芥10 g，防风10 g，浮萍10 g，蝉蜕6 g，五味子6 g，生甘草6 g。服药7剂后复诊，诉风团已减少，仍以上方加减，继用14剂后痊愈，随访3个月，未见复发。

十味消风饮（陆稚华经验方）

【组成】荆芥5 g，防风5 g，蝉蜕5 g，生地黄10 g，赤芍3 g，当归3 g，白芍5 g，牡丹皮5 g，太子参8 g，甘草5 g。

【用法】水煎服。

【功效】祛风止痒，凉血活血。

【主治】小儿丘疹性荨麻疹。

【方解】方中当归补血活血，生地黄滋阴补血，白芍敛阴养血，助归、地以补阴血，赤芍活血祛痕，在四物汤中配用能通达气血，可使补而不滞，归芎芍地之四物汤，以面色少华，舌淡脉细为辨证要点。荆芥能助疹透发，常与祛风透疹之蝉蜕，祛风解表，兼升脾阳之防风配伍应用；加牡丹皮能活血散痕，使痕滞散而气血流畅，加快丘疹性荨麻疹遗留色素消退；佐以太子参益气养胃，用于邪去未尽，而气虚不足；使以甘草缓和药性，并有抗炎、抗过敏作用。

【现代研究】荆芥有解热、镇痛、抗炎及抗补体作用；防风有解热、抗炎、镇静、镇痛、抗惊厥、抗过敏、抗菌等作用；蝉蜕有解热、镇静、抗惊厥等作用；生地黄有增强免疫、抗胃溃疡、促进造血、止血、降压、降血糖等作用；当归有抗血栓、增强机体免疫、抑制炎症后期肉芽组织增生、抗脂质过氧化、抗菌及抗辐射等作用；白芍有镇痛、解痉、保肝、增强应激能力、抑菌等作用；牡丹皮有解热、镇静、镇痛、抗惊厥、抑菌、抗血栓、抗过敏、抗心律失常、保肝、调节免疫等作用；太子参有增强免疫、抗应激、抗疲劳、改善记忆、降血糖、降血脂、止咳、祛痰、抑菌、抗病毒、抗炎等作用；甘草有解痉、抗利尿、降血脂、保肝和类似肾上腺皮质激素样作用。

【用方经验】丘疹性荨麻疹多见于5～9岁小儿，小儿机体柔弱，如草木之方萌。忌用大苦、大寒、大辛、大热和有毒攻伐之品。故陆稚华选用《医宗金鉴》中四物消风饮去白鲜皮、薄荷、独活、柴胡加太子参、牡丹皮、甘草而组成自拟十味消风饮。

苦柏脱敏汤（马林经验方）

【组成】当归20 g，苦参20 g，蝉蜕20 g，生地黄15 g，牛蒡子15 g，知母15 g，防风15 g，荆芥15 g，浮萍15 g，苍术15 g，黄柏15 g，石膏30 g，甘草10 g。

【用法】水煎服。

【功效】疏风清热凉血。

【主治】风热型荨麻疹。临床表现为局限性风团，小如芝麻，大似豆瓣，皮疹多呈鲜红色，皮疹常随搔抓刺激而扩大、增多，有的融合成环状、地图状等多种形态，遇热加剧，瘙痒剧烈，得冷则减轻，多发生在夏季，兼见头痛，发热，心烦，口渴，大便干，小便赤，舌质红，苔薄黄，脉浮数。

【方解】方中牛蒡子、浮萍、荆芥、防风、蝉蜕疏风清热，祛风止痒，以祛除在表之风邪；黄柏、苦参清热解毒；知母、石膏清热泻火；当归和营活血，生地黄清热凉血，二者共用具有活血凉血祛瘀作用；甘草清热解毒并调和诸药。诸药合用共奏疏风清热凉血的功效。

【现代研究】现代药理研究证明，荆芥、防风、蝉蜕具有抑制组织胺或直接拮抗过敏介质的作用；当归、石膏既有抗组织胺和抗乙酰胆碱作用，又有降低血管通透性的作用；甘草、苦参具有抗炎、抗过敏和抗对皮质激素的依赖作用。

【用方经验】荨麻疹属于中医“瘾疹”范畴，是一种以皮肤出现红色或苍白色风团、时隐时现的瘙痒性、过敏性皮肤病。《金匮要略·水气病脉证并治》：“风气相搏，风强则为瘾疹。”风热型荨麻疹多因机体湿热内蕴，营卫失和，复感风热之邪，外不得透达，内不得疏泄，郁于肌肤，久郁不解，化火化热，使毛窍闭阻不得宣泄而发疹，是荨麻疹中较常见的证型。正如《诸病源候论》指出：“人阳气外虚则多汗，汗出当风，风气搏于肌肉，与热气并，则生瘾疹。”根据中医理论热则寒之的治疗原则，以疏风清热凉血为治则。

当归玉真散（欧阳恒经验方）

【组成】当归，桂枝，细辛，白芍，白附子，天南星，通草，羌活，防风，白芷，天麻，大枣，甘草。

【用法】水煎服。

【功效】温阳散寒，养血通脉，息风化痰。

【主治】阳虚寒凝痰阻型慢性荨麻疹。

【方解】本方由玉真散、当归四逆汤经典方药组成，方中当归甘温，养血活血；桂枝辛温，温经散寒，温通血脉，共为君药。细辛温经散寒，助桂枝温通血脉；白芍养血和营，助当归补益营血，白附子、天南星祛风化痰，共为臣药。羌活、防风疏风通络，白芷散风止痒，天麻平肝熄风，四药辅佐主药疏散经络中之风邪，以祛风止痒，为佐药；通草通经脉，以畅血行；大枣、甘草益气健脾养血，共为使药。用大枣，既合当归、白芍以补营血，又防桂枝、细辛燥烈大过，伤及阴血。甘草调和诸药为使药。

【现代研究】当归有抗血栓、增强机体免疫、抑制炎症后期肉芽组织增生、抗脂质过氧化、抗菌及抗辐射等作用；桂枝有抑菌、镇痛、抗炎、抗过敏、增加冠脉血流量、改善心功能、镇静、抗惊厥等作用；白芍有镇痛、解痉、保肝、增强应激能力、抑菌等作用；通草有利尿、促进乳汁分泌、调节免疫和抗氧化的作用；羌活有抗炎、解热、镇痛、抑菌、抗心肌缺血等作用；防风有解热、抗

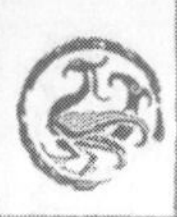

炎、镇静、镇痛、抗惊厥、抗过敏、抗菌等作用；白芷有兴奋神经中枢、升高血压、抑菌、解热、抗炎、镇痛、解痉、抗癌等作用；大枣有增强肌力、增加体重、增强耐力、抗疲劳、促进骨髓造血、增强免疫、镇静催眠、延缓衰老、抗氧化、抗突变、抗过敏、抗炎、抗肿瘤、降血压和降血脂等作用；甘草有解痉、抗利尿、降血脂、保肝和类似肾上腺皮质激素样作用。

【用方经验】欧阳恒从慢性荨麻疹病机着手，认为阳虚寒凝和风痰阻络是本病发病过程中不可分割的两大因素，认为慢性荨麻疹以阳虚寒凝痰阻证多见，治以温阳散寒、养血通脉、息风化痰之法。拟方当归玉真散，由玉真散、当归四逆汤经典方药组成。

蚕砂僵蚕方加减（皮先明经验方）

【组成】白鲜皮 30 g，牡丹皮 20 g，荆芥 15 g，防风 15 g，皂角刺 15 g，乌梢蛇 15 g，何首乌 15 g，蚕砂 12 g，僵蚕 10 g，当归 15 g，白薇 10 g，桂枝 10 g，白芍 10 g，白术 15 g，茯苓 15 g，酸枣仁 15 g，甘草 10 g。

【用法】水煎服。

【功效】祛风散寒、健脾除湿的功效为主，辅以温养通络、养血安神。

【主治】慢性荨麻疹。

【方解】方中白鲜皮、荆芥、防风祛风散寒；皂角刺杀虫止痒、散结；乌梢蛇祛风通络；牡丹皮活血散瘀；蚕砂祛风湿，和胃化湿；僵蚕祛风、化痰散结；桂枝温通经脉；白术、茯苓健脾除湿；当归养血活血，酸枣仁养血安神。全方以祛风散寒、健脾除湿的功效为主，辅以温养通络、养血安神。

【现代研究】白鲜皮有抑菌、抗炎、解热、增加心肌收缩力及抗癌等作用；牡丹皮有解热、镇静、镇痛、抗惊厥、抑菌、抗血栓、抗过敏、抗心律失常、保肝、调节免疫等作用；荆芥有解热、镇痛、抗炎及抗补体作用；防风有解热、抗炎、镇静、镇痛、抗惊厥、抗过敏、抗菌等作用；皂角刺有抑菌、抗肿瘤的作用；乌梢蛇有抗炎、镇静、镇痛、抗惊厥作用；僵蚕有镇静、催眠、抗惊厥、抗凝血、抗肿瘤、降血糖等作用；当归有抗血栓、增强机体免疫、抑制炎症后期肉芽组织增生、抗脂质过氧化、抗菌及抗辐射等作用；桂枝有抑菌、镇痛、抗炎、抗过敏、增加冠脉血流量、改善心功能、镇静、抗惊厥等作用；白芍有镇痛、解痉、保肝、增强应激能力、抑菌等作用；白术有利尿、增强免疫功能、抗衰老、保肝、利胆、降血糖、抗菌、抗肿瘤、镇静、镇咳、祛痰等作用；茯苓有利尿、镇静、抗肿瘤、增加心肌收缩力、增强免疫功能、护肝、降血糖、延缓衰老、抑制胃溃疡等作用；甘草有解痉、抗利尿、降血脂、保肝和类似肾上腺皮质激素样作用。

【医案精选】姚某，女，30 岁。于 2013 年 9 月 18 日因“周身反复起水肿性风团 3 年”初诊于湖北省中医院皮肤科门诊。自诉近 3 年来无明显诱因，周身不定时反复起淡红色黄豆至蚕豆大小水肿性风团，骤起骤消，消退后不留痕迹，发作部位不定，伴有瘙痒，以夜间为重，由秋转冬时皮损加重。曾多次查血常规、过敏原均未见明显异常。予以抗组胺、美能片、维生素 C 等药物治疗，症状好转，但停药后病情反复发作且发作次数增多，患者苦恼不已。

查体：患者精神欠佳，周身未见明显原发性皮损，风团均已消退，见多处抓痕。皮肤划痕症（+）。纳食不香、睡眠欠佳，口不渴，小便清长，大便稀。舌质淡、苔薄白，脉浮缓。

西医诊断：慢性荨麻疹。中医诊断：瘾疹（风寒兼脾虚型）。处方：（1）依巴斯汀 10m g 口服，每日 1 次，1 次 1 片。（2）自拟蚕砂僵蚕方加减：白鲜皮 30 g，牡丹皮 20 g，荆芥 15 g，防风 15 g，皂角刺 15 g，乌梢蛇 15 g，何首乌 15 g，蚕砂 12 g，僵蚕 10 g；当归 15 g，白薇 10 g，桂枝 10 g，白芍 10 g，白术 15 g，茯苓 15 g，酸枣仁 15 g，甘草 10 g。上药 7 剂，日 1 剂，水煎服，每日服 2 次，温水服。（3）羊肠线包埋治疗 1 次。（操作方法：患者先取适当体位，充分暴露皮肤，选取风门、脾俞、双侧血海、三阴交，严格消毒，用 5% 利多卡因进行由浅到深局部麻醉。然后将装有羊肠线的埋线针沿麻醉后的针孔，刺入 2cm 左右，将针帽旋紧，缓慢退出针头，使肠线留于穴位内，针头将出皮肤时，用消毒棉球压住针尖部出针，查无线头外露，胶布固定)。(4) 火罐疗法 1 疗程（患者取平卧位，常规消毒神阙穴，先用闪罐法迅速连拔 3 次，后留罐于神阙穴 5 min，同样的方法连续 3 次，每日 1 次，连续 3 日为 1 个疗程，一般 3 个疗程。拔罐以局部瘀血显著或起水泡者，效果越佳。若起水泡者，可用消毒针头挑破，外涂以黄柏溶液，用消毒纱布固定，防止感染)。

2013 年 9 月 25 日二诊：患者诉服中药后，偶感恶心不适，但风团发作次数明显较少，瘙痒减轻。纳食香，夜寐可。遂在上方基础上减白薇、蚕砂，加生姜 3 片、小葱须 1 撮，7 剂。服法同前。依巴斯汀减至每日 1 次，1 次半片。继续神阙穴拔罐 1 疗程。

2013 年 10 月 2 日三诊：患者诉用药治疗后，未感恶心不适，新起风团 1 次，未诉明显瘙痒。纳食、睡眠、二便均正常。遂在上方基础上减生姜、荆芥，加红花 10 g 续服上药 7 剂。依巴斯汀减至隔 1 日半片。继续神阙穴拔罐 1 疗程。

2013 年 10 月 9 日四诊：患者诉未再起风团，一般情况均可。续服上药 7 剂。继续羊肠线包埋治疗一次，巩固治疗。停用依巴斯汀口服。嘱患者若风团未再起不必再来复诊。后随访，患者诉慢性荨麻疹痊愈，未发风团，无其他不适。

孙瑞丰经验方

【组成】生地黄 20 g，黄芪 20 g，白芍 15 g，茯苓皮 15 g，党参 15 g，蒺藜 15 g，当归 10 g，川芎 10 g，荆芥 10 g，防风 10 g，白术 10 g，甘草 10 g。

【用法】日一剂，水煎，分 2 次服。

【功效】益气祛风止痒。

【主治】慢性荨麻疹。

【加减】风寒者加干姜皮、陈皮；风热者加桑白皮、地骨皮；阴血亏虚者加何首乌。

【方解】方中黄芪、党参、白术、防风益气固表，当归、生地、白芍、川芎养血活血，荆芥、蒺藜祛风止痒。

【现代研究】生地黄有增强免疫、抗胃溃疡、促进造血、止血、降压、降血糖等作用；黄芪有抗病毒、利尿、保护肾脏、抗衰老、抗辐射、抗炎、降血脂、降血糖、增强免疫、抗肿瘤和保肝等作用；白芍有镇痛、解痉、保肝、增强应激能力、抑菌等作用；党参有抗溃疡、增强免疫、延缓衰老、抗缺氧、抗辐射、降低血糖、调节血脂和抗心肌缺血等作用；蒺藜有降压、利尿、抑菌等作用；当归有抗血栓、增强机体免疫、抑制炎症后期肉芽组织增生、抗脂质过氧化、抗菌及抗辐射等作用；川芎有镇静、镇痛、抑制血小板聚集及降压等作用；荆芥有解热、镇痛、抗炎及抗补体作用；防风有解热、抗炎、镇静、镇痛、抗惊厥、抗过敏、抗菌等作用；白术有利尿、增强免疫功能、抗衰老、保肝、利胆、降血糖、抗菌、抗肿瘤、镇静、镇咳、祛痰等作用；甘草有解痉、抗利尿、降血脂、保肝和类似肾上腺皮质激素样作用。

【用方经验】慢性荨麻疹是一种病因复杂、病程较长、治疗较困难的皮肤病。中医认为本病属瘾疹范畴。多因平素体虚，阴血不足，血虚生风，阴虚生内热，或因反复发作，气血被耗，卫外不固，风邪乘虚而入所致。“风为百病之长，善行而数变”，风与寒相合为风寒之邪，与热邪相合为风热之邪，风寒、风热在一定的条件下又相互转化，风寒、风热之邪客于肌肤皮毛腠理之间，则起风团，根据“治风先治血，血行风自灭”、“气为血之帅”的古训，选用黄芪、党参、白术、防风益气固表，当归、生地黄、白芍、川芎养血活血，荆芥、蒺藜祛风止痒，获得良效。

当归饮子加减（孙元亮经验方）

【组成】当归 10 g，白芍 10 g，何首乌 10 g，黄芪 10 g，荆芥 15 g，防风 15 g，蝉蜕 10 g，乌梢蛇 5 g，甘草 10 g。

【用法】水煎服。

【功效】养血祛风。

【主治】阴血被耗、血虚生风所致瘾疹

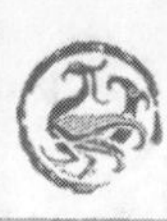

（西医“荨麻疹”）。症见周身出现瘙痒性风团，时隐时现，可自行消退，不留痕迹，常反复发作。

【方解】当归养血补血；黄芪补气养血；何首乌、白芍滋阴养血；荆芥、防风疏散风邪；蝉蜕疏风止痒；乌梢蛇祛风止痒；甘草调和诸药。诸药合用，共奏养血祛风之功。

【注意事项】嘱患者避免食用鱼虾、海鲜类食物，避免周围环境中的花粉、灰尘等刺激。

【现代研究】荆芥、防风、蝉蜕等药物，具有抗组织胺，抑制变态反应作用；黄芪、当归、何首乌等药物可提高机体免疫功能。

【用方经验】慢性荨麻疹是临床常见病，也是较难痊愈的疾病，大多由急性荨麻疹演变而来，祖国医学认为，“瘾疹”皆由禀赋不耐，初起时风邪侵袭肌表，致营卫不和，邪入腠理，外不得透达，内不得疏泄，故见风团，风为阳邪，善行而数变，故起病突然，发无定处，病变日久，邪热郁于血分，郁久灼伤阴液，血虚生风，故病情反复发作，迁延难愈，因此，临床治疗时，应抓住“血虚生风”这一病理机制。

五味黄精饮（田润安经验方）

【组成】黄精 30 g，生地黄 30 g，玄参 15 g，秦艽 15 g，菊花 15 g，蒺藜 15 g，白鲜皮 10 g，僵蚕 10 g，红花 10 g，地骨皮 15 g。

【用法】每日 1 剂，水煎服。

【功效】养阴清热，凉血祛风。

【主治】阴虚血热型荨麻疹。症见皮疹色暗不鲜，反复发作，迁延日久不愈，且多于午后或夜间发作，伴心烦心悸，盗汗易怒，口干，舌红少苔，或舌质淡，脉沉细。

【方解】黄精补气养阴；生地黄、玄参、地骨皮清热凉血、滋阴；菊花清热解毒；红花活血通经；白鲜皮、僵蚕、蒺藜祛风。诸药共奏养阴清热，凉血祛风之功效。

【现代研究】黄精水提液在体外对伤寒杆菌、金黄色葡萄球菌及多种致病真菌均有抑制作用；生地黄有增强免疫、抗胃溃疡、促进造血、止血、降压、降血糖等作用；玄参有抑菌、抗炎、扩张冠状动脉、降压、保肝、增强免疫、抗氧化等作用；白鲜皮有抑菌、抗炎、解热、增加心肌收缩力及抗癌等作用；僵蚕有镇静、催眠、抗惊厥、抗凝血、抗肿瘤、降血糖等作用；红花有镇痛、镇静、抗惊厥及抗炎等作用；地骨皮有解热、抑菌、降压、降血糖、降血脂及止痛等作用。

【用方经验】慢性荨麻疹属中医“瘾疹”范畴，多因七情内伤，机体阴阳失调，营卫失和，卫外不固复感风邪而诱发，或因过食膏粱厚味，荤腥动风之物，脾胃滞热，复感风邪而发，若平素体弱，阴血不足，阴虚生内热，血虚生风，或反复发作，气血被耗，风邪侵袭而致。因此，本病应为本虚标实，虚实错杂之症。本虚多为肺脾气虚，阴血不足，标实则多为风邪、瘀血、湿阻，治疗上应兼顾祛邪与扶正两个方面，详辨其证而治之。根据中医“治风先治血，血行风自灭”的理论，在治疗各型慢性荨麻疹的方剂中适当加入理血之品，如当归、红花之类，常可提高疗效。因祛风药多为辛燥之品，用之过多常可耗阴伤液，所以不宜多用，以免滋生变证。

补中益气汤（王玉玺经验方）

【组成】黄芪 60 g，白术 15 g，苍术 15 g，陈皮 15 g，柴胡 15 g，党参 30 g，川芎 6 g，升麻 5 g，当归 5 g，羌活 5 g，荆芥 5 g，防风 5 g，苍耳子 5 g，白芷 5 g，甘草 10 g，细辛 5 g。

【用法】水煎服。

【功效】补中益气，健脾和中。

【主治】荨麻疹。

【方解】黄芪益气固表、白术、苍术、陈皮健脾除湿，柴胡、川芎行气，当归补血活血配升麻、羌活、荆芥、防风调和营卫，苍耳子，细辛燥湿，甘草调和诸药。

【现代研究】黄芪有抗病毒、利尿、保护肾脏、抗衰老、抗辐射、抗炎、降血脂、降血糖、增强免疫、抗肿瘤和保肝等作用；白术有利尿、增强免疫功能、抗衰老、保肝、利胆、降血糖、抗菌、抗肿瘤、镇静、镇咳、祛痰等作用；苍术有促进胃肠运动、抑制中枢神经系统、降血糖等作用，并可治疗夜盲及角膜软化症；陈皮有解痉、平喘、镇咳、祛痰、升高血压、抗血小板聚集、抗氧化、抗衰老、强心、抗休克、抗过敏、抗肿瘤、抑菌、避孕、抗紫外线辐射、杀虫等作用；柴胡有解热、抗炎、镇静、安定、镇痛、保肝、利胆、抗病原微生物、抗辐射及促进免疫功能等作用；党参有抗溃疡、增强免疫、延缓衰老、抗缺氧、抗辐射、降低血糖、调节血脂和抗心肌缺血等作用；川芎有镇静、镇痛、抑制血小板聚集及降压等作用；当归有抗血栓、增强机体免疫、抑制炎症后期肉芽组织增生、抗脂质过氧化、抗菌及抗辐射等作用；羌活有抗炎、解热、镇痛、抑菌、抗心肌缺血等作用；荆芥有解热、镇痛、抗炎及抗补体作用；防风有解热、抗炎、镇静、镇痛、抗惊厥、抗过敏、抗菌等作用；白芷有兴奋神经中枢、升高血压、抑菌、解热、抗炎、镇痛、解痉、抗癌等作用；炙甘草有解痉、抗利尿、降血脂和类似肾上腺皮质激素样作用。

【用方经验】风寒湿客于肌表，用九味羌活汤祛风散寒除湿，无里热之象，去方中清凉之品。

【医案精选】刘某，女，43岁。2009年8月28日初诊。患者肤反复发作风团4年，每天脸、手受凉即发疹。初发时皮疹色白或淡红，伴瘙痒，搔抓则成片，皮肤划痕试验阳性。自觉乏力、畏寒肢冷、汗多、动则汗出，便不成形日3～4次，舌淡红薄白苔，脉沉细。此案患者中医证属：气血亏虚、营卫失和。方药：黄芪60 g，白术15 g，苍术15 g，陈皮15 g，柴胡15 g，党参30 g，川芎6 g，升麻10 g，当归10 g，羌活10 g，荆芥10 g，防风10 g，苍耳子10 g，白芷10 g，甘草10 g，细辛5 g。7剂，每日1剂，水煎早晚饭后温服。2009年9月5日复诊时，症状大减，偶尔起，已不怕冷，沾凉水亦不发。便已正常，舌脉同前。继续服上方14剂巩固。

厚朴温中汤（王玉玺经验方）

【组成】荆芥10 g，防风10 g，羌活15 g，独活15 g，威灵仙15 g，乌梅30 g，藿香15 g，党参20 g，茯苓皮20 g，陈皮15 g，川芎10 g，厚朴15 g，蝉蜕15 g，木香10 g，干姜10 g，甘草10 g。

【用法】水煎服。

【功效】行气温中，燥湿除满。

【主治】荨麻疹。

【加减】畏寒，加用附子散寒。

【方解】方中荆芥、防风、羌活、独活、威灵仙达祛风、解表、除湿等功效，旨在风能胜湿，祛风除湿。厚朴辛散行气以消胀，苦温而燥湿除满。藿香为芳化湿浊的要药，又兼解表。陈皮、木香助厚朴行气宽中。干姜温胃暖脾以散寒止痛。党参、茯苓皮二药补中益气、健脾渗湿。乌梅有涩肠之功，同时可增加食欲。甘草补脾胃而调诸药。

【现代研究】荆芥有解热、镇痛、抗炎及抗补体作用；防风有解热、抗炎、镇静、镇痛、抗惊厥、抗过敏、抗菌等作用；羌活有抗炎、解热、镇痛、抑菌、抗心肌缺血等作用；威灵仙有镇痛、抗利尿、抗疟、降血糖、降血压、利胆、抑菌等作用；乌梅有抑菌、抑制蛔虫活动、抗休克、促进胆汁分泌、增强机体免疫功能等作用；藿香对胃肠有解痉作用，并有防腐、抗菌、收敛止泻、扩张微血管等作用；党参有抗溃疡、增强免疫、延缓衰老、抗缺氧、抗辐射、降低血糖、调节血脂和抗心肌缺血等作用；陈皮有解痉、平喘、镇咳、祛痰、升高血压、抗血小板聚集、抗氧化、抗衰老、强心、抗休克、抗过敏、抗肿瘤、抑菌、避孕、抗紫外线辐射、杀虫等作用；川芎有镇静、镇痛、抑制血小板聚集及降压等作用；厚朴有抑菌、降压、防治胃溃疡及中枢性肌肉松弛作用；蝉蜕有解热、镇静、抗惊厥等作用；甘草有解痉、抗利尿、降血脂和类似肾上腺皮质激素样作用。

【医案精选】许某，女，57岁。2009年2月19日初诊，皮肤风团近一年，躯干、四肢、面部、口唇、额头、手心皆发，长期用盐酸西替利嗪有暂效。风团色淡红，伴畏寒，夜间盗汗，食凉物则腹胀，肠鸣，大便溏，日一次，纳呆，口苦无味，舌淡红薄白苔，脉沉细弱。既往有浅表性胃炎。初诊：荨麻

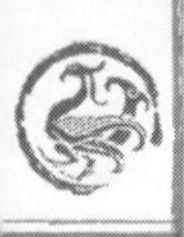

疹。方药：荆芥 10 g，防风 10 g，羌活 15 g，独活 15 g，威灵仙 15 g，乌梅 30 g，藿香 15 g，党参 20 g，茯苓皮 20 g，陈皮 15 g，川芎 10 g，厚朴 15 g，蝉蜕 15 g，木香 10 g，干姜 10 g，甘草 10 g。14 付，水煎，每日一剂早晚饭后分服。3 月 18 日复诊，药后夜间腰臀、颈部、下肢仍发，口唇、面部、手心未发。仍畏寒，有食欲，盗汗轻。2009 年 3 月 12 日以后便成形每日一次，舌淡红薄白苔。上方加附子（先煎）10 g。14 付，水煎，每日一剂早晚饭后分服。三诊时，服药第 7～8 付后一直未发，进食增加，便调。上方 21 付巩固疗效。

健脾祛风汤（王玉玺经验方）

【组成】桂枝 15 g，白芍 15 g，苍术 15 g，厚朴 15 g，陈皮 15 g，半夏 15 g，荆芥 10 g，茯苓皮 20 g，白鲜皮 30 g，牡丹皮 10 g，丹参 30 g，蝉蜕 15 g，僵蚕 15 g，甘草 10 g，生姜 6 片，大枣 6 枚。

【用法】水煎服。

【功效】健脾理气，祛风散寒。

【主治】荨麻疹。

【加减】手足肿胀，加羌活、独活祛风胜湿，并有解表散寒功效。

【方解】方中桂枝、白芍、生姜、大枣发散风寒；荆芥祛风散寒；陈皮、半夏、苍术、茯苓皮、厚朴燥湿运脾、行气和胃；白鲜皮、蝉蜕、僵蚕祛风燥湿，宣散在表的风邪；患者舌紫红，加牡丹皮、丹参凉血，活血。诸药合用使脾胃恢复运化，风邪得以发散，脾气健运病邪除，皮疹则消，病愈。

【现代研究】桂枝有抑菌、镇痛、抗炎、抗过敏、增加冠脉血流量、改善心功能、镇静、抗惊厥等作用；白芍有镇痛、解痉、保肝、增强应激能力、抑菌等作用；苍术有促进胃肠运动、抑制中枢神经系统、降血糖等作用，并可治疗夜盲及角膜软化症；厚朴有抑菌、降压、防治胃溃疡及中枢性肌肉松弛作用；陈皮有解痉、平喘、镇咳、祛痰、升高血压、抗血小板聚集、抗氧化、抗衰老、强心、抗休克、抗过敏、抗肿瘤、抑菌、避孕、抗紫外线辐射、杀虫等作用；荆芥有解热、镇痛、抗炎及抗补体作用；白鲜皮有抑菌、抗炎、解热、增加心肌收缩力及抗癌等作用；牡丹皮有解热、镇静、镇痛、抗惊厥、抑菌、抗血栓、抗过敏、抗心律失常、保肝、调节免疫等作用；丹参有改善微循环、改善血液流变学、抑制血小板聚集、抗血栓、抗炎、镇静、提高耐缺氧能力、促进组织的修复与再生、抗动脉粥样硬化、促进免疫功能、抑菌等作用；蝉蜕有解热、镇静、抗惊厥等作用；僵蚕有镇静、催眠、抗惊厥、抗凝血、抗肿瘤、降血糖等作用；甘草有解痉、抗利尿、降血脂、保肝和类似肾上腺皮质激素样作用；大枣有增强肌力、增加体重、增强耐力、抗疲劳、促进骨髓造血、增强免疫、镇静催眠、延缓衰老、抗氧化、抗突变、抗过敏、抗炎、抗肿瘤、降血压和降血脂等作用。

【医案精选】代某，女，21 岁。2011 年 7 月 18 日初诊。患者皮肤风团，瘙痒 2 月余。曾用艾叶、防风、透骨草等泡洗后全身浮肿，手指骨关节肿胀疼痛，发病诱因不明。夜间疹多，平时畏寒肢冷，身易出汗，食后腹胀，手足多汗，大便日 2 次偏稀，舌紫红、苔根薄腻，脉沉缓。初诊：荨麻疹。方药：桂枝 15 g，白芍 15 g，苍术 15 g，厚朴 15 g，陈皮 15 g，半夏 15 g，荆芥 10 g，茯苓皮 20 g，白鲜皮 30 g，牡丹皮 10 g，丹参 30 g，蝉蜕 15 g，僵蚕 15 g，甘草 10 g，生姜 6 片，大枣 6 枚。4 付，水煎服，每日一剂早晚饭后分服。2011 年 7 月 24 日复诊。症状大减，腹胀消失，晨起仍有手胀。上方加羌活 10 g、独活 15 g。7 付，水煎服，每日一剂早晚饭后分服。8 月 8 日三诊。偶有夜伴瘙痒，上方加何首乌 20 g，蒺藜 30 g。7 付水煎服，每日一剂早晚饭后分服。8 月 14 日四诊。近 2 天被雨淋又发。上方加薏苡仁 40 g，车前子（包煎）15 g，藿香 10 g。7 付水煎服，每日一剂早晚饭后分服。3 月后随访患者再未发风团。

麻黄附子细辛汤（王玉玺经验方）

【组成】麻黄 10 g，附子（先煎）20 g，细辛（先煎）10 g，桂枝 15 g，荆芥 10 g，防风 10 g，羌活 15 g，黄芪 40 g，太子参 30 g，白芍 15 g，苍术 10 g，川芎 10 g，茯苓皮 20 g，白鲜皮 20 g，甘草（先煎）15 g。

【用法】水煎服。

【功效】温经固表，祛湿止痒。

【主治】慢性荨麻疹。

【方解】以麻黄、附子、细辛、桂枝等温热药为君，麻黄降肺气，开腠理、透毛窍，附子以温肾阳，挟命门真阳，细辛通彻表里，助二者走散，桂枝以温经助阳通络，使肺气开宣，卫阳不郁，肾阳得温，气化正常，三焦通畅，水道得行；臣以羌活、荆芥、防风等祛风之品，旨在于风能胜湿，祛风除湿，使寒得温则行；佐以太子参、苍术、茯苓、川芎气行血，血行风灭。

【现代研究】麻黄有发汗、平喘、祛痰、利尿、解热、抗炎、抑菌、兴奋中枢神经系统、强心、升高血压等作用；桂枝有抑菌、镇痛、抗炎、抗过敏、增加冠脉血流量、改善心功能、镇静、抗惊厥等作用；荆芥有解热、镇痛、抗炎及抗补体作用；防风有解热、抗炎、镇静、镇痛、抗惊厥、抗过敏、抗菌等作用；羌活有抗炎、解热、镇痛、抑菌、抗心肌缺血等作用；黄芪有抗病毒、利尿、保护肾脏、抗衰老、抗辐射、抗炎、降血脂、降血糖、增强免疫、抗肿瘤和保肝等作用；太子参有增强免疫、抗应激、抗疲劳、改善记忆、降血糖、降血脂、止咳、祛痰、抗菌、抗病毒、抗炎等作用；白芍有镇痛、解痉、保肝、增强应激能力、抑菌等作用；苍术有促进胃肠运动、抑制中枢神经系统、降血糖等作用，并可治疗夜盲及角膜软化症；川芎有镇静、镇痛、抑制血小板聚集及降压等作用；白鲜皮有抑菌、抗炎、解热、增加心肌收缩力及抗癌等作用；甘草有解痉、抗利尿、降血脂、保肝和类似肾上腺皮质激素样作用。

【用方经验】麻黄附子细辛汤是治疗太阴、少阴两感证的代表方。药味只有三味，但应用范围甚广。王玉玺认为荨麻疹症见恶寒发热，寒多热少，畏寒肢冷，舌淡胖嫩，多有齿痕，苔白或水滑，脉沉或沉迟而弱者均可应用此方为主进行温经解表，临证化裁治疗。

查旭山经验方

【组成】黄芪 30 g，荆芥 12 g，防风 12 g，熟地黄 15 g，山茱萸 10 g，牡丹皮 10 g，山药 15 g，茯苓 12 g，泽泻 10 g，女贞子 15 g，墨旱莲 15 g，生地黄 10 g，黄芩 10 g，龙骨 30 g，牡蛎 30 g，甘草 6 g。

【用法】水煎服。

【功效】滋阴补肾，益气固表，凉血祛风止痒。

【主治】慢性荨麻疹。

【加减】若受热即发者，加金银花 20 g，野菊花 20 g；受冷即发者，加桂枝 10 g，白芍 15 g；便秘者，加大黄 6 g，并加大生地黄用量。

【方解】六味地黄丸合二至丸滋阴补肾；北黄芪、荆芥、防风益气固表、祛风止痒而达治病求本之效；生地黄、黄芩凉血清热，符合中医“治风先治血，血行风自灭”的理论；龙骨、牡蛎镇静安神，且有补钙作用。诸药合用，共奏滋阴补肾，益气固表，凉血祛风止痒之效。

【现代研究】黄芪有抗病毒、利尿、保护肾脏、抗衰老、抗辐射、抗炎、降血脂、降血糖、增强免疫、抗肿瘤和保肝等作用；荆芥有解热、镇痛、抗炎及抗补体作用；防风有解热、抗炎、镇静、镇痛、抗惊厥、抗过敏、抗菌等作用；熟地黄有增强免疫功能、促进血凝、强心、防治骨质疏松、调节免疫、抗衰老、抗焦虑、改善学习记忆等作用；山茱萸对非特异性免疫功能有增强作用，并能抑制血小板聚集，抗血栓形成，还具有抑菌、降血糖、强心、升压、利尿等作用；牡丹皮有解热、镇静、镇痛、抗惊厥、抑菌、抗血栓、抗过敏、抗心律失常、保肝、调节免疫等作用；山药有提高免疫功能、降血糖、降血脂、抗肿瘤、抗氧化、抗衰老、抗刺激、麻醉镇痛和消炎抑菌等作用；茯苓有利尿、镇静、抗肿瘤、增加心肌收缩力、增强免疫功能、护肝、降血糖、延缓衰老、抑制胃溃疡等作用；泽泻有利尿、降压、降血糖、抗脂肪肝及抑菌等作用；生地黄有增强免疫、

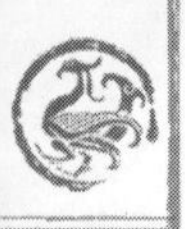

抗胃溃疡、促进造血、止血、降压、降血糖等作用；黄芩有解热、镇静、抑菌、抗过敏、保肝、利胆、降压、降脂、抗氧化等作用；煅龙骨、煅牡蛎有镇静、抗惊厥、镇痛、增强免疫、抗氧化等作用；甘草有解痉、抗利尿、降血脂、保肝和类似肾上腺皮质激素样作用。

【用方经验】慢性荨麻疹属中医"瘾疹"范畴，多因禀赋不耐，或平素体虚，卫表不固，风邪乘虚侵袭而发病。慢性荨麻疹多由急性荨麻疹发展而来，初期多由血热郁蒸皮肤所致，久则耗伤阴血，致阴虚火旺而致。

多皮饮（赵炳南经验方）

【组成】桑白皮 15 g，地骨皮 10 g，白鲜皮 15 g，五加皮 10 g，茯苓皮 10 g，冬瓜皮 15 g，大腹皮 10 g，甘草 6 g。

【用法】水煎服。

【功效】健脾除湿，疏风和血。

【主治】慢性荨麻疹。

【方解】方中五加皮辛能散风，温能除寒，苦能燥湿；桑白皮除肺热消肿利水；白鲜皮、丹皮、地骨皮可清热凉血；冬瓜皮、茯苓皮、大腹皮利水消肿除湿。热邪较重者，可重用牡丹皮、地骨皮、桑白皮；湿邪较重者，可重用冬瓜皮、茯苓皮、大腹皮；风邪较重者，可重用五加皮或可加用防风。

【现代研究】现代药理研究表明：牡丹皮、五加皮、甘草、地骨皮，具有抗炎，免疫调节的作用。通过检测治疗前后慢性荨麻疹患者血清 IgE 水平及嗜酸粒细胞计数变化，证明了多皮饮在降低血清 IgE 水平及嗜酸粒细胞计数方面有较好的作用。

【用方经验】多皮饮以健脾除湿、疏风和血为原则，是我国著名的中医外科专家赵炳南长期临床经验的总结。中医有以皮治皮的经验，即以各种药用皮药，以治疗人的皮肤疾病。实践证明，多皮饮治疗慢性荨麻疹有较好的治疗效果。

玉屏消风散（周德瑛经验方）

【组成】黄芪 20 g，白术 12 g，荆芥 10 g，防风 10 g，柴胡 12 g，金银花 20 g，连翘 20 g，鬼箭羽 15 g，当归 12 g，赤芍 10 g，白芍 10 g，甘草 6 g。

【用法】水煎服。

【功效】益气固表，调和营卫，清热祛风。

【主治】慢性荨麻疹。

【加减】口干思饮加生石膏 30 g，知母 10 g；大便干燥加大黄 6 g，枳壳 12 g；畏寒肢冷加桂枝、附子各 6 g；乏力气短加太子参、五味子各 10 g；妇女月经量少，经前腹痛加香附、益母草 10 g；腹胀纳差加枳壳 10 g，砂仁 6 g。

【方解】方中黄芪、当归益气养血；白术健脾益气生血而扶正；柴胡、金银花、连翘清热祛风；防风、荆芥、蝉蜕祛风止痒而不留邪；当归、赤芍、白芍鬼箭羽养血活血，所谓"治风先治血，血行风自灭"。诸药合用共奏益气养血、固表和营而扶正，祛风清热而祛邪，邪去正自安。

【现代研究】黄芪有抗病毒、利尿、保护肾脏、抗衰老、抗辐射、抗炎、降血脂、降血糖、增强免疫、抗肿瘤和保肝等作用；白术有利尿、增强免疫功能、抗衰老、保肝、利胆、降血糖、抗菌、抗肿瘤、镇静、镇咳、祛痰等作用；荆芥有解热、镇痛、抗炎及抗补体作用；防风有解热、抗炎、镇静、镇痛、抗惊厥、抗过敏、抗菌等作用；柴胡有解热、抗炎、镇静、安定、镇痛、保肝、利胆、抗病原微生物、抗辐射及促进免疫功能等作用；金银花有抑菌、抗病毒、退热、保肝、止血、降低胆固醇、抗生育、兴奋中枢、促进胃液分泌等作用；连翘有抑菌、抗炎和止痛作用，还有抗氧化、抗过敏活性等作用；鬼箭羽有降血糖、调节脂质代谢等作用；当归有抗血栓、增强机体免疫、抑制炎症后期肉芽组织增生、抗脂质过氧化、抗菌及抗辐射等作用；芍药有抗炎、解热镇痛、镇静、抗血小板聚集、抗血栓形成、抗心肌缺血、改善微循环、护肝、调节免疫等作用；甘草有解痉、抗利尿、降血脂、保肝和类似肾上腺皮质激素样作用。

【用方经验】荨麻疹属中医"瘾疹"范

畴。本病多由情志不遂，肝郁化火或喜食膏粱厚味、辛辣之物致内热蕴积，日久伤阴耗气，血热动风；或平素体弱，气血不足，感受风热之邪而致内不得疏泄，外不得透达，郁于皮肤腠理之间，邪正相搏而发病。《类经》云："正气即虚，则邪气虽盛，亦不可攻，盖恐邪去而正先脱。"治疗应以扶正祛邪，标本兼顾为法。

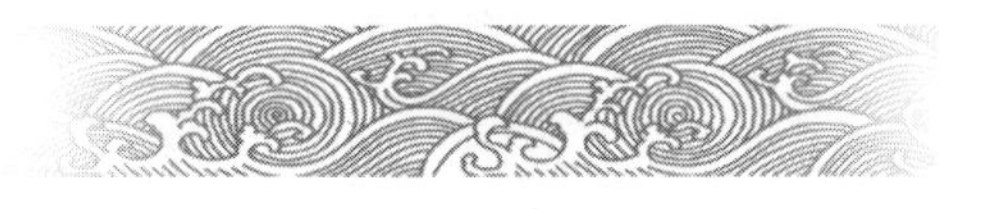

第九章 银屑病

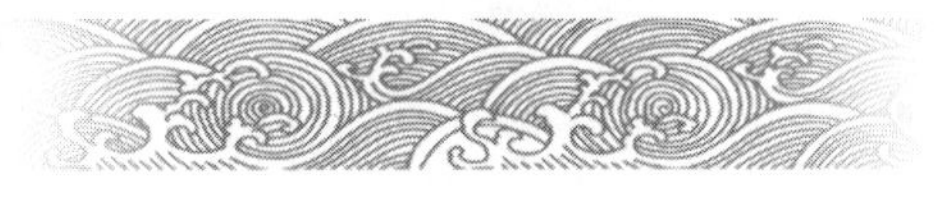

第六章 肾风病

银屑病是一种以鳞屑性红斑损害为主要表现的慢性复发性炎症性皮肤病。其病因与发病机制尚未明了，目前认为可能涉及有遗传、感染、免疫异常、内分泌以及精神神经因素等多个方面。临床一般将其分为寻常型、关节病型、红皮病型和脓疱型，各型可合并发生或互相转化。病程经过缓慢，常持续十余年或数十年，甚至迁徙终身。

中医认为本病或因营血亏损，化燥生风，肌肤失于濡养所致；或因湿热内蕴，六淫外袭，内外合邪，痹阻经络，搏结肌肤而成。日久邪毒流窜，入于营血，内侵脏腑，成气血两燔之候。临床当详辨其证，内外兼治，方可获效。

解毒凉血汤（安家丰经验方）

【组成】羚羊角粉（冲服），生地黄，牡丹皮，白茅根，紫草，板蓝根，土茯苓，金银花，连翘，大青叶，薏苡仁，苦参，白鲜皮，生石膏。

【用法】水煎服。

【功效】清热凉血，解毒祛湿。

【主治】毒热型泛发性脓疱型银屑病急性期。

【加减】可配服犀黄丸。

【方解】羚羊角粉、板蓝根、金银花、连翘、大青叶清热解毒；生地黄，牡丹皮，紫草清热凉血；土茯苓解毒祛湿，薏苡仁利水渗湿，健脾；苦参杀虫止痒；生石膏清热泻火。诸药共奏热凉血，解毒祛湿之功。

【现代研究】羚羊角粉对中枢神经系统有抑制作用，能镇静、镇痛，并有抗惊厥、解热、降压等作用；生地黄有增强免疫、抗胃溃疡、促进造血、止血、降压、降血糖等作用；牡丹皮有解热、镇静、镇痛、抗惊厥、抑菌、抗血栓、抗过敏、抗心律失常、保肝、调节免疫等作用；白茅根有止血、利尿、抗炎等作用，其水煎剂能显著缩短出血和凝血时间；紫草有抑菌、抗炎、抗病毒、抗过敏、抗肿瘤、保肝、止血、抗生育等作用；板蓝根有抗菌、抗病毒、解热、抑制血小板聚集、促进机体免疫功能等作用；土茯苓有利尿、镇痛、抑菌及缓解汞中毒等作用；金银花有抑菌、抗病毒、退热、保肝、止血、降低胆固醇、抗生育、兴奋中枢、促进胃液分泌等作用；连翘有抑菌、抗炎和止痛作用，还有抗氧化、抗过敏活性等作用；大青叶有抑菌、抗病毒、解热、抗炎、抗内毒素、免疫增强等作用；薏苡仁有增强免疫力、降血糖、降血钙、解热、镇静、镇痛等作用；苦参有抑菌、抗病毒、抗炎、抗过敏、抗心律失常、抗肿瘤、升高白细胞、保肝、抑制免疫、镇静、平喘等作用；白鲜皮有抑菌、抗炎、解热、增加心肌收缩力及抗癌等作用；生石膏有解热、抗病毒、抗炎、免疫促进、利尿、降血糖、抑制神经应激能力、降低毛细血管通透性等作用。

【用方经验】本病属白疕、毒热型，系湿热蕴久兼感毒邪而发，可配服犀黄丸。

解毒养阴汤（安家丰经验方）

【组成】沙参，石斛，玄参，黄芪，生地黄，金银花，蒲公英，赤芍，薏苡仁，土茯苓，板蓝根，草河车，白花蛇舌草。

【用法】水煎服。

【功效】凉血解毒，养阴益气。

【主治】毒热型泛发性脓疱型银屑病迁延期。病程迁延，病久伤阴，出现口干舌燥、便干尿黄、舌红无苔或沟纹舌，镜面舌。

【方解】沙参、石斛参养阴清热，益胃生津；生地黄、玄参、赤芍清热凉血；黄芪益气生津；金银花、蒲公英、板蓝根、白花蛇舌草清热解毒；薏苡仁利水渗湿、健脾，土茯苓解毒除湿。诸药共奏凉血解毒，养阴益气之功效。

【现代研究】北沙参有抑制体液、细胞免疫的作用，有降糖、抗菌、镇痛、镇静、抗突变等作用；南沙参有抗辐射、延缓衰老、提高记忆、抗肝损伤、清除自由基、镇咳祛痰、抗炎、免疫调节、抗肿瘤等作用；玄参有抑菌、抗炎、扩张冠状动脉、降压、保肝、增强免疫、抗氧化等作用；黄芪有抗病毒、利尿、保护肾脏、抗衰老、抗辐射、抗炎、降血脂、降血糖、增强免疫、抗肿瘤和保肝

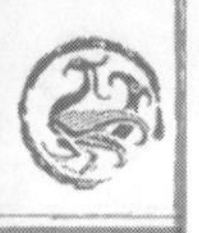

等作用；生地黄有增强免疫、抗胃溃疡、促进造血、止血、降压、降血糖等作用；金银花有抑菌、抗病毒、退热、保肝、止血、降低胆固醇、抗生育、兴奋中枢、促进胃液分泌等作用；蒲公英有抑菌、抗肿瘤、激发机体免疫功能、利胆、保肝、抗内毒素及利尿作用；赤芍有抗炎、解热镇痛、镇静、抗血小板聚集、抗血栓形成、抗心肌缺血、改善微循环、护肝、调节免疫等作用；薏苡仁有增强免疫力、降血糖、降血钙、解热、镇静、镇痛等作用；土茯苓有利尿、镇痛、抑菌及缓解汞中毒等作用；板蓝根有抗菌、抗病毒、解热、抑制血小板聚集、促进机体免疫功能等作用；白花蛇舌草有抗肿瘤、抗炎、抑制生精能力和保肝利胆作用。

【用方经验】在舌质红的基础上出现沟纹、剥苔及皮肤出现烧灼感是病情加重将出脓疱的先兆，且与病情相平行，可作为观察疗效或复发的临床指标。

活血祛瘀解毒方（蔡念宁经验方）

【组成】桃仁，红花，丹参，鸡血藤，莪术，鬼箭羽，白花蛇舌草。

【用法】水煎服。

【功效】活血祛瘀解毒。

【主治】寻常型银屑病。

【加减】热重：大青叶、紫草；瘀重：赤芍、三棱；夹燥：生地、火麻仁、玄参；夹湿：苦参、虎杖、陈皮；咽痛：山豆根。

【方解】白鲜皮、土茯苓燥湿止痒，川芎、鸡血藤、络石藤、地龙行气活血，通经止痒，配以中方熏蒸法，方中桃仁苦平，可活血通经、润肠通便；红花辛温，能祛瘀通经、散郁开结，两药相须为用，使祛瘀力增强，可散血中之滞，理血中之壅；丹参苦微寒，可活血祛瘀、凉血消痈、养血安神；鸡血藤苦微甘温，能行血补血、舒筋活络；莪术辛苦温，具有破血祛瘀、行气止痛之功，乃血中气药；鬼箭羽可破血通经、散瘀止痛；白花蛇舌草微苦甘寒，可清热利湿、解毒消痈；诸药合用，活血化瘀力强，兼有清解热毒之功。

【现代研究】现代药理研究显示，活血化瘀中药具有扩张血管、改善微循环、改善血液动力学、减少毛细血管通透性、调整血液理化特性和免疫功能，并能调节皮肤组织细胞的代谢等多方面的作用。方中桃仁可降低急性炎症时毛细血管的通透性，减少炎性渗出液，改善局部血液循环，促进炎症的吸收，减轻炎症性反应等作用；红花具有改善微循环、抗凝血及抑制血小板聚集、镇痛及抗炎作用；丹参具有扩张毛细血管、增加毛细血管数量和微循环张力、减低毛细血管脆性、改善血液流变学等作用；鸡血藤能扩张外周血管，增加器官血流量，显著降低实验性高血黏滞症动物的血液黏度，抑制血小板凝聚，双向调节免疫系统以及抗炎、抗氧化作用；莪术能够抑制银屑病角质形成细胞增殖、促进角质形成细胞正常分化、纠正银屑病角化不全；鬼箭羽可改善血液黏度、调节免疫及抗过敏；白花蛇舌草具有抗菌消炎、抗肿瘤和增强免疫功能的作用。

【用方经验】中医学认为，银屑病的发生与“血”密切相关，血瘀是寻常性银屑病的关键病机，热毒郁久不解，则易耗伤阴血，血行不畅，则瘀血内阻，临床上多表现为皮损肥厚，颜色暗红，鳞屑厚积，基底浸润严重，经久不退，舌质紫暗或见瘀斑、瘀点，脉涩或细缓。可伴有面色晦暗，口干不欲饮，肌肤甲错，甲损害等。因此，银屑病血瘀证的辨证施治当以活血化瘀为主线。

熏蒸方煎汤（蔡希经验方）

【组成】白鲜皮，土茯苓，川芎，鸡血藤，络石藤，地龙等。

【用法】中药熏蒸，每次 30 min，每周 1 次，共治疗 4 周为一疗程。

【功效】杀虫消炎，止痒止痛，疏通经络，调和气血。

【主治】寻常型银屑病。

【方解】白鲜皮、土茯苓燥湿止痒，川芎、鸡血藤、络石藤、地龙行气活血，通经止痒，配以中药熏蒸法，以皮肤的生理机能为理论基础，借助药力与热力相互影响、共同作用于机体从而产生协同和增效作用。皮肤是人体最大的器官，除有抵御外邪侵袭的保护作用外。还有分泌、吸收、渗透、排泄、感觉等多种功能。中药熏蒸疗法根据患者病情辨证配制的中药药液加温为中药蒸汽，利用中药蒸汽中产生的药物离子对患部皮肤进行直接熏蒸，一方面可以直接作用皮损部位，起到杀虫、消炎、止痒、止痛等作用；另一方面是利用皮肤具有吸收、渗透、排泄功能的特性，使药物通过皮肤表层吸收，角质层渗透和真皮层转运进入血液循环发挥作用。同时药汽的温热刺激使皮肤温度升高，毛细血管扩张，促进血液及淋巴液循环，促进新陈代谢，更加速了药物的吸收与渗透，药力与热力联合发挥作用，以达至疏通经络、调和气血并使机体内毒外出、扶正祛邪的目的。

【现代研究】白鲜皮有抑菌、抗炎、解热、增加心肌收缩力及抗癌等作用；土茯苓有利尿、镇痛、抑菌及缓解汞中毒等作用；川芎有镇静、镇痛、抑制血小板聚集及降压等作用；鸡血藤有一定的造血功能，并能对抗动脉粥样硬化病变，还有抗炎、抗病毒、镇静催眠、抗癌等作用；地龙有解热、镇静、抗惊厥、抗血栓、镇痛、增强免疫、利尿等作用；蜈蚣有中枢抑制、抗惊厥和镇痛作用。

【医案精选】孙某，女，42 岁。银屑病病史 10 余年，多处求医治疗，均未取得满意疗效，仍反复发作；2010 年 7 月来我科就诊，就诊时患者双下肢散在淡红色斑丘疹，较干燥，伴脱屑，时有瘙痒，余无皮损。予中药清热凉血方常规治疗。继而以自拟熏蒸方煎汤进行熏蒸。每次 30 min，每周 1 次，共治疗 4 周，皮损消退，仅有少量色素沉着，无瘙痒，无脱屑。2010 年 11 月，患者因腰，腹部新发皮疹 1 个月来就诊，腰腹部散在淡红色斑疹，斑片，皮肤较干燥，少量脱屑，伴瘙痒；原下肢皮损已愈，未见复发。遂在熏蒸方基础上给予辨证加减，煎汤进行熏蒸，每次 30 min，每周 2 次，共治疗 5 周，皮损大部分消退，仅几个淡红色丘疹，无瘙痒，无脱屑。半年后随访，均未见复发，偶有几个淡红色斑疹，无瘙痒。

陈达灿经验方

【组成】水牛角（先煎）30 g，石上柏 15 g，赤芍 15 g，生地黄 15 g，肿节风 15 g，白花蛇舌草 15 g，莪术 15 g，苍术 15 g，鸡血藤 15 g，白鲜皮 15 g，丹参 20 g，甘草 5 g。

【用法】水煎服。

【功效】凉血解毒，祛风除湿。

【主治】寻常型银屑病。

【方解】水牛角、生地黄、赤芍清热凉血；白鲜皮祛风解毒；苍术健脾除湿；白鲜皮祛风解毒；白花蛇舌草清热解毒；莪术破血行气。诸药共奏凉血解毒，祛风除湿之功效。

【现代研究】水牛角有解热、镇静、抗惊厥、抗感染、止血、强心、降血压、兴奋垂体一肾上腺皮质系统等作用；赤芍有抗炎、解热镇痛、镇静、抗血小板聚集、抗血栓形成、抗心肌缺血、改善微循环、护肝、调节免疫等作用；生地黄有增强免疫、抗胃溃疡、促进造血、止血、降压、降血糖等作用；肿节风有抗菌消炎的作用；白花蛇舌草有抗肿瘤、抗炎、抑制生精能力和保肝利胆作用；莪术有抗炎、抗胃溃疡、抑制血小板聚集、抗血栓及抗癌等作用；苍术有促进胃肠运动、抑制中枢神经系统、降血糖等作用，并可治疗夜盲及角膜软化症；鸡血藤有一定的造血功能，并能对抗动脉粥样硬化病变，还有抗炎、抗病毒、镇静催眠、抗癌等作用；白鲜皮有抑菌、抗炎、解热、增加心肌收缩力及抗癌等作用；丹参有改善微循环、改善血液流变学、抑制血小板聚集、抗血栓、抗炎、镇静、提高耐缺氧能力、促进组织的修复与再生、抗动脉粥样硬化、促进免疫功能、抑菌等作用；甘草有解痉、抗利尿、降血脂、保肝和类似肾上腺皮质激素样作用。

【用方经验】银屑病，俗称牛皮癣，中医病名为白疕，以红斑基础上鳞屑为特点，皮疹具有蜡滴现象、薄膜现象、点状出血现象，常称为“银屑三征”，病因不清楚，现代研究多认为与遗传、免疫、感染等因素有关，中

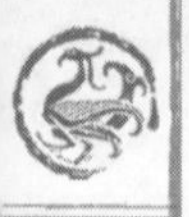

医多从血热、血瘀、血燥三方面辨证。

【医案精选】患者某，男，24 岁，2012 年 5 月 8 日初诊，主诉：头皮、四肢散在红斑、鳞屑伴瘙痒 2 年余。现症见：四肢、头皮散在红斑、斑块，脱屑明显，刮出鳞屑，有薄膜现象，Auspitz 征阳性，纳眠一般，二便尚可，舌红苔白，脉弦滑。西医诊断：寻常型银屑病。中医诊断：白疕，血热兼瘀证。处方：水牛角（先煎）30 g，石上柏 15 g，赤芍 15 g，生地黄 15 g，肿节风 15 g，白花蛇舌草 15 g，莪术 15 g，苍术 15 g，鸡血藤 15 g，白鲜皮 15 g，丹参 20 g，甘草 5 g。14 剂。内服银屑灵片（广东省中医院院内制剂）5 片，3 次/日，外用卤米松乳膏，每天 1 次。2012 年 5 月 22 日复诊，患者自诉仍瘙痒，皮疹范围有所扩大，纳差，腹胀，大便烂，小便调，舌尖红苔白，脉弦滑。处方：石上柏 15 g，肿节风 15 g，赤芍 15 g，生地黄 15 g，白花蛇舌草 15 g，莪术 15 g，苍术 15 g，鸡血藤 15 g，白鲜皮 15 g，丹参 20 g，白术 15 g，珍珠母（先煎）30 g，甘草 5 g。7 剂。内服银屑灵片 5 片，3 次/日，外用卤米松乳膏，每天 1 次。2012 年 5 月 29 日复诊，患者自诉夜间较痒，红斑颜色较前变淡，鳞屑减少，但头屑仍较多，纳眠一般，二便调，脉弦滑。处方：石上柏 15 g，赤芍 15 g，生地黄 15 g，白花蛇舌草 15 g，莪术 15 g，苍术 15 g，白鲜皮 15 g，丹参 20 g，白术 15 g，珍珠母（先煎）30 g，防风 15 g，羚羊角骨（先煎）20 g，甘草 5 g。内服银屑灵片 5 片，3 次/日，外用茶菊脂溢性外洗液（广东省中医院院内制剂）洗头，2～3 天 1 次。前后服药 2 月余，嘱患者避免海鲜、牛羊肉、烟酒，防止感冒，现病情控制，仍在随访中。

土苓解毒冲剂（陈金莲经验方）

【组成】土茯苓，乌梢蛇，雷公藤，金刚刺，丹参，紫草，生地黄，山豆根，白鲜皮，白花蛇舌草，甘草。

【用法】开水冲服。

【功效】凉血清热，解毒化瘀，搜风止痒。

【主治】寻常型进行期银屑病（风热血燥型）。

【方解】生地黄、紫草、雷公藤凉血清热；土茯苓、金刚刺、山豆根、生甘草、白花蛇舌草泻热解毒；丹参、紫草化瘀消斑；乌梢蛇、白鲜皮搜风止痒。

【现代研究】方中丹参、甘草、生地黄等有增强免疫功能、保护细胞膜、清除自由基的作用。如丹参通过抑制 ATP 分解，增加 ATP 合成，从而减少离子泵障碍，加之 Ca^{2+} 拮抗作用，阻止 Ca^{2+} 入细胞内阻止黄嘌呤脱氢酶向黄嘌呤化酶转变，从而减少自由基产生。丹参能显著提高老龄小鼠 SO 天活性和降低 LPO 含量，其作用强于维生素 E，对氧自由基的清除作用优于 SO 天。土茯苓、雷公藤对各型银屑病有很好的治疗效果。山豆根所含苦参碱对乙型链球菌有较强的抑制作用。乌梢蛇水煎和醇提取液腹腔注射能抑制大鼠琼脂性关节肿胀和二甲苯的致炎作用，其抗炎疗效与氢化可的松（15 mg/kg）相当。白花蛇舌草能明显促进刀豆蛋白（ConA）和脂多糖（LPS）对小鼠脾细胞的增殖反应，能明显增加小鼠脾细胞对羊红细胞（SRBC）的特异抗体分泌细胞数。紫草素、乙酰紫草素能抑制毛细血管通透性亢进，对炎症急性渗出的血管通透性亢进、渗出和水肿及增殖期炎症均有拮抗作用。丹参能分离出 11 种脂溶性成分，其中有活血化瘀（抗凝、扩张血管和改善微循环）、增强免疫等多种效果。综上所述，提示土苓解毒冲剂具有抗菌、消炎、增强免疫功能、促进 SO 天生成、降低 LPO、清除自由基、改善微循环等功能。

陈凯经验方

【组成】沙参 10 g，麦冬 10 g，当归 6 g，生地黄 10 g，熟地黄 10 g，女贞子 10 g，墨旱莲 10 g，枸杞子 10 g，何首乌 10 g，牡丹皮 10 g，丹参 10 g，鸡血藤 10 g，桑叶 10 g，黄芩 6 g，菊花 10 g，蒺藜 10 g。

【用法】水煎服。

【功效】养血和血，益阴润肤。

【主治】血燥型银屑病。

【方解】血燥型银屑病乃因阴血内耗，夺津灼液，阴血枯燥而难荣于外所致。故以沙参、麦冬、当归、生地黄养血益阴；女贞子、墨旱莲、枸杞子、何首乌益肾养阴；桑叶、黄芩、菊花疏风清热养阴；牡丹皮凉血；丹参、鸡血藤活血化瘀；蒺藜疏风止痒。诸药合而养血和血、益阴润肤，肌肤得以荣养，脉络通而皮疹得以消退。

【现代研究】沙参有抗辐射、延缓衰老、提高记忆、抗肝损伤、清除自由基、镇咳祛痰、抗炎、免疫调节、抗肿瘤等作用；麦冬能增强垂体肾上腺皮质系统作用，提高机体适应性，并有增强免疫功能、抗癌、抗心律失常、抗休克、降血糖、抗炎、镇静、催眠、改善血液流变学和抗凝血等作用；当归有抗血栓、增强机体免疫、抑制炎症后期肉芽组织增生、抗脂质过氧化、抗菌及抗辐射等作用；生地黄有增强免疫、抗胃溃疡、促进造血、止血、降压、降血糖等作用；熟地黄有增强免疫功能、促进血凝、强心、防治骨质疏松、调节免疫、抗衰老、抗焦虑、改善学习记忆等作用；枸杞子能显著提高机体的非特异性免疫功能，对细胞免疫功能和体液免疫功能均具有调节作用，还有抗氧化、抗衰老、抗辐射、抗肿瘤、抗诱变、降血脂、降血糖、降血压、抑菌等作用；墨旱莲能提高机体非特异性免疫功能，并有保护染色体、保肝、抗炎、镇痛、促进毛发生长、乌发、止血、抗菌、抗阿米巴原虫等作用；何首乌有促进肠管运动和轻度泻下作用，还有抗氧化、抗炎、抗菌、抗病毒、抗癌、抗诱变、保肝、调节血脂、抑制平滑肌舒张、抑制血小板聚集和舒张血管等作用；牡丹皮有解热、镇静、镇痛、抗惊厥、抑菌、抗血栓、抗过敏、抗心律失常、保肝、调节免疫等作用；丹参有改善微循环、改善血液流变学、抑制血小板聚集、抗血栓、抗炎、镇静、提高耐缺氧能力、促进组织的修复与再生、抗动脉粥样硬化、促进免疫功能、抑菌等作用；鸡血藤有一定的造血功能，并能对抗动脉粥样硬化病变，还有抗炎、抗病毒、镇静催眠、抗癌等作用；黄芩有解热、镇静、抑菌、抗过敏、保肝、利胆、降压、降脂、抗氧化等作用。

【医案精选】李某，男，30岁，因身起疹3年就诊。患者3年前无明显诱因头部及肘部起疹，搔起白屑，后皮疹逐渐增多，逐渐发展至躯干及四肢。刻下症：口干咽燥，偶有痛痒，便干溲赤。

查体：头皮、躯干、四肢散发淡红色浸润丘疹，皮损干燥脱屑，上覆盖稍多鳞屑。舌淡红苔少，脉缓。处方：沙参10 g，麦冬10 g，当归6 g，生地黄10 g，熟地黄10 g，女贞子10 g，墨旱莲10 g，枸杞子10 g，何首乌10 g，丹皮10 g，丹参10 g，鸡血藤10 g，桑叶10 g，黄芩6 g，菊花10 g，白蒺藜10 g。服用上方14剂，皮损中心出现消退趋势，原方续服28剂，皮疹全部消退，遗留色素减退斑。

活血散瘀汤加减（陈凯经验方）

【组成】丹参、当归、川芎、桃仁、红花、三棱、莪术、枳壳、陈皮、黄芪等。

【用法】水煎服。

【功效】活血散瘀，行气软坚。

【主治】血瘀型银屑病。

【加减】若皮损面积大，久治不愈，皮色暗红者尚可加藏红花、三七粉。

【方解】丹参、当归、川芎、桃仁、红花活血散瘀；三棱、莪术破血行气、软坚散结；枳壳、陈皮理气；黄芪益气。诸药共奏活血散瘀，行气软坚之功。

【现代研究】紫草有抑菌、抗炎、抗病毒、抗过敏、抗肿瘤、保肝、止血、抗生育等作用；板蓝根有抗菌、抗病毒、解热、抑制血小板聚集、促进机体免疫功能等作用；白茅根有止血、利尿、抗炎等作用，其水煎剂能显著缩短出血和凝血时间；茜草有明显的促进血液凝固作用，还有抗炎、抗肿瘤等作用；生地黄有增强免疫、抗胃溃疡、促进造血、止血、降压、降血糖等作用；牡丹皮有解热、镇静、镇痛、抗惊厥、抑菌、抗血栓、抗过敏、抗心律失常、保肝、调节免疫等作用；赤芍有抗炎、解热镇痛、镇静、抗血小板聚集、抗血栓形成、抗心肌缺血、改

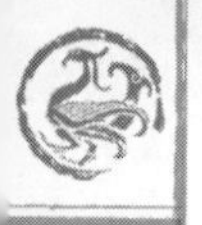

善微循环、护肝、调节免疫等作用；羚羊粉对中枢神经系统有抑制作用，能镇静、镇痛，并有抗惊厥、解热、降压等作用；沙参有抗辐射、延缓衰老、提高记忆、抗肝损伤、清除自由基、镇咳祛痰、抗炎、免疫调节、抗肿瘤等作用；麦冬能增强垂体肾上腺皮质系统作用，提高机体适应性，并有增强免疫功能、抗癌、抗心律失常、抗休克、降血糖、抗炎、镇静、催眠、改善血液流变学和抗凝血等作用；当归有抗血栓、增强机体免疫、抑制炎症后期肉芽组织增生、抗脂质过氧化、抗菌及抗辐射等作用；金银花有抑菌、抗病毒、退热、保肝、止血、降低胆固醇、抗生育、兴奋中枢、促进胃液分泌等作用；土茯苓有利尿、镇痛、抑菌及缓解汞中毒等作用；槐花有止血、抗炎、抗菌、促凝血等作用；生薏苡仁有增强免疫力、降血糖、降血钙、解热、镇静、镇痛等作用；熟地黄有增强免疫功能、促进血凝、强心、防治骨质疏松、调节免疫、抗衰老、抗焦虑、改善学习记忆等作用。

【医案精选】刘某，男，35岁，因全身起疹10年，加重1月就诊。患者10年前患“咽炎”，躯干及四肢出现红色丘疹，经“抗感染”治疗后，很快消退。后每于秋冬季反复发作，时轻时重，病程迁延。此次发病迅速，皮损为泛发点滴状，色鲜红，全身弥漫性红斑，大量鳞屑，阵发性剧痒。伴有急性扁桃体炎。刻下症：身热咽痛，口干口苦，大便干燥，小便黄。

查体：头皮、躯干、四肢散在鲜红色丘疹、斑丘疹，上覆银白色鳞屑，刮之有薄膜现象及点状出血，部分皮疹融合成片，为浸润肥厚的斑块，颜色暗红，上覆多层较厚银白色鳞屑。手指甲有顶针样凹陷。舌紫暗，脉涩。处方：紫草10 g，板蓝根15 g，白茅根15 g，茜草10 g，生地黄15 g，牡丹皮10 g，赤芍10 g，羚羊粉0. 6 g，沙参10 g，麦冬10 g，当归6 g，金银花10 g，土茯苓15 g，槐花15 g，生薏苡仁15 g，熟地黄10 g。

复诊：患者鲜红色皮疹变为淡红，部分皮疹边缘消退，出现色素减退斑。而仍有部分皮损较肥厚，浸润稍著，鳞屑稍多。舌暗红，苔略少，脉弦滑。处方：紫草10 g，板蓝根15 g，仙茅根15 g，当归6 g，生地黄15 g，丹参10 g，川芎6 g，三棱6 g，莪术6 g，鬼箭羽6 g，全蝎3 g，乌梢蛇10 g，女贞子10 g，墨旱莲10 g，枸杞子10 g，黄芪10 g。

三诊：四肢及肩背皮损大部分变薄，颜色变淡，出现大块色素减退斑。但小腿胫前皮疹仍较肥厚。舌红少苔，脉沉。处方：桃仁6 g，红花6 g，当归6 g，生地黄15 g，白芍10 g，川芎6 g，女贞子10 g，墨旱莲10 g，枸杞子10 g，黄芪10 g，板蓝根15 g，牛膝10 g。

四诊：上方服用2周，皮疹大部分消退，遗留色素减退斑。继续巩固疗效。

凉血活血汤（陈凯经验方）

【组成】槐花30 g，白茅根15 g，生地黄10 g，牡丹皮10 g，赤芍10 g，金银花15 g，连翘10 g，竹叶10 g。

【用法】水煎服，每日1剂。

【功效】凉血活血。

【主治】银屑病。

【方解】方中槐花、白茅根、生地黄、牡丹皮、赤芍取犀角地黄汤之意，以清热凉血为主；火性炎上，故以金银花、连翘以解散浮游之火，以竹叶清热，且载药上行，以达皮肤。重槐花，旨在取其清热凉血、清泻大肠之功，一方面大肠经属阳明，多气多血，阳明热则血热，阳明热去则血热大半去；另一方面肺与大肠相为表里且肺主皮毛，大肠热壅则肺失宣降，大肠热泻则肺气通，可以正常发挥主皮毛的功能，促进疾病的恢复。

【现代研究】槐花有止血、抗炎、抗菌、促凝血等作用；白茅根有止血、利尿、抗炎等作用，其水煎剂能显著缩短出血和凝血时间；生地黄有增强免疫、抗胃溃疡、促进造血、止血、降压、降血糖等作用；牡丹皮有解热、镇静、镇痛、抗惊厥、抑菌、抗血栓、抗过敏、抗心律失常、保肝、调节免疫等作用；赤芍有抗炎、解热镇痛、镇静、抗血小板聚集、抗血栓形成、抗心肌缺血、改善微循环、护肝、调节免疫等作用；金银花有抑菌、抗病毒、退热、保肝、止血、降低胆固醇、抗生育、兴奋中枢、促进胃液分泌等作用；连翘有抑菌、抗炎和止痛作用，还有抗氧化、抗过敏活性等作用；竹叶抑菌。

【医案精选】患者，女，23 岁，2005 年 11 月 16 日就诊。主诉：全身反复出现红色丘疹伴白色鳞屑 5 年余，复发 7 个月。患者银屑多于春季发病，夏季加重，秋冬季缓解。7 个月前因不慎外感发热后周身泛发红色钱币状丘疹，伴银白色鳞屑，经多处治疗，皮损略有好转。现皮肤轻度瘙痒，咽痒痛，口干喜饮，大便干，3～5 日一行。舌质红苔薄，脉滑数。检查可见头皮、胸背、四肢泛发钱币状红色丘疹，覆盖银白色鳞屑，易脱落，基底浸润潮红，有薄膜现象与点状出血。西医诊断：银屑病。中医诊断：白疕（血热型）。治法：凉血清热。方药：槐花 30 g，白茅根 15 g，生地黄 15 g，牡丹皮 10 g，赤芍 10 g，银花 15 g，连翘 10 g，竹叶 10 g，大黄 6 g。水煎服，每日 1 剂。1 周后复诊皮损颜色转浅，鳞屑减少，遂继以原方治疗；四肢皮损大部分消退，患者仍口干喜饮，加麦冬 10 g，元参 10 g 继续服用。1 月后复来皮损呈淡褐色色素沉着，建议停药，嘱其慎饮食，避风寒，调情志以巩固疗效。

陈力经验方

【组成】黄芩 20 g，煎水浓缩成浸膏，加凡士林 100 g，制成软膏；取黄芩膏 87 g，将枯矾 5 g，青黛 5 g，冰片适量研细末与之调匀制成。

【用法】用手指将药物均匀涂布于皮损处，继用保鲜膜覆盖其上，并用手抚平，使其吸附在皮肤上，封包治疗。晚间敷之、晨起除掉清洗。

【功效】清热凉血化瘀。

【主治】银屑病。

【方解】中药黄芩味苦，性寒；枯矾酸涩，性寒；青黛味咸，性寒，诸药有清热解毒凉血之功。轻粉味辛，性寒；冰片味辛苦，性凉，有散热杀虫之效。

【现代研究】黄芩有解热、镇静、抑菌、抗过敏、保肝、利胆、降压、降脂、抗氧化等作用；青黛有抗菌、抗癌、保肝等作用；冰片对神经系统具有兴奋和抑制双重作用，还具有抗心肌缺血、止痛、抑菌、抗生育、促进药物吸收等作用。

【用方经验】中医认为银屑病发病乃是血热风盛、瘀血阻滞所致，治宜清热凉血化瘀。以中药黄芩为主药水提与诸药制成外用膏剂，局部封包治疗斑块型银屑病既提高了治疗效果，又避免了西药内服外用的一系列副作用，达事半功倍之效。

陈晴燕经验方

【组成】金银花 20 g，板蓝根 20 g，黄芩 10 g，赤芍 20 g，桃仁 10 g，红花 10 g，当归 10 g，生地黄 10 g，乌梅 25 g，白鲜皮 20 g，土茯苓 20 g，甘草 10 g。

【用法】水煎服。

【功效】清热解毒，凉血活血。

【主治】血热型银屑病。

【方解】金银花、板蓝根、黄芩清热解毒为君药，赤芍、当归、桃仁、红花、生地黄凉血活血为臣药，佐以乌梅、白鲜皮、土茯苓养阴、祛风止痒，甘草调和诸药。

【注意事项】孕妇慎用。

【现代研究】金银花有抑菌、抗病毒、退热、保肝、止血、降低胆固醇、抗生育、兴奋中枢、促进胃液分泌等作用；板蓝根有抗菌、抗病毒、解热、抑制血小板聚集、促进机体免疫功能等作用；黄芩有解热、镇静、抑菌、抗过敏、保肝、利胆、降压、降脂、抗氧化等作用；赤芍有抗炎、解热镇痛、镇静、抗血小板聚集、抗血栓形成、抗心肌缺血、改善微循环、护肝、调节免疫等作用；桃仁有镇痛、抗炎、抗菌、抗过敏、抑制血小板聚集、镇咳平喘、抗肝纤维化等作用；红花有镇痛、镇静、抗惊厥及抗炎等作用；当归有抗血栓、增强机体免疫、抑制炎症后期肉芽组织增生、抗脂质过氧化、抗菌及抗辐射等作用；生地黄有增强免疫、抗胃溃疡、

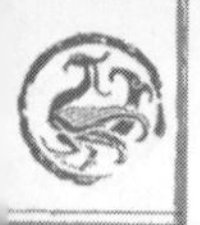

促进造血、止血、降压、降血糖等作用；乌梅有抑菌、抑制蛔虫活动、抗休克、促进胆汁分泌、增强机体免疫功能等作用；白鲜皮有抑菌、抗炎、解热、增加心肌收缩力及抗癌等作用；土茯苓有利尿、镇痛、抑菌及缓解汞中毒等作用；甘草有解痉、抗利尿、降血脂、保肝和类似肾上腺皮质激素样作用。

【用方经验】在上方的基础上，陈晴燕运用花椒 40 g，野菊花 80 g，朴硝 150 g，枯矾 40 g，适量水煎服后全身熏洗，每周熏洗 2 次，此方中野菊花药性味辛凉，可清热解毒，煎汤外洗可以止皮肤瘙痒之症。芒硝外用有清热之效，枯矾酸涩寒，有收敛之力；川椒散寒湿，与寒凉药为伍，减轻寒凉之用，增加散湿之功，4 味药共奏清热解毒、燥湿止痒之功效。临床应用结果显示，用以上方药做药浴外洗，可使血热型银屑病患者皮损颜色由鲜红或深红转为淡红，皮疹变薄，鳞屑脱落减少，面积缩小，表皮代谢逐渐恢复正常，达到治疗银屑病的作用。在西药治疗方面陈晴燕常用一些免疫调节药物配合中药，以提高临床疗效，常用氨肽素片。氨肽素片有助于调节机体免疫功能，利于营养代谢，另一方面能抑制病变部位细胞分裂，抑制病变部位鳞屑增生变厚，使病变部位组织得以修复。

【医案精选】张某，男，46 岁，某公司职工。自述 1 年前发现双臂、肘部出现些许点状红斑，颜色鲜红，红斑上覆有白色鳞屑，自觉瘙痒。就诊于当地医院诊为“银屑病”，经治疗后（具体用药不详）稍有好转，未予重视。1 个月前上呼吸道感染后发现双臂、肘部、背部出现相同皮疹，部分融合成片，边界清楚，基底部颜色鲜红，上覆较厚白色鳞屑，遂来诊。来时症见：上肢及躯干见大片红色斑块，边界清楚，周围有炎性红晕，基底浸润，表面覆盖层干燥的银白色鳞屑，Auspitz 征阳性。大便干，小便短赤，舌质红，苔黄，脉弦数。入院诊断：寻常型银屑病（血热型）。中药以清热解毒，凉血活血为法，方用金银花 20 g，板蓝根 20 g，黄芩 10 g，赤芍 20 g，桃仁 10 g，红花 10 g，当归 10 g，生地黄 10 g，乌梅 25 g，白鲜皮 20 g，土茯苓 20 g，甘草 10 g，配合花椒 40 g，野菊花 80 g，朴硝 150 g，枯矾 40 g，适量水煎汤后全身熏洗，每周熏洗 2 次。西药以氨太素片 5 片，1 日 3 次口服。经以上 2 周治疗后，患者皮损颜色由鲜红转为淡红，皮疹变薄，鳞屑减少；继续用药 2 周后皮损面积缩小，部分消退，表皮代谢逐渐恢复正常；用药 8 周后皮损基本消失，表皮代谢基本恢复正常。

牛皮癣一号汤剂（陈晴燕经验方）

【组成】金银花 20 g，板蓝根 20 g，黄芩 10 g，赤芍 20 g，桃仁 10 g，红花 10 g，当归 10 g，生地黄 10 g，乌梅 25 g，白鲜皮 20 g，土茯苓 20 g，甘草 10 g。

【用法】水煎服。

【功效】清热解毒，凉血活血。

【主治】血热型银屑病。

【方解】金银花、板蓝根、黄芩清热解毒，为君药；赤芍、当归、生地黄、桃仁、红花凉血活血，为臣药；佐以乌梅、白鲜皮、土茯苓养阴、祛风、止痒；甘草调和诸药。

【注意事项】孕妇慎用。

【现代研究】金银花有抑菌、抗病毒、退热、保肝、止血、降低胆固醇、抗生育、兴奋中枢、促进胃液分泌等作用；板蓝根有抗菌、抗病毒、解热、抑制血小板聚集、促进机体免疫功能等作用；黄芩有解热、镇静、抑菌、抗过敏、保肝、利胆、降压、降脂、抗氧化等作用；赤芍有抗炎、解热镇痛、镇静、抗血小板聚集、抗血栓形成、抗心肌缺血、改善微循环、护肝、调节免疫等作用；桃仁有镇痛、抗炎、抗菌、抗过敏、抑制血小板聚集、镇咳平喘、抗肝纤维化等作用；红花有镇痛、镇静、抗惊厥及抗炎等作用；当归有抗血栓、增强机体免疫、抑制炎症后期肉芽组织增生、抗脂质过氧化、抗菌及抗辐射等作用；生地黄有增强免疫、抗胃溃疡、促进造血、止血、降压、降血糖等作用；乌梅有抑菌、抑制蛔虫活动、抗休克、促进胆汁分泌、增强机体免疫功能等作用；白鲜皮有抑菌、抗炎、解热、增加心肌收缩力及抗癌等作用；土茯苓有利尿、镇痛、抑菌及缓解汞中毒等作用；甘草有解痉、抗利尿、降血脂、保肝和类似肾上腺皮质激素样作用。

陈斯泰经验方

【组成】苍术，桂枝，当归，秦艽，川芎，千年健，追地风，威灵仙，钩藤，菟丝子，牛膝，何首乌，知母，黄柏，栀子，蒺藜，红花，桃仁，乌梢蛇，苦参，防风，荆芥，苍耳子，紫草，牡丹皮，白鲜皮。

【用法】水煎服。

【功效】清热凉血，滋阴养血，温经祛风，通络止痒。

【主治】银屑病。

【方解】何首乌、牛膝、川芎、当归、知母、黄柏、牡丹皮、红花、桃仁滋阴养血凉血活血；苍耳子、荆芥、防风、苍术、秦艽、千年健、追地风、威灵仙、蒺藜祛风除湿；菟丝子、桂枝温经通络；乌梢蛇、白鲜皮、紫草、钩藤、栀子、苦参清热解毒，燥湿。诸药合用共奏清热凉血，滋阴养血，温经祛风，通络止痒之功。

【注意事项】孕妇禁用。

【现代研究】苍术有促进胃肠运动、抑制中枢神经系统、降血糖等作用，并可治疗夜盲及角膜软化症；桂枝有抑菌、镇痛、抗炎、抗过敏、增加冠脉血流量、改善心功能、镇静、抗惊厥等作用；当归有抗血栓、增强机体免疫、抑制炎症后期肉芽组织增生、抗脂质过氧化、抗菌及抗辐射等作用；川芎有镇静、镇痛、抑制血小板聚集及降压等作用；威灵仙有镇痛、抗利尿、抗疟、降血糖、降血压、利胆、抑菌等作用；牛膝有增强免疫、抗凝、降脂、降血糖、护肝、强心及抗生育、抗着床、抗早孕等作用；何首乌有促进肠管运动和轻度泻下作用，还有抗氧化、抗炎、抗菌、抗病毒、抗癌、抗诱变、保肝、调节血脂、抑制平滑肌舒张、抑制血小板聚集和舒张血管等作用；知母有解热、抗炎、利尿、祛痰、抗菌、抗癌、抗溃疡及抗血小板聚集等作用；黄柏有抑菌、抗病毒、抗溃疡、利胆、抗心律失常、降压、镇静、降血糖等作用；栀子有抗病毒、保肝利胆、解热、镇痛、抗菌、抗炎、镇静催眠、降血压等作用；蒺藜有降压、利尿、抑菌等作用；红花有镇痛、镇静、抗惊厥及抗炎等作用；桃仁有镇痛、抗炎、抗菌、抗过敏、抑制血小板聚集、镇咳平喘、抗肝纤维化等作用；乌梢蛇有抗炎、镇静、镇痛、抗惊厥作用；苦参有抑菌、抗病毒、抗炎、抗过敏、抗心律失常、抗肿瘤、升高白细胞、保肝、抑制免疫、镇静、平喘等作用；防风有解热、抗炎、镇静、镇痛、抗惊厥、抗过敏、抗菌等作用；荆芥有解热、镇痛、抗炎及抗补体作用；紫草有抑菌、抗炎、抗病毒、抗过敏、抗肿瘤、保肝、止血、抗生育等作用；牡丹皮有解热、镇静、镇痛、抗惊厥、抑菌、抗血栓、抗过敏、抗心律失常、保肝、调节免疫等作用；白鲜皮有抑菌、抗炎、解热、增加心肌收缩力及抗癌等作用。

祛银汤（杜锡贤经验方）

【组成】板蓝根 30 g，金银花 21 g，土茯苓 21 g，槐米 15 g，生地黄 15 g，牡丹皮 15 g，赤芍 15 g，紫草 15 g，丹参 15 g。

【用法】水煎服。

【功效】清热凉血。

【主治】进行期寻常性银屑病（血热型）。

【方解】方中金银花、土茯苓功善清热解毒，疏散风热，使热毒从气分和血分而解，共为君药；槐米、生地黄、牡丹皮、赤芍、紫草有清热解毒、凉血活血而不留瘀，共为臣药；板蓝根清热解毒，增强君药功效，丹参活血化瘀，共为佐药。

【现代研究】现代药理研究证实，土茯苓、生地黄、牡丹皮、赤芍、板蓝根高浓度对体外培养角质形成细胞（KC）的增殖有极显著的抑制作用，而丹参、紫草低中浓度对 KC 增殖抑制作用明显，提示组方时应选用适当的剂量。板蓝根有明显的诱导人体产生干扰素，增强细胞免疫功能。另外，板蓝根的主要成分靛玉红有诱导 KC 凋亡的作用。

【用方经验】进行期寻常性银屑病临床辨证以血热证为主，清热凉血法是被公认有效的治疗方法之一。祛银汤是杜锡贤临床运用多年的经验方剂，既往多项研究已经证实，

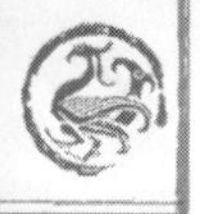

祛银汤治疗银屑病疗效可靠。

消银汤（冯纯礼经验方）

【组成】生地黄 20 g，金银花 15 g，土茯苓 24 g，白鲜皮 15 g，板蓝根 18 g，山豆根 12 g，甘草 9 g，威灵仙 15 g，重楼 9 g，蝉蜕 5 g。

【用法】水煎服。

【功效】清热凉血，祛风止痒，解毒透疹。

【主治】进行期寻常型银屑病。

【方解】本方以生地黄清热凉血；金银花、板蓝根清热解毒，凉血消斑；白鲜皮、土茯苓清热解毒，除湿祛风；重楼、山豆根清热解毒、息风止痒；威灵仙、蝉蜕疏风透疹、利湿止痒；甘草调和诸药解毒。诸药合用，有清热凉血、祛风止痒、解毒透疹之效。

【现代研究】生地黄有增强免疫、抗胃溃疡、促进造血、止血、降压、降血糖等作用；金银花有抑菌、抗病毒、退热、保肝、止血、降低胆固醇、抗生育、兴奋中枢、促进胃液分泌等作用；土茯苓有利尿、镇痛、抑菌及缓解汞中毒等作用；白鲜皮有抑菌、抗炎、解热、增加心肌收缩力及抗癌等作用；板蓝根有抗菌、抗病毒、解热、抑制血小板聚集、促进机体免疫功能等作用；甘草有解痉、抗利尿、降血脂、保肝和类似肾上腺皮质激素样作用；威灵仙有镇痛、抗利尿、抗疟、降血糖、降血压、利胆、抑菌等作用；重楼有对大脑与肾脏的保护作用，还有止血、抗肿瘤、抗氧化、抗菌、抗炎、收缩子宫、血管内皮细胞保护作用等；蝉蜕有解热、镇静、抗惊厥等作用。

消银汤（龚景林经验方）

【组成】土茯苓 30 g，白花蛇舌草 15 g，金银花 15 g，蜂房 10 g，当归 10 g，生地黄 15 g，鸡血藤 15 g，凌霄花 10 g，僵蚕 10 g，墨旱莲 15 g，紫河车 10 g，黄精 15 g，乌梢蛇 10 g，三棱 10 g，丝瓜络 10 g，甘草 6 g。

【用法】水煎服。

【功效】清热凉血，补肾益精，养血润肤，祛风止痒。

【主治】寻常型银屑病。

【加减】皮损基底潮红或暗红、痒甚，大便秘，小便黄，舌质红、苔黄厚，脉弦数，属血热风燥，原方加牡丹皮、紫草、白鲜皮、大黄；病程较长，皮肤干燥，皮疹色淡，面色苍白，舌淡少苔，脉沉细，属血虚风燥，原方加何首乌、丹参；皮损多呈斑块状或肥厚，鳞屑附着较紧，舌质紫黯，脉涩属血瘀风燥，原方加红花、红藤。

【方解】本方所治银屑病由肾阴不足，毒邪侵肤所致，由于肾阴不足而导致脾气虚弱，肺津干燥，卫气虚弱，卫失布津于皮肤腠理，使皮肤腠理阴津不足，失于润泽而燥热内生。加上阴寒毒邪外侵，皮肤燥热则脉络皮肤营壅卫滞，血行瘀阻不畅，寒闭热伏，阳气不得外达，蕴久化热，从而出现一派血热、血虚、风燥、血瘀之征。方中以土茯苓、金银花、白花蛇舌草、蜂房为君，配草河车清热解毒，金银花败毒而不伤气，清火而能补阴；土茯苓配蜂房，能入脉络解毒，用于顽固性皮肤病疗效甚佳；鸡血藤、生地黄凉血、养血、活血，与黄精、墨旱莲相伍补阴益精，润肌养肤；生地黄配凌霄花凉血祛风，养阴生津；僵蚕配乌梢蛇疏泄风热，活血散瘀；当归配鸡血藤、黄精养血润燥，活血化瘀；三棱、丝瓜络化瘀通络，直达病所；甘草解毒，调和诸药。诸药配伍，共奏清热凉血、补肾益精、养血润肤、祛风止痒之功效。

【现代研究】土茯苓有利尿、镇痛、抑菌及缓解汞中毒等作用；白花蛇舌草有抗肿瘤、抗炎、抑制生精能力和保肝利胆作用；金银花有抑菌、抗病毒、退热、保肝、止血、降低胆固醇、抗生育、兴奋中枢、促进胃液分泌等作用；当归有抗血栓、增强机体免疫、抑制炎症后期肉芽组织增生、抗脂质过氧化、抗菌及抗辐射等作用；生地黄有增强免疫、抗胃溃疡、促进造血、止血、降压、降血糖等作用；鸡血藤有一定的造血功能，并能对抗动脉粥样硬化病变，还有抗炎、抗病毒、镇静催眠、抗癌等作用；僵蚕有镇静、催眠、抗惊厥、抗凝血、抗肿瘤、降血糖等作用；

墨旱莲能提高机体非特异性免疫功能，并有保护染色体、保肝、抗炎、镇痛、促进毛发生长、乌发、止血、抗菌、抗阿米巴原虫等作用；黄精水提液在体外对伤寒杆菌、金黄色葡萄球菌及多种致病真菌均有抑制作用；乌梢蛇有抗炎、镇静、镇痛、抗惊厥作用；三棱有镇痛、抗血小板聚集及抗血栓等作用；甘草有解痉、抗利尿、降血脂、保肝和类似肾上腺皮质激素样作用。

【用方经验】龚景林将本方用于治疗肾阴不足，毒邪侵肤之银屑病。在临床运用当中宜辨证加减，皮损基底潮红或暗红、痒甚，大便秘，小便黄，舌质红、苔黄厚，脉弦数，属血热风燥，原方加牡丹皮、紫草、白鲜皮、大黄；病程较长，皮肤干燥，皮疹色淡，面色苍白，舌淡少苔，脉沉细，属血虚风燥，原方加何首乌、丹参；皮损多呈斑块状或肥厚，鳞屑附着较紧，舌质紫黯，脉涩属血瘀风燥，原方加红花、红藤。

胆星黛蛤丸（顾仲明经验方）

【组成】胆南星、青黛、海蛤壳研末，以2∶1∶1的比例制成胶囊。

【用法】内服。

【功效】清热化痰，凉血解毒。

【主治】寻常型银屑病。

【方解】胆南星、海蛤壳、青黛配伍治疗，共奏清热化痰、凉血解毒之功。

【现代研究】胆南星有祛痰、镇静、镇痛、抗惊厥等作用；青黛有抗菌、抗癌、保肝等作用；海蛤壳有利尿、抗炎、止血、降糖、降脂等作用。

【用方经验】顾仲明认为银屑病的病因病机虽然十分复杂，但重点在于痰热之邪搏于肌肤，煎熬成浊产生银屑。因痰性黏滞，易阻气机，以致气血不荣肌肤，疾病久治不愈。今用清热化痰，凉血解毒。胆南星、海蛤壳、青黛配伍治疗寻常型银屑病，恰能切中上述病机，经临床验证，具有疗效高、副作用少、复发率低等特点，较常规凉血活血之剂为优。

化斑解毒汤（关小红经验方）

【组成】生地黄10 g，牡丹皮10 g，金银花20 g，连翘15 g，黄芩15 g，白茅根20 g，鱼腥草15 g，紫草10 g，白花蛇舌草20 g，土茯苓20 g，甘草10 g，丹参20 g，防风20 g，白鲜皮20 g，赤芍20 g。

【用法】水煎服。

【功效】清热解毒，凉血疏风。

【主治】血热型寻常性银屑病。症见皮损色红，自觉瘙痒，畏热，伴心烦、口渴、咽干、咽痛；大便秘结、小便短赤，舌红苔黄，脉滑数。

【方解】银屑病属中医“白疕”范畴，目前认为血热是其发病的主要根源。多因素体营血亏损、血热内蕴、化燥生风、肌肤失养所致。故中医辨证分型以血热型居多。方中生地黄清热凉血、养阴；土茯苓能清解深入营血之毒热；白茅根、牡丹皮、紫草、白花蛇舌草、黄芩清热凉血；金银花、连翘、鱼腥草清热解毒；防风、白鲜皮疏风止痒；赤芍、丹参凉血活血；甘草调和诸药。

【现代研究】方中白花蛇舌草、牡丹皮、土茯苓、紫草、赤芍、丹参在较高浓度时，有明显的抑制表皮细胞增殖作用，金银花、连翘、黄芩三味合用有很强的抗病毒和广谱抗菌作用。复方甘草酸苷主要成分为甘草甜素，用于治疗银屑病文献已有报道。其作用为抗炎、抗过敏的类激素样作用，同时，还具有T细胞活化作用、干扰素诱发作用、活化自然杀伤细胞作用以及免疫调节和抗病毒作用，对银屑病患者的细胞免疫缺陷起调节作用。

【用方经验】关小红运用此方治疗血热型寻常性银屑病，疗效好，方中生地黄苦寒易伤脾胃，量不宜过大，以10～15 g为宜，白花蛇舌草不宜用量过大，以<20 g较为安全，若过大则有损害肝功之嫌。此外，在治疗中还发现，平时常感冒的患者服用本药期间未患感冒或感冒次数较以前明显减少、症状减轻。部分临床资料证实，用中药治疗银屑病，在整体调节下对局部病变治疗，可减少或延

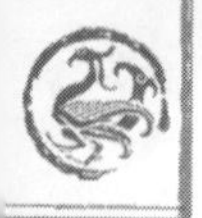

缓本病的复发。

半枝莲方（韩世荣经验方）

【组成】半枝莲 10 g，荆芥 10 g，防风 10 g，白鲜皮 10 g，蝉蜕 10 g，紫草 20 g，蒲公英 20 g，地肤子 20 g，紫花地丁 20 g，土茯苓 20 g，槐米 20 g，甘草 6 g。

【用法】水煎服。

【功效】祛风清热解毒。

【主治】银屑病。

【方解】荆芥解表祛风；防风辛温，功能祛风散寒，胜湿止痛；白鲜皮清热燥湿，祛风解毒；蝉蜕疏风清热；紫草、蒲公英清热解毒消肿；地肤子清热利湿，祛风止痒；紫花地丁凉血消肿；土茯苓解毒除湿。

【现代研究】半枝莲有抑菌、解痉祛痰、免疫调节等作用；荆芥有解热、镇痛、抗炎及抗补体作用；防风有解热、抗炎、镇静、镇痛、抗惊厥、抗过敏、抗菌等作用；白鲜皮有抑菌、抗炎、解热、增加心肌收缩力及抗癌等作用；蝉蜕有解热、镇静、抗惊厥等作用；紫草有抑菌、抗炎、抗病毒、抗过敏、抗肿瘤、保肝、止血、抗生育等作用；蒲公英有抑菌、抗肿瘤、激发机体免疫功能、利胆、保肝、抗内毒素及利尿作用；地肤子有抑菌、抑制单核巨噬系统的吞噬功能及迟发型超敏反应的作用；紫花地丁有抗炎、抑菌、抗凝血、抗病毒、调节免疫及抗氧化作用；土茯苓有利尿、镇痛、抑菌及缓解汞中毒等作用；甘草有解痉、抗利尿、降血脂、保肝和类似肾上腺皮质激素样作用。

【用方经验】韩世荣强调银屑病一定辨证施治，初起多系素体血分偏盛或血虚有热，复外感风邪，营血不和，致毒邪外泄，壅滞肌肤而发病，多以血热或血虚立论，可以治以清热凉血、养血和血，中后期容易伤阳气，导致病人的免疫力下降，有相当多的患者屡用大剂量凉血解毒或除湿清热方无效甚至加重的病例，而且这些患者在顽固性银屑病中占有相当比例。他们的共同特点为病程较长，素用凉血解毒或除湿清热之剂不效，多伴有胃肠不适，冬季则皮损加重，大便溏薄，畏寒，易感冒，皮损淡红或暗红，舌淡白而胖，脉弱。根据这些皮损特征和患者全身症状辨证，大胆使用温阳之剂治疗，可以取得了较好的疗效。

【医案精选】李某，男，职员，就诊 2011 年 10 月。主诉头面部、四肢及躯干反复红斑鳞屑 6 年。患者自 2007 年因性格郁闷，常常过量饮酒。先于头皮枕后出现米粒大小鳞屑性红斑丘疹，自觉瘙痒，至私人诊所诊断为“皮炎”，给予“干扰素”静滴及其他治疗（用药具体不详）2 周，皮损范围逐渐扩大，蔓延至面部，为红色斑丘疹，部分融合成片，上覆细薄银白色鳞屑，有瘙痒感，刺痛感。2012 年 4 月因工作劳累，皮损泛发于头面部、手部、四肢及躯干，遂至“交大二附院”门诊治疗，诊断为“银屑病”，予以口服“阿维 A 胶囊”“复方甘草酸苷胶囊”“消银胶囊”及外用自制药物（具体不详）治疗，后因血脂异常停用“阿维 A 胶囊”，疗效欠佳。遂来就诊。初诊 2013 年 10 月 9 日症见头皮散在分布红色丘疹，表面有银白色鳞屑，累及发际线，浸润明显；面部散在红色斑丘疹，表面覆盖少量银白色鳞屑，以眉部及鼻周为主，双侧耳廓及外耳道有片状红斑，表面覆盖少量银白色鳞屑；双手背部、双肘部肋部双下肢小腿伸侧可见片状红斑，淡红色斑丘疹，形状不规则，表面覆盖较多鳞屑；四肢及躯干其他部位可见红色点滴状斑丘疹，薄膜现象（+）；点状出血（+）；关节未见受累，指甲甲板欠光滑，生殖器黏膜未见受累，瘙痒较甚。食纳可，夜休可，二便调。诊其舌质红，苔薄黄，脉弦数。韩世荣诊断为银屑病，中医白疕（血热型）。患者由于七情内伤、气机壅滞，郁久化火，而导致心火亢盛；加之饮食失节，过食腥发动风的食物，才导致脾胃失和、气机不畅、郁久化热；而且在外因方面，主要是因为外受风邪夹杂燥热之邪客于皮肤，内外合邪而发病。中医当以祛风清热解毒，方以半枝莲方为主，具体药物如下半枝莲 10 g，荆芥 10 g，防风 10 g，白鲜皮 10 g，蝉蜕 10 g，紫草 20 g，蒲公英 20 g，地肤子 20 g，紫花地丁 20 g，土茯苓 20 g，槐米 20 g，甘草 6 g，服用 14 剂，水煎服，1日1剂，早晚饭后分服。外用选择我院的牛皮癣膏（主要成分是纯中药制剂）。复诊（2011年10月29日）服上方14剂后已经明显好转，皮损稍好转，皮损肥厚、红斑减退，色暗红，瘙痒减少，但大便有些溏稀，观其舌质淡，苔薄白，脉细缓涩。韩世荣考虑热毒渐去，气血瘀滞，脉络阻滞，肌肤失润。身体正气需要恢复，相当于西医认为银屑病的退行期，稳定期银屑病的血瘀证已经是主要病机，而不是血热为主的表现，所以中药改为活血为主。适当加温阳药物，引火归原，选择克银汤：生地黄6 g，水牛角10 g，何首乌10 g，当归10 g，半枝莲10 g，牡丹皮10 g，肉桂6 g，甘草6 g，三棱6 g，莪术6 g，土茯苓20 g，生槐米20 g，白芍20 g，14剂，水煎服，1日1剂，早晚饭后服用。继续外用我院的牛皮癣膏。1月复查，患者局部皮损90%以上恢复正常，嘱其服用银屑平（我院自产）和复方甘草酸苷胶囊同时一起巩固1月，3月电话随访基本恢复正常。

克银汤（韩世荣经验方）

【组成】生地黄，水牛角，何首乌，当归，半枝莲，牡丹皮，肉桂，甘草，三棱，莪术，土茯苓，槐米，白芍。

【用法】水煎服。

【功效】活血，温阳引火归原。

【主治】稳定期银屑病。

【方解】生地黄、水牛角、牡丹皮清热凉血；当归养血活血；肉桂温经通脉，引火归原；三棱、莪术破血；土茯苓解毒除湿。

【注意事项】孕妇慎用。

【现代研究】生地黄有增强免疫、抗胃溃疡、促进造血、止血、降压、降血糖等作用；水牛角有解热、镇静、抗惊厥、抗感染、止血、强心、降血压、兴奋垂体一肾上腺皮质系统等作用；当归有抗血栓、增强机体免疫、抑制炎症后期肉芽组织增生、抗脂质过氧化、抗菌及抗辐射等作用；半枝莲有抑菌、解痉祛痰、免疫调节、抗肿瘤等作用；牡丹皮有解热、镇静、镇痛、抗惊厥、抑菌、抗血栓、抗过敏、抗心律失常、保肝、调节免疫等作用；肉桂有增强冠脉及脑血流量的作用，有抗血小板凝集、抗凝血酶、镇静、镇痛、解热、抗惊厥、抑菌、抑制胃溃疡形成等作用；甘草有解痉、抗利尿、降血脂、保肝和类似肾上腺皮质激素样作用；三棱有镇痛、抗血小板聚集及抗血栓等作用；莪术有抗炎、抗胃溃疡、抑制血小板聚集、抗血栓及抗癌等作用；土茯苓有利尿、镇痛、抑菌及缓解汞中毒等作用；白芍有镇痛、解痉、保肝、增强应激能力、抑菌等作用。

【医案精选】同半枝莲方医案。

消银煎（韩首章经验方）

【组成】土茯苓40 g，拔葜40 g，金银花30 g，蒲公英30 g，生地黄20 g，赤芍20 g，玄参20 g，牡丹皮20 g，当归20 g，胡麻仁15 g，丹参15 g，红花10 g。

【用法】水煎服。

【功效】活血化瘀，清热利湿，凉血解毒，养血润肤。

【主治】寻常型银屑病。

【方解】中医认为，银屑病主要是血分有热，日久郁而化火，耗伤阴血，气血凝滞，肌肤失养所致，本方所用当归、胡麻仁、生地黄、玄参、赤芍、牡丹皮、丹参、红花来养血活血，以消除表皮的角化过度和乳头部毛细血管的扭曲扩张，用金银花、蒲公英等清热解毒，来消除炎症细胞的侵入，用土茯苓、拔葜等清热利湿，诸方合用，共奏活血化瘀、清热利湿、凉血解毒、养血润肤之功。

【现代研究】土茯苓有利尿、镇痛、抑菌及缓解汞中毒等作用；金银花有抑菌、抗病毒、退热、保肝、止血、降低胆固醇、抗生育、兴奋中枢、促进胃液分泌等作用；蒲公英有抑菌、抗肿瘤、激发机体免疫功能、利胆、保肝、抗内毒素及利尿作用；生地黄有增强免疫、抗胃溃疡、促进造血、止血、降压、降血糖等作用；赤芍有抗炎、解热镇痛、镇静、抗血小板聚集、抗血栓形成、抗心肌缺血、改善微循环、护肝、调节免疫等作用；玄参有抑菌、抗炎、扩张冠状动脉、降压、保肝、增强免疫、抗氧化等作用；牡丹皮有

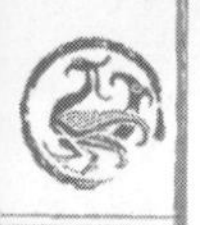

解热、镇静、镇痛、抗惊厥、抑菌、抗血栓、抗过敏、抗心律失常、保肝、调节免疫等作用；当归有抗血栓、增强机体免疫、抑制炎症后期肉芽组织增生、抗脂质过氧化、抗菌及抗辐射等作用；丹参有改善微循环、改善血液流变学、抑制血小板聚集、抗血栓、抗炎、镇静、提高耐缺氧能力、促进组织的修复与再生、抗动脉粥样硬化、促进免疫功能、抑菌等作用；红花有镇痛、镇静、抗惊厥及抗炎等作用。

【用方经验】现代医学研究发现，银屑病的病理变化有四大特点：①表皮角化过度或角化不全；②炎症细胞的浸润，在角质层或角质下层，可见中性白细胞构成的小脓肿，棘层内有中性白细胞和淋巴细胞的浸润；③乳头部毛细血管扭曲扩张，血管壁增厚；④乳头部细胞间水肿。韩首章用当归、胡麻仁、生地黄、玄参、赤芍、牡丹皮、丹参、红花来养血活血，以消除表皮的角化过度和乳头部毛细血管的扭曲扩张；用金银花、蒲公英等清热解毒，来消除炎症细胞的侵入；用土茯苓、拔葜等清热利湿，来消除乳头部细胞间的水肿。通过大量的临床验证，确定了这种理论的正确性，这为在现代医学理论指导下，运用中药治疗皮肤病，积累了一定的经验，值得推广。

消银一号（何英经验方）

【组成】生地黄 10～20 g，白茅根 30 g，白花蛇舌草 30 g，赤芍 10 g，牡丹皮 10 g，紫草 10 g，茜草 10 g，土茯苓 20～30 g，槐花 20 g，白鲜皮 15 g。

【用法】水煎服。

【功效】凉血解毒，活血祛瘀，祛风止痒。

【主治】银屑病。

【方解】方中生地黄、白茅根、白花蛇舌草、紫草、茜草清热凉血解毒为君；赤芍、牡丹皮加强清热凉血之功，并有活血散瘀之效为臣；佐以土茯苓清热祛湿解毒，白鲜皮祛风止痒。全方共奏凉血解毒、活血祛瘀、祛风止痒之效。

【现代研究】方中生地黄、紫草、赤芍对体外培养角质形成细胞的增殖有明显抑制作用，紫草的主要成分靛玉红、紫草素，具有诱导角质形成细胞凋亡的作用，土茯苓、生地黄、白花蛇舌草、牡丹皮在较高浓度(50～100m g/mL) 时显示出明显的抑制表皮细胞增殖的效应。土茯苓、生地黄、牡丹皮均能显著抑制小鼠阴道上皮有丝分裂。

【用方经验】银屑病可归属于中医学“白疕”范畴。中医学认为，血热是本病发病的主要根源。银屑病皮损的辨证如下：其色鲜红为络脉始充盛，病之初期；其色深红，为血热偏盛；其色紫暗为血热，日久壅盛不退，络脉阻滞，血热成瘀斑；皮损淡白或浅红，为阴血虚，络脉空。何英以凉血、活血、解毒立法，创立消银Ⅰ号方，临床疗效满意。

消银一号（贺永香经验方）

【组成】生地黄 15 g、金银花 15 g，槐花 10 g，紫草 10 g，丹参 10 g，当归 15 g，重楼 10 g，土茯苓 30 g，大青叶 15 g，鸡血藤 20 g，苦参 15 g，乌梢蛇 10 g。

【用法】水煎服。

【功效】清热解毒，凉血活血，祛风止痒。

【主治】银屑病。

【方解】贺永香认为本病外因主要为风寒湿热燥毒之邪，侵袭肌肤；内因素体血热，饮食不节，情志内伤均可导致风盛化燥或湿热内蕴，郁久化毒，外蕴于肌肤而发本病。分为血热、血燥、血瘀三个基本证型。方中方用重楼、大青叶、金银花清热解毒；生地黄，槐花、紫草、丹参凉血活血，鸡血藤、当归、苦参、土茯苓、乌梢蛇养血祛风止痒。诸药合用，清调补一体，以消除郁积之毒邪，而使病愈。

【现代研究】生地黄有增强免疫、抗胃溃疡、促进造血、止血、降压、降血糖等作用；金银花有抑菌、抗病毒、退热、保肝、止血、降低胆固醇、抗生育、兴奋中枢、促进胃液分泌等作用；槐花有止血、抗炎、抗菌、促凝血等作用；紫草有抑菌、抗炎、抗病毒、抗过敏、抗肿瘤、保肝、止血、抗生育等作用；丹参有改善微循环、改善血液流变学、抑制血小板聚集、抗血栓、抗炎、镇静、提高耐缺氧能力、促进组织的修复与再生、抗动脉粥样硬化、促进免疫功能、抑菌等作用；当归有抗血栓、增强机体免疫、抑制炎症后期肉芽组织增生、抗脂质过氧化、抗菌及抗辐射等作用；重楼有对大脑与肾脏的保护作用，还有止血、抗肿瘤、抗氧化、抗菌、抗炎、收缩子宫、血管内皮细胞保护作用等；土茯苓有利尿、镇痛、抑菌及缓解汞中毒等作用；大青叶有抑菌、抗病毒、解热、抗炎、抗内毒素、免疫增强等作用；鸡血藤有一定的造血功能，并能对抗动脉粥样硬化病变，还有抗炎、抗病毒、镇静催眠、抗癌等作用；苦参有抑菌、抗病毒、抗炎、抗过敏、抗心律失常、抗肿瘤、升高白细胞、保肝、抑制免疫、镇静、平喘等作用；乌梢蛇有抗炎、镇静、镇痛、抗惊厥作用。

【用方经验】贺永香将本方用于治疗寻常型银屑病。在临床运用中配合地蒽酚软膏外用，中西药合用治疗寻常型银屑病，疗效好，无明显副作用，复发率低，这是中医药治疗银屑病的优势，也是值得推广之处。

苦必春消银方（黄尧洲经验方）

【组成】苦参 10 g，萆薢 15 g，椿根皮 15 g。

【用法】水煎服，每日 1 剂，每日 2 次。同时用本方另煎外洗，每日 2 次。

【功效】清热解毒除湿。

【主治】银屑病。

【方解】方中萆薢利湿去浊，祛风通痹，临床常用于湿热疮毒、风湿痹痛、淋病白浊等。苦参是临床常用清热燥湿药，是治疗湿热所致皮肤病常用药，因其清热燥湿之力甚强，既可内服又可外用。椿根皮有清热燥湿、涩肠、止血、止泻、杀虫等功效，《本草求原》有："椿根气平，色赤而香，能燥湿泻热，涩能收阴实肠，治湿热为病，燥痰湿，去疳虫。"诸药合用，共奏清热解毒除湿之效，使热毒得解，湿邪得导，血脉流畅，邪无所依，病遂告愈。

【注意事项】脾胃虚寒者慎用。

【现代研究】苦参有抑菌、抗病毒、抗炎、抗过敏、抗心律失常、抗肿瘤、升高白细胞、保肝、抑制免疫、镇静、平喘等作用；萆薢有抗痛风、抗骨质疏松、抗心肌缺血、抗肿瘤及抗真菌的作用；椿根皮有抗菌、抗原虫、抗肿瘤等作用。

【用方经验】苦必春消银方是黄尧洲经过多年临床筛选治疗银屑病的验方，以清热解毒除湿为组方原则。苦必春消银方疗效肯定，长期服用安全性高，且药源丰富，价格低廉，既可以缓解患者的症状又可以减轻患者的经济负担。

康德泰经验方一

【组成】金银花 30 g，连翘 20 g，野菊花 30 g，板蓝根 30 g，大青叶 20 g，黄柏 15 g，黄芩 10 g，大蓟 30 g，生地黄 30 g，玄参 30 g，露蜂房 30 g，僵蚕 10 g，蛇蜕 10 g，甘草 10 g。

【用法】水煎服。

【功效】凉血活血，清热利湿。

【主治】红皮病型银屑病的初期，临床证见形寒身热、皮肤潮红肿胀、弥漫性红斑、渗液、指甲脱落；皮红而脱屑，心烦、口干不欲饮、小便色黄、大便干结或黏腻不爽，舌红或红绛，苔黄或黄腻，脉弦数。

【方解】方中金银花、连翘清热解毒疏风，使营分之邪透出气分，即叶天士所说"入营犹可透热转气"之理；野菊花、板蓝根、大青叶清热解毒、凉血消斑，共解全身热毒；黄柏、黄芩清热解毒利湿；大蓟、生地黄、玄参清热凉血活血，同时生地黄、玄参清热凉血兼以益阴润肤；露蜂房、僵蚕、蛇蜕 3 种虫类药走而不守，善行之性入络剔毒，直达病所，外散肌表之邪，内息营血之风；甘草以调和诸药。康德泰本方清营、活血、搜风、利湿相配，共收凉血活血、清热利湿之功。

【现代研究】金银花有抑菌、抗病毒、退热、保肝、止血、降低胆固醇、抗生育、兴

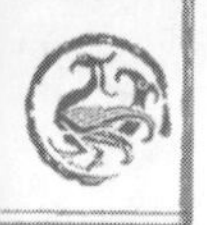

奋中枢、促进胃液分泌等作用；连翘有抑菌、抗炎和止痛作用，还有抗氧化、抗过敏活性等作用；野菊花有抗菌、抗炎、抗病毒及降血压作用；板蓝根有抗菌、抗病毒、解热、抑制血小板聚集、促进机体免疫功能等作用；大青叶有抑菌、抗病毒、解热、抗炎、抗内毒素、免疫增强等作用；黄柏有抑菌、抗病毒、抗溃疡、利胆、抗心律失常、降压、镇静、降血糖等作用；黄芩有解热、镇静、抑菌、抗过敏、保肝、利胆、降压、降脂、抗氧化等作用；大蓟有止血、抗菌等作用；生地黄有增强免疫、抗胃溃疡、促进造血、止血、降压、降血糖等作用；玄参有抑菌、抗炎、扩张冠状动脉、降压、保肝、增强免疫、抗氧化等作用；露蜂房有抗炎、镇痛、促凝血、降压、强心、抗癌、抗菌等作用，并能驱蛔虫、绦虫；僵蚕有镇静、催眠、抗惊厥、抗凝血、抗肿瘤、降血糖等作用；蛇蜕有抗炎、抗浮肿的作用；甘草有解痉、抗利尿、降血脂、保肝和类似肾上腺皮质激素样作用。

康德泰经验方二

【组成】黄芪 20 g，生地黄 30 g，当归 15 g，赤芍 15 g，牡丹皮 15 g，玄参 30 g，麦冬 15 g，天花粉 20 g，沙参 15 g，山药 30 g，白鲜皮 15 g，蝉蜕 10 g，甘草 10 g。

【用法】水煎服。

【功效】益气养血，滋阴润肤，兼以清解热毒。

【主治】红皮病型银屑病的后期，临床症见皮损肿胀减轻，红斑大部消退，或皮损发暗，伴有大量脱屑，有时毛发脱落，趾指甲灰暗、混浊增厚变形，可伴有低热、头晕、神疲乏力、腰酸肢软、口干舌燥，舌淡红苔光剥中有裂纹，脉濡细数。

【方解】方中生地黄、当归、赤芍、牡丹皮养血活血；玄参、麦冬、沙参、天花粉、山药养阴生津润肤；白鲜皮、蝉蜕清热疏风止痒；黄芪益气生津固表补虚；甘草调和诸药。共奏益气养血，滋阴润肤，兼以清解热毒之效。

【现代研究】黄芪有抗病毒、利尿、保护肾脏、抗衰老、抗辐射、抗炎、降血脂、降血糖、增强免疫、抗肿瘤和保肝等作用；生地黄有增强免疫、抗胃溃疡、促进造血、止血、降压、降血糖等作用；当归有抗血栓、增强机体免疫、抑制炎症后期肉芽组织增生、抗脂质过氧化、抗菌及抗辐射等作用；赤芍有抗炎、解热镇痛、镇静、抗血小板聚集、抗血栓形成、抗心肌缺血、改善微循环、护肝、调节免疫等作用；牡丹皮有解热、镇静、镇痛、抗惊厥、抑菌、抗血栓、抗过敏、抗心律失常、保肝、调节免疫等作用；玄参有抑菌、抗炎、扩张冠状动脉、降压、保肝、增强免疫、抗氧化等作用；麦冬能增强垂体肾上腺皮质系统作用，提高机体适应性，并有增强免疫功能、抗癌、抗心律失常、抗休克、降血糖、抗炎、镇静、催眠、改善血液流变学和抗凝血等作用；沙参有抑制体液、细胞免疫的作用，有降糖、抗菌、镇痛、镇静、抗突变等作用；山药有提高免疫功能、降血糖、降血脂、抗肿瘤、抗氧化、抗衰老、抗刺激、麻醉镇痛和消炎抑菌等作用；白鲜皮有抑菌、抗炎、解热、增加心肌收缩力及抗癌等作用；蝉蜕有解热、镇静、抗惊厥等作用；甘草有解痉、抗利尿、降血脂、保肝和类似肾上腺皮质激素样作用。

芩珠凉血方（李斌经验方）

【组成】水牛角 30 g，磁石 30 g，牡蛎 30 g，珍珠母 30 g，生地黄 30 g，赤芍 15 g，牡丹皮 15 g，黄芩 9 g，防风 9 g，紫草 9 g，薏苡仁 10 g，甘草 6 g。

【用法】水煎服。

【功效】凉血解毒，重镇止痒。

【主治】银屑病。

【加减】若患者痒甚者重用白鲜皮、地肤子；皮损斑块较肥厚者重用蒺藜、土茯苓、白花蛇舌草；皮损颜色暗红者加桃仁、红花；皮损干燥者加麦门冬、生地黄、知母；伴咽喉肿痛者可加桔梗、木蝴蝶；失眠者加首乌藤；大便干结加牛蒡子、决明子；胃部不适者加黄连、吴茱萸；心烦不适者加合欢皮、郁金。若皮损以头面部为重，加引经药川芎、白芷、浮萍；若以躯干部为重，加柴胡、枳壳；以肢体为主，加桂枝、桑枝以枝达肢。

【方解】全方以水牛角、珍珠母为君，清热凉血、宁心重镇；“入血就恐耗血动血，直须凉血散血”，故以生地黄、赤芍、牡丹皮凉血活血，凉血不留瘀；“肺主皮毛”，黄芩清中上焦之热，紫草凉血解毒透疹，共为臣药。珍珠母、磁石、牡蛎咸寒质重、益阴潜阳；薏苡仁、甘草和胃护中，共为佐助。防风祛风止痒，入肺经，疏散血热之风燥，以之为使。诸药相和，共奏凉血解毒，重镇止痒之效。

【现代研究】水牛角有解热、镇静、抗惊厥、抗感染、止血、强心、降血压、兴奋垂体一肾上腺皮质系统等作用；磁石有镇静、催眠、抗惊厥、抗炎、镇痛、促凝血等作用；生牡蛎有镇静、抗惊厥、抗癫痫、镇痛、抗肝损伤、增强免疫、抗肿瘤、抗氧化、抗衰老、抗胃溃疡等作用；珍珠母有延缓衰老、抗氧化、抗肿瘤、镇静、抗惊厥、抗过敏等作用；生地黄有增强免疫、抗胃溃疡、促进造血、止血、降压、降血糖等作用；赤芍有抗炎、解热镇痛、镇静、抗血小板聚集、抗血栓形成、抗心肌缺血、改善微循环、护肝、调节免疫等作用；牡丹皮有解热、镇静、镇痛、抗惊厥、抑菌、抗血栓、抗过敏、抗心律失常、保肝、调节免疫等作用；黄芩有解热、镇静、抑菌、抗过敏、保肝、利胆、降压、降脂、抗氧化等作用；防风有解热、抗炎、镇静、镇痛、抗惊厥、抗过敏、抗菌等作用；紫草有抑菌、抗炎、抗病毒、抗过敏、抗肿瘤、保肝、止血、抗生育等作用；薏苡仁有增强免疫力、降血糖、降血钙、解热、镇静、镇痛等作用；生甘草有解痉、抗利尿、降血脂、保肝和类似肾上腺皮质激素样作用。

【用方经验】李斌认为“邪毒”也是银屑病的病邪之一，与“血热”常相互为患，壅滞玄府，玄府开阖失司，气机壅滞，而气机壅滞则热毒更盛。同时，血热邪毒易耗伤气血津液，加之玄府闭塞，气血津液不能输布于肌肤，肌肤失养。故临床李斌多喜用麻黄、石膏，取其辛散，辛温、辛凉并用，开通玄府、发散热毒并用。

李斌强调，饮食调护是治疗银屑病不容忽视的重要一环。临床上不少患者病情稍有改善，即恣食海鲜腥发、膏粱厚味、醇酒炙热之品，以致肠胃损伤，酿湿生热，外发肌肤，病情陡然加重。因此患者宜多食蔬菜、瓜果，远离羊肉、鱼虾等腥发食物。在生活方面宜多晒日光，以晨间日光为好，避免损伤；适当运动，预防感冒。此外，李斌认为银屑病的发生多与感冒、发烧、精神压力有着密不可分的关系。故患者平素要调节起居、怡情畅志、使身体保持和谐状态，才有利于银屑病的康复和预防复发。

【医案精选】张某，女，18 岁，高二学生。2013 年 4 月 10 日初诊。周身红斑、鳞屑伴瘙痒 1 年余，加重 2 月。患者 1 年前无明显诱因下双下肢出现绿豆大小红斑，上覆银白色鳞屑，自觉轻微瘙痒，曾至多家医院诊治，诊断为“银屑病”，予“复方青黛胶囊”“迪银片”等药物治疗，病情未见明显好转，近 2 月来，因精神压力较大，皮疹泛至全身及颜面部。刻下症见：躯干、四肢伸侧可见鲜红色斑丘疹，大小不等，局部融合成片，上覆较厚银白色鳞屑，刮之有薄膜现象及点状出血；口腔黏膜无损害，指甲无增厚、浑浊等，无束发；口干，纳差，小便黄，大便干结；舌红、苔薄黄，脉滑数。

西医诊断：寻常型银屑病；中医诊断：白疕（血热证）；治法：凉血活血；重镇潜阳。处方：水牛角 30 g，灵磁石 30 g，生牡蛎 30 g，珍珠母 30 g，生地黄 30 g，赤芍 15 g，苦参 15 g，龙葵 15 g，夏枯草 15 g，牡丹皮 15 g，合欢皮 12 g，郁金 12 g，黄芩 9 g，柴胡 9 g，紫草 9 g，薏苡仁 10 g，甘草 6 g，每日 1 剂，水煎，分 2 次服。另保留药渣外加麦饭石每日泡澡 30 min。

二诊（4 月 24 日）：无新发皮损，原有皮损颜色转淡，鳞屑略有减少，舌尖红、苔薄黄，脉细滑。原方去苦参，加青蒿 15 g，浮萍 9 g，麻黄 9 g，桂枝 9 g，余治不变。

三诊（5 月 7 日）：周身皮损变为暗红，无明显鳞屑，皮肤干燥；舌暗红、苔薄，脉细。上方去水牛角，加鸡血藤 30 g，莪术 15 g，当归 9 g，余治不变。

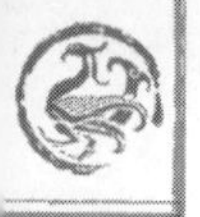

四诊（5 月 30 日）：皮损进一步好转，随访半年，皮损再无新发。

按：本例为典型寻常型进行期银屑病。本例患者，因为此病长期处于压抑状态，加之父母情绪极其紧张，且其皮疹散发、色鲜红，伴口干、纳差、小便黄、大便干结，舌红、苔薄黄，脉滑数，证属血热。故临床主张肝经引经药与清热凉血法相结合。首诊以凉血清热为主，兼重镇、疏肝，方中水牛角、生地黄、牡丹皮、紫草、赤芍均为凉血活血之药味，郁金、柴胡不仅作为肝经引经药，更以疏肝理气，畅达气机见长。二诊时，原有皮损颜色由鲜红变淡，血热证缓，处方加用青蒿清虚热、麻黄、桂枝开通玄府、发散热毒。三诊周身皮损暗红，无明显鳞屑，皮肤干燥，证属血瘀血燥，以当归、鸡血藤养血活血，莪术破血。并嘱患者舒畅心情，皮疹方能渐退。

清银方（刘焕强经验方）

【组成】槐花 30 g，牡丹皮 15 g，赤芍 15 g，丹参 20 g，鸡血藤 15 g，鬼箭羽 12 g，白花蛇舌草 15 g，重楼 10 g，板蓝根 30 g，金银花 20 g，白鲜皮 12 g，蒺藜 12 g，甘草 6 g。

【用法】水煎服。

【功效】清热解毒，凉血活血。

【主治】寻常型银屑病。

【方解】槐花凉血止血；牡丹皮、赤芍清热凉血；丹参、鸡血藤活血；白花蛇舌草、重楼、板蓝根、金银花、白鲜皮清热解毒。诸药共奏清热解毒，凉血活血之功。

【现代研究】1. 药理研究：槐花有止血、抗炎、抗菌、促凝血等作用；牡丹皮有解热、镇静、镇痛、抗惊厥、抑菌、抗血栓、抗过敏、抗心律失常、保肝、调节免疫等作用；赤芍有抗炎、解热镇痛、镇静、抗血小板聚集、抗血栓形成、抗心肌缺血、改善微循环、护肝、调节免疫等作用；丹参有改善微循环、改善血液流变学、抑制血小板聚集、抗血栓、抗炎、镇静、提高耐缺氧能力、促进组织的修复与再生、抗动脉粥样硬化、促进免疫功能、抑菌等作用；鸡血藤有一定的造血功能，并能对抗动脉粥样硬化病变，还有抗炎、抗病毒、镇静催眠、抗癌等作用；鬼箭羽有降血糖、调节脂质代谢等作用；白花蛇舌草有抗肿瘤、抗炎、抑制生精能力和保肝利胆作用；重楼有对大脑与肾脏的保护作用，还有止血、抗肿瘤、抗氧化、抗菌、抗炎、收缩子宫、血管内皮细胞保护作用等；板蓝根有抗菌、抗病毒、解热、抑制血小板聚集、促进机体免疫功能等作用；金银花有抑菌、抗病毒、退热、保肝、止血、降低胆固醇、抗生育、兴奋中枢、促进胃液分泌等作用；白鲜皮有抑菌、抗炎、解热、增加心肌收缩力及抗癌等作用；甘草有解痉、抗利尿、降血脂、保肝和类似肾上腺皮质激素样作用。2. 实验研究：银屑病发病的机制可能与血液中 IL－2 激活表型表达及 IL－8 水平过高有关。本实验结果表明，本方治疗寻常型银屑病临床疗效较好且能明显降低血清 IL－2 和 IL－8 的含量。

【用方经验】自拟清银方是在传统中医理论指导下，根据银屑病血热、血毒、血瘀的发病机理而创立的治疗银屑病的专方。

消疕方（刘焕强经验方）

【组成】生地黄 20 g，槐花 30 g，赤芍 15 g，牡丹皮 15 g，白花蛇舌草 20 g，重楼 15 g，薏苡仁 30 g，丹参 30 g，鸡血藤 20 g，沙参 20 g，麦冬 20 g。

【用法】水煎服。

【功效】清热解毒，凉血，活血，滋阴。

【主治】银屑病。

【方解】生地黄、赤芍、牡丹皮清热凉血；槐花凉血止血；白花蛇舌草、重楼清热解毒；薏苡仁利水渗湿；丹参、鸡血藤活血；沙参、麦冬滋阴清热。诸药共奏清热解毒，凉血，活血，滋阴的功效。

【现代研究】1. 药理研究：生地黄有增强免疫、抗胃溃疡、促进造血、止血、降压、降血糖等作用；生槐花有止血、抗炎、抗菌、促凝血等作用；赤芍有抗炎、解热镇痛、镇静、抗血小板聚集、抗血栓形成、抗心肌缺血、改善微循环、护肝、调节免疫等作用；牡丹皮有解热、镇静、镇痛、抗惊厥、抑菌、抗血栓、抗过敏、抗心律失常、保肝、调节免疫等作用；白花蛇舌草有抗肿瘤、抗炎、抑制生精能力和保肝利胆作用；重楼有对大脑与肾脏的保护作用，还有止血、抗肿瘤、抗氧化、抗菌、抗炎、收缩子宫、血管内皮细胞保护作用等；薏苡仁有增强免疫力、降血糖、降血钙、解热、镇静、镇痛等作用；丹参有改善微循环、改善血液流变学、抑制血小板聚集、抗血栓、抗炎、镇静、提高耐缺氧能力、促进组织的修复与再生、抗动脉粥样硬化、促进免疫功能、抑菌等作用；鸡血藤有一定的造血功能，并能对抗动脉粥样硬化病变，还有抗炎、抗病毒、镇静催眠、抗癌等作用；沙参有抗辐射、延缓衰老、提高记忆、抗肝损伤、清除自由基、镇咳祛痰、抗炎、免疫调节、抗肿瘤等作用；麦冬能增强垂体肾上腺皮质系统作用，提高机体适应性，并有增强免疫功能、抗癌、抗心律失常、抗休克、降血糖、抗炎、镇静、催眠、改善血液流变学和抗凝血等作用。2. 实验研究：多数学者认为血管内皮生长因子（VEGF）在银屑病的发病中起着非常重要的作用。VEGF是目前已知最强的促血管形成因子［1］。本研究前期结果表明，消疕方具有降低 VEGF的作用，推测其通过降低 VEGF 的表达，抑制银屑病患者皮损处血管的形成。

解毒活血汤（刘瓦利经验方）

【组成】蒲公英 15 g，板蓝根 15 g，白花蛇舌草 15 g，重楼 10 g，三棱 10 g，莪术 10 g，龙葵 10 g，蒺藜 10 g。

【用法】水煎服。

【功效】清热解毒，活血祛风。

【主治】银屑病。

【加减】血热甚皮损鲜红者加白茅根、生地黄；风盛痒甚，鳞屑较多者加乌梢蛇、僵蚕；风湿阻络关节痹痛者加白鲜皮、秦艽；血燥伤阴皮损呈大块者加当归、丹参、女贞子。

【方解】本方用蒲公英、板蓝根、白花蛇舌草、重楼、龙葵清热解毒；三棱、莪术活血化瘀；蒺藜祛风止痒。

【现代研究】活血解毒方能够抑制角质形成细胞的增殖，并影响细胞周期各时相的分布，可能是治疗寻常型银屑病的作用机制之一，但其作用的具体靶点及作用途径目前尚不清楚，有待进一步研究证实。方中蒲公英有抑菌、抗肿瘤、激发机体免疫功能、利胆、保肝、抗内毒素及利尿作用；板蓝根有抗菌、抗病毒、解热、抑制血小板聚集、促进机体免疫功能等作用；白花蛇舌草有抗肿瘤、抗炎、抑制生精能力和保肝利胆作用；重楼有对大脑与肾脏的保护作用，还有止血、抗肿瘤、抗氧化、抗菌、抗炎、收缩子宫、血管内皮细胞保护作用等；三棱有镇痛、抗血小板聚集及抗血栓等作用；莪术有抗炎、抗胃溃疡、抑制血小板聚集、抗血栓及抗癌等作用。

白疕合剂（卢益萍经验方）

【组成】生地黄 20 g，金银花 30 g，白茅根 20 g，白花蛇舌草 30 g，丹参 15 g，板蓝根 20 g。

【用法】内服。

【功效】清热凉血，祛风润燥，化瘀消斑。

【主治】银屑病。

【方解】方中生地黄清热凉血、养阴润燥；金银花清热解毒，且清宣疏散风邪为君药，白茅根清热凉血，白花蛇舌草和板蓝根清热解毒为臣药；丹参活血凉血为佐药。诸药合用共奏清热凉血，祛风润燥，化瘀消斑之功，达到清解体内血热毒邪、且护阴而不伤正的目的。

【现代研究】生地黄有增强免疫、抗胃溃疡、促进造血、止血、降压、降血糖等作用；金银花有抑菌、抗病毒、退热、保肝、止血、降低胆固醇、抗生育、兴奋中枢、促进胃液分泌等作用；白茅根有止血、利尿、抗炎等作用，其水煎剂能显著缩短出血和凝血时间；白花蛇舌草有抗肿瘤、抗炎、抑制生精能力和保肝利胆作用；丹参有改善微循环、改善

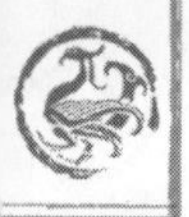

血液流变学、抑制血小板聚集、抗血栓、抗炎、镇静、提高耐缺氧能力、促进组织的修复与再生、抗动脉粥样硬化、促进免疫功能、抑菌等作用；板蓝根有抗菌、抗病毒、解热、抑制血小板聚集、促进机体免疫功能等作用。

【用方经验】白疕合剂为卢益萍多年临床经验总结制成的院内制剂，临床治疗寻常性银屑病取得了满意疗效，尤其进展期效果尤为显著。寻常性银屑病进展期中医辨证主要是风热血燥证，病因或因恣食辛辣肥甘，或因性情急躁，心火内生，导致机体蕴热，复感六淫，外邪入里化热，内外相合蕴于血分，化燥生风，肌肤失于所养；病久者，血热毒邪蕴阻肌肤，导致气血瘀滞，肌肤失养所致。

中药白疕合剂（卢益萍经验方）

【组成】丹参 15 g，地黄 20 g，赤芍 20 g，山豆根 20 g，板蓝根 20 g，金银花 30 g，白茅根 20 g，白花蛇舌草 30 g，全蝎 10 g，黄柏 20 g。

【用法】内服。

【功效】清热解毒，凉血活血。

【主治】银屑病。

【方解】丹参活血祛瘀；地黄、赤芍清热凉血；山豆根、板蓝根、金银花、白花蛇舌草清热解毒；白茅根凉血止血；全蝎通络止痛，攻毒散结；黄柏清热燥湿，泻火解毒。诸药共奏清热解毒，凉血活血之功效。

【现代研究】丹参有改善微循环、改善血液流变学、抑制血小板聚集、抗血栓、抗炎、镇静、提高耐缺氧能力、促进组织的修复与再生、抗动脉粥样硬化、促进免疫功能、抑菌等作用；地黄有增强免疫、抗胃溃疡、促进造血、止血、降压、降血糖等作用；赤芍有抗炎、解热镇痛、镇静、抗血小板聚集、抗血栓形成、抗心肌缺血、改善微循环、护肝、调节免疫等作用；山豆根有抑菌、抗心律失常、升高白细胞、抗肿瘤、抗炎及保肝等作用；板蓝根有抗菌、抗病毒、解热、抑制血小板聚集、促进机体免疫功能等作用；金银花有抑菌、抗病毒、退热、保肝、止血、降低胆固醇、抗生育、兴奋中枢、促进胃液分泌等作用；白茅根有止血、利尿、抗炎等作用，其水煎剂能显著缩短出血和凝血时间；白花蛇舌草有抗肿瘤、抗炎、抑制生精能力和保肝利胆作用；全蝎有镇痛、抗惊厥、抗癫痫及降压、抑菌等作用；黄柏有抑菌、抗病毒、抗溃疡、利胆、抗心律失常、降压、镇静、降血糖等作用。

【用方经验】中药白疕合剂为辽宁中医药大学附属医院积数十年治疗银屑病的临床经验而研制成的院内制剂，取得了确切满意的疗效，尤以进展期效果最为显著。

清热解毒汤（马绍尧经验方）

【组成】生地黄 30 g，赤芍 9 g，紫草 9 g，水牛角 30 g（先煎），大青叶 30 g，白花蛇舌草 30 g，丹参 30 g，桃仁 9 g，甘草 3 g等。

【用法】水煎服。

【功效】清热解毒，凉血活血。

【主治】银屑病（血热证）。

【方解】本方中生地黄、赤芍、紫草、水牛角清热凉血，赤芍清热解毒辅凉血化瘀之效；大青叶、白花蛇舌草清热解毒；丹参、桃仁、红花活血散瘀。共奏清热解毒，凉血活血之功效。

【现代研究】实验证明：赤芍、生地黄、板蓝根、紫草在体外 2.5%μ g/ml 的浓度下就能抑制 50%以上的角朊细胞的增殖。张志礼采用银屑病患者淋巴细胞与角朊细胞混合培养，发现凉血活血法对与银屑病发病密切相关的血清 IL－8、TNF 有调节作用；证明了凉血活血法治疗进行期银屑病的机制可能在于抑制了银屑病患者淋巴细胞促角朊细胞的增殖作用。

【用方经验】银屑病中医文献谓之“白疕”，由热毒侵犯肌体引起血热妄行，流溢皮肤则有红斑片片，抓之出血，如“疕之所刺”而得名。病久则血瘀，营卫失和，肌肤失养，造成银白色鳞屑层层叠起，不断脱落。马绍尧认为本病主要由血瘀热毒所致，发病时治宜以凉血清热解毒为主，病久则活血化瘀解毒，重用犀角（水牛角代）、赤芍、桃仁、丹参、紫草等。

犀角地黄合羚羊角粉汤（孟丽经验方）

【组成】羚羊角粉 2 g（分 2 次冲服），水牛角 20 g，生地黄 20 g，牡丹皮 15 g，赤芍 15 g，紫草 10 g，白茅根 15 g，大青叶 10 g，板蓝根 10 g，丹参 10 g，土茯苓 10 g，苦参 10 g，白鲜皮 10 g，白花蛇舌草 30 g，半枝莲 30 g。

【用法】水煎服。

【功效】清热泻火解毒，凉血消斑。

【主治】风热血燥型银屑病。皮损鲜红，皮疹不断出现，红斑增多，刮去鳞屑可见发亮薄膜及点状出血；同时伴有心烦口渴，大便干，尿黄，舌红、苔黄腻，脉弦滑或数。

【方解】犀角地黄汤为清热解毒、凉血散瘀之剂，加用紫草、丹参凉血、活血、解毒透疹；白茅根、大青叶、板蓝根清热解毒，凉血消斑；土茯苓、苦参、白鲜皮、白花蛇舌草、半枝莲清热除湿、解毒。凉血与活血散瘀配伍并用，使热清血宁而无耗血动血之虑，凉血止血又无冰伏留瘀之弊。

【现代研究】现代药理学研究证明，羚羊角主要含有氨基酸类、磷脂类、无机元素等多种物质，具有解热、镇静、镇痛、抗惊厥、抗病毒及增强免疫力的作用；水牛角有解热、镇静、抗惊厥、抗感染、止血、强心、降血压、兴奋垂体一肾上腺皮质系统等作用；生地黄有增强免疫、抗胃溃疡、促进造血、止血、降压、降血糖等作用；牡丹皮有解热、镇静、镇痛、抗惊厥、抑菌、抗血栓、抗过敏、抗心律失常、保肝、调节免疫等作用；赤芍有抗炎、解热镇痛、镇静、抗血小板聚集、抗血栓形成、抗心肌缺血、改善微循环、护肝、调节免疫等作用；紫草有抑菌、抗炎、抗病毒、抗过敏、抗肿瘤、保肝、止血、抗生育等作用；白茅根有止血、利尿、抗炎等作用，其水煎剂能显著缩短出血和凝血时间；大青叶有抑菌、抗病毒、解热、抗炎、抗内毒素、免疫增强等作用；板蓝根有抗菌、抗病毒、解热、抑制血小板聚集、促进机体免疫功能等作用；丹参有改善微循环、改善血液流变学、抑制血小板聚集、抗血栓、抗炎、镇静、提高耐缺氧能力、促进组织的修复与再生、抗动脉粥样硬化、促进免疫功能、抑菌等作用；土茯苓有利尿、镇痛、抑菌及缓解汞中毒等作用；苦参有抑菌、抗病毒、抗炎、抗过敏、抗心律失常、抗肿瘤、升高白细胞、保肝、抑制免疫、镇静、平喘等作用；白鲜皮有抑菌、抗炎、解热、增加心肌收缩力及抗癌等作用；白花蛇舌草有抗肿瘤、抗炎、抑制生精能力和保肝利胆作用；半枝莲有抑菌、解痉祛痰、免疫调节、抗肿瘤等作用。

【用方经验】孟丽在热证型或病毒型皮肤病（如痤疮、疱疹、荨麻疹、药疹、紫癜、红斑狼疮等辨证分型为热证者）的临床治疗中发现，在原有治疗药物中加入羚羊角粉，可明显缩短疗程，获得显著的疗效。

清热活血方（潘祥龙经验方）

【组成】槐花 10 g，牡丹皮 10 g，紫草 10 g，玄参 15 g，山慈菇 15 g，蜂房 10 g，三棱 10 g，莪术 10 g，鸡血藤 30 g，土茯苓 30 g，蜀羊泉 30 g，红藤 15 g，大黄 10 g。

【用法】水煎服。

【功效】清热凉血，活血化瘀。

【主治】血热、血瘀所致的寻常型银屑病。皮损形态呈点滴状、钱币状或地图状，皮损上覆盖有较疏松的银白色鳞屑，皮损基底较红。伴不同程度的瘙痒。常伴有怕热或口干、大便秘结、舌质红等。

【方解】本方所治之证为血热、血瘀所致的银屑病。中医认为银屑病的病因是“气血瘀阻而生内热，热入营血”“血热则煎熬成块”“血脉瘀阻，肌肤失养，肤出瘀点，其白屑……”治宜活血化瘀，清热凉血。槐花苦微寒，入肝、大肠经，善清热凉血；牡丹皮苦寒，入血分，善清营分、血分实热，能清热凉血止血，兼有活血祛瘀之功；紫草甘咸寒，凉血解毒、活血消痈；玄参苦寒泄营血之热，又甘寒养阴降火、生津润燥；山慈菇清热解毒、消肿散结；蜂房甘平有毒，能祛

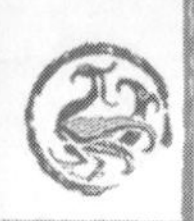

风止痛、止痒；三棱、莪术入肝脾经，功善破血行气、消积止痛，为破血消癥要药；鸡血藤苦泄温通甘补，入肝经血分，能养血活血；土茯苓长于甘淡渗利而解毒除湿、通利关节，又能清除余毒；蜀羊泉清热解毒；红藤清热解毒、活血祛瘀、通络止痛；大黄能使上炎之火下泄，有较好的清热泻火、凉血解毒作用，又善活血祛瘀。

【注意事项】月经期停服。

【现代研究】槐花有抗炎、维持血管抵抗力、祛脂、抑制醛糖还原酶、抗病毒、降压、降血脂、减少毛细血管脆性、增加冠脉血流量等作用；牡丹皮有抗菌、抗炎、抗变态反应、解热、镇痛、抗血小板聚集、降压等作用；紫草有抗病原微生物、抗肿瘤、缓解消化道平滑肌痉挛疼痛、降血糖等作用；玄参有抗菌、镇静、降压、扩张外周血管等作用；山慈菇有降压、镇静、抗肿瘤、止咳平喘、止痛等作用；蜂房有促进血液凝固、强心、利尿、抗炎、阵痛、降温等作用；三棱有抑制血小板聚集、延长血栓形成时间、缩短血栓、延长凝血酶原时间及部分凝血致活酶的趋势，降低全血黏度等作用；莪术有抗肿瘤、抗菌、升高白细胞、保肝、抑制血小板聚集、抗血栓形成、抗炎等作用；鸡血藤有扩张血管、抗血小板聚集、降压、抗癌等作用；土茯苓有抗肿瘤、拮抗棉酚毒性等多用；蜀羊泉有抗炎、降低血管通透性、增加机体免疫功能、抗真菌等作用；红藤有松弛血管、改善心肌乳酸代谢、抑制血小板聚集、抗菌等作用；大黄有解热、镇痛、降温、抗炎、抗感染、降血脂、降低血管通透性等作用。

【用方经验】潘祥龙认为血热、血瘀型的寻常型银屑病，活血化瘀和清热是主要的治疗原则，用清热活血汤治疗寻常型银屑病，其疗效显著。在临床治疗中将其治疗作用与中药复方青黛丸和西药 $VitB_{12}$ 及 VitA 进行比较，辨证与辨病相结合，具有清热活血化瘀作用的清热活血方疗效好于有清热解毒作用的复方青黛丸及西药治疗。

清热活血搜风汤（石红乔经验方）

【组成】土鳖虫 12 g，穿心莲 12 g，珍珠母 50 g（先煎），乌蛸蛇 15 g，丹参 12 g，赤芍 12 g，槐花 20 g，水牛角 20 g，甘草 6 g。

【用法】水煎服。

【功效】活血搜风。

【主治】银屑病。

【方解】方中土鳖虫破血逐瘀，丹参、赤芍、槐花活血凉血，穿心莲清热解毒，当归、鸡血藤、牛膝养血活血，以上药物现代医学药理研究均证实有改善血液黏稠度的作用，珍珠母清热安神，乌蛸蛇搜风剔邪，水牛角清热解毒凉血，甘草调和诸药。诸药合用，起到清热活血搜风作用。

【注意事项】孕妇禁用。

【现代研究】土鳖虫有调节脂质代谢、抗氧化自由基、保护血管内皮细胞、抗凝血、溶栓、抑制黑色素瘤、抑制胃癌、抑制原发性肝癌、促进骨损伤愈合等作用；穿心莲有抑菌、抗炎、解热、抗肿瘤及毒蕈碱样作用；珍珠母有延缓衰老、抗氧化、抗肿瘤、镇静、抗惊厥、抗过敏等作用；乌蛸蛇有抗炎、镇静、镇痛、抗惊厥作用；丹参、赤芍、槐花均有改善血液黏稠度的作用；水牛角有解热、镇静、抗惊厥、抗感染、止血、强心、降血压、兴奋垂体-肾上腺皮质系统等作用；甘草有解痉、抗利尿、降血脂、保肝和类似肾上腺皮质激素样作用。

【用方经验】石红乔在多年的临床治疗中分析认为，银屑病“血分有热”固然是银屑病的主因，但血热夹风夹瘀，则是该病的重要病理因素。对本病的治疗，不仅强调清热凉血，也应重视搜风和活血，在治疗中往往采用清热活血搜风法而取得佳效。活血为先，血热是引起血瘀的主要因素，血瘀又会加重血热的程度，两者互为交织，如将血热祛除，瘀会成热，雨将瘀祛除，热则无所依附，清之则易，故活血药物为君，清热药物紧随。热瘀的治疗中剔除风邪是治疗银屑病的重要步骤，风邪祛除，随风而至皮屑以及瘙痒则易消失。

【医案精选】患者甲，男，54 岁，教师，2009 年 11 月初诊。患者患银屑病 19 年，多年来基本是秋季发病春夏好转，近 3 年皮疹一年四季一直没见消退，曾在外院治疗未见明显好转，遂来我院门诊求治。查见患者躯干以及两下肢可见暗红色大小不一斑疹，皮损肥厚浸润，鳞屑附着紧密，头部皮损较重，平时常常大便秘结。舌质紫暗有瘀点，脉涩缓。诊断：银屑病，中医辨证为热、瘀、风邪夹杂，阻于肌肤所致，治以清热活血搜风为大法。自拟清热活血搜风汤（组成：土鳖虫、穿心莲、珍珠母、乌蛸蛇）加减：土鳖虫 12 g，穿心莲 12 g，珍珠母 50 g（先煎），乌蛸蛇 15 g，丹参 12 g，赤芍 12 g，槐花 20 g，水牛角 20 g，甘草 6 g。水煎服，1 付/天。药渣继续煎煮后的药汁浸泡两下肢，适当外用凡士林油膏保护，以防局部皮损的干燥。用药 30 天后，皮损渐渐变薄，颜色减淡，舌脉如前，胃纳尚可，二便正常，故在原方基础上加用当归 12 g，鸡血藤 12 g，牛膝 12 g。连续服用 3 个月，至 2010 年 3 月，患者皮疹基本消退，遗留腿上淡色斑，躯干及头部皮损消失，后改用大黄蛰虫胶囊内服，2 次/天，3 粒/次，服用至 5 月份停药。1 年后随访，未见复发。

凉血消银汤（史雅仙经验方）

【组成】露蜂房 6 g，连翘 30 g，板蓝根 30 g，槐花 30 g，首乌藤 30 g，白鲜皮 30 g，土茯苓 30 g，丹参 15 g，赤芍 15 g，白茅根 15 g，紫草 15 g，生地黄 20 g，鸡血藤 20 g，牡丹皮 10 g，白芍 10 g。

【用法】水煎服。

【功效】凉血活血，清热解毒。

【主治】血热型银屑病。皮损鲜红，皮疹不断出现，红斑增多，刮去鳞屑可见发亮薄膜，点状出血，有同形反应。伴心烦口渴，大便干、尿黄，舌质红、舌苔黄或腻，脉弦滑或数。

【加减】若夹杂湿邪，舌质淡苔白腻皮损浸润较深者加薏苡仁 30 g，茵陈 15 g；大便干燥者加大黄 10 g；热盛加龙胆 10 g，黄芩 10 g；因咽炎、扁桃体炎诱发者加大青叶、玄参各 10 g，山豆根 6 g；皮疹深红，加莪术 10 g。

【方解】本方所治之证为寻常型（血热型）银屑病。机体蕴热偏盛，或情志内伤，心火内生，或外邪入里化热，或恣食辛辣肥甘厚味，伤及脾胃，郁而化热，内外之邪相合，蕴于血分而发，见皮损鲜红，红斑增多。血分有热，可灼伤脉络，故可见点状出血；心主血脉而藏神，血热炽盛则扰动心神，故心烦；热邪熏蒸，伤津耗液，故口渴、大便干、尿黄。治宜凉血活血，清热解毒。板蓝根苦寒，清热解毒、凉血利咽；连翘苦微寒，入肺心胆经，为清疏兼能、表里气血两清之品，能清热解毒、消痈散结，又能宣散透热；蜂房清热解毒；槐花苦微寒，入肝、大肠经，善清热凉血；丹参功善活血祛瘀，性微寒而缓，能祛瘀生新而不伤正，性寒又能凉血活血；土茯苓长于甘淡渗利而解毒除湿、通利关节，又清除余毒；赤芍苦微寒，专入肝经，善走血分，既能清热凉血，又能祛瘀止痛；紫草甘咸寒，凉血活血、解毒透疹；生地黄性味苦甘寒，凉血清热，助君药凉血止血之效，并能养阴生津；鸡血藤苦泄温通甘补，入肝经血分，能养血活血；牡丹皮苦寒，入血分，善清营分、血分实热，能清热凉血止血，兼有活血祛瘀之功；白茅根长于清热凉血，清肺胃蕴热；首乌藤、白芍养血润燥，白鲜皮清热祛风止痒。

【注意事项】脾胃虚弱者饭后服用。

【现代研究】露蜂房有促进血液凝固、强心、利尿、抗炎、镇痛、降温等作用；连翘有抗菌、抗病毒、抗炎、抗内毒素、改善微循环血液灌注、维持血管张力、保肝、利尿、镇吐、镇痛、解热、抑制活性氧等作用；板蓝根有抗菌、抗毒素、抗钩端螺旋体等作用；生槐花有抗炎、维持血管抵抗力、祛脂、抑制醛糖还原酶、抗病毒、降压、降血脂、减少毛细血管脆性、增加冠脉血流量等作用；首乌藤有镇静催眠、促进免疫功能、抑制高脂血症、防治动脉粥样硬化等作用；白鲜皮有抗菌、过账血管、解痉、抗癌、缩短凝血时间等作用；土茯苓有抗炎、镇痛、抗疲劳、抗癌等作用；丹参有改善微循环、改善血液流变学、抑制血小板聚集、抗血栓、抗炎、镇静、提高耐缺氧能力、促进组织的修复与再生、抗动脉粥样硬化、促进免疫功能、抑

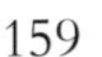

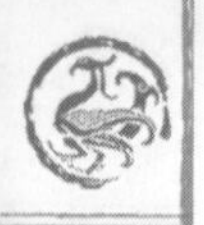

菌等作用；赤芍有抗血栓形成、抗血小板聚集、降血脂和抗动脉粥样硬化、保肝、抗肿瘤等作用；白茅根有利尿、止血、抗菌、镇静、解热等作用；紫草有抗病原微生物、抗肿瘤、缓解消化道平滑肌痉挛疼痛、降血糖等作用；生地黄具有止血、抗炎、镇静、利尿等作用；鸡血藤有扩张血管、抗血小板聚集、降压、抗癌等作用；牡丹皮有抗菌、抗炎、抗变态反应、解热、镇痛、抗血小板聚集、降压等作用；白芍有扩张冠状动脉、降低血压、护肝、解痉、镇痛、抗菌等作用。

【用方经验】史雅仙认为清血分之热是治疗血热型银屑病的重点，在临床上用此方治疗血热型银屑病时与复方青黛胶囊进行对比，得出凉血消银汤治疗血热型银屑病明显优于复方青黛胶囊的结论。

白疕饮（孙虹经验方）

【组成】金银花 30 g，生地黄 30 g，鸡血藤 15 g，乌梢蛇 12 g，白鲜皮 12 g，赤芍 12 g，黄芩 12 g，牛蒡子 12 g，连翘 15 g，金银花 15 g，紫草 12 g，蝉蜕 9 g，川芎 12 g，蜂房 6 g，甘草 6 g。

【用法】水煎服。

【功效】清热凉血，祛风润燥解毒。

【主治】寻常型银屑病。

【方解】生地黄、紫草、赤芍清热凉血，滋阴；乌梢蛇祛风通络；黄芩、白鲜皮清热燥湿；金银花、连翘清热解毒；牛蒡子、蝉蜕疏风清热；川芎活血行气，祛风止痛。

【现代研究】金银花有抑菌、抗病毒、退热、保肝、止血、降低胆固醇、抗生育、兴奋中枢、促进胃液分泌等作用；生地黄有增强免疫、抗胃溃疡、促进造血、止血、降压、降血糖等作用；鸡血藤有一定的造血功能，并能对抗动脉粥样硬化病变，还有抗炎、抗病毒、镇静催眠、抗癌等作用；乌梢蛇有抗炎、镇静、镇痛、抗惊厥作用；白鲜皮有抑菌、抗炎、解热、增加心肌收缩力及抗癌等作用；赤芍有抗炎、解热镇痛、镇静、抗血小板聚集、抗血栓形成、抗心肌缺血、改善微循环、护肝、调节免疫等作用；黄芩有解热、镇静、抑菌、抗过敏、保肝、利胆、降压、降脂、抗氧化等作用；连翘有抑菌、抗炎和止痛作用，还有抗氧化、抗过敏活性等作用；紫草有抑菌、抗炎、抗病毒、抗过敏、抗肿瘤、保肝、止血、抗生育等作用；蝉蜕有解热、镇静、抗惊厥等作用；川芎有镇静、镇痛、抑制血小板聚集及降压等作用；蜂房有抗炎、镇痛、促凝血、降压、强心、抗癌、抗菌等作用，并能驱蛔虫、绦虫；甘草有解痉、抗利尿、降血脂、保肝和类似肾上腺皮质激素样作用。

【用方经验】银屑病类似中医文献记载的白疕、松皮癣、白壳疮等，银屑病的发病原因较复杂，有外因、内因两种。外因为风、寒、湿、热、燥、毒之邪，侵袭肌肤，以致营卫不和，气血不畅，阻于肌表而生。内因可由禀素血热，饮食不节，情志内伤，湿热蕴结，外不能宣泄，内不能利导阻于肌表而发病；若病久不愈，则可耗伤气血，血虚风燥，肌肤失养；或因营血不足，气血运行受阻，以致瘀阻肌肤而成；或因肝肾不足，冲任失调，更使营血亏损，血虚生风所致，少数患者可因调理不当，兼感毒邪，风寒化热，湿邪化燥，以致燥热成毒，热毒流窜，入于营血，内侵脏腑，造成气血两燔的证候，临床上常表现为严重型银屑病，即泛发型、脓疱型及红皮病型银屑病。

黄连解毒汤（孙虹经验方）

【组成】黄连 9 g，黄柏 9 g，黄芩 9 g，栀子 9 g，牡丹皮 9 g，生地黄 9 g，忍冬藤 9 g，板蓝根 15 g，生石膏 30 g，紫草 12 g，紫花地丁 15 g，生甘草 6 g。

【用法】水煎服。

【功效】清热解毒。

【主治】热毒型白疕（银屑病）。

【方解】黄连、黄柏、黄芩清热燥湿，泻火解毒；栀子泻火，清热利湿，凉血解毒；牡丹皮、生地黄、紫草清热凉血；板蓝根清热解毒；生石膏清热泻火；紫花地丁凉血消肿。

【现代研究】黄连有抑菌、解热、抗胃溃

疡、降血糖、强心、抗心肌缺血、抗心律失常、降压、抗血小板聚集、抗肿瘤、降脂等作用；黄芩有解热、镇静、抑菌、抗过敏、保肝、利胆、降压、降脂、抗氧化等作用；黄柏有抑菌、抗病毒、抗溃疡、利胆、抗心律失常、降压、镇静、降血糖等作用；栀子有抗病毒、保肝利胆、解热、镇痛、抗菌、抗炎、镇静催眠、降血压等作用；牡丹皮有解热、镇静、镇痛、抗惊厥、抑菌、抗血栓、抗过敏、抗心律失常、保肝、调节免疫等作用；生地黄有增强免疫、抗胃溃疡、促进造血、止血、降压、降血糖等作用；板蓝根有抗菌、抗病毒、解热、抑制血小板聚集、促进机体免疫功能等作用；生石膏有解热、抗病毒、抗炎、免疫促进、利尿、降血糖、抑制神经应激能力、降低毛细血管通透性等作用；紫草有抑菌、抗炎、抗病毒、抗过敏、抗肿瘤、保肝、止血、抗生育等作用；紫花地丁有抗炎、抑菌、抗凝血、抗病毒、调节免疫及抗氧化作用；生甘草有解痉、抗利尿、降血脂、保肝和类似肾上腺皮质激素样作用。

解毒化斑汤（孙虹经验方）

【组成】水牛角 6 g（冲服），生地黄 30 g，牡丹皮 10 g，赤芍 10 g，大青叶 15 g，紫草 10 g，连翘 12 g，金银花 10 g，生石膏 30 g，苦参 15 g，知母 10 g，大黄 10 g。

【用法】水煎服。

【功效】清热凉血，解毒化斑。

【主治】红皮病型银屑病（急性期）。

【方解】水牛角、生地黄、牡丹皮、赤芍、紫草合用清热凉血，兼散瘀消斑；大青叶凉血消斑；连翘、金银花清热解毒；生石膏、知母清热泻火；大黄清热泻火，凉血解毒。诸药共奏清热凉血，解毒化斑之功效。

【现代研究】水牛角有解热、镇静、抗惊厥、抗感染、止血、强心、降血压、兴奋垂体一肾上腺皮质系统等作用；生地黄有增强免疫、抗胃溃疡、促进造血、止血、降压、降血糖等作用；牡丹皮有解热、镇静、镇痛、抗惊厥、抑菌、抗血栓、抗过敏、抗心律失常、保肝、调节免疫等作用；赤芍有抗炎、解热镇痛、镇静、抗血小板聚集、抗血栓形成、抗心肌缺血、改善微循环、护肝、调节免疫等作用；大青叶有抑菌、抗病毒、解热、抗炎、抗内毒素、免疫增强等作用；紫草有抑菌、抗炎、抗病毒、抗过敏、抗肿瘤、保肝、止血、抗生育等作用；连翘有抑菌、抗炎和止痛作用，还有抗氧化、抗过敏活性等作用；生石膏有解热、抗病毒、抗炎、免疫促进、利尿、降血糖、抑制神经应激能力、降低毛细血管通透性等作用；苦参有抑菌、抗病毒、抗炎、抗过敏、抗心律失常、抗肿瘤、升高白细胞、保肝、抑制免疫、镇静、平喘等作用；知母有解热、抗炎、利尿、祛痰、抗菌、抗癌、抗溃疡及抗血小板聚集等作用；大黄有抗感染、利胆、健胃、保肝、止血、降压、降低血清胆固醇等作用。

解毒凉血汤（孙虹经验方）

【组成】牛角 6 g 冲服，生地黄 15 g，牡丹皮 12 g，白茅根 12 g，紫草 12 g，板蓝根 12 g，土茯苓 30 g，金银花 20 g，大青叶 20 g，苦参 15 g，白鲜皮 5 g，生石膏 30 g。

【用法】水煎服。

【功效】清热凉血，解毒除湿。

【主治】脓疱型银屑病（急性期）。

【方解】水牛角、生地黄、牡丹皮、紫草清热凉血；白茅根凉血止血；土茯苓解毒除湿；板蓝根、金银花、大青叶清热解毒；苦参、白鲜皮清热燥湿；生石膏清热泻火。诸药共奏清热凉血，解毒除湿之功效。

【现代研究】水牛角有解热、镇静、抗惊厥、抗感染、止血、强心、降血压、兴奋垂体一肾上腺皮质系统等作用；生地黄有增强免疫、抗胃溃疡、促进造血、止血、降压、降血糖等作用；牡丹皮有解热、镇静、镇痛、抗惊厥、抑菌、抗血栓、抗过敏、抗心律失常、保肝、调节免疫等作用；白茅根有止血、利尿、抗炎等作用，其水煎剂能显著缩短出血和凝血时间；紫草有抑菌、抗炎、抗病毒、抗过敏、抗肿瘤、保肝、止血、抗生育等作用；板蓝根有抗菌、抗病毒、解热、抑制血小板聚集、促进机体免疫功能等作用；土茯

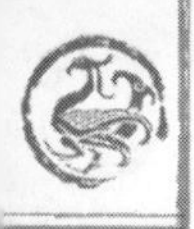

苓有利尿、镇痛、抑菌及缓解汞中毒等作用；金银花有抑菌、抗病毒、退热、保肝、止血、降低胆固醇、抗生育、兴奋中枢、促进胃液分泌等作用；大青叶有抑菌、抗病毒、解热、抗炎、抗内毒素、免疫增强等作用；苦参有抑菌、抗病毒、抗炎、抗过敏、抗心律失常、抗肿瘤、升高白细胞、保肝、抑制免疫、镇静、平喘等作用；白鲜皮有抑菌、抗炎、解热、增加心肌收缩力及抗癌等作用；生石膏有解热、抗病毒、抗炎、免疫促进、利尿、降血糖、抑制神经应激能力、降低毛细血管通透性等作用。

解毒养阴汤（孙虹经验方）

【组成】墨旱莲 15 g，女贞子 15 g，南沙参 30 g，北沙参 30 g，玄参 15 g，生地黄 30 g，黄芩 30 g，金银花 20 g，蒲公英 15 g，赤芍 15 g，薏苡仁 20 g，土茯苓 30 g，板蓝根 15 g，重楼 15 g，白花蛇舌草 30 g。

【用法】水煎服。

【功效】凉血解毒，益气养阴。

【主治】脓疱型银屑病（迁延期）。

【方解】墨旱莲、女贞子补益肝肾；南北沙参清热养阴；玄参、生地黄、赤芍清热凉血；黄芩清热燥湿，泻火解毒；金银花、蒲公英、白花蛇舌草、板蓝根清热解毒；薏苡仁健脾利水渗湿；土茯苓解毒除湿。

【现代研究】墨旱莲能提高机体非特异性免疫功能，并有保护染色体、保肝、抗炎、镇痛、促进毛发生长、乌发、止血、抗菌、抗阿米巴原虫等作用；女贞子有降血糖、降血脂、抗血小板聚集、抗血栓形成、保肝、免疫调节、抗菌等作用；北沙参有抑制体液、细胞免疫的作用，有降糖、抗菌、镇痛、镇静、抗突变等作用；南沙参有抗辐射、延缓衰老、提高记忆、抗肝损伤、清除自由基、镇咳祛痰、抗炎、免疫调节、抗肿瘤等作用；玄参有抑菌、抗炎、扩张冠状动脉、降压、保肝、增强免疫、抗氧化等作用；生地黄有增强免疫、抗胃溃疡、促进造血、止血、降压、降血糖等作用；黄芩有解热、镇静、抑菌、抗过敏、保肝、利胆、降压、降脂、抗氧化等作用；金银花有抑菌、抗病毒、退热、保肝、止血、降低胆固醇、抗生育、兴奋中枢、促进胃液分泌等作用；蒲公英有抑菌、抗肿瘤、激发机体免疫功能、利胆、保肝、抗内毒素及利尿作用；赤芍有抗炎、解热镇痛、镇静、抗血小板聚集、抗血栓形成、抗心肌缺血、改善微循环、护肝、调节免疫等作用；薏苡仁有增强免疫力、降血糖、降血钙、解热、镇静、镇痛等作用；土茯苓有利尿、镇痛、抑菌及缓解汞中毒等作用；板蓝根有抗菌、抗病毒、解热、抑制血小板聚集、促进机体免疫功能等作用；白花蛇舌草有抗肿瘤、抗炎、抑制生精能力和保肝利胆作用。

龙胆泻肝汤合消毒饮（孙虹经验方）

【组成】龙胆 12 g，金银花 15 g，栀子 12 g，牡丹皮 15 g，土茯苓 30 g，大青叶 30 g，槐花 15 g，蒲公英 30 g，水牛角 30 g。

【用法】水煎服。

【功效】清热，凉血，解毒。

【主治】脓毒型白疕（银屑病）。

【方解】龙胆清热燥湿，泻肝胆火；金银花、大青叶、蒲公英清热解毒；栀子清热泻火、凉血解毒；牡丹皮、水牛角清热凉血；土茯苓解毒除湿；槐花凉血止血。诸药共奏清热，凉血，解毒之功效。

【现代研究】龙胆有抑菌、抗炎、镇静、保肝、抑制心脏、减缓心率、降压及抗疟原虫等作用；金银花有抑菌、抗病毒、退热、保肝、止血、降低胆固醇、抗生育、兴奋中枢、促进胃液分泌等作用；栀子有抗病毒、保肝利胆、解热、镇痛、抗菌、抗炎、镇静催眠、降血压等作用；牡丹皮有解热、镇静、镇痛、抗惊厥、抑菌、抗血栓、抗过敏、抗心律失常、保肝、调节免疫等作用；土茯苓有利尿、镇痛、抑菌及缓解汞中毒等作用；大青叶有抑菌、抗病毒、解热、抗炎、抗内毒素、免疫增强等作用；生槐花有止血、抗炎、抗菌、促凝血等作用；蒲公英有抑菌、抗肿瘤、激发机体免疫功能、利胆、保肝、抗内毒素及利尿作用；水牛角有解热、镇静、抗惊厥、抗感染、止血、强心、降血压、兴奋垂体一肾上腺皮质系统等作用。

平肝活血汤（孙虹经验方）

【组成】乌梅 30 g，蒺藜 60 g，三棱 9 g，莪术 9 g，牡蛎 30 g，磁石 30 g，珍珠母 30 g，甘草 6 g。

【用法】水煎服。

【功效】活血化瘀，祛风润燥。

【主治】血瘀型白疕（银屑病）。

【方解】乌梅生津润燥；蒺藜祛风除痹；三棱、莪术破血行气；牡蛎、磁石、珍珠母滋阴潜阳；甘草调和诸药。

【现代研究】乌梅有抑菌、抑制蛔虫活动、抗休克、促进胆汁分泌、增强机体免疫功能等作用；三棱有镇痛、抗血小板聚集及抗血栓等作用；莪术有抗炎、抗胃溃疡、抑制血小板聚集、抗血栓及抗癌等作用；牡蛎有镇静、抗惊厥、抗癫痫、镇痛、抗肝损伤、增强免疫、抗肿瘤、抗氧化、抗衰老、抗胃溃疡等作用；磁石有镇静、催眠、抗惊厥、抗炎、镇痛、促凝血等作用；珍珠母有延缓衰老、抗氧化、抗肿瘤、镇静、抗惊厥、抗过敏等作用；甘草有解痉、抗利尿、降血脂、保肝和类似肾上腺皮质激素样作用。

杞菊地黄丸合二至丸（孙虹经验方）

【组成】生地黄 9 g，熟地黄 9 g，麦冬 9 g，黄芩 20 g，当归 12 g，白芍 9 g，黄精 9 g，淫羊藿 9 g，苍耳草 12 g，地龙 9 g，白鲜皮 12 g，乌梢蛇 12 g，生甘草 6 g。

【用法】水煎服。

【功效】疏风解表，清热凉血。

【主治】肝肾阴虚型白疕（银屑病）。

【方解】生地黄清热凉血；熟地黄补血滋阴；黄芩清热燥湿；当归补血活血；白芍养血；黄精补气养阴；地龙清热，活血通络；白鲜皮清热燥湿，祛风解毒；乌梢蛇祛风通络。诸药共奏疏风解表，清热凉血之功。

【现代研究】生地黄有增强免疫、抗胃溃疡、促进造血、止血、降压、降血糖等作用；熟地黄有增强免疫功能、促进血凝、强心、防治骨质疏松、调节免疫、抗衰老、抗焦虑、改善学习记忆等作用；麦冬能增强垂体肾上腺皮质系统作用，提高机体适应性，并有增强免疫功能、抗癌、抗心律失常、抗休克、降血糖、抗炎、镇静、催眠、改善血液流变性和抗凝血等作用；黄芩有解热、镇静、抑菌、抗过敏、保肝、利胆、降压、降脂、抗氧化等作用；当归有抗血栓、增强机体免疫、抑制炎症后期肉芽组织增生、抗脂质过氧化、抗菌及抗辐射等作用；白芍有镇痛、解痉、保肝、增强应激能力、抑菌等作用；黄精水提液在体外对伤寒杆菌、金黄色葡萄球菌及多种致病真菌均有抑制作用；地龙有解热、镇静、抗惊厥、抗血栓、镇痛、增强免疫、利尿等作用；蜈蚣有中枢抑制、抗惊厥和镇痛作用；白鲜皮有抑菌、抗炎、解热、增加心肌收缩力及抗癌等作用；乌梢蛇有抗炎、镇静、镇痛、抗惊厥作用；生甘草有解痉、抗利尿、降血脂、保肝和类似肾上腺皮质激素样作用。

散风苦参汤（孙虹经验方）

【组成】黄柏 9 g，苍术 9 g，萆薢 9 g，蒲公英 30 g，薏苡仁 30 g，土茯苓 30 g，猪苓 9 g，泽泻 9 g，白鲜皮 12 g，连翘 9 g，忍冬藤 9 g，苦参 12 g，乌梢蛇 9 g。

【用法】水煎服。

【功效】清热利湿，祛风止痒。

【主治】湿热型白疕（银屑病）。

【方解】黄柏清热燥湿；苍术燥湿健脾，祛风散寒；连翘、蒲公英清热解毒；土茯苓解毒除湿；萆薢、薏苡仁、猪苓、泽泻利水渗湿；白鲜皮清热燥湿，祛风解毒；苦参、乌梢蛇祛风止痒。全方共奏清热利湿，祛风止痒之功效。

【现代研究】黄柏有抑菌、抗病毒、抗溃疡、利胆、抗心律失常、降压、镇静、降血糖等作用；苍术有促进胃肠运动、抑制中枢神经系统、降血糖等作用，并可治疗夜盲及角膜软化症；萆薢有抗痛风、抗骨质疏松、抗心肌缺血、抗肿瘤及抗真菌的作用；蒲公英有抑菌、抗肿瘤、激发机体免疫功能、利

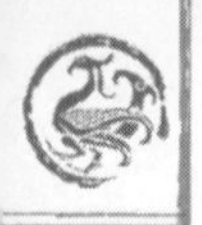

胆、保肝、抗内毒素及利尿作用；薏苡仁有增强免疫力、降血糖、降血钙、解热、镇静、镇痛等作用；土茯苓有利尿、镇痛、抑菌及缓解汞中毒等作用；泽泻有利尿、降压、降血糖、抗脂肪肝及抑菌等作用；白鲜皮有抑菌、抗炎、解热、增加心肌收缩力及抗癌等作用；连翘有抑菌、抗炎和止痛作用，还有抗氧化、抗过敏活性等作用；苦参有抑菌、抗病毒、抗炎、抗过敏、抗心律失常、抗肿瘤、升高白细胞、保肝、抑制免疫、镇静、平喘等作用；乌梢蛇有抗炎、镇静、镇痛、抗惊厥作用。

乌蛇搜风汤（孙虹经验方）

【组成】乌梢蛇 30 g，苦参 15 g，蝉蜕 15 g，槐花 15 g，牡丹皮 10 g，赤芍 10 g，百部 10 g，甘草 10 g，生地黄 20 g，金银花 20 g，露蜂房 5 g，白鲜皮 20 g。

【用法】水煎服。

【功效】清热凉血，祛风润燥解毒。

【主治】寻常型银屑病。

【方解】乌梢蛇、苦参、蝉蜕均有祛风之功效；槐花凉血止血；生地黄、牡丹皮、赤芍清热凉血，生地黄还有滋阴生津的功效；金银花清热解毒；白鲜皮清热燥湿，祛风解毒。诸药共奏热凉血，祛风润燥解毒之功。

【现代研究】乌梢蛇有抗炎、镇静、镇痛、抗惊厥作用；苦参有抑菌、抗病毒、抗炎、抗过敏、抗心律失常、抗肿瘤、升高白细胞、保肝、抑制免疫、镇静、平喘等作用；蝉蜕有解热、镇静、抗惊厥等作用；槐花有止血、抗炎、抗菌、促凝血等作用；牡丹皮有解热、镇静、镇痛、抗惊厥、抑菌、抗血栓、抗过敏、抗心律失常、保肝、调节免疫等作用；赤芍有抗炎、解热镇痛、镇静、抗血小板聚集、抗血栓形成、抗心肌缺血、改善微循环、护肝、调节免疫等作用；百部有镇咳、抑菌、镇静、镇痛作用，并对头虱、体虱、阴虱均有一定的杀灭作用；甘草有解痉、抗利尿、降血脂、保肝和类似肾上腺皮质激素样作用；生地黄有增强免疫、抗胃溃疡、促进造血、止血、降压、降血糖等作用；金银花有抑菌、抗病毒、退热、保肝、止血、降低胆固醇、抗生育、兴奋中枢、促进胃液分泌等作用；露蜂房有抗炎、镇痛、促凝血、降压、强心、抗癌、抗菌等作用，并能驱蛔虫、绦虫；白鲜皮有抑菌、抗炎、解热、增加心肌收缩力及抗癌等作用。

五草汤（孙虹经验方）

【组成】紫草 30 g，茜草 30 g，仙鹤草 30 g，墨旱莲 30 g，百花蛇舌草 10 g，金银花 15 g，槐花 30 g，地榆 30 g，水牛角 30 g，黄柏炭 20 g，知母 20 g，青蒿 30 g，丹参 30 g。

【用法】水煎服。

【功效】清热解毒，凉血活血。

【主治】银屑病。

【方解】方中紫草、茜草凉血活血、解毒透疹消斑。蛇舌草清热解毒、消痈散结、利水消肿。仙鹤草收敛止血、补虚、解毒。墨旱莲凉血止血、养阴补肾。五草合用能凉血活血、清热解毒而不伤阴。水牛角清热凉血解毒、寒而不遏、且能散瘀；槐花、地榆凉血止血；金银花清热解毒，清心火以助五草清热凉血、解毒透疹；凉血分之热而散瘀；黄柏炭、知母清热泻火解毒、生津润燥；青蒿清热凉血；丹参活血祛瘀止痛、凉血消痈、清心除烦，使全方凉血而不留瘀。诸药合用，共奏清热解毒透疹、凉血活血之效。

【现代研究】紫草有抑菌、抗炎、抗病毒、抗过敏、抗肿瘤、保肝、止血、抗生育等作用；茜草有明显的促进血液凝固作用，还有抗炎、抗肿瘤等作用；仙鹤草有抗炎、抗肿瘤、镇痛、降糖、降压等作用；墨旱莲能提高机体非特异性免疫功能，并有保护染色体、保肝、抗炎、镇痛、促进毛发生长、乌发、止血、抗菌、抗阿米巴原虫等作用；蛇舌草有抗肿瘤、抗炎、抑制生精能力和保肝利胆作用；金银花有抑菌、抗病毒、退热、保肝、止血、降低胆固醇、抗生育、兴奋中枢、促进胃液分泌等作用；槐花有止血、抗炎、抗菌、促凝血等作用；水牛角有解热、镇静、抗惊厥、抗感染、止血、强心、降血压、兴奋垂体－肾上腺皮质系统等作用；黄

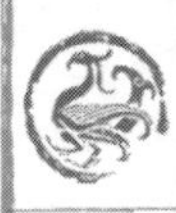

柏炭有抑菌、抗病毒、抗溃疡、利胆、抗心律失常、降压、镇静、降血糖等作用；知母有解热、抗炎、利尿、祛痰、抗菌、抗癌、抗溃疡及抗血小板聚集等作用；青蒿有抑菌、解热、镇痛、抗炎、利胆、抗肿瘤、镇咳、祛痰、平喘、降压、抗心律失常等作用；丹参有改善微循环、改善血液流变学、抑制血小板聚集、抗血栓、抗炎、镇静、提高耐缺氧能力、促进组织的修复与再生、抗动脉粥样硬化、促进免疫功能、抑菌等作用。

【用方经验】临床用于过敏性紫癜、银屑病、湿疹、脂溢性皮炎、日光性皮炎等辨证属血热证的皮肤病，颇有验效。银屑病的治疗，孙虹根据多年临床经验并结合历代医家的观点，认为血热是其发病的关键，血热型多见于银屑病进行期。根据“久病多瘀”的理论可知银屑病病程长迁延难愈的主要因素是瘀热互结。治疗当以清热凉血解毒，活血化瘀为主。证属血热者，加黄连泻火解毒、清热燥湿；皂角刺活血消肿；紫花地丁清热解毒、消肿止痛；三药合用加强经方清热凉血解毒之功效，使血热得清，炎症得消，瘙痒自止。证属血热夹瘀者，上方去川连、皂角刺、紫花地丁加海藻、甘草、红花、三棱、莪术。海藻、甘草相配软坚散结；红花活血化瘀与方中丹参合用，活血化瘀作用增强；三棱、莪术两药配伍，破血行气、活血化瘀作用增强。诸药加入五草汤中，凉血消斑而散瘀，清热解毒而不伤阴。使患者瘀去热散，皮损消退。

【医案精选】刘某，女，20岁，2011年10月初诊。主诉：反复全身起红斑、鳞屑10余年，加重伴痒1月。患者诉于10年前无明显诱因双上肢出现散在米粒至绿豆大小红斑、丘疹伴痒，轻微搔抓后出现脱屑。曾在当地医院诊断为“银屑病”，10余年反复发作，且皮损扩展至头部，躯干，双下肢，搔抓后可出现片状融合红斑，每年冬季加重，夏季缓解，于当地医院反复治疗，皮疹均未消退。1月前因“感冒，熬夜”等因素出现全身皮肤红斑、脱屑，瘙痒难忍。专科检查：躯干、四肢见鸡蛋至手掌大小的融合性红斑、斑块，皮疹肥厚，浸润明显，表面有大量银白色鳞屑，皮疹色鲜红，薄膜现象（+），Auspitz征（+），头部有少量红斑，见大量银白色鳞屑，舌红绛，苔薄，脉弦数，口干，二便可。西医诊断：寻常型银屑病。中医诊断：白疕。辨证：血热内蕴证。立法：清热凉血止痒。方药：五草汤加减。药用：紫草30 g，茜草30 g，仙鹤草30 g，墨旱莲30 g，蛇舌草10 g，金银花15 g，槐花30 g，地榆30 g，水牛角30 g，黄柏炭20 g，知母20 g，青蒿30 g，丹参30 g，黄连10 g，皂角刺30 g，紫花地丁20 g，4剂，水煎服，3日1剂，早晚各1次。同时给予外用院内消炎止痒散外洗及卡泊三醇外擦。二诊：上方服用两周后，皮疹颜色转暗，瘙痒减轻，鳞屑减少，无新皮损出现，皮损肥厚，舌暗红，可见瘀点，苔白，脉涩，上方去黄连、皂角刺、紫花地丁加红花6 g，三棱15 g，莪术15 g，海藻15 g，甘草9 g。三诊：上方服药两周后，头部及躯干、四肢皮损部分消退，皮损范围缩小，皮疹变薄，颜色由暗红转为淡红色，鳞屑明显减少，舌质暗红，脉涩。守上方继服两周。四诊：服用2周后，皮疹基本消退，仅遗留暂时性淡红色色素沉着，鳞屑、瘙痒消失，嘱其再服药1周，以巩固疗效。

犀角地黄汤加减（孙虹经验方）

【组成】犀角9 g（水牛角代30 g），生地黄12 g，牡丹皮9 g，大青叶30 g，栀子9 g，金银花9 g，生石膏30 g，板蓝根30 g，赤芍9 g。

【用法】水煎服。

【功效】清热凉血，活血化斑。

【主治】血热型白疕（银屑病）。

【方解】水牛角、生地黄、牡丹皮、赤芍清热凉血，活血散瘀；大青叶凉血消斑；栀子凉血解毒；银花、板蓝根清热解毒；生石膏清热泻火。诸药共奏清热凉血，活血化斑之功。

【现代研究】水牛角有解热、镇静、抗惊厥、抗感染、止血、强心、降血压、兴奋垂体—肾上腺皮质系统等作用；生地黄有增强免疫、抗胃溃疡、促进造血、止血、降压、

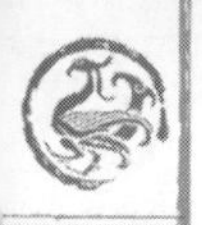

降血糖等作用；牡丹皮有解热、镇静、镇痛、抗惊厥、抑菌、抗血栓、抗过敏、抗心律失常、保肝、调节免疫等作用；大青叶有抑菌、抗病毒、解热、抗炎、抗内毒素、免疫增强等作用；栀子有抗病毒、保肝利胆、解热、镇痛、抗菌、抗炎、镇静催眠、降血压等作用；金银花有抑菌、抗病毒、退热、保肝、止血、降低胆固醇、抗生育、兴奋中枢、促进胃液分泌等作用；生石膏有解热、抗病毒、抗炎、免疫促进、利尿、降血糖、抑制神经应激能力、降低毛细血管通透性等作用；板蓝根有抗菌、抗病毒、解热、抑制血小板聚集、促进机体免疫功能等作用；赤芍有抗炎、解热镇痛、镇静、抗血小板聚集、抗血栓形成、抗心肌缺血、改善微循环、护肝、调节免疫等作用。

消风散加减（孙虹经验方）

【组成】桑叶 9 g，野菊花 9 g，赤芍 9 g，牡丹皮 9 g，蝉蜕 9 g，苦参 9 g，黄芩 9 g，白鲜皮 9 g，白花蛇舌草 30 g，金银花 12 g。

【用法】水煎服。

【功效】疏风解表，清热凉血。

【主治】风热型白疕（银屑病）。

【方解】桑叶、蝉蜕疏风解表；赤芍、牡丹皮清热凉血；苦参、黄芩、白鲜皮清热燥湿；野菊花、白花蛇舌草、金银花清热解毒。诸药共奏疏风解表，清热凉血之功效。

【现代研究】桑叶有抑菌、降糖、促进蛋白质合成、降血脂等作用；野菊花有抗菌、抗炎、抗病毒及降血压作用；赤芍有抗炎、解热镇痛、镇静、抗血小板聚集、抗血栓形成、抗心肌缺血、改善微循环、护肝、调节免疫等作用；牡丹皮有解热、镇静、镇痛、抗惊厥、抑菌、抗血栓、抗过敏、抗心律失常、保肝、调节免疫等作用；蝉蜕有解热、镇静、抗惊厥等作用；苦参有抑菌、抗病毒、抗炎、抗过敏、抗心律失常、抗肿瘤、升高白细胞、保肝、抑制免疫、镇静、平喘等作用；黄芩有解热、镇静、抑菌、抗过敏、保肝、利胆、降压、降脂、抗氧化等作用；白鲜皮有抑菌、抗炎、解热、增加心肌收缩力及抗癌等作用；白花蛇舌草有抗肿瘤、抗炎、抑制生精能力和保肝利胆作用；金银花有抑菌、抗病毒、退热、保肝、止血、降低胆固醇、抗生育、兴奋中枢、促进胃液分泌等作用。

养阴活血方加减（孙虹经验方）

【组成】白芍 9 g，熟地黄 12 g，枸杞子 12 g，女贞子 30 g，墨旱莲 15 g，矮地茶 15 g，红花 12 g，钩藤 15 g，生牡蛎 30 g。

【用法】水煎服。

【功效】滋阴润燥，清热祛风。

【主治】血燥型白疕（银屑病）。

【方解】白芍、熟地黄补血养阴；枸杞子、女贞子、墨旱莲补益肝肾；矮地茶清利湿热；红花活血；钩藤祛风；生牡蛎潜阳补阴。

【现代研究】白芍有镇痛、解痉、保肝、增强应激能力、抑菌等作用；熟地黄有增强免疫功能、促进血凝、强心、防治骨质疏松、调节免疫、抗衰老、抗焦虑、改善学习记忆等作用；枸杞子能显著提高机体的非特异性免疫功能，对细胞免疫功能和体液免疫功能均具有调节作用，还有抗氧化、抗衰老、抗辐射、抗肿瘤、抗诱变、降血脂、降血糖、降血压、抑菌等作用；女贞子有降血糖、降血脂、抗血小板聚集、抗血栓形成、保肝、免疫调节、抗菌等作用；墨旱莲能提高机体非特异性免疫功能，并有保护染色体、保肝、抗炎、镇痛、促进毛发生长、乌发、止血、抗菌、抗阿米巴原虫等作用；矮地茶有镇咳、祛痰、平喘、抗菌、抗病毒等作用；红花有镇痛、镇静、抗惊厥及抗炎等作用；生牡蛎有镇静、抗惊厥、抗癫痫、镇痛、抗肝损伤、增强免疫、抗肿瘤、抗氧化、抗衰老、抗胃溃疡等作用。

益阴煎加减（孙虹经验方）

【组成】生地黄 30 g，白芍 15 g，麦冬 10 g，石斛 15 g，沙参 15 g，玉竹 10 g，当归

15 g，玄参 15 g，地骨皮 16 g，白鲜皮 15 g，知母 10 g。

【用法】水煎服。

【功效】养阴益血，生津润燥。

【主治】红皮病型银屑病（迁延期）。

【方解】生地黄、麦冬、石斛、沙参、玉竹、知母滋阴生津润燥；白芍、当归滋阴养血；玄参清热燥湿，滋阴降火；地骨皮凉血除蒸；白鲜皮清热燥湿。诸药共奏养阴益血，生津润燥之功效。

【现代研究】生地黄有增强免疫、抗胃溃疡、促进造血、止血、降压、降血糖等作用；白芍有镇痛、解痉、保肝、增强应激能力、抑菌等作用；麦冬能增强垂体肾上腺皮质系统作用，提高机体适应性，并有增强免疫功能、抗癌、抗心律失常、抗休克、降血糖、抗炎、镇静、催眠、改善血液流变学和抗凝血等作用；沙参有抗辐射、延缓衰老、提高记忆、抗肝损伤、清除自由基、镇咳祛痰、抗炎、免疫调节、抗肿瘤等作用；当归有抗血栓、增强机体免疫、抑制炎症后期肉芽组织增生、抗脂质过氧化、抗菌及抗辐射等作用；玄参有抑菌、抗炎、扩张冠状动脉、降压、保肝、增强免疫、抗氧化等作用；地骨皮有解热、抑菌、降压、降血糖、降血脂及止痛等作用；白鲜皮有抑菌、抗炎、解热、增加心肌收缩力及抗癌等作用；知母有解热、抗炎、利尿、祛痰、抗菌、抗癌、抗溃疡及抗血小板聚集等作用。

银屑病一号方（孙虹经验方）

【组成】水牛角 30 g（冲服），生地黄 30 g，白茅根 30 g，白花蛇舌草 30 g，白鲜皮 30 g，槐花 15 g，紫草 15 g，牡丹皮 10 g，赤芍 10 g，金银花 20 g。

【用法】水煎服。

【功效】清热凉血，祛风润燥解毒。

【主治】寻常型银屑病。

【方解】水牛角、生地黄、牡丹皮、赤芍、紫草清热凉血，兼滋阴润燥；白茅根、槐花凉血止血；白花蛇舌草、金银花清热解毒；白鲜皮清热燥湿，祛风解毒。诸药共奏清热凉血，祛风润燥解毒之功。

【现代研究】水牛角有解热、镇静、抗惊厥、抗感染、止血、强心、降血压、兴奋垂体—肾上腺皮质系统等作用；生地黄有增强免疫、抗胃溃疡、促进造血、止血、降压、降血糖等作用；白茅根有止血、利尿、抗炎等作用，其水煎剂能显著缩短出血和凝血时间；白花蛇舌草有抗肿瘤、抗炎、抑制生精能力和保肝利胆作用；白鲜皮有抑菌、抗炎、解热、增加心肌收缩力及抗癌等作用；槐花有止血、抗炎、抗菌、促凝血等作用；紫草有抑菌、抗炎、抗病毒、抗过敏、抗肿瘤、保肝、止血、抗生育等作用；牡丹皮有解热、镇静、镇痛、抗惊厥、抑菌、抗血栓、抗过敏、抗心律失常、保肝、调节免疫等作用；赤芍有抗炎、解热镇痛、镇静、抗血小板聚集、抗血栓形成、抗心肌缺血、改善微循环、护肝、调节免疫等作用；金银花有抑菌、抗病毒、退热、保肝、止血、降低胆固醇、抗生育、兴奋中枢、促进胃液分泌等作用。

二地四根汤（田静经验方）

【组成】熟地黄 20 g，玄参 15 g，紫草 30 g，茜草 15 g，白茅根 20 g，生地黄 20 g，苦参 15 g，板蓝根 20 g，土茯苓 25 g，豨莶草 20 g。

【用法】水煎服。

【功效】滋阴润燥，凉血除湿。

【主治】寻常型银屑病。

【方解】方中重用二地滋阴养血润燥，入玄参协二地滋阴扶正祛邪，辅以白茅根、茜草、紫草、板蓝根以凉血清热；土茯苓、苦参、豨莶草祛风除湿。方中药味组成较少，其药用根部为多，取其质重下行，深达病处之作用。

【现代研究】本方具有清除真皮乳头水肿，改善真皮毛细血管扩张，控制过度繁殖作用。熟地黄、生地黄、板蓝根、土茯苓、苦参对银屑病增生的上皮细胞有明显的抑制作用，其中生地黄还可以滋阴养血，既可以拮抗外源性糖皮质激素的分解代谢，使血中的糖皮质激素水平升高；生地黄、白茅根、

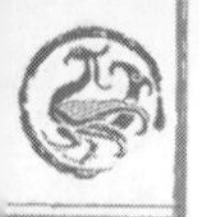

紫草、茜草、板蓝根均有明显的抗炎、抗菌作用。豨莶草对免疫功能有较强的抑制作用，能使胸腺、脾脏重量减轻，腹腔巨噬功能和血清溶菌酶活性降低，血清抗体滴度和E玫瑰环形率降低，同时尚有明显的抗炎作用；玄参能调节体液免疫和细胞免疫，影响过敏介质的释放，并有明显的抗炎作用和改善循环作用。研究表明二地四根汤可有效抑制小鼠阴道上皮细胞有丝分裂的作用，与阳性药物对照组比较，具有显著意义（P＜0. 01），说明该方剂可能通过改善患者表皮增生过快而对银屑病具有治疗作用。

【用方经验】寻常型银屑病多病程长，迁延日久，极易耗伤阴液。田静认为银屑病为皮肤病之顽疾，提出本病病机是阴虚血燥为本，血热湿阻为标，本虚标实的病机特点，创拟滋阴凉血除湿法，标本兼治。

丹槐银屑浓缩丸（王学军经验方）

【组成】紫草、白鲜皮、大青叶、黄连、槐花、地黄、赤芍、丹参、鸡血藤、白茅根、泽泻。

【用法】内服。

【功效】清热解毒，凉血活血，去屑止痒。

【主治】寻常型银屑病。

【方解】方中君药紫草味苦、性寒，具有凉血活血、清热解毒的作用；臣药白鲜皮、大青叶、黄连均为清热解毒之品；佐药丹参、鸡血藤皆为活血之品，白茅根还有清热利水、凉血生津之用，泽泻甘寒有泻热解毒之功，与白茅根的清利作用相伍，可使热毒从下而泄，而无劫阴伤津之弊，此四者共同辅佐君臣诸药，清泻血分之热毒，疏通肤络之瘀阻，故以之为佐。诸药相伍共奏清热解毒、凉血活血、去屑止痒之功。

【现代研究】紫草有抑菌、抗炎、抗病毒、抗过敏、抗肿瘤、保肝、止血、抗生育等作用；白鲜皮有抑菌、抗炎、解热、增加心肌收缩力及抗癌等作用；大青叶有抑菌、抗病毒、解热、抗炎、抗内毒素、免疫增强等作用；黄连有抑菌、解热、抗胃溃疡、降血糖、强心、抗心肌缺血、抗心律失常、降压、抗血小板聚集、抗肿瘤、降脂等作用；槐花有止血、抗炎、抗菌、促凝血等作用；地黄有增强免疫、抗胃溃疡、促进造血、止血、降压、降血糖等作用；赤芍有抗炎、解热镇痛、镇静、抗血小板聚集、抗血栓形成、抗心肌缺血、改善微循环、护肝、调节免疫等作用；丹参有改善微循环、改善血液流变性、抑制血小板聚集、抗血栓、抗炎、镇静、提高耐缺氧能力、促进组织的修复与再生、抗动脉粥样硬化、促进免疫功能、抑菌等作用。

凉血五根汤（王以信经验方）

【组成】白茅根 10～30 g，紫草 10～20 g，茜草 10～20 g，板蓝根 10～20 g，瓜蒌 10～20 g，半枝莲 10～20 g，山豆根 5～15 g，白花蛇舌草 10～20 g，水牛角 1～3 g（冲），生地黄 10～20 g，玄参 5～15 g，麦冬 5～15 g。

【用法】水煎服。

【功效】凉血解毒，养阴生津。

【主治】感冒发热，急性扁桃体炎引起的小儿银屑病。

【方解】方中白茅根、紫草、茜草清热凉血解毒；板蓝根凉血利咽；瓜蒌清热生津护阴。在凉血五根汤方基础上加入水牛角以凉血透疹；加半枝莲、白花蛇舌草以助清热解毒之力；加山豆根、板蓝根清利咽喉；加生地黄、玄参、麦冬护阴生津。诸药合用，共奏清热凉血解毒之效。

【现代研究】白茅根有止血、利尿、抗炎等作用，其水煎剂能显著缩短出血和凝血时间；紫草有抑菌、抗炎、抗病毒、抗过敏、抗肿瘤、保肝、止血、抗生育等作用；茜草有明显的促进血液凝固作用，还有抗炎、抗肿瘤等作用；板蓝根有抗菌、抗病毒、解热、抑制血小板聚集、促进机体免疫功能等作用；半枝莲有抑菌、解痉祛痰、免疫调节、抗肿瘤等作用；山豆根有抑菌、抗心律失常、升高白细胞、抗肿瘤、抗炎及保肝等作用；白花蛇舌草有抗肿瘤、抗炎、抑制生精能力和保肝利胆作用；水牛角有解热、镇静、抗惊厥、抗感染、止血、强心、降血压、兴奋垂体一肾上腺皮质系统等作用；生地黄有增强免疫、抗胃溃疡、促进造血、止血、降压、降血糖等作用；玄参有抑菌、抗炎、扩张冠状动脉、降压、保肝、增强免疫、抗氧化等作用；麦冬能增强垂体肾上腺皮质系统作用，提高机体适应性，并有增强免疫功能、抗癌、抗心律失常、抗休克、降血糖、抗炎、镇静、催眠、改善血液流变性和抗凝血等作用。

祛风败毒汤（王玉玺经验方）

【组成】荆芥 10 g，防风 10 g，苍耳子 10 g，羌活 10 g，独活 15 g，威灵仙 15 g，当归 12 g，川芎 10 g，乌梢蛇 30 g，蜈蚣 2 条，白鲜皮 15 g。

【用法】水煎服。

【功效】祛风败毒，润燥通络。

【主治】寻常型静止期银屑病。

【方解】方中荆芥、防风、羌活、独活、苍耳子、威灵仙开腠发汗、祛散外风、除湿；蜈蚣、乌梢蛇熄内风、搜经络之风、解毒；当归、川芎养血活血润燥，取其“治风先治血”之义。全方合用既表散外邪，又搜剔在内之伏邪，令毒邪无处藏身，故称“祛风败毒汤”。

【现代研究】荆芥有解热、镇痛、抗炎及抗补体作用；防风有解热、抗炎、镇静、镇痛、抗惊厥、抗过敏、抗菌等作用；羌活有抗炎、解热、镇痛、抑菌、抗心肌缺血等作用；威灵仙有镇痛、抗利尿、抗疟、降血糖、降血压、利胆、抑菌等作用；当归有抗血栓、增强机体免疫、抑制炎症后期肉芽组织增生、抗脂质过氧化、抗菌及抗辐射等作用；川芎有镇静、镇痛、抑制血小板聚集及降压等作用；乌梢蛇有抗炎、镇静、镇痛、抗惊厥作用；蜈蚣有中枢抑制、抗惊厥和镇痛作用；白鲜皮有抑菌、抗炎、解热、增加心肌收缩力及抗癌等作用。

【用方经验】王玉玺认为银屑病发病初期多为“外风”为患，但随着疾病的发展，尚会出现因血热、血燥、血虚、血瘀等所生之“内风”，后期久病入络，尚有“经络之风”，因此，在应用祛风法时，应注意外风宜散，内风宜熄，经络之风宜搜剔。故风药亦可分为针对外风的疏风药与针对内风的搜风药、熄风药。临床中内风与外风又常相兼为病，且大部分病例皆是外风引动内风，而致皮肤瘙痒、发展迅速、变化多端等症状，王玉玺临床常将疏风药与熄风、搜风药同用，效果甚佳。王玉玺临床常用麻黄、荆芥、防风、羌活、白芷、苏叶、细辛、川芎、威灵仙、苍术、苍耳子、辛夷、乌头、天麻、豨莶草等以祛外风；常选柴胡、升麻、薄荷、牛蒡子、葛根、菊花、蔓荆子、藁本、连翘等以疏外风；常用天麻、白蒺藜、代赭石、龙骨、牡蛎、珍珠母、石决明等以熄内风；用白花蛇、乌梢蛇、蜈蚣、全蝎、蜂房、蝉蜕、地龙、僵蚕等以搜剔内风。

【医案精选】男性，45 岁，工人，2012 年 01 月 05 日初诊。病史：既往银屑病病史 15 年，初次发病于冬季，发病时皮疹仅局限于头皮、肘部，自述饮酒食辛后病情有加重之势，患者有关节痛史。发病期间曾于各地诊治，均诊断为“银屑病”，曾口服“阿维 A 胶囊”“银屑颗粒”等药物、外用“卤米松”“卡泊三醇”等，病情时好时坏，反复发作。初诊：周身散在大片淡红色斑块，上覆厚层银白色鳞屑，皮疹干燥、肥厚，伴瘙痒明显，皮损以四肢外侧、头皮为重，无新发皮疹。束状发（+）、薄膜现象（+）、点状出血现象（+）。伴双足跟胀痛，畏寒肢冷，大便日 2 次，小便清长。舌淡紫薄白苔，脉沉细小滑。

诊断：银屑病（寻常型静止期）

辨证分析：素体寒湿，复感风邪，阻于肌肤，腠理闭塞，营卫郁滞。

治则：祛风除湿，散寒通络，兼以活血润燥。

处方：荆芥 10 g，防风 10 g，羌活 10 g，独活 15 g，威灵仙 15 g，当归 12 g，川芎 10 g，鬼箭羽 30 g，乌梢蛇 30 g，苍术 15 g，白鲜皮 30 g，蜈蚣 2 条，三棱 15 g，莪术 15 g，甘草 6 g。7 剂，水煎服，日 1 剂，早晚分服。

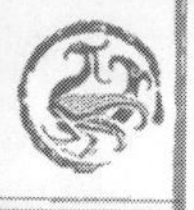

二诊：2012年01月12日。服上药后，皮疹鳞屑明显减少，皮损变薄，瘙痒大减，足跟仍痛，舌淡紫薄白苔。处方：上方加怀牛膝20 g，秦艽30 g，豨莶草60 g，7剂，水煎服，日1剂，早晚分服。

三诊：2012年01月19日。皮损消失大半，余皮损均缩小、变薄，足跟痛减，晨起偶有腹痛便溏，舌淡薄白苔。处方：上方加白术15 g，山药40 g，炮姜10 g，草豆蔻10 g，7剂，水煎服，每日1剂，早晚分服。1周后病人未复诊，电话随诊，患者皮疹已全部消退，仅留有淡白色色素脱失斑，足跟亦不痛，无其他不适感。

乌头汤合麻黄附子细辛汤（王玉玺经验方）

【组成】川乌15 g，草乌10 g，附子15 g，麻黄5 g，防风15 g，细辛5 g，羌活15 g，独活15 g，白芍15 g，黄芪15 g，炙甘草40 g。

【用法】水煎服。

【功效】散寒除湿，温经通络。

【主治】寒湿型银屑病。

【加减】若口粘、脘腹胀满、大便不成形、舌苔腻等脾虚湿盛者加炒白术、苍术、半夏、茯苓、厚朴等；畏寒肢冷，腰腹冷痛等肾阳虚者加肉桂、仙茅、淫羊藿；关节肿痛，屈伸不利，活动受限者加豨莶草、伸筋草、防己、牛膝等；恶风重，汗出者重用黄芪40～60 g，加白术、防风；痒甚者加蒺藜、乌梢蛇。

【方解】以川乌、草乌为君药，性味温辛、散寒除湿。附子，温经助阳；麻黄，辛温善开腠理而散寒，再加细辛通彻表里，外助麻黄解表，内助乌头、附子散阴寒而使温阳发汗并行，达到表里同治共为臣药。防风、羌活、独活散风除湿，以“风能胜湿”；黄芪温补可御伤气过度，共为佐药。炙甘草调和诸药，通行十二经，引诸药直达病所，为使药。此方攻补兼施，驱邪而不伤正。

【注意事项】孕妇慎用；阴虚阳亢者忌用。

【现代研究】川乌、草乌有抗炎、镇痛、强心、局部麻醉等作用；附子有强心、抑制凝血和抗血栓形成、抗炎、镇痛、增强机体抗氧化能力、抗衰老等作用；麻黄有发汗、平喘、祛痰、利尿、解热、抗炎、抑菌、兴奋中枢神经系统、强心、升高血压等作用；防风有解热、抗炎、镇静、镇痛、抗惊厥、抗过敏、抗菌等作用；羌活有抗炎、解热、镇痛、抑菌、抗心肌缺血等作用；独活有抗炎、镇痛、镇静、抑制血小板聚集、降压、光敏及抗肿瘤作用；白芍有镇痛、解痉、保肝、增强应激能力、抑菌等作用；黄芪有抗病毒、利尿、保护肾脏、抗衰老、抗辐射、抗炎、降血脂、降血糖、增强免疫、抗肿瘤和保肝等作用；炙甘草有解痉、抗利尿、降血脂、保肝和类似肾上腺皮质激素样作用。

凉饮血解毒（魏跃钢经验方）

【组成】土茯苓30 g，槐花15 g，忍冬藤30 g，白鲜皮10 g，白花蛇舌草15 g，威灵仙10 g，丹参15 g，六月雪10 g，山豆根6 g，甘草6 g。

【用法】水煎服。

【功效】清热凉血。

【主治】白疕（血热证）。

【方解】方中土茯苓清热解毒除湿，能入络搜剔血中之郁毒，槐花苦微寒，生用清热解毒之力强，两者合用清热解毒凉血之功强，共为君药；忍冬藤清热解毒，疏风通络止痛，白花蛇舌草清热利湿解毒，活血化瘀，两药合用为臣，加强君药清热解毒利湿之功效；白鲜皮、威灵仙、六月雪、山豆根、紫丹参、黄芩、赤芍、虎杖共为佐药，其中白鲜皮走皮肤，功清热解毒，祛风燥湿，祛除卫表之邪毒且可止痒，六月雪、黄芩、赤芍、虎杖加强清热凉血之功，威灵仙祛风除湿、通络止痛，山豆根清热解毒、消肿利咽，紫丹参入血分、通血脉；生甘草清热解毒，调和诸药为使。上药合用，共奏清热凉血解毒，活血祛风之功。

【现代研究】土茯苓有利尿、镇痛、抑菌及缓解汞中毒等作用；槐花有止血、抗炎、抗菌、促凝血等作用；白鲜皮有抑菌、抗炎、解热、增加心肌收缩力及抗癌等作用；白花蛇舌草有抗肿瘤、抗炎、抑制生精能力和保肝利胆作用；威灵仙有镇痛、抗利尿、抗疟、降血糖、降血压、利胆、抑菌等作用；紫丹参有改善微循环、改善血液流变性、抑制血小板聚集、抗血栓、抗炎、镇静、提高耐缺氧能力、促进组织的修复与再生、抗动脉粥样硬化、促进免疫功能、抑菌等作用；山豆根有抑菌、抗心律失常、升高白细胞、抗肿瘤、抗炎及保肝等作用；甘草有解痉、抗利尿、降血脂、保肝和类似肾上腺皮质激素样作用。

【用方经验】魏跃钢治疗银屑病注重辨症与辨证相结合，在疾病的治疗中注重患者的兼夹症状，并做到随证加减，患者兼有咽痛、嗓子不适时，加用山豆根、连翘、牛蒡子、桔梗等；皮疹头面部较重时，加用凌霄花、菝葜；兼有瘙痒时，加用乌梢蛇、地龙等虫类药物搜风通络止痒；偏于下肢加牛膝引药下行；偏于关节加用桑枝等。

【医案精选】男，32 岁，2012 年 12 月 7 日初诊。因“全身散在红斑鳞屑反复发作 2 年，加重 1 周”至我科就诊。病史：患者 2 年前，因工作应酬饮酒较多，下肢出现散在红斑鳞屑性皮疹，至中国科学院皮肤病研究所，时诊“银屑病”，经治疗后症状缓解，期间患者每逢饮酒工作疲劳后，皮疹均有加重倾向，后扩展至全身，时轻时重。1 周前，患者劳累，皮疹复发，要求中药治疗。皮肤科检查见：头面、躯干及四肢散在片状鲜红色红斑，红斑基础上有多层干燥银白色鳞屑，刮除鳞屑后见薄膜现象及点状出血，下肢红斑部分融合成片，头发无束状改变，指趾甲未累及。纳可，睡眠欠佳，大便偏干，小便色黄，舌质红苔薄黄，脉弦数。中医诊断白疕（血热证）。治疗上清热凉血解毒；方取凉血解毒饮加减，处方：土茯苓 30 g，槐花 15 g，忍冬藤 30 g，白鲜皮 10 g，白花蛇舌草 15 g，威灵仙 10 g，紫丹参 15 g，六月雪 10 g，黄芩 10 g，赤芍 10 g，山豆根 6 g，虎杖 15 g，甘草 6 g。7 剂，1 剂/日，水煎，分早晚两次温服；加味黄芩油膏，外用，2 次/日（江苏省中医院制剂室生产，成分：黄芩、苦参、青黛、明矾、轻粉、冰片等加凡士林），并嘱患者忌食辛辣等食物。二诊：2012 年 12 月 14 日，患者无新发疹，原皮疹颜色变黯，鳞屑减少，四肢仍有散在片状红斑，瘙痒甚。上方去黄芩，加乌梢蛇 10 g，14 剂，1 剂/日，水煎，分早晚两次温服，加味黄芩油膏继用，用法同前。三诊：2012 年 12 月 29 日，患者躯干皮疹大部分消退，遗留部分色素沉着斑，下肢皮疹红斑面积减少，皮肤干燥，时有口干，心烦，上方去山豆根、赤芍、虎杖，加玄参 10 g，麦冬 15 g，鸡血藤 15 g，14 剂，1 剂/日，水煎，分早晚两次温服，加味黄芩油膏继用，用法同前。四诊：2013 年 1 月 13 日，患者上身皮疹基本消退，下肢仅余鸡蛋大小暗红斑，嘱患者停服中药，加味黄芩油膏继续外用，并注意日常防护，少食辛辣，忌酒等。

土槐消疕饮（魏跃钢经验方）

【组成】土茯苓 30 g，槐花 15 g，白花蛇舌草 15 g，忍冬藤 30 g，威灵仙 10 g，丹参 15 g，山豆根 6 g，白鲜皮 10 g，甘草 5 g。

【用法】水煎服。

【功效】清热凉血，祛风止痒。

【主治】血热型银屑病。

【加减】痒甚者，加乌梢蛇 10 g；咽干咽痛明显者，加板蓝根 30 g，连翘 10 g；伴有心烦口渴，便秘溲黄者，加黄连 3 g，大黄 10 g；兼夹血瘀者，加鬼箭羽 10 g，三棱 15 g，莪术 15 g。

【方解】本方以土茯苓、槐花为君药，土茯苓解毒、除湿；槐花凉血止血，清肝火，两味药相须为用，使热毒从气分和血分而解，湿热毒邪从中焦而化，从经络而疏。忍冬藤清热解毒，疏风通络止痛；白花蛇舌草清热解毒利湿，活血化瘀，消炎止痛，两药辅助土茯苓祛除中焦之湿热毒邪，加强君药清热解毒利湿之功效，共为臣药。白鲜皮、威灵仙、山豆根、丹参为佐药，其中白鲜皮专走皮肤，功擅清热解毒，祛风燥湿，可祛除卫表之邪毒；威灵仙具有祛风除湿、通络止痛

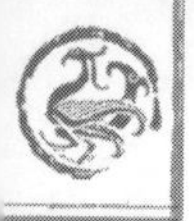

之效；山豆根清热解毒，消肿利咽；紫丹参善人血分，通血脉。甘草清热解毒，调和诸药。上药合用，共奏清热凉血、解毒利湿、活血祛风之功。

【现代研究】土茯苓有利尿、镇痛、抑菌及缓解汞中毒等作用；槐花有止血、抗炎、抗菌、促凝血等作用；白鲜皮有抑菌、抗炎、解热、增加心肌收缩力及抗癌等作用；白花蛇舌草有抗肿瘤、抗炎、抑制生精能力和保肝利胆作用；威灵仙有镇痛、抗利尿、抗疟、降血糖、降血压、利胆、抑菌等作用；丹参有改善微循环、改善血液流变学、抑制血小板聚集、抗血栓、抗炎、镇静、提高耐缺氧能力、促进组织的修复与再生、抗动脉粥样硬化、促进免疫功能、抑菌等作用；山豆根有抑菌、抗心律失常、升高白细胞、抗肿瘤、抗炎及保肝等作用；甘草有解痉、抗利尿、降血脂、保肝和类似肾上腺皮质激素样作用。

复方消银汤（吴自勤经验方）

【组成】生地黄 15 g，白茅根 15 g，土茯苓 15 g，鸡血藤 15 g，板蓝根 15 g，赤芍 10 g，紫草 10 g，当归 10 g，丹参 10 g，白鲜皮 10 g，蒺藜 10 g。

【用法】水煎服。

【功效】清热燥湿，解毒活血。

【主治】寻常型银屑病，证属血热者。

【加减】如血热较重可酌加槐花、重楼、白花蛇舌草、半枝莲；病情稳定，红斑色黯者可选加桃仁、红花、三棱、莪术；口干渴者可加麦冬、玄参等养阴药；大便干者加火麻仁等；痒重者可酌加乌梢蛇、露蜂房、威灵仙。

【方解】复方消银汤中生地黄、白茅根、板蓝根、紫草清热解毒凉血；当归、丹参、赤芍、鸡血藤活血养血改善微循环及血液黏稠度，促进血液流通，有扶正调节人体气血的功能；土茯苓、白鲜皮、蒺藜燥湿止痒；全方齐奏清热燥湿，解毒活血之功。

【现代研究】生地黄有增强免疫、抗胃溃疡、促进造血、止血、降压、降血糖等作用；白茅根有止血、利尿、抗炎等作用，其水煎剂能显著缩短出血和凝血时间；土茯苓有利尿、镇痛、抑菌及缓解汞中毒等作用；鸡血藤有一定的造血功能，并能对抗动脉粥样硬化病变，还有抗炎、抗病毒、镇静催眠、抗癌等作用；板蓝根有抗菌、抗病毒、解热、抑制血小板聚集、促进机体免疫功能等作用；赤芍有抗炎、解热镇痛、镇静、抗血小板聚集、抗血栓形成、抗心肌缺血、改善微循环、护肝、调节免疫等作用；紫草有抑菌、抗炎、抗病毒、抗过敏、抗肿瘤、保肝、止血、抗生育等作用；当归有抗血栓、增强机体免疫、抑制炎症后期肉芽组织增生、抗脂质过氧化、抗菌及抗辐射等作用；丹参有改善微循环、改善血液流变性、抑制血小板聚集、抗血栓、抗炎、镇静、提高耐缺氧能力、促进组织的修复与再生、抗动脉粥样硬化、促进免疫功能、抑菌等作用；白鲜皮有抑菌、抗炎、解热、增加心肌收缩力及抗癌等作用；蒺藜有降压、利尿、抑菌等作用。

【医案精选】李×，男，25 岁，1994 年 2 月 21 日就诊。患者周身起鳞屑性红斑 5 年，加重 4 个月。曾多方寻医，注射过进口针剂 6 支（药名不详），均未能控制病情发展。瘙痒难忍，部分皮损部位干裂疼痛，饮食正常，口，大便干。有慢性鼻窦炎病史，否认家族史。再见：全身除面部正四肢有小片状及滴状正常皮肤外都被红斑鳞屑覆盖，有大量鳞屑脱落，头发呈束状发，指甲呈顶针状。舌红、苔白、脉弦滑。西医诊断为银屑病中医诊断为白疕。证属血分部热。拟清热解毒，活血凉血法治之。方用基本方加槐花、白花蛇舌草各 15 g，草河车 10 g，服药 13 天瘙痒减轻，上方去疾藜又服 10 天，鳞屑减少，口不干，大便正常。上方去槐花、紫草连续治疗半月，全身皮肤如常人，又服半月巩固疗效，随访至今未复发。

复方青黛汤（徐汉卿经验方）

【组成】青黛，土茯苓，白鲜皮，紫草，白花蛇舌草，贯众，蒲公英，马齿苋，乌梅，五味子，白芷，丹参，山楂，神曲。

【用法】水煎服。

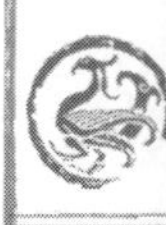

【功效】清热解毒，消斑祛瘀，祛风止痒。

【主治】血热风燥型银屑病。

【方解】青黛清胆利湿，土茯苓、白鲜皮、紫草、白花蛇舌草清热燥湿，白芷、贯众、马齿苋、蒲公英清热解毒散结肿，乌梅、五味子收敛固涩，丹参清热凉血，活血祛瘀，山楂、神曲健胃消食。

【现代研究】青黛有抗菌、抗癌、保肝等作用；土茯苓有利尿、镇痛、抑菌及缓解汞中毒等作用；白鲜皮有抑菌、抗炎、解热、增加心肌收缩力及抗癌等作用；紫草有抑菌、抗炎、抗病毒、抗过敏、抗肿瘤、保肝、止血、抗生育等作用；白花蛇舌草有抗肿瘤、抗炎、抑制生精能力和保肝利胆作用；贯众有抗病毒、抗菌、抗肿瘤、驱肠虫、抗血吸虫、收缩子宫、抗早孕及堕胎作用；蒲公英有抑菌、抗肿瘤、激发机体免疫功能、利胆、保肝、抗内毒素及利尿作用；马齿苋有抑菌、利尿、降低胆固醇等作用；乌梅有抑菌、抑制蛔虫活动、抗休克、促进胆汁分泌、增强机体免疫功能等作用；五味子对神经系统各级中枢均有兴奋作用，对大脑皮质的兴奋和抑制过程均有影响，对呼吸系统有兴奋作用，有镇咳和祛痰作用，并能增强机体对非特异性刺激的防御能力，具有提高免疫、抗氧化、抗衰老作用，还有利胆保肝、抑菌、降低血压等作用；白芷有兴奋神经中枢、升高血压、抑菌、解热、抗炎、镇痛、解痉、抗癌等作用；丹参有改善微循环、改善血液流变性、抑制血小板聚集、抗血栓、抗炎、镇静、提高耐缺氧能力、促进组织的修复与再生、抗动脉粥样硬化、促进免疫功能、抑菌等作用；山楂可促进脂肪消化、分解，并可强心、降血压、抗心律失常、降血脂、抗动脉粥样硬化、抗血小板聚集、抗氧化、增强免疫、收缩子宫、抑菌等；神曲有增进食欲，维持正常消化机能等作用。

小柴胡汤合温清饮（徐汉卿经验方）

【组成】柴胡 10 g，紫草 10 g，贯众 10 g，女贞子 10 g，木瓜 10 g，佛手 10 g，豆蔻 10 g，雷公藤 10 g，甘草 10 g，黄芪 30 g、黄精 30 g、薏苡仁 30 g。

【用法】水煎服。

【功效】益气养阴。

【主治】静止期银屑病。

【方解】方中柴胡疏肝理气；紫草、贯众清热解毒，活血化瘀；薏苡仁健脾除湿；木瓜、佛手、豆蔻疏肝理气；女贞子、黄精养阴益气；黄芪固表益气；雷公藤活血化瘀，抗炎止痒；甘草调和诸药。

【注意事项】常规煎服，药渣煎水外洗。

【现代研究】柴胡有解热、抗炎、镇静、安定、镇痛、保肝、利胆、抗病原微生物、抗辐射及促进免疫功能等作用；紫草有抑菌、抗炎、抗病毒、抗过敏、抗肿瘤、保肝、止血、抗生育等作用；贯众有抗病毒、抗菌、抗肿瘤、驱肠虫、抗血吸虫、收缩子宫、抗早孕及堕胎作用；女贞子有降血糖、降血脂、抗血小板聚集、抗血栓形成、保肝、免疫调节、抗菌等作用；佛手有平喘、祛痰、抗应激、调节免疫、抗肿瘤等作用；甘草有解痉、抗利尿、降血脂、保肝和类似肾上腺皮质激素样作用；黄芪有抗病毒、利尿、保护肾脏、抗衰老、抗辐射、抗炎、降血脂、降血糖、增强免疫、抗肿瘤和保肝等作用；黄精水提液在体外对伤寒杆菌、金黄色葡萄球菌及多种致病真菌均有抑制作用；薏苡仁有增强免疫力、降血糖、降血钙、解热、镇静、镇痛等作用。

银花虎杖汤（徐宜厚经验方）

【组成】金银花 15 g，虎杖 15 g，丹参 15 g，鸡血藤 15 g，生地黄 10 g，赤芍 10 g，当归 12 g，槐花 12 g，大青叶 9 g，桔梗 6 g，牡丹皮 8 g，紫草 14 g。

【用法】水煎服，剩余药渣煎水外洗。

【功效】清热解毒，凉血活血。

【主治】寻常型银屑病。

【加减】伴咽痛者加牛蒡子 15 g，山豆根 10 g；情志不畅肝气郁结者加柴胡 12 g，郁金 15 g，香附 10 g；大便干结者加枳壳 12 g，柏子仁 12 g，大黄 10 g；皮疹痒甚者加荆芥

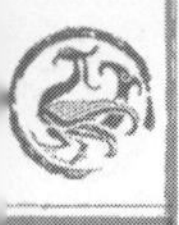

15 g，防风 10 g，白鲜皮 10 g；皮疹以头部、耳内、脐周为重者加山楂 15 g，茯苓 15 g，茵陈 12 g，车前子 12 g。

【方解】方中金银花、虎杖、大青叶为主宣泄外邪，清热解毒；配以生地黄、赤芍、槐花、丹参、牡丹皮、紫草活血、凉血、养血；桔梗既可疗咽消肿，又可透邪外达，诸药合用，从多个环节发挥作用，故能取得良好效果。

【现代研究】金银花有抑菌、抗病毒、退热、保肝、止血、降低胆固醇、抗生育、兴奋中枢、促进胃液分泌等作用；虎杖有泻下、祛痰止咳、降压、止血、镇痛、抑菌等作用；丹参有改善微循环、改善血液流变性、抑制血小板聚集、抗血栓、抗炎、镇静、提高耐缺氧能力、促进组织的修复与再生、抗动脉粥样硬化、促进免疫功能、抑菌等作用；鸡血藤有一定的造血功能，并能对抗动脉粥样硬化病变，还有抗炎、抗病毒、镇静催眠、抗癌等作用；生地黄有增强免疫、抗胃溃疡、促进造血、止血、降压、降血糖等作用；赤芍有抗炎、解热镇痛、镇静、抗血小板聚集、抗血栓形成、抗心肌缺血、改善微循环、护肝、调节免疫等作用；当归有抗血栓、增强机体免疫、抑制炎症后期肉芽组织增生、抗脂质过氧化、抗菌及抗辐射等作用；槐花有止血、抗炎、抗菌、促凝血等作用；大青叶有抑菌、抗病毒、解热、抗炎、抗内毒素、免疫增强等作用；牡丹皮有解热、镇静、镇痛、抗惊厥、抑菌、抗血栓、抗过敏、抗心律失常、保肝、调节免疫等作用；紫草有抑菌、抗炎、抗病毒、抗过敏、抗肿瘤、保肝、止血、抗生育等作用。

【医案精选】陈某，女，43 岁，2001 年 5 月 8 日初诊。患者有银屑病病史 10 余年，近 1 年未曾复发，由于民事纠纷，情志不畅，皮疹泛发周身次查体：头面躯干四肢见散在分布钱币大小红斑，上覆银白色鳞屑，刮去后可见淡红发亮的半透明薄膜，再刮去薄膜见点状出血。舌红，苔黄腻，脉弦数。

西医诊断：银屑病（进行期）

中医诊断：白疕（血热型）

治疗：给予银花虎杖汤。加柴胡 12 g，郁金 15 g，香附 10 g。连服 15 剂，皮疹红色及鳞屑均较前减轻。后上方去柴胡、香附，加玄参 12 g，沙参 15 g。连服 20 剂，皮疹基本消退。

丹蛇解毒汤（许铣经验方）

【组成】丹参 30 g，乌梢蛇 10 g，赤芍 15 g，白芍 15 g，土茯苓 30 g，郁金 10 g，石斛 15 g，白花蛇舌草 30 g，苍术 12 g，茯苓 10 g，甘草 6 g，重楼 15 g。

【用法】水煎服。

【功效】活血凉血，解毒祛瘀。

【主治】斑块状银屑病（白疕）。

【加减】皮肤浸润性肥厚、色紫黯，久不愈者加三棱、莪术；鳞屑较厚者加当归、鸡血藤；皮损干燥伤阴甚者加玉竹、沙参。

【方解】方中以丹参、乌梢蛇为主药，丹参活血化瘀专入血分，在体内达脏腑而化瘀滞，在肌表利关节而通经络，乌梢蛇药性走窜，具祛风通络之功，主治诸痒风疹、皮肤不仁、顽痹诸风；土茯苓、草河车、白花蛇舌草、赤芍清热解毒，除湿止痒为臣药；白芍、石斛养血敛阴；郁金活血行气，以助主药活血解毒搜风之功为佐药；茯苓健脾益气，甘草调和诸药，两药合用顾护胃气，以防诸药久服伤胃为使药。

【注意事项】孕妇慎用。

【现代研究】丹参有改善微循环、改善血液流变学、抑制血小板聚集、抗血栓、抗炎、镇静、提高耐缺氧能力、促进组织的修复与再生、抗动脉粥样硬化、促进免疫功能、抑菌等作用；乌梢蛇有抗炎、镇静、镇痛、抗惊厥作用；赤芍有抗炎、解热镇痛、镇静、抗血小板聚集、抗血栓形成、抗心肌缺血、改善微循环、护肝、调节免疫等作用；白芍有镇痛、解痉、保肝、增强应激能力、抑菌等作用；土茯苓有利尿、镇痛、抑菌及缓解汞中毒等作用；郁金有保肝利胆、抑制血小板聚集、抗心律失常、抑菌、抗炎止痛及抗早孕等作用；白花蛇舌草有抗肿瘤、抗炎、抑制生精能力和保肝利胆作用；苍术有促进胃肠运动、抑制中枢神经系统、降血糖等作用，并可治疗夜盲及角膜软化症；茯苓有利尿、镇静、抗肿瘤、增加心肌收缩力、增强免疫功能、护肝、降血糖、延缓衰老、抑制胃溃疡等作用；甘草有解痉、抗利尿、降血脂、保肝和类似肾上腺皮质激素样作用。

【用方经验】许铣治疗银屑病，强调必须抓住几个关键：一是抓住早期治疗，注意病灶和发病诱因，特别是早期上呼吸道感染和扁桃体炎，合理应用清热解毒凉血法，病则顺势而消；二是注意滋阴养血，血热型在应用凉血、清热解毒药同时，适当酌加滋阴药，如生地黄、石斛、玉竹等，防血热伤阴而恋邪，为后期皮损完全愈合打好基础；三是不要无限制地使用凉血清热药，长期大量使用苦寒清热药会伤及脾胃，又可能会造成寒凝血瘀而形成斑块顽固难消；四是银屑病在早期和进行期要抓紧时间有规律辨治，已呈慢性状态者应从心身方面调节，合理用药治疗，宜缓不宜急，避免滥用激素及其他免疫调节剂。许铣特别强调，为了预防和减少银屑病复发，应经常服用预防性中药，在皮损基本消退后也应该继续服一段时间中药巩固疗效。

【医案精选】王某，男，45 岁，2004 年 9 月 12 日初诊。全身出现反复鳞屑性暗红斑伴瘙痒 6 年，加重 2 周。患者 6 年前头顶部出现少许斑块，上覆银白色鳞屑，随后皮疹逐渐增多，蔓延四肢、躯干，瘙痒冬重夏轻，反复发作，曾经中西药物治疗效果均不明显。查体：胫前、腰背、头皮散在大片肥厚浸润性斑块，色暗红，形状不规则，大小不等，上覆少许鳞屑，舌暗紫、苔白腻，脉细缓。西医诊断：银屑病。中医诊断：白疕。证属血瘀风燥，治以凉血活血，解毒搜风。处方：丹参 30 g，白花蛇舌草 30 g，土茯苓 30 g，赤芍 15 g，白芍 15 g，石斛 15 g，重楼 15 g，郁金 10 g，乌梢蛇 10 g，茯苓 10 g，苍术 12 g，甘草 6 g。每日 1 剂，水煎 3 次，将 3 次药液兑匀，分 3 次服。外用湿毒膏合五倍子膏（本院自制外用药，具有止痒润肤功效）混合外用。服 14 剂，皮疹瘙痒减轻，鳞屑减少。守方又服 14 剂，皮损色变暗淡，部分皮损中心消退，上方加鸡血藤 10 g，三棱 10 g 续服。外用药照前使用。服上方 28 剂后，除胫前残留少许皮损外，其他部位皮损基本消退，仅留色素沉着斑。继用该方加减调理 1 月，基本治愈。

凉血解毒消疕汤（喻文球经验方）

【组成】土茯苓 30 g，金银花 20 g，甘草 6 g，菝葜 30 g，山豆根 10 g，贯众 15 g，青黛 6 g，紫草 20 g，地锦草 30 g，全蝎 3 g，蜈蚣 2 条，地骨皮 15 g，牡丹皮 10 g。

【用法】水煎服。

【功效】清热祛风利湿，凉血活血解毒。

【主治】血热型银屑病。

【方解】选用土茯苓、金银花、菝葜清热解毒，祛风化湿；山豆根、贯众、青黛、地锦草清热凉血解毒；紫草、地骨皮、牡丹皮凉血活血；全蝎、蜈蚣搜风通络止痒，并利用其毒性之偏，以毒攻毒，取其善行之性入络剔毒，直捣病所，以松透病根：甘草清热解毒，调和诸药。

【现代研究】现代药理研究表明，清热解毒类中药具有清除真皮乳头水肿，控制感染灶和抑制表皮细胞过度增殖的作用；活血化瘀药物能进一步改善炎症反应，纠正血液流变学异常，改善微循环，促使细胞增殖病变转化或吸收；活血药与祛风药同用，还具有增强吞噬细胞功能和消炎的作用。

【用方经验】中医学认为，血热型寻常型银屑病的形成有内外二因。外因以热邪为主，兼以风、寒、湿、燥、毒诸邪，侵袭肌肤；内因多由素体血热，饮食不节，情志内伤等。内外合邪，郁久化热化毒，以致血热毒邪外壅肌肤而发病，久之，热毒入里，耗伤津液，瘀滞气血，导致血虚、血瘀等证。因此其主要病机是血热毒盛。凉血解毒消疕汤正是针对本病的病因病机及其病邪深遏肌腠、难散难除、反复发作的特点而设，以清热祛风利湿、凉血活血解毒为法。全方内外兼顾，标本兼治，临床应用疗效显著。

查旭山经验方

【组成】生地黄 30 g，菝葜 30 g，柴胡

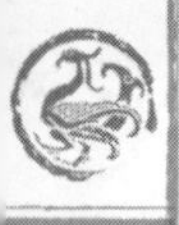

10 g，枳壳 10 g，当归 10 g，炙甘草 10 g，槐花 15 g，紫草 15 g，牡丹皮 15 g，栀子 15 g，白芍 15 g。

【用法】水煎服。

【功效】凉血疏肝。

【主治】血热型银屑病。

【方解】方中生地黄、菝葜、槐花、紫草、牡丹皮、栀子清热凉血，配合四逆散疏肝解郁，调畅情志。

【现代研究】生地黄有增强免疫、抗胃溃疡、促进造血、止血、降压、降血糖等作用；柴胡有解热、抗炎、镇静、安定、镇痛、保肝、利胆、抗病原微生物、抗辐射及促进免疫功能等作用；枳壳有抗菌、镇痛、降血脂、抗血栓、抗休克等作用；当归有抗血栓、增强机体免疫、抑制炎症后期肉芽组织增生、抗脂质过氧化、抗菌及抗辐射等作用；炙甘草有解痉、抗利尿、降血脂、保肝和类似肾上腺皮质激素样作用；槐花有止血、抗炎、抗菌、促凝血等作用；紫草有抑菌、抗炎、抗病毒、抗过敏、抗肿瘤、保肝、止血、抗生育等作用；牡丹皮有解热、镇静、镇痛、抗惊厥、抑菌、抗血栓、抗过敏、抗心律失常、保肝、调节免疫等作用；栀子有抗病毒、保肝利胆、解热、镇痛、抗菌、抗炎、镇静催眠、降血压等作用；白芍有镇痛、解痉、保肝、增强应激能力、抑菌等作用。

凉血消银汤（查旭山经验方）

【组成】水牛角（先煎）30 g，土茯苓 30 g，白花蛇舌草 30 g，丹参 30 g，菝葜 30 g，生地黄 15 g，牡丹皮 15 g，紫草 15 g，苦参 15 g，乌梢蛇 10 g，白鲜皮 10 g，甘草 5 g。

【用法】水煎服。

【功效】凉血解毒，活血消斑。

【主治】寻常型银屑病。

【方解】方中水牛角、生地黄、牡丹皮、紫草凉血清热；土茯苓、白花蛇舌草泻热解毒；丹参、紫草活血化瘀消斑；乌梢蛇、白鲜皮搜风止痒；苦参、菝葜祛湿解毒；甘草调和诸药。

【现代研究】水牛角有解热、镇静、抗惊厥、抗感染、止血、强心、降血压、兴奋垂体一肾上腺皮质系统等作用；土茯苓有利尿、镇痛、抑菌及缓解汞中毒等作用；白花蛇舌草有抗肿瘤、抗炎、抑制生精能力和保肝利胆作用；丹参有改善微循环、改善血液流变学、抑制血小板聚集、抗血栓、抗炎、镇静、提高耐缺氧能力、促进组织的修复与再生、抗动脉粥样硬化、促进免疫功能、抑菌等作用；生地黄有增强免疫、抗胃溃疡、促进造血、止血、降压、降血糖等作用；牡丹皮有解热、镇静、镇痛、抗惊厥、抑菌、抗血栓、抗过敏、抗心律失常、保肝、调节免疫等作用；紫草有抑菌、抗炎、抗病毒、抗过敏、抗肿瘤、保肝、止血、抗生育等作用；苦参有抑菌、抗病毒、抗炎、抗过敏、抗心律失常、抗肿瘤、升高白细胞、保肝、抑制免疫、镇静、平喘等作用；乌梢蛇有抗炎、镇静、镇痛、抗惊厥作用；白鲜皮有抑菌、抗炎、解热、增加心肌收缩力及抗癌等作用；甘草有解痉、抗利尿、降血脂、保肝和类似肾上腺皮质激素样作用。

凉化除湿解毒汤（周仲瑛经验方）

【组成】水牛角 20 g，大黄 5 g，生地黄 20 g，牡丹皮 10 g，赤芍 12 g，紫草 10 g，黄柏 10 g，苦参 10 g，菝葜 30 g，土茯苓 25 g，僵蚕 10 g，蝉蜕 5 g，甘草 5 g。

【用法】水煎服。

【功效】凉血除湿，清热解毒。

【主治】风湿热毒瘀结肌肤的顽癣。

【方解】方中水牛角、大黄、生地黄、牡丹皮、赤芍、紫草凉血散瘀，泻火解毒；黄柏、苦参、菝葜、土茯苓清热利湿、解毒止痒，与上述药物合用有气血两清之妙；僵蚕、蝉蜕疏散风热，因势利导，祛风止痒，使其从表入者仍从表出。上二组合用，凉血散瘀解毒，祛风泻火除湿，分消瘀热、湿热、风热搏结酿毒之势。

【现代研究】水牛角有解热、镇静、抗惊厥、抗感染、止血、强心、降血压、兴奋垂体一肾上腺皮质系统等作用；大黄有抗感染、利胆、健胃、保肝、止血、降压、降低血清胆固醇等作用；生地黄有增强免疫、抗胃溃疡、促进造血、止血、降压、降血糖等作用；牡丹皮有解热、镇静、镇痛、抗惊厥、抑菌、抗血栓、抗过敏、抗心律失常、保肝、调节免疫等作用；赤芍有抗炎、解热镇痛、镇静、抗血小板聚集、抗血栓形成、抗心肌缺血、改善微循环、护肝、调节免疫等作用；紫草有抑菌、抗炎、抗病毒、抗过敏、抗肿瘤、保肝、止血、抗生育等作用；黄柏有抑菌、抗病毒、抗溃疡、利胆、抗心律失常、降压、镇静、降血糖等作用；苦参有抑菌、抗病毒、抗炎、抗过敏、抗心律失常、抗肿瘤、升高白细胞、保肝、抑制免疫、镇静、平喘等作用；土茯苓有利尿、镇痛、抑菌及缓解汞中毒等作用；僵蚕有镇静、催眠、抗惊厥、抗凝血、抗肿瘤、降血糖等作用；蝉蜕有解热、镇静、抗惊厥等作用；甘草有解痉、抗利尿、降血脂、保肝和类似肾上腺皮质激素样作用。

五白散（朱良春经验方）

【组成】白附子 20 g，金钱白花蛇 20 g，蒺藜 40 g，白芍 40 g，僵蚕 40 g。

【用法】水煎服。

【功效】祛风解毒，泄热散结。

【主治】初、中期的牛皮癣。

【方解】僵蚕散风泄热、解毒疗疮，金钱白花蛇搜风通络，白附子辛散祛风，蒺藜辛散苦泄，白芍养血柔肝，所以对初、中期的牛皮癣有效。一般坚持服用三个月，常可获效。

【注意事项】服药期间，忌饮酒，少食海鲜，避免情绪紧张或抑郁，保证足够的睡眠，是有助于痊愈的。

【现代研究】白附子有抗结核杆菌的作用，有显著抗凝血酶作用和镇痛作用，还具有镇静、抗惊厥、抗炎、抑菌、催吐等作用；金钱白花蛇各有抗肿瘤、抗炎、抑制生精能力和保肝利胆作用；蒺藜有自然提升血睾酮的作用；白芍有镇痛、解痉、保肝、增强应激能力、抑菌等作用；僵蚕有镇静、催眠、抗惊厥、抗凝血、抗肿瘤、降血糖等作用。

【用方经验】本病俗称“牛皮癣”，是十分顽固的一种皮肤病。多由风湿热毒蕴郁肌肤；或血虚风燥，肌肤失养；或情志抑郁，化热生风而发病。在治疗方面，除怡性悦情外，需集中祛风解毒、泄热散结之品，始可获效。

朱明芳经验方

【组成】生地黄 30 g，紫草 10 g，生石膏 30 g（包煎），重楼 10 g，黄精 20 g，连翘 10 g，石榴皮 15 g，瓜蒌皮 15 g，侧柏叶 10 g，甘草 6 g。

【用法】水煎服。

【功效】滋阴清热。

【主治】银屑病（热胜阴伤）。

【方解】方中生地黄、生石膏清热滋阴，生石膏用量为 30 g，合黄精、石榴皮养阴生津；连翘清热散结；瓜蒌皮润肺利气化痰；紫草清热凉血活血，以防热结；重楼清热活血定惊，以安神志；侧柏叶清热兼凉血止血，可止皮损被搔抓后的出血；甘草调和诸药。

【注意事项】服药期间，忌饮酒，少食海鲜。

【现代研究】生地黄有增强免疫、抗胃溃疡、促进造血、止血、降压、降血糖等作用；紫草有抑菌、抗炎、抗病毒、抗过敏、抗肿瘤、保肝、止血、抗生育等作用；生石膏有解热、抗病毒、抗炎、免疫促进、利尿、降血糖、抑制神经应激能力、降低毛细血管通透性等作用；重楼有对大脑与肾脏的保护作用，还有止血、抗肿瘤、抗氧化、抗菌、抗炎、收缩子宫、血管内皮细胞保护作用等；黄精水提液在体外对伤寒杆菌、金黄色葡萄球菌及多种致病真菌均有抑制作用；连翘有抑菌、抗炎和止痛作用，还有抗氧化、抗过敏活性等作用；侧柏叶能缩短出血及凝血时间，具有止血作用，并有抗炎、抗菌、祛痰、平喘等作用；甘草有解痉、抗利尿、降血脂、保肝和类似肾上腺皮质激素样作用。

【用方经验】在具体临床治疗中，朱明芳提出重用生石膏时，应考虑四季用药规律，结合患者体质，并随症加减。

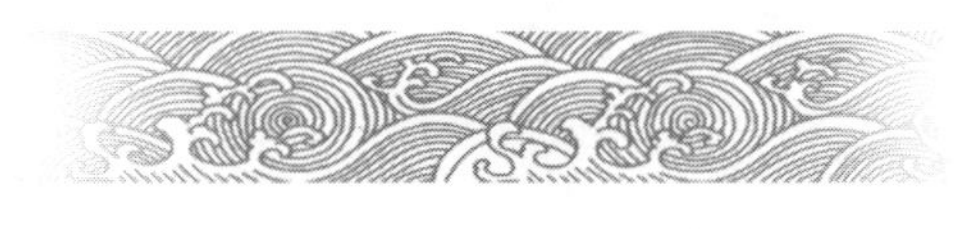

第十章　发疱性皮肤病

第十章

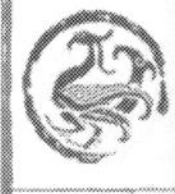

第一节 天疱疮

天疱疮是一种由表皮细胞松解引起的自身免疫性慢性大疱性皮肤病，病因不明，目前认为与病毒感染、紫外线照射、某些药物（如青霉胺等）的刺激、遗传、环境污染等因素导致自身免疫异常有关。天疱疮是一种比较严重的疾病，临床以中年人群多见，特征为薄壁、易于破裂的大疱，组织病理为棘松解所致的表皮内水疱。

中医学认为，天疱疮的病因病机主要是湿热毒三邪侵及心、脾、肺三脏引起。患者心火妄动，脾虚失运，湿浊内停，郁久化热，心火脾湿交蒸，兼以风热、暑湿之邪外袭，侵入肺经，不得疏泄，熏蒸不解，外越肌肤而发。湿热邪毒蕴久也可伤阴，而致血燥津耗。治疗多立解毒凉血，清心，健脾燥湿之法。

犀苓解毒汤（刘爱民经验方）

【组成】犀角粉 0.3 g（冲服），猪苓 30 g，土茯苓 30 g，山楂 30 g，黄芪 15 g，山药 30 g，地骨皮 10 g，生石膏 30 g（先煎），大黄 10 g（后下），栀子 10 g，陈皮 10 g，泽泻 30 g。

【用法】水煎服。

【功效】解毒凉血，清心，健脾燥湿。

【主治】天疱疮。

【加减】神志不清者加安宫牛黄丸，红斑明显者加牡丹皮、赤芍；有继发感染者加重楼、金银花、半枝莲；腹胀呕吐者加厚朴、半夏；失眠多梦加首乌藤、酸枣仁；大便溏泻者去大黄、泽泻。

【方解】方中犀角清热，解毒凉血；猪苓、土茯苓、泽泻有清热利湿，健脾之功；栀子清热除烦利湿解毒；尤以清心除烦为主；地骨皮退虚热；山药、山楂消食，健脾养胃；黄芪补气升阳，止汗，利水；陈皮温燥气香，辛散并可苦降，有理气、健脾燥湿之功；生大黄清热解毒，攻积导滞，其性善泄。

【现代研究】犀角粉有镇静、抗惊厥等作用；土茯苓有利尿、镇痛、抑菌及缓解汞中毒等作用；山楂可促进脂肪消化、分解，并可强心、降血压、抗心律失常、降血脂、抗动脉粥样硬化、抗血小板聚集、抗氧化、增强免疫、收缩子宫、抑菌等；黄芪有抗病毒、利尿、保护肾脏、抗衰老、抗辐射、抗炎、降血脂、降血糖、增强免疫、抗肿瘤和保肝等作用；山药有提高免疫功能、降血糖、降血脂、抗肿瘤、抗氧化、抗衰老、抗刺激、麻醉镇痛和消炎抑菌等作用；地骨皮有解热、抑菌、降压、降血糖、降血脂及止痛等作用；生石膏有解热、抗病毒、抗炎、免疫促进、利尿、降血糖、抑制神经应激能力、降低毛细血管通透性等作用；大黄有抗感染、利胆、健胃、保肝、止血、降压、降低血清胆固醇等作用；栀子有抗病毒、保肝利胆、解热、镇痛、抗菌、抗炎、镇静催眠、降血压等作用；陈皮有解痉、平喘、镇咳、祛痰、升高血压、抗血小板聚集、抗氧化、抗衰老、强心、抗休克、抗过敏、抗肿瘤、抑菌、抗紫外线辐射、杀虫等作用；泽泻有利尿、降压、降血糖、抗脂肪肝及抑菌等作用。

八生汤（王玉玺经验方）

【组成】白术 15 g，枳壳 10 g，白扁豆 10 g，芡实 10 g，黄柏 10 g，栀子 10 g，薏苡仁 30 g，泽泻 15 g，猪苓 15 g，车前子 15 g（包煎），地肤子 20 g，土茯苓 30 g，生地黄 15 g，牡丹皮 10 g，赤芍 15 g，白茅根 30 g。

【用法】水煎服。

【功效】清脾除湿热。

【主治】火赤疮（寻常型天疱疮）。

【方解】方中白术、白扁豆、芡实、薏苡仁健脾利水渗湿，车前子、泽泻、猪苓、土茯苓、白茅根清利湿热，黄柏、栀子泻热燥湿，枳壳宽胸理气，生地黄、牡丹皮、赤芍

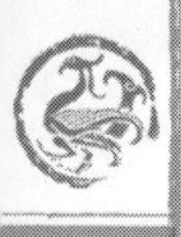

清热凉血，地肤子清热利湿止痒。

【现代研究】白术有利尿、增强免疫功能、抗衰老、保肝、利胆、降血糖、抗菌、抗肿瘤、镇静、镇咳、祛痰等作用；枳壳有抗菌、镇痛、降血脂、抗血栓、抗休克等作用；黄柏有抑菌、抗病毒、抗溃疡、利胆、抗心律失常、降压、镇静、降血糖等作用；栀子有抗病毒、保肝利胆、解热、镇痛、抗菌、抗炎、镇静催眠、降血压等作用；薏苡仁有增强免疫力、降血糖、降血钙、解热、镇静、镇痛等作用；泽泻有利尿、降压、降血糖、抗脂肪肝及抑菌等作用；车前子有利尿、抑菌及预防肾结石形成等作用；地肤子有抑菌、抑制单核巨噬系统的吞噬功能及迟发型超敏反应的作用；土茯苓有利尿、镇痛、抑菌及缓解汞中毒等作用；生地黄有增强免疫、抗胃溃疡、促进造血、止血、降压、降血糖等作用；牡丹皮有解热、镇静、镇痛、抗惊厥、抑菌、抗血栓、抗过敏、抗心律失常、保肝、调节免疫等作用；赤芍有抗炎、解热镇痛、镇静、抗血小板聚集、抗血栓形成、抗心肌缺血、改善微循环、护肝、调节免疫等作用；白茅根有止血、利尿、抗炎等作用，其水煎剂能显著缩短出血和凝血时间。

【用方经验】同时外用青蛤散清热解毒、干燥、消炎、收敛，治疗湿热内蕴之天疱疮。

【医案精选】李某，男，19 岁，2011 年 12 月初诊。面部及口腔黏膜水疱 3 个月，疱液澄清，疱壁薄而松弛，易破裂，尼氏征(+)，破后糜烂面淡红、渗液多，有臭味，不易愈合，患处偶有瘙痒，手足心热，大便每日 2 次，舌淡红苔薄白，脉沉滑。在北京口腔医院病理检查示寻常型天疱疮。中医诊断为火赤疮。证属湿热内蕴，湿胜于热。治以清脾除湿，佐以清热之法。用八生汤加减。药用白术 15 g，枳壳 10 g，白扁豆 10 g，芡实 10 g，黄柏 10 g，栀子 10 g，薏苡仁 30 g，泽泻 15 g，猪苓 15 g，车前子 15 g（包煎），地肤子 20 g，土茯苓 30 g，生地黄 15 g，牡丹皮 10 g，赤芍 15 g，白茅根 30 g。14 剂，每日 1 剂，水煎，早晚饭后 0.5h 口服。外用青蛤散在渗出处干扑，结痂处香油调糊外用，每日 3 次。忌食鱼虾、海鲜、辛辣刺激性食物。二诊原有水疱干涸，在头皮、鼻翼各发一粟米样小水疱，舌尖红苔薄白、呈地图状剥脱，大便每日 2 次、偏干。上方加苍术 15 g，茯苓 20 g，黄芩 15 g，连翘 15 g，鬼箭羽 30 g，沙参 15 g。7 剂。青蛤散外用。三诊无新水疱发生，鼻翼处水疱消退，皮色淡红，色素减退，手足心出汗。上方加黄芪 60 g，14 剂。四诊面部及口腔的水疱未发，大便每日 1 次，舌淡红苔薄白。上方 14 剂，巩固疗效。半年后随访未再复发，肌肤正常，身体健康。

清脾除湿饮（王玉玺经验方）

【组成】连翘 15 g，栀子 15 g，黄芩 15 g，苍术 15 g，白术 15 g，赤茯苓 20 g，茵陈 15 g，泽泻 15 g，麦冬 10 g，土茯苓 60 g，生地黄 15 g，天花粉 15 g，半枝莲 15 g，虎杖 30 g，地肤子 30 g，车前子 15 g（包煎），薏苡仁 60 g，通草 15 g。

【用法】水煎服。

【功效】健脾，清热，利湿。

【主治】火赤疮（寻常型天疱疮）。

【方解】方中连翘清热解毒、疏表热，栀子、黄芩苦寒泄热，土茯苓、茵陈、半枝莲、虎杖、通草清热利湿，生地黄清热凉血，白术、苍术、赤茯苓、泽泻、薏苡仁、车前子利水渗湿，麦冬、天花粉养阴清热，地肤子清热利湿止痒。

【现代研究】连翘有抑菌、抗炎和止痛作用，还有抗氧化、抗过敏活性等作用；栀子有抗病毒、保肝利胆、解热、镇痛、抗菌、抗炎、镇静催眠、降血压等作用；黄芩有解热、镇静、抑菌、抗过敏、保肝、利胆、降压、降脂、抗氧化等作用；苍术有促进胃肠运动、抑制中枢神经系统、降血糖等作用，并可治疗夜盲及角膜软化症；白术有利尿、增强免疫功能、抗衰老、保肝、利胆、降血糖、抗菌、抗肿瘤、镇静、镇咳、祛痰等作用；赤茯苓有利尿、镇静、抗肿瘤、增加心肌收缩力、增强免疫功能、护肝、降血糖、延缓衰老、抑制胃溃疡等作用；茵陈有显著利胆作用，并有解热、保肝、抗肿瘤、抑菌、抗病毒和降压作用；泽泻有利尿、降压、降血糖、抗脂肪肝及抑菌等作用；麦冬能增强垂体肾上腺皮质系统作用，提高机体适应性，并有增强免疫功能、抗癌、抗心律失常、抗休克、降血糖、抗炎、镇静、催眠、改善血液流变学和抗凝血等作用；土茯苓有利尿、镇痛、抑菌及缓解汞中毒等作用；生地黄有增强免疫、抗胃溃疡、促进造血、止血、降压、降血糖等作用；半枝莲有抑菌、解痉祛痰、免疫调节、抗肿瘤等作用；虎杖有泻下、祛痰止咳、降压、止血、镇痛、抑菌等作用；地肤子有抑菌、抑制单核巨噬系统的吞噬功能及迟发型超敏反应的作用；车前子有利尿、抑菌及预防肾结石形成等作用；薏苡仁有增强免疫力、降血糖、降血钙、解热、镇静、镇痛等作用；通草有利尿、促进乳汁分泌、调节免疫和抗氧化的作用。

【用方经验】同时外用青蛤散清热解毒、干燥、消炎、收敛，治疗湿热内蕴，热胜于湿之天疱疮。

【医案精选】李某，男，47 岁，2011 年 6 月初诊。皮肤水疱 5 个月余，先发于右胁，后延至背部、前胸、下肢，伴瘙痒，水疱初起为绿豆大，后逐渐扩大，水疱颜色鲜红，疱壁薄而松弛，尼氏征（+），瘙痒，疼痛，水疱动则易破，破后糜烂面鲜红，心烦，失眠，口腔溃疡，口干欲饮，便调，舌质红苔薄腻，脉沉数小滑。在外院用地塞米松 1 个月，现改口服泼尼松 1 周，每日 30 mg。黑龙江省医院病理示寻常型天疱疮。中医诊断为火赤疮。证属湿热内蕴，热胜于湿。治以健脾，清热，利湿之法。用清脾除湿饮加减。药用连翘 15 g，栀子 15 g，黄芩 15 g，苍术 15 g，白术 15 g，赤茯苓 20 g，茵陈 15 g，泽泻 15 g，麦冬 10 g，土茯苓 60 g，生地黄 15 g，天花粉 15 g，半枝莲 15 g，虎杖 30 g，地肤子 30 g，车前子 15 g（包煎），薏苡仁 60 g，通草 15 g。14 剂，日 1 剂，水煎，早晚饭后 0.5h 口服。外用青蛤散在渗出处干扑，结痂处香油调糊外用，日 3 次。泼尼松每周减 2.5 mg。二诊原有水疱部分结痂，额头汗多，大便 1 日 1～2 次，舌红苔中腻，右脉沉细、左沉滑。泼尼松减至每天 25 mg。上方加白花蛇舌草 30 g，龙葵 15 g，白英 30 g，黄芪 60 g，山药 40 g。14 剂。三诊出汗时额部起针尖样水疱，背部结痂已脱落，留有色素沉着，便调，舌淡苔薄腻。泼尼松减至每天 20 mg。上方加积雪草 30 g。14 剂。四诊水疱干涸，无新疱发生，痒止，不痛，乏力汗出，口苦，大便 1 日 1 次，舌淡红苔薄腻，脉沉细。泼尼松减至每天 15 mg。上方加黄柏 10 g，栀子 10 g，枳壳 15 g，芡实 15 g，14 剂。五诊水疱未发，食后腹胀，大便每日 1 次，舌苔腻。泼尼松减至每天 10 mg。上方加厚朴 10 g，陈皮 15 g，槲片 15 g，14 剂。六诊水疱未发，腹胀症状消失，乏力，舌苔薄腻。泼尼松减至每天 5 mg。上方加草果 6 g，14 剂。七诊水疱未发，泼尼松停服。续服原方以巩固疗效，半年后随访未再复发，肌肤光滑，身体健康。

第二节　掌跖脓疱病

掌跖脓疱病是一种慢性复发性脓疱性皮肤病，位于掌跖部位。病因未明。组织学以表皮内水疱和充以大量中性粒细胞为特征。临床特点是皮损好发于手掌及足底，在红斑的基础上周期性发生深在的无菌性小脓疱，伴有角化、脱屑。好发于 50～60 岁，女性多于男性。

中医认为掌跖脓疱病病因病机多因禀赋不足，脾气不振，复感暑热火毒，外客肌肤，与内湿相会，湿热相搏，化为毒火而致。治疗多以清热解毒，化湿凉血立法。

蔡瑞康经验方

【组成】生地黄 20 g，牡丹皮 9 g，赤芍 9 g，丹参 20 g，重楼 9 g，金银花 9 g，连翘

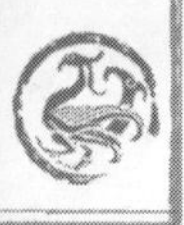

9 g，苦参 9 g，生甘草 6 g。

【用法】水煎服。

【功效】清热解毒，化湿凉血。

【主治】掌跖脓疱病。

【方解】生地黄、牡丹皮、赤芍清热凉血；丹参活血化瘀；重楼、银花、连翘清热解毒；苦参清热燥湿；生甘草调和诸药。诸药共奏清热解毒，化湿凉血之功。

【现代研究】生地黄有增强免疫、抗胃溃疡、促进造血、止血、降压、降血糖等作用；牡丹皮有解热、镇静、镇痛、抗惊厥、抑菌、抗血栓、抗过敏、抗心律失常、保肝、调节免疫等作用；赤芍有抗炎、解热镇痛、镇静、抗血小板聚集、抗血栓形成、抗心肌缺血、改善微循环、护肝、调节免疫等作用；丹参有改善微循环、改善血液流变学、抑制血小板聚集、抗血栓、抗炎、镇静、提高耐缺氧能力、促进组织的修复与再生、抗动脉粥样硬化、促进免疫功能、抑菌等作用；重楼有对大脑与肾脏的保护作用，还有止血、抗肿瘤、抗氧化、抗菌、抗炎、收缩子宫、血管内皮细胞保护作用等；金银花有抑菌、抗病毒、退热、保肝、止血、降低胆固醇、抗生育、兴奋中枢、促进胃液分泌等作用；连翘有抑菌、抗炎和止痛作用，还有抗氧化、抗过敏活性等作用；苦参有抑菌、抗病毒、抗炎、抗过敏、抗心律失常、抗肿瘤、升高白细胞、保肝、抑制免疫、镇静、平喘等作用；生甘草有解痉、抗利尿、降血脂、保肝和类似肾上腺皮质激素样作用。

【用方经验】掌跖脓疱病是一种病因不明的慢性复发性疾病，可能与感染或金属致敏有关。蔡瑞康依照中医病因病机观点，认为掌跖脓疱病多因禀赋不足，脾气不振，复感暑热火毒，外客肌肤，与内湿相会，湿热相搏，化为毒火，诚如《灵枢·玉版第六十》所说："阴阳不通，两热相搏，乃化为脓"；或久病体虚，正不胜邪，脾为湿困，加之饮食不节，过食鱼腥海鲜、膏粱厚味、茶酒五辛之品，损伤脾胃，影响运化而湿热内生，致湿热蕴结，外溢肤表；或平素嗜食肥甘、辛辣厚味，脾胃运化功能失调，湿热蕴阻中焦，流溢四肢，浸淫肌肤，阻滞经络。"湿热缠绵，如油入面"，湿热致病，病程多较长，湿热久郁，体内势必从阳化火，蕴久成毒。湿、热、毒三邪合犯，是掌跖脓疱病发生的主要机制。湿性重浊、下趋，其性黏滞，故病好发于掌跖，且顽固难愈；热盛外壅肌肤则起红斑；湿热相搏于肌肤，则成水疱、脓疱；脏腑功能失调，日久导致血液运行不畅，瘀阻日久，肌肤失于濡养，致皮肤粗糙、脱屑。根据其发病机理，脾弱蕴湿，外壅四肢末端，为发病的基础，为本；湿蕴生热、生毒，为标。故临证通过辨毒热、脾湿孰轻孰重分为热毒证、湿热证，组方用药或清热解毒为重，或扶脾除湿为主。但临床上两证常见夹杂出现，本着"急则治其标，缓者治其本"的原则，需要兼顾用药。组方中常用重楼、金银花、连翘、栀子清热解毒；生地黄、牡丹皮、赤芍、丹参、当归、红花凉血活血；茯苓、白术、厚朴、陈皮健脾理气；泽泻、车前子、猪苓、滑石、苍术、苦参利湿燥湿；生甘草清火解毒，调和诸药为使药。众药随证加减相配，共奏清热解毒除湿之功。

【医案精选】李某，男，28 岁，1995 年 10 月 28 日初诊。就诊前 6 月双手掌中央出现红斑，表皮增厚、少量脱屑，其上多发水疱、脓疱，有痒感。在外院诊断为"湿疹"，给予外用"复方达克宁霜、肤轻松霜"，效果不明显，皮损区逐渐扩大。查体：双手掌大鱼际和中央部出现角化增厚的红斑，有少量脱屑，境界清楚，在此基础上有针尖至粟粒大小浅层脓疱及小水疱。舌红，苔薄黄，脉弦滑，小便短赤。取手掌部皮屑、脓疱液做真菌镜检及培养均报告阴性。诊断为掌跖脓疱病。证型：热毒证。病机：热毒外客肌肤，肌中蕴热，淫于肤表。立法：清热解毒，化湿凉血。上方每日 1 剂，连服 10 剂。外治：常规应用 UVA 局部照射。具体疗法：每日一次，初次照射时间为 2 min/次，此后每次增加 2 min，增至 20 min/次，共 10 次。二诊：1995 年 11 月 8 日。双手掌少量散发小丘疹、针尖大小脓疱，红斑颜色变浅，表皮变薄变软，表面有少量脱屑。舌红，苔薄白，脉弦滑，小便正常。辨证立法同初诊，热毒仍盛，效不更方。外治：UVA 局部照射，每日一次，20 min/次。三诊：1995 年 11 月 18 日，双手掌大鱼际和中央部有淡红色斑，角化增厚层基本消退，无新发丘疹、脓疱、水疱。舌红，苔薄白，脉弦滑，小便正常。辨证：热毒已衰，湿热淫于肤表。立法：清热解毒，理气化湿。方药：生地黄 20 g，牡丹皮 9 g，重楼 9 g，金银花 9 g，厚朴 6 g，陈皮 9 g，茯苓 9 g，泽泻 9 g，车前子 9 g，生甘草 6 g，14 剂。外治：同前。四诊：1995 年 11 月 28 日，双手掌无新发丘疹、脓疱，红斑、角化消退。舌红，苔薄白，脉弦滑，小便正常。嘱其应用手部保护性霜剂。治疗期间未见毒副反应。治疗后随访 5 年未再发。

陈凯经验方

【组成】栀子 10 g、黄芩 10 g、蒲公英 10 g、金银花 10 g，野菊花 30 g，生地黄 15 g，牡丹皮 10 g，板蓝根 15 g，白茅根 30 g，薏苡仁 15 g，苦参 10 g。

【用法】每日 1 剂，水煎分 2 次服。第 3 煎外洗，每日 1～2 次。

【功效】清热解毒除湿。

【主治】掌跖脓疱病。

【方解】黄芩、栀子、苦参清热燥湿；野菊花、金银花、蒲公英、连翘清热解毒，生薏苡仁健脾除湿，白茅根、板蓝根凉血解毒，生地黄、牡丹皮清热凉血。

【现代研究】栀子有抗病毒、保肝利胆、解热、镇痛、抗菌、抗炎、镇静催眠、降血压等作用；黄芩有解热、镇静、抑菌、抗过敏、保肝、利胆、降压、降脂、抗氧化等作用；蒲公英有抑菌、抗肿瘤、激发机体免疫功能、利胆、保肝、抗内毒素及利尿作用；金银花有抑菌、抗病毒、退热、保肝、止血、降低胆固醇、抗生育、兴奋中枢、促进胃液分泌等作用；野菊花有抗菌、抗炎、抗病毒及降血压作用；生地黄有增强免疫、抗胃溃疡、促进造血、止血、降压、降血糖等作用；牡丹皮有解热、镇静、镇痛、抗惊厥、抑菌、抗血栓、抗过敏、抗心律失常、保肝、调节免疫等作用；板蓝根有抗菌、抗病毒、解热、抑制血小板聚集、促进机体免疫功能等作用；白茅根有止血、利尿、抗炎等作用，其水煎剂能显著缩短出血和凝血时间；薏苡仁有增强免疫力、降血糖、降血钙、解热、镇静、镇痛等作用；苦参有抑菌、抗病毒、抗炎、抗过敏、抗心律失常、抗肿瘤、升高白细胞、保肝、抑制免疫、镇静、平喘等作用。

【用方经验】中医古籍对本病亦有描述，《医宗金鉴・外科心法要诀》曰："此证生于指掌之中，形如茱萸，两手相对而生。亦有成攒者，起黄色白脓疱，痒痛无时，破津黄汁水，时好时发，极其疲顽，由风湿客于肌腠而成。"中医有脾主四肢的理论，脾湿内蕴，复感风热毒邪，内外搏结，毒热外发于四肢末端。血热外发则为红斑，热毒炽盛则化腐成脓。发作期治以清热凉血解毒除湿为主，虽为无菌性脓疱，仍需加入清热解毒之品，以黄芩、栀子清热燥湿；野菊花、蒲公英、连翘清热解毒，生薏苡仁健脾除湿，白茅根、板蓝根凉血解毒。缓解期毒热渐消，应注意热久伤阴、血热成瘀、阻于经脉、脾虚存湿等问题，根据各自偏重，分别加入凉血护阴、养血活血、健脾祛湿之药物，延长缓解期，防止复发。

【医案精选】患者，女，36 岁，初诊日期 2003 年 6 月 3 日。主诉：双手足红斑伴脓疱反复发作 6 年余。初起皮损较轻，后逐渐加重，红斑面积扩大，脓疱增多。外用激素软膏后症状可缓解，但停用后复发。现症：双手掌及手指、足跖至足跟红斑角化脱屑，在红斑基础上可见簇集性粟粒大小脓疱。舌质红，苔薄黄，脉弦滑。真菌镜检及培养阴性。治以清热解毒除湿。方药：栀子 10 g、黄芩 10 g、蒲公英 10 g、金银花 10 g，野菊花 30 g，生地黄 15 g，牡丹皮 10 g，板蓝根 15 g，白茅根 30 g，薏苡仁 15 g，苦参 10 g。每日 1 剂，水煎分 2 次服。第 3 煎外洗，每日 1～2 次，外涂化毒散膏加等量益富清。2 周后复诊，已无新的脓疱，红斑颜色转暗，原方继服。随着症状进一步好转，减金银花、白茅根，加入鸡血藤、当归尾。外用药调整为 5%水杨酸软膏加益富清。随症加减共服药 2 个月，脓疱消退，掌跖部轻度角化，少许脱屑。随诊半年未见复发。

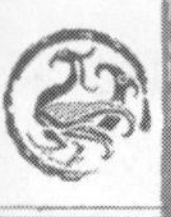

清脾解毒饮（郑占才经验方）

【组成】黄连 10 g，黄芩 10 g，苍术 10 g，白术 10 g，茯苓 15 g，厚朴 10 g，茵陈 15 g，白茅根 20 g，土茯苓 15 g，白花蛇舌草 15 g。

【用法】水煎服。

【功效】清脾解毒。

【主治】掌跖脓疱病。

【加减】脓疱密集者加龙葵 20 g，蒲公英 20 g；基底潮红浸润显著加生石膏 30 g（先下），大青叶 30 g；掌跖有轻度肿胀者加薏苡仁 30 g，冬瓜皮 15 g，瘙痒重者，加苦参 10 g，乌蛇 12 g；伴脘闷纳呆者加藿香 10 g，佩兰 10 g，豆蔻 10 g；掌跖皮肤角化脱屑者加连翘 15 g，生地黄 30 g，手掌偏重者加片姜黄 10 g，足跖偏重者加川牛膝 12 g。

【方解】黄连、黄芩清热燥湿，苍术、白术、茯苓利水消肿，厚朴燥湿健脾，下气除满，茵陈、白茅根、土茯苓、白花蛇舌草清热利湿。

【现代研究】黄连有抑菌、解热、抗胃溃疡、降血糖、强心、抗心肌缺血、抗心律失常、降压、抗血小板聚集、抗肿瘤、降脂等作用；黄芩有解热、镇静、抑菌、抗过敏、保肝、利胆、降压、降脂、抗氧化等作用；苍术有促进胃肠运动、抑制中枢神经系统、降血糖等作用，并可治疗夜盲及角膜软化症；白术有利尿、增强免疫功能、抗衰老、保肝、利胆、降血糖、抗菌、抗肿瘤、镇静、镇咳、祛痰等作用；茯苓有利尿、镇静、抗肿瘤、增加心肌收缩力、增强免疫功能、护肝、降血糖、延缓衰老、抑制胃溃疡等作用；厚朴有抑菌、降压、防治胃溃疡及中枢性肌肉松弛作用；茵陈有显著利胆作用，并有解热、保肝、抗肿瘤、抑菌、抗病毒和降压作用；白茅根有止血、利尿、抗炎等作用，其水煎剂能显著缩短出血和凝血时间；土茯苓有利尿、镇痛、抑菌及缓解汞中毒等作用；白花蛇舌草有抗肿瘤、抗炎、抑制生精能力和保肝利胆作用。

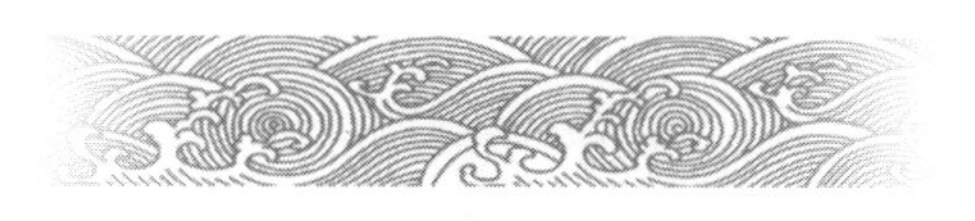

第十一章 结缔组织病

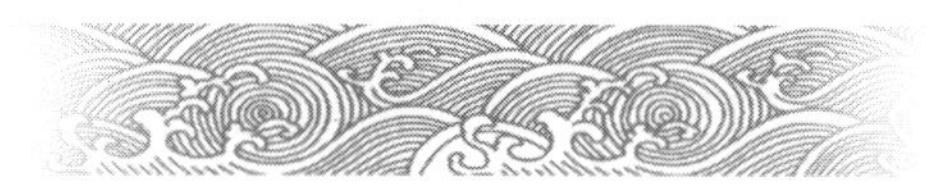

第十一章 音樂與美術

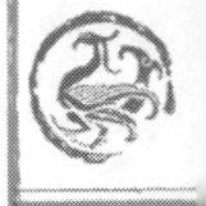

第一节　干燥综合征

干燥综合征是一个主要累及外分泌腺体的慢性炎症性自身免疫病，又称自身免疫性外分泌腺体上皮细胞炎或自身免疫性外分泌病。本病病因尚不明确，可能与遗传，内分泌、病毒感染有关。临床除有唾液腺和泪腺受损功能下降而出现口干、眼干外，尚有其他外分泌腺及腺体外其他器官的受累而出现多系统损害的症状。

中医学认为本病以内伤津液为病理基础，多属于"内燥""燥证"范畴。多责之于脏腑阴虚内热，津液亏耗，治疗多以养阴生津，清热活血为大法。

柴胡疏肝散（王莒生经验方）

【组成】川芎 10 g，夏枯草 10 g，香附 10 g，枳壳 10 g，全蝎 10 g，龙胆 10 g，甘草 10 g，郁金 15 g，当归 15 g，柴胡 15 g，玫瑰花 15 g，黄芩 15 g，鸡血藤 20 g，黄芪 30 g，沙参 30 g，钩藤 30 g，龙骨 30 g，牡蛎 30 g，紫石英 30 g，紫贝齿 30 g，白芍 30 g。

【用法】水煎服。

【功效】疏肝解郁，平抑肝阳。

【主治】肝气郁结，肝阳上亢型干燥综合征。

【方解】香附、郁金、柴胡疏肝解郁；川芎活血行气；枳壳理气宽中；玫瑰花行气解郁；沙参滋阴清热；钩藤、龙骨、牡蛎平抑肝阳；白芍养血敛阴。诸药共奏疏肝解郁，平抑肝阳之功。

【现代研究】川芎有镇静、镇痛、抑制血小板聚集及降压等作用；夏枯草有抗炎、免疫抑制、抗凝血、降血压、降血糖等作用；香附有解热、镇痛、安定、抗菌、抗炎、抗肿瘤等作用；枳壳有抗菌、镇痛、降血脂、抗血栓、抗休克等作用；全蝎有镇痛、抗惊厥、抗癫痫及降压、抑菌等作用；龙胆有抑菌、抗炎、镇静、保肝、抑制心脏、减缓心率、降压及抗疟原虫等作用；甘草有解痉、抗利尿、降血脂、保肝和类似肾上腺皮质激素样作用；郁金有保肝利胆、抑制血小板聚集、抗心律失常、抑菌、抗炎止痛及抗早孕等作用；当归有抗血栓、增强机体免疫、抑制炎症后期肉芽组织增生、抗脂质过氧化、抗菌及抗辐射等作用；柴胡有解热、抗炎、镇静、安定、镇痛、保肝、利胆、抗病原微生物、抗辐射及促进免疫功能等作用；黄芩有解热、镇静、抑菌、抗过敏、保肝、利胆、降压、降脂、抗氧化等作用；鸡血藤有一定的造血功能，并能对抗动脉粥样硬化病变，还有抗炎、抗病毒、镇静催眠、抗癌等作用；黄芪有抗病毒、利尿、保护肾脏、抗衰老、抗辐射、抗炎、降血脂、降血糖、增强免疫、抗肿瘤和保肝等作用；沙参有抗辐射、延缓衰老、提高记忆、抗肝损伤、清除自由基、镇咳祛痰、抗炎、免疫调节、抗肿瘤等作用；龙骨有调节机体免疫功能、镇静、催眠、抗痉厥、促进血液凝固、降低血管通透性等作用；牡蛎有镇静、抗惊厥、抗癫痫、镇痛、抗肝损伤、增强免疫、抗肿瘤、抗氧化、抗衰老、抗胃溃疡等作用；白芍有镇痛、解痉、保肝、增强应激能力、抑菌等作用。

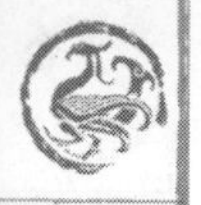

第二节 红斑狼疮

红斑狼疮是一种以面颊部及其他部位出现局限性持久性红斑，或同时并有心、肺、肝、肾等多脏器损害为主要表现的自身免疫性疾病。病因尚未完全明了，目前认为与遗传因素、性激素、环境因素有关，某些感染（如链球菌、EB 病毒等）也可诱发或加重本病。

临床一般将本病分为盘状红斑狼疮与系统性红斑狼疮两大类。盘状红斑狼疮主要为面颊部皮肤损害。系统性红斑狼疮除皮损外，同时有多脏器损害，可以变生“水肿”“心悸”“咳喘”“胸痛”“臌胀”“癫狂”“痹证”诸证。本病起病隐匿或急骤，病变呈进行性经过，预后较差。

中医学认为本病总因先天禀赋不足，肝肾亏虚，加之热毒蕴结肌肤，内传脏腑而发病。治疗多以滋阴清热为法。因病情常虚实互见，变化多端，临证需四诊合参，仔细辨治。

金匮肾气丸合真武汤（艾儒棣经验方）

【组成】肉桂 2 g（冲服），附子 15 g（先煎半小时），山药 30 g，茯苓 30 g，山茱萸 10 g，泽泻 15 g，人参 15 g，白芍 15 g，白术 15 g，牡丹皮 12 g。

【用法】水煎服。

【功效】温补肾阳，健脾利水。

【主治】狼疮性肾病（脾肾阳虚证）。

【方解】肾气丸主“虚劳腰痛，少腹拘急，小便不利者”，意不在补火，而在阴中求阳，少火生气，益火之源，微生肾气，补阴之虚以生阳气，助阳之弱以化水，使肾阳振奋，封藏有权，气化摄纳复常，则蛋白尿、血尿、水肿腰痛、咳嗽心悸诸症自除；真武汤用附子、白术、白芍三白者，以其燥能制水，淡能伐肾邪而利水，酸能泄肝木以疏水故也。两方一者温补肾阳，一者健脾利水，紧贴病机，相辅相成，共筑温补肾阳，健脾利水之功。恢复肾脾两脏功能，先天后天之本得以巩固，方可摄精排毒、利水消肿、温煦运化。

【现代研究】肉桂有增强冠脉及脑血流量的作用，有抗血小板凝集、抗凝血酶、镇静、镇痛、解热、抗惊厥、抑菌、抑制胃溃疡形成等作用；附子有强心、抑制凝血和抗血栓形成、抗炎、镇痛、增强机体抗氧化能力、抗衰老等作用；山药有提高免疫功能、降血糖、降血脂、抗肿瘤、抗氧化、抗衰老、抗刺激、麻醉镇痛和消炎抑菌等作用；茯苓有利尿、镇静、抗肿瘤、增加心肌收缩力、增强免疫功能、护肝、降血糖、延缓衰老、抑制胃溃疡等作用；山茱萸对非特异性免疫功能有增强作用，并能抑制血小板聚集，抗血栓形成，还具有抑菌、降血糖、强心、升压、利尿等作用；泽泻有利尿、降压、降血糖、抗脂肪肝及抑菌等作用；白芍有镇痛、解痉、保肝、增强应激能力、抑菌等作用；白术有利尿、增强免疫功能、抗衰老、保肝、利胆、降血糖、抗菌、抗肿瘤、镇静、镇咳、祛痰等作用；牡丹皮有解热、镇静、镇痛、抗惊厥、抑菌、抗血栓、抗过敏、抗心律失常、保肝、调节免疫等作用。

扶正汤（陈晴燕经验方）

【组成】黄芪 30 g，太子参 15 g，白术 15 g，茯苓 15 g，女贞子 30 g，菟丝子 15 g，枸杞子 15 g，淫羊藿 10 g，丹参 15 g，鸡血藤 15 g，秦艽 10 g，重楼 15 g，白花蛇舌草 30 g，生地黄 15 g，当归 15 g，熟地黄 30 g，甘草 10 g。

【用法】水煎服。

【功效】补益脾肾，活血化瘀通络。

【主治】红斑狼疮。

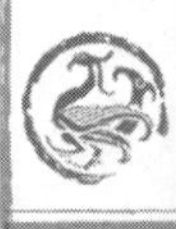

【方解】扶正汤方中黄芪、太子参、白术、茯苓健脾益气；熟地黄、女贞子、枸杞子滋肾益精；淫羊藿、菟丝子补肾阳利水；丹参、鸡血藤、秦艽活血通络；重楼、白花蛇舌草清热解毒；生地黄、当归益气养血。

【现代研究】黄芪有抗病毒、利尿、保护肾脏、抗衰老、抗辐射、抗炎、降血脂、降血糖、增强免疫、抗肿瘤和保肝等作用；太子参有增强免疫、抗应激、抗疲劳、改善记忆、降血糖、降血脂、止咳、祛痰、抗菌、抗病毒、抗炎等作用；白术有利尿、增强免疫功能、抗衰老、保肝、利胆、降血糖、抗菌、抗肿瘤、镇静、镇咳、祛痰等作用；茯苓有利尿、镇静、抗肿瘤、增加心肌收缩力、增强免疫功能、护肝、降血糖、延缓衰老、抑制胃溃疡等作用；女贞子有降血糖、降血脂、抗血小板聚集、抗血栓形成、保肝、免疫调节、抗菌等作用；枸杞子能显著提高机体的非特异性免疫功能，对细胞免疫功能和体液免疫功能均具有调节作用，还有抗氧化、抗衰老、抗辐射、抗肿瘤、抗诱变、降血脂、降血糖、降血压、抑菌等作用；丹参有改善微循环、改善血液流变学、抑制血小板聚集、抗血栓、抗炎、镇静、提高耐缺氧能力、促进组织的修复与再生、抗动脉粥样硬化、促进免疫功能、抑菌等作用；鸡血藤有一定的造血功能，并能对抗动脉粥样硬化病变，还有抗炎、抗病毒、镇静催眠、抗癌等作用；重楼有对大脑与肾脏的保护作用，还有止血、抗肿瘤、抗氧化、抗菌、抗炎、收缩子宫、血管内皮细胞保护作用等；白花蛇舌草有抗肿瘤、抗炎、抑制生精能力和保肝利胆作用；生地黄有增强免疫、抗胃溃疡、促进造血、止血、降压、降血糖等作用；当归有抗血栓、增强机体免疫、抑制炎症后期肉芽组织增生、抗脂质过氧化、抗菌及抗辐射等作用；熟地黄有增强免疫功能、促进血凝、强心、防治骨质疏松、调节免疫、抗衰老、抗焦虑、改善学习记忆等作用；甘草有解痉、抗利尿、降血脂、保肝和类似肾上腺皮质激素样作用。

除湿宣痹汤（王萍经验方）

【组成】黄芪 10～30 g，桂枝 10 g，秦艽 15～30 g，乌梢蛇 10 g，丹参 15 g，鸡血藤 15～30 g，天仙藤 10 g，首乌藤 30 g，桑寄生 15 g，女贞子 15 g。

【用法】水煎服。

【功效】除湿宣痹，温经活血通络。

【主治】系统性红斑狼疮。

【方解】黄芪利水消肿，行滞通痹；桂枝温通经脉；秦艽祛风湿，止痹痛；乌梢蛇祛风通络；丹参、鸡血藤、首乌藤、桑寄生活血散瘀；女贞子补益肝肾。

【加减】关节痛重加制川乌、草乌；结节红斑加紫草、白茅根；血沉快加鬼箭羽、石见穿。可配合服秦艽丸、养血荣筋丸、雷公藤。

【现代研究】黄芪有抗病毒、利尿、保护肾脏、抗衰老、抗辐射、抗炎、降血脂、降血糖、增强免疫、抗肿瘤和保肝等作用；桂枝有抑菌、镇痛、抗炎、抗过敏、增加冠脉血流量、改善心功能、镇静、抗惊厥等作用；乌梢蛇有抗炎、镇静、镇痛、抗惊厥作用；丹参有改善微循环、改善血液流变学、抑制血小板聚集、抗血栓、抗炎、镇静、提高耐缺氧能力、促进组织的修复与再生、抗动脉粥样硬化、促进免疫功能、抑菌等作用；鸡血藤有一定的造血功能，并能对抗动脉粥样硬化病变，还有抗炎、抗病毒、镇静催眠、抗癌等作用；天仙藤有镇咳、平喘、祛痰、抗炎、抗菌等作用；首乌藤有镇静催眠、促进免疫功能、抗炎、抗菌、抗氧化等作用；女贞子有降血糖、降血脂、抗血小板聚集、抗血栓形成、保肝、免疫调节、抗菌等作用。

凉血解毒汤（王萍经验方）

【组成】生地黄（炭）15 g，金银花炭 15 g，板蓝根 30 g，白茅根 30 g，牡丹皮 15 g，赤芍 15 g，天花粉 15 g，石斛 15 g，白花蛇舌草 30 g，生石膏（先煎）30 g。

【用法】水煎服。

【功效】气血两清，解毒护阴。

【主治】系统性红斑狼疮。

【加减】如高热不退可加安宫牛黄丸；昏迷加局方至宝丹；热盛便秘加大黄、黄连、

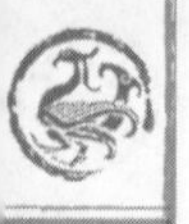

漏芦；低热不退加地骨皮、银柴胡、青蒿、鳖甲；红斑重加鸡冠花、玫瑰花、凌霄花。

【方解】方以生石膏大清气分之热，佐以天花粉、白茅根清热泻火，兼以生津止渴；更辅以板蓝根、白花蛇舌草清热解毒；叶天士《温热论》云："入血就恐耗血动血，直须凉血散血。"故以生地黄炭、牡丹皮、赤芍清解营血分热毒，凉血散瘀；生地黄炭用而兼止血之功，以防"散血"太过；以石斛养胃肾之阴，护耗伤之津液，更有"先安未受邪之地"之意；金银花炭用而入营血，以清解热毒，又有"透热转气"之妙。全方共奏气血两清，解毒护阴之功。

【现代研究】生地黄炭、金银花炭均有止血作用；板蓝根有抗菌、抗病毒、解热、抑制血小板聚集、促进机体免疫功能等作用；白茅根有止血、利尿、抗炎等作用，其水煎剂能显著缩短出血和凝血时间；牡丹皮有解热、镇静、镇痛、抗惊厥、抑菌、抗血栓、抗过敏、抗心律失常、保肝、调节免疫等作用；赤芍有抗炎、解热镇痛、镇静、抗血小板聚集、抗血栓形成、抗心肌缺血、改善微循环、护肝、调节免疫等作用；白花蛇舌草有抗肿瘤、抗炎、抑制生精能力和保肝利胆作用；生石膏有解热、抗病毒、抗炎、免疫促进、利尿、降血糖、抑制神经应激能力、降低毛细血管通透性等作用。

【医案精选】患者，女，30岁，1年前因发热、四肢多关节疼痛由外院诊断为"系统性红斑狼疮"，口服泼尼松、羟氯喹控制病情。2周前因劳累病情复发。刻下症见：发热，体温最高可达39℃，烦躁，全身无力，四肢关节肌肉疼痛，夜寐不安，口干口渴。舌绛，苔黄，脉数。西医治疗予泼尼松、羟氯喹口服。中医辨证为热毒炽盛、气血两燔，治以气血两清，解毒护阴为主。处方：生地黄炭15 g，金银花炭15 g，板蓝根30 g，白茅根30 g，牡丹皮15 g，赤芍15 g，天花粉15 g，石斛15 g，白花蛇舌草30 g，生石膏(先煎) 30 g。上方服14剂后症状缓解，继续服药巩固治疗。

四君子汤合玉屏风散（王萍经验方）

【组成】黄芪10 g，太子参10 g，白术10 g，茯苓15 g，防风10 g，鸡血藤15 g，重楼15 g，川芎10 g，白花蛇舌草30 g，秦艽10 g，丹参30 g，首乌藤30 g，炙甘草6 g，黄精10 g，麦冬10 g，水蛭3 g。

【用法】水煎服。

【功效】补益脾肾，益气活血通络。

【主治】系统性红斑狼疮。

【方解】全方以四君子汤合玉屏风散加减治疗。方以太子参、炙甘草补益脾气；黄芪、白术健脾益气止汗；茯苓健脾渗湿，利尿消肿；防风、秦艽祛风通络；鸡血藤、首乌藤养血通络；水蛭、川芎、丹参活血通络；黄精补益脾肾；麦冬滋阴清热；白花蛇舌草、重楼解毒祛浊。全方以补气为主，化生阴阳，而达脾肾双补，阴阳两调，活血通络之效。

【现代研究】黄芪有抗病毒、利尿、保护肾脏、抗衰老、抗辐射、抗炎、降血脂、降血糖、增强免疫、抗肿瘤和保肝等作用；太子参有增强免疫、抗应激、抗疲劳、改善记忆、降血糖、降血脂、止咳、祛痰、抗菌、抗病毒、抗炎等作用；白术有利尿、增强免疫功能、抗衰老、保肝、利胆、降血糖、抗菌、抗肿瘤、镇静、镇咳、祛痰等作用；茯苓有利尿、镇静、抗肿瘤、增加心肌收缩力、增强免疫功能、护肝、降血糖、延缓衰老、抑制胃溃疡等作用；防风有解热、抗炎、镇静、镇痛、抗惊厥、抗过敏、抗菌等作用；鸡血藤有一定的造血功能，并能对抗动脉粥样硬化病变，还有抗炎、抗病毒、镇静催眠、抗癌等作用；川芎有镇静、镇痛、抑制血小板聚集及降压等作用；白花蛇舌草有抗肿瘤、抗炎、抑制生精能力和保肝利胆作用；丹参有改善微循环、改善血液流变学、抑制血小板聚集、抗血栓、抗炎、镇静、提高耐缺氧能力、促进组织的修复与再生、抗动脉粥样硬化、促进免疫功能、抑菌等作用；首乌藤有镇静催眠、促进免疫功能、抗炎、抗菌、抗氧化等作用；黄精水提液在体外对伤寒杆菌、金黄色葡萄球菌及多种致病真菌均有抑制作用；麦冬能增强垂体肾上腺皮质系统作用，提高机体适应性，并有增强免疫功能、抗癌、抗心律失常、抗休克、降血糖、抗炎、镇静、催眠、改善血液流变学和抗凝血等作用；水蛭有强抗凝血作用，对血小板聚集有明显的抑制作用，能改善血液流变学、降血脂等。

【用方经验】临床可应用于狼疮性肾炎。

【医案精选】患者，女，46 岁，14 年前因反复低热诊断为“系统性红斑狼疮”，无面部皮疹及关节症状，伴有尿蛋白及管型，口服泼尼松治疗，病情缓解。刻下症见：疲乏无力，面目稍有浮肿，肢冷发白，恶风怕凉，偶有低热，多汗，动则尤甚，纳可，夜寐欠安，小便少，大便正常。舌暗红，苔白腻，舌下脉络曲张，脉沉。化验尿常规蛋白(+)，管型(+)。辨为脾肾亏虚，瘀血阻络之证。治以健脾益肾，活血通络为法。处方：黄芪 10 g，太子参 10 g，白术 10 g，茯苓 15 g，防风 10 g，鸡血藤 15 g，重楼 15 g，川芎 10 g，白花蛇舌草 30 g，秦艽 10 g，丹参 30 g，首乌藤 30 g，炙甘草 6 g，黄精 10 g，麦冬 10 g，水蛭 3 g。上方服 1 月后，临床诸症缓解，尿蛋白转阴。

王萍经验方

【组成】黄芪 10～30 g，太子参 10～15 g，白术 10 g，茯苓 10 g，柴胡 10～15 g，枳壳 10～15 g，丹参 15 g，鸡血藤 15 g，首乌藤 30 g，钩藤 10 g，益母草 10 g。

【用法】水煎服。

【功效】健脾舒肝，活血解毒通络。

【主治】系统性红斑狼疮。

【方解】黄芪补气升阳，行滞通痹；太子参、白术益气健脾；茯苓利水渗湿，健脾；柴胡疏肝解郁；枳壳行气宽中；丹参、鸡血藤活血钩藤平肝息风；首乌藤祛风通络；益母草活血，解毒。诸药共奏健脾舒肝，活血解毒通络之功。

【现代研究】黄芪有抗病毒、利尿、保护肾脏、抗衰老、抗辐射、抗炎、降血脂、降血糖、增强免疫、抗肿瘤和保肝等作用；太子参有增强免疫、抗应激、抗疲劳、改善记忆、降血糖、降血脂、止咳、祛痰、抗菌、抗病毒、抗炎等作用；白术有利尿、增强免疫功能、抗衰老、保肝、利胆、降血糖、抗菌、抗肿瘤、镇静、镇咳、祛痰等作用；茯苓有利尿、镇静、抗肿瘤、增加心肌收缩力、增强免疫功能、护肝、降血糖、延缓衰老、抑制胃溃疡等作用；柴胡有解热、抗炎、镇静、安定、镇痛、保肝、利胆、抗病原微生物、抗辐射及促进免疫功能等作用；枳壳有抗菌、镇痛、降血脂、抗血栓、抗休克等作用；丹参有改善微循环、改善血液流变学、抑制血小板聚集、抗血栓、抗炎、镇静、提高耐缺氧能力、促进组织的修复与再生、抗动脉粥样硬化、促进免疫功能、抑菌等作用；首乌藤有镇静催眠、促进免疫功能、抗炎、抗菌、抗氧化等作用；鸡血藤有一定的造血功能，并能对抗动脉粥样硬化病变，还有抗炎、抗病毒、镇静催眠、抗癌等作用；益母草有兴奋子宫、抗早孕、抗血小板聚集、扩张血管、利尿等作用。

【用方经验】可配合服用乌鸡白凤丸、八珍益母丸。

益气养阴汤（王萍经验方）

【组成】党参 10～15 g，南沙参 30 g，北沙参 30 g，丹参 15 g，黄芪 10～30 g，黄精 10 g，石斛 15 g，玉竹 10 g，鸡血藤 15～30 g，秦艽 15～30 g，乌梢蛇 10 g。

【用法】水煎服。

【功效】益气养阴，清热解毒。

【主治】系统性红斑狼疮。

【方解】党参健脾益肺，养血生津；南沙参、北沙参养阴清肺，益胃生津；丹参活血化瘀；黄芪补气升阳；黄精补气养阴；石斛、玉竹养阴润燥；鸡血藤活血补血；秦艽祛风湿，清湿热；乌梢蛇祛风通络。

【现代研究】党参有抗溃疡、增强免疫、延缓衰老、抗缺氧、抗辐射、降低血糖、调节血脂和抗心肌缺血等作用；北沙参有抑制体液、细胞免疫的作用，有降糖、抗菌、镇痛、镇静、抗突变等作用；南沙参有抗辐射、

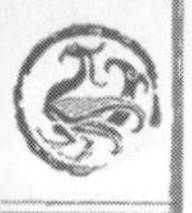

延缓衰老、提高记忆、抗肝损伤、清除自由基、镇咳祛痰、抗炎、免疫调节、抗肿瘤等作用；丹参有改善微循环、改善血液流变学抑制血小板聚集、抗血栓、抗炎、镇静、提高耐缺氧能力、促进组织的修复与再生、抗动脉粥样硬化、促进免疫功能、抑菌等作用；黄芪有抗病毒、利尿、保护肾脏、抗衰老、抗辐射、抗炎、降血脂、降血糖、增强免疫、抗肿瘤和保肝等作用；黄精水提液在体外对伤寒杆菌、金黄色葡萄球菌及多种致病真菌均有抑制作用；鸡血藤有一定的造血功能，并能对抗动脉粥样硬化病变，还有抗炎、抗病毒、镇静催眠、抗癌等作用；乌梢蛇有抗炎、镇静、镇痛、抗惊厥作用。

【用方经验】还可配合服八珍丸、地黄丸。

益肾健脾汤（王萍经验方）

【组成】黄芪 10～30 g，太子参 10～15 g，白术 10 g，茯苓 10 g，女贞子 15～30 g，菟丝子 15 g，淫羊藿 10 g，车前子（包煎）15 g，丹参 15 g，鸡血藤 15～30 g，秦艽 15～30 g，桂枝 10 g。

【用法】水煎服。

【功效】健脾益肾，调和阴阳，活血通络。

【主治】系统性红斑狼疮。

【加减】浮肿加冬瓜皮、抽葫芦、仙人头；腹水加大腹皮、防己；胸水加桑白皮、葶苈子；关节肿痛加痛加豨莶草、老鹳草、透骨草。

【方解】黄芪益气升阳；太子参益气健脾；白术、茯苓健脾燥湿；女贞子、菟丝子补益肝肾；淫羊藿补肾；车前子清热利尿，渗湿止泻；丹参、鸡血藤活血通络；秦艽祛风湿、止痹痛；桂枝温通经脉。

【现代研究】黄芪有抗病毒、利尿、保护肾脏、抗衰老、抗辐射、抗炎、降血脂、降血糖、增强免疫、抗肿瘤和保肝等作用；太子参有增强免疫、抗应激、抗疲劳、改善记忆、降血糖、降血脂、止咳、祛痰、抗菌、抗病毒、抗炎等作用；白术有利尿、增强免疫功能、抗衰老、保肝、利胆、降血糖、抗菌、抗肿瘤、镇静、镇咳、祛痰等作用；茯苓有利尿、镇静、抗肿瘤、增加心肌收缩力、增强免疫功能、护肝、降血糖、延缓衰老、抑制胃溃疡等作用；女贞子有降血糖、降血脂、抗血小板聚集、抗血栓形成、保肝、免疫调节、抗菌等作用；淫羊藿具有雄激素样及植物雌激素样活性，能增强动物的性机能，还具有影响心血管系统、造血系统功能，抗骨质疏松，改善学习记忆力，抗辐射，抗肿瘤等作用；车前子有利尿、抑菌及预防肾结石形成等作用；丹参有改善微循环、改善血液流变性、抑制血小板聚集、抗血栓、抗炎、镇静、提高耐缺氧能力、促进组织的修复与再生、抗动脉粥样硬化、促进免疫功能、抑菌等作用；鸡血藤有一定的造血功能，并能对抗动脉粥样硬化病变，还有抗炎、抗病毒、镇静催眠、抗癌等作用；桂枝有抑菌、镇痛、抗炎、抗过敏、增加冠脉血流量、改善心功能、镇静、抗惊厥等作用。

【用方经验】可配合服金匮肾气丸。

祛毒退斑汤（王玉玺经验方）

【组成】生地黄 30 g，赤芍 15 g，紫草 15 g，大青叶 15 g，半枝莲 5 g，白英 30 g，蒺藜 30 g，鳖甲 15 g，当归 15 g，秦艽 30 g，黄芪 30 g，白花蛇舌草 30 g，甘草 15 g，蜈蚣 2 条，全蝎 6 g。

【用法】水煎服。

【功效】清热解毒，养阴活血通络。

【主治】系统性红斑狼疮。

【方解】生地黄、赤芍、紫草清热凉血；大青叶、白花蛇舌草、半枝莲、白英清热解毒；鳖甲滋阴潜阳；当归补血活血；秦艽、蒺藜祛风湿，止痹痛；黄芪行滞通痹；蜈蚣、全蝎通络止痛。诸药共奏清热解毒，养阴活血通络之功。

【现代研究】黄芪、党参、白术、山药、甘草提高机体非特异性免疫，促进淋巴细胞转化，增强单核巨噬细胞系统的吞噬功能，促进免疫功能，增加激素调节等作用。生熟地黄、玄参、鳖甲、白芍等则有减轻免疫抑制引起的炎症性损伤和多种脏器损害。白花蛇舌草、半枝莲、大青叶、紫草等清热解毒凉血的药物，能增强白细胞吞噬细菌的作用，增加T细胞的杀伤功能及对雌激素“灭能”的作用。秦艽、白芷、莪蒺等祛风除湿的药物，则有明显的抑菌作用及增强机体非特异性免疫的生物学反应作用。诸药的综合作用，具有抑制体液免疫，增强细胞免疫，减少免疫复合物、抗体及各种有害的细胞因子的作用。

【医案精选】刘某，女，43岁，2001年6月15日初诊，主诉：面部红斑月余，患者一个月前无明显诱因出现双颊部红斑，呈蝶状对称分布。日晒后加重，伴有低热、乏力，体温在37.2～38.3 ℃之间，双侧膝关节轻度红肿疼痛，走路自如。于哈医大一院经检查患者抗核抗体阳性。诊断为：系统性红斑狼疮。应用激素药物后，病情明显好转，转来我院要求中药治疗。患者手足心热、口干、口苦、舌红少苔、脉沉细小数。辨证：热毒内蕴，伏于营血，外观红斑，内损五脏。治则：清热解毒，养阴活血通络。王玉玺自拟祛毒退斑汤加减，药物：生地黄30 g，赤芍15 g，紫草15 g，大青叶15 g，半枝莲5 g，白英30 g，莪蒺30 g，鳖甲15 g，当归15 g，秦艽30 g，黄芪30 g，白花蛇舌草30 g，甘草15 g，蜈蚣2条，全蝎6 g。每日一剂，水煎服。服药两周后，面颊红斑减退，膝关节红肿疼痛减轻。处方：黄芪60 g，当归15 g，独活20 g，熟地黄20 g，蜈蚣2条，蜂房15 g，白花蛇舌草30 g，石斛15 g，制川乌15 g（先煎），赤芍15 g，紫草15 g，麦冬15 g，青风藤30 g，甘草10 g。服药4周后，面颊红斑消退，膝关节疼痛渐失，乏力好转。嘱其缓慢停用激素。处方：黄芪60 g，当归15 g，党参5 g，熟地黄20 g，全蝎6 g，蜈蚣2条，白花蛇舌草30 g，茯苓15 g，鬼箭羽30 g，甘草10 g，石斛15 g，鹿角霜30 g，淫羊藿15 g，丹参30 g。连服半个月诸证消失，后一直在此方基础上加减以巩固疗效，并将激素逐步减量，2002年3月起开始停服激素，但此后坚持服用中药汤剂，病情无反复，随诊至今疗效满意。

自拟狼疮脾肾方（周仲瑛经验方）

【组成】太子参15 g，生黄芪20 g，淫羊藿10 g，制附子5 g，生地黄12 g，制黄精10 g，木防己10 g，天仙藤12 g，泽泻10 g，雷公藤10～15 g，商路根9 g，露蜂房10 g。

【功效】补肾健脾，活血利水。

【主治】脾肾两虚，血瘀水停之系统性红斑狼疮。

【方解】太子参益气健脾；生黄芪补气升阳，利水消肿；制附子补火助阳；生地黄清热凉血；制黄精补气养阴；木防己利水消肿；泽泻利水渗湿；天仙藤、雷公藤活血通络。诸药共奏补肾健脾，活血利水之功效。

【注意事项】脾肾两虚证者，宜气阳双补，不宜多用纯阳之品，以免灼伤阴精。合用激素者，激素用量大，阳热症状者，或以着重滋阴降火或清热凉血；激素渐减时，宜多用平补肝肾之药，并可酌加少量温补肾阳之品。用多用少须凭辨证。

【现代研究】太子参有增强免疫、抗应激、抗疲劳、改善记忆、降血糖、降血脂、止咳、祛痰、抗菌、抗病毒、抗炎等作用；生黄芪有抗病毒、利尿、保护肾脏、抗衰老、抗辐射、抗炎、降血脂、降血糖、增强免疫、抗肿瘤和保肝等作用；制附子有强心、抑制凝血和抗血栓形成、抗炎、镇痛、增强机体抗氧化能力、抗衰老等作用；生地黄有增强免疫、抗胃溃疡、促进造血、止血、降压、降血糖等作用；制黄精水提液在体外对伤寒杆菌、金黄色葡萄球菌及多种致病真菌均有抑制作用；天仙藤有镇咳、平喘、祛痰、抗炎、抗菌等作用；泽泻有利尿、降压、降血糖、抗脂肪肝及抑菌等作用；露蜂房有抗炎、镇痛、促凝血、降压、强心、抗癌、抗菌等作用，并能驱蛔虫、绦虫。

自拟狼疮肝肾方（周仲瑛经验方）

【组成】功劳叶，白薇，生地黄，制黄精，制首乌，枸杞子，石斛，漏芦，紫草。

【用法】水煎服。

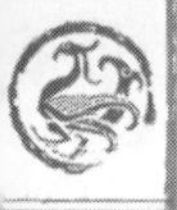

【功用】培补肝肾，凉血解毒。

【主治】肝肾阴虚型狼疮性肾炎。

【方解】白薇清热凉血，解毒消肿；生地黄清热凉血；制黄精补气养阴，益肾；制首乌补肝肾，益精血；枸杞子补益肝肾；石斛益胃生津，滋阴清热；漏芦清热解毒；紫草清热凉血，泻火解毒。诸药共奏培补肝肾，凉血解毒之功。

【注意事项】脾胃虚寒、食少便溏者不宜服用。

【现代研究】功劳叶有增加冠脉流量、强心、避孕、抗生育等作用；白薇有抗炎、解热、利尿、祛痰、平喘、抑制肺炎球菌、抗肿瘤、增强心肌收缩、减慢心率的作用；生地黄有增强免疫、抗胃溃疡、促进造血、止血、降压、降血糖等作用；制黄精水提液在体外对伤寒杆菌、金黄色葡萄球菌及多种致病真菌均有抑制作用；何首乌有抗氧化、抗炎、抗菌、抗病毒、抗癌、抗诱变、保肝、抑制血小板聚集和舒张血管等作用；枸杞子能显著提高机体的非特异性免疫功能，对细胞免疫功能和体液免疫功能均具有调节作用，还有抗氧化、抗衰老、抗辐射、抗肿瘤、抗诱变、降血脂、降血糖、降血压、抑菌等作用；漏芦能提高细胞的免疫功能，并有抗氧化、抗动脉粥样硬化、抗炎、镇痛、保肝、抗疲劳等作用；紫草有抑菌、抗炎、抗病毒、抗过敏、抗肿瘤、保肝、止血、抗生育等作用。

第三节　结节性红斑

结节性红斑是发生于皮下脂肪的血管壁慢性炎症性疾病。病因未明，一般认为系细菌、病毒、真菌感染、结核或药物等所致的血管迟发性过敏反应。临床多累及青年或中年女性，好发于春秋季节。初始可有发热、肌痛和关节酸痛，数天后双胫前对称发生疼痛性结节，表面皮肤逐渐发生红色隆起，直径约 1 cm 大小，有压痛，少数可发生于大腿及上臂。皮损一般数周可自行消退，不破溃。部分患者结节持久不退，炎症及疼痛较轻，持续 1～2 年亦不破溃。

中医认为本病是素体血分有热，外感湿邪，湿与热结，或脾虚失运，水湿内生，湿郁化热，湿热下注，气滞血瘀，瘀阻经络而发；或体虚之人，气血不足，卫外不固，寒湿之邪乘虚外袭，容于肌肤腠理，流于经络，气血瘀滞，寒湿凝结而发。治疗上多用清热利湿，活血化瘀法。因于寒湿者温阳健脾，通络理湿。

桃红活血汤（孙虹经验方）

【组成】桃仁，红花，当归，生地黄，牡丹皮，紫草，乌梅。

【用法】水煎服。

【功效】活血化瘀，通利血脉。

【主治】结节性红斑。

【方解】桃仁、红花活血化瘀通经；当归补血活血；生地黄、牡丹皮、紫草清热凉血，活血化瘀。共奏活血化瘀，通利血脉之功效。

【注意事项】孕妇慎用。

【现代研究】桃仁有镇痛、抗炎、抗菌、抗过敏、抑制血小板聚集、镇咳平喘、抗肝纤维化等作用；红花有镇痛、镇静、抗惊厥及抗炎等作用；当归有抗血栓、增强机体免疫、抑制炎症后期肉芽组织增生、抗脂质过氧化、抗菌及抗辐射等作用；生地黄有增强免疫、抗胃溃疡、促进造血、止血、降压、降血糖等作用；牡丹皮有解热、镇静、镇痛、抗惊厥、抑菌、抗血栓、抗过敏、抗心律失常、保肝、调节免疫等作用；紫草有抑菌、抗炎、抗病毒、抗过敏、抗肿瘤、保肝、止血、抗生育等作用；乌梅有抑菌、抑制蛔虫活动、抗休克、促进胆汁分泌、增强机体免疫功能等作用。

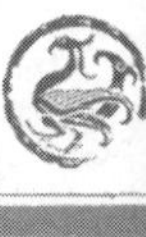

魏跃钢经验方

【组成】金银花 15 g，紫草 10 g，蒲公英 20 g，白茅根 15 g，鸡血藤 15 g，路路通 15 g，牛膝 10 g，川芎 10 g，红花 6 g，黄柏 10 g，生地黄 15 g，桃仁 10 g。

【用法】水煎服。

【功效】清热解毒，凉血化瘀，利湿通络。

【主治】瓜藤缠（结节性红斑）。

【方解】方中金银花、蒲公英清解热毒；白茅根、鸡血藤、川芎、红花、桃仁、生地黄清热凉血，化瘀消斑；路路通、牛膝、黄柏利湿通络，通行血脉引药下行。

【注意事项】孕妇慎用。

【现代研究】金银花有抑菌、抗病毒、退热、保肝、止血、降低胆固醇、抗生育、兴奋中枢、促进胃液分泌等作用；紫草有抑菌、抗炎、抗病毒、抗过敏、抗肿瘤、保肝、止血、抗生育等作用；蒲公英有抑菌、抗肿瘤、激发机体免疫功能、利胆、保肝、抗内毒素及利尿作用；白茅根有止血、利尿、抗炎等作用，其水煎剂能显著缩短出血和凝血时间；鸡血藤有一定的造血功能，并能对抗动脉粥样硬化病变，还有抗炎、抗病毒、镇静催眠、抗癌等作用；牛膝有增强免疫、抗凝、降脂、降血糖、护肝、强心及抗生育、抗着床、抗早孕等作用；川芎有镇静、镇痛、抑制血小板聚集及降压等作用；红花有镇痛、镇静、抗惊厥及抗炎等作用；黄柏有抑菌、抗病毒、抗溃疡、利胆、抗心律失常、降压、镇静、降血糖等作用；生地黄有增强免疫、抗胃溃疡、促进造血、止血、降压、降血糖等作用；桃仁有镇痛、抗炎、抗菌、抗过敏、抑制血小板聚集、镇咳平喘、抗肝纤维化等作用。

吴自勤经验方

【组成】炒桃仁 10 g，红花 10 g，丹参 10 g，牛膝 10 g，赤芍 10 g，茜草 10 g，白茅根 30 g，黄柏 10 g，苍术 10 g，萆薢 10 g，防己 10 g，当归 10 g，鸡血藤 15 g。

【用法】水煎服。

【功效】活血通络，清热利湿。

【主治】慢性复发型结节性红斑（湿热证型）。

【方解】炒桃仁、红花、丹参活血化瘀；黄柏、牛膝通行血脉引药下行；赤芍、茜草化瘀止血；白茅根凉血止血；苍术燥湿健脾；萆薢利湿化浊；防己利水消肿；当归、鸡血藤补血活血。全方共奏活血通络，清热利湿之功效。

【现代研究】炒桃仁有镇痛、抗炎、抗菌、抗过敏、抑制血小板聚集、镇咳平喘、抗肝纤维化等作用；红花有镇痛、镇静、抗惊厥及抗炎等作用；丹参有改善微循环、改善血液流变学抑制血小板聚集、抗血栓、抗炎、镇静、提高耐缺氧能力、促进组织的修复与再生、抗动脉粥样硬化、促进免疫功能、抑菌等作用；川牛膝有增强免疫、抗凝、降脂、降血糖、护肝、强心及抗生育、抗着床、抗早孕等作用；赤芍有抗炎、解热镇痛、镇静、抗血小板聚集、抗血栓形成、抗心肌缺血、改善微循环、护肝、调节免疫等作用；茜草有明显的促进血液凝固作用，还有抗炎、抗肿瘤等作用；白茅根有止血、利尿、抗炎等作用，其水煎剂能显著缩短出血和凝血时间；黄柏有抑菌、抗病毒、抗溃疡、利胆、抗心律失常、降压、镇静、降血糖等作用；苍术有促进胃肠运动、抑制中枢神经系统、降血糖等作用，并可治疗夜盲及角膜软化症；萆薢有抗痛风、抗骨质疏松、抗心肌缺血、抗肿瘤及抗真菌的作用；当归有抗血栓、增强机体免疫、抑制炎症后期肉芽组织增生、抗脂质过氧化、抗菌及抗辐射等作用；鸡血藤有一定的造血功能，并能对抗动脉粥样硬化病变，还有抗炎、抗病毒、镇静催眠、抗癌等作用。

肖定远经验方

【组成】红铅丹、火硝、白古月、皂矾、五倍子各等份，研为末混匀。

【用法】取药粉 30～45 g，用食醋调成泥状，分握在两只手中或放在两手心上，用塑

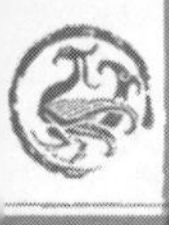

料布等包扎固定，全身出汗后取下药。

【功效】活血化瘀，清利湿热，佐以祛风通络。

【主治】瓜藤缠（结节性红斑）。

【方解】铅丹不但能泄热拔毒生肌长肉，还有镇心安神之功。皂矾能燥湿化痰消积；火硝涤去蓄结饮食，推陈致新，除邪气；白古月辛温散寒，五倍子收敛固涩；醋作赋形剂又有消散作用。诸药相合，有收有散，有升有降，有寒有热，既能安神镇静，又能破瘀散结，所以作用较明显。

【注意事项】用药期间需避风、寒、湿等1～2周。

【现代研究】红铅丹能直接杀灭细菌、寄生虫，并有制止黏液分泌的作用；火硝有利尿、消肿止痛等作用；白古月有抗炎、抗惊厥的作用；皂矾有收敛、消炎、止血、抑菌等作用；五倍子有收敛、解毒、抑菌等作用。

第四节　颜面播散性粟粒性狼疮

颜面粟粒性狼疮又称颜面播散性粟粒性狼疮、毛囊性粟粒性狼疮、粟粒狼疮样结核症或颜面播散性粟粒性结核。好发于成年人面部，特别是眼睑、鼻附近及口腔周围和颊部。损害为直径2～3厘米大小的圆形丘疹或结节，淡红色或红褐色，呈半透明状。本病真正病因尚未确定。病症类似中医古籍记载的“流皮漏”。中医认为其病因为素体虚弱，肺肾阴亏，阴虚生内热，内热化火，灼津为痰，痰火凝结皮肤而成者，治以活血化瘀，化痰软坚，去腐生肌。证属皮肤热毒证的，则以清热解毒，凉血活血，溃坚化痰法治疗。

软坚清肝饮（程淳夫经验方）

【组成】青蒿 10 g，柴胡 10 g，黄芩 10 g，牡丹皮 10 g，赤芍 10 g，桔梗 10 g，枳壳 10 g，浙贝母 10 g，海藻 15 g，生牡蛎 30 g，瓦楞子 30 g，凌霄花 30 g。

【用法】水煎服。

【功效】清肝胆风火，祛湿活瘀。

【主治】肝胆风火、胃经湿热之颜面粟粒性狼疮。

【加减】若热毒明显者可合五味消毒饮加减。

【方解】足少阳胆经和足阳明胃经循行部位。胆附于肝，主疏泄。疏泄失司，则胃水停蓄并循经外溢为患。方中化瘀药用咸寒而佐以辛香，既攻坚垒，又畅气血。由于经脉阻滞，峻猛之剂不易攻消，而辛香之品又疏散不力，故兼用软坚散结、行气活血药，才能缓缓调治。

【现代研究】青蒿有抑菌、解热、镇痛、抗炎、利胆、抗肿瘤、镇咳、祛痰、平喘、降压、抗心律失常等作用；柴胡有解热、抗炎、镇静、安定、镇痛、保肝、利胆、抗病原微生物、抗辐射及促进免疫功能等作用；黄芩有解热、镇静、抑菌、抗过敏、保肝、利胆、降压、降脂、抗氧化等作用；牡丹皮有解热、镇静、镇痛、抗惊厥、抑菌、抗血栓、抗过敏、抗心律失常、保肝、调节免疫等作用；赤芍有抗炎、解热镇痛、镇静、抗血小板聚集、抗血栓形成、抗心肌缺血、改善微循环、护肝、调节免疫等作用；枳壳有抗菌、镇痛、降血脂、抗血栓、抗休克等作用；浙贝母有祛痰、镇咳、平喘、镇痛、镇静、降压等作用；海藻有抗病毒、抗菌、抗炎、利尿、镇痛等作用，并且对特异性免疫功能有一定促进作用；生牡蛎有镇静、抗惊厥、抗癫痫、镇痛、抗肝损伤、增强免疫、抗肿瘤、抗氧化、抗衰老、抗胃溃疡等作用；凌霄花能降低血液黏度、抑制血小板聚集、改善血液循环，并有抗氧化、抗炎、解痉、抗溃疡、降血胆固醇、止咳、抗癌等作用。

消毒饮（杜锡贤经验方）

【组成】金银花，蒲公英，紫花地丁，黄

苓，栀子，黄柏。

【用法】水煎服。

【功效】清热解毒，凉血活血，溃坚排脓。

【主治】痤疮、毛囊炎（包括秃发性毛囊炎、项部瘢痕疙瘩性毛囊炎、须疮、穿凿性毛囊周围炎、糠秕孢子菌毛囊炎）、疖与疖病、颜面粟粒性狼疮、玫瑰痤疮等皮肤病热毒证。

【加减】1. 痤疮：大便干者加生大黄；大便溏者加炒白术，车前子；粉刺多者，加浙贝母、半夏；油脂多者，加陈皮、茵陈、苍术；有结节、脓肿者可选加穿山甲、陈皮、浙贝母、连翘、夏枯草；可加柴胡、郁金；经期腹痛者加香附、红花；月经提前量多者可加地榆炭、白茅根、仙鹤草。2. 毛囊炎：须疮加龙胆；坐板疮加萆薢；头部者加川芎；夏季或苔腻者加茵陈、藿香。反复发作，素体虚弱者，加黄芪、党参、当归、白花蛇舌草；窦道脓出不畅者加穿山甲、青皮；皮损坚硬或形成瘢痕者，可选加穿山甲、三棱、玄参、天花粉、土贝母、连翘、夏枯草、海藻、昆布等。3、疖：面部疖可加牛蒡子、桔梗、薄荷；胸背部疖可加柴胡、郁金、青皮等；上肢疖可加桑枝、川芎；下肢疖可加牛膝；署湿、热毒较著者，可加藿香、佩兰；肿痛甚者，可加乳香、没药。4、脓疱疮：脾虚湿盛，皮疹反复发作者加参苓白术散；纳呆加山楂、神曲；高热烦渴者加柴胡、生石膏等；便溏加山药、黄连等。5、丹毒：肿胀明显者加车前子、泽泻；头面部加薄荷、菊花；下肢加牛膝、黄柏、萆薢；胸胁部加柴胡、龙胆；高热加生石膏。

【方解】金银花、蒲公英清热解毒，消肿散结；紫花地丁凉血消肿；黄芩、黄柏清热燥湿，泻火解毒；栀子清热利湿，凉血解毒。全方共奏清热解毒，凉血活血，溃坚排脓之功效。

【现代研究】金银花有抑菌、抗病毒、退热、保肝、止血、降低胆固醇、抗生育、兴奋中枢、促进胃液分泌等作用；蒲公英有抑菌、抗肿瘤、激发机体免疫功能、利胆、保肝、抗内毒素及利尿作用；紫花地丁有抗炎、抑菌、抗凝血、抗病毒、调节免疫及抗氧化作用；黄芩有解热、镇静、抑菌、抗过敏、保肝、利胆、降压、降脂、抗氧化等作用；栀子有抗病毒、保肝利胆、解热、镇痛、抗菌、抗炎、镇静催眠、降血压等作用；黄柏有抑菌、抗病毒、抗溃疡、利胆、抗心律失常、降压、镇静、降血糖等作用。

【医案精选】李×，男，25 岁。面部暗红色丘疹半年余。伴有轻微瘙痒。于 2010 年 6 月 25 日初诊。查见面部散在暗红色粟粒至绿豆大小红丘疹，间有脓头与痂皮。有的皮疹融合成片。舌红，苔白腻，脉滑数。诊断：颜面粟粒性狼疮。辨证：热毒瘀瘀证。处方：消毒饮加连翘、地骨皮、浙贝母、陈皮、白花蛇舌草、土茯苓。外用硝矾洗药，龙珠软膏。2010 年 7 月 30 日复诊，症状明显好转，部分丘疹消退。守方内服外用。2010 年 11 月 1 日复诊，皮疹基本消退。

第五节　硬皮病

硬皮病是一种以皮肤和内脏组织胶原纤维进行性硬化为特征的结缔组织病。病因尚不清楚。临床一般分为局限性和系统性两型，前者局限于皮肤，后者常可侵及肺、心、肾、胃肠等器官。局限性硬皮病可能与遗传、外伤或感染有关，系统性硬皮病可能与自身免疫和血管病变有关。

中医学认为本病多因正气不足、卫外不固、风寒湿邪侵袭肌肤，痹阻经络，气血运行不畅，肌肤失养所致。硬皮病虽然临床症状繁杂，内及五脏六腑，外及皮肤、肌肉、筋骨，治疗当以温养气血为宜。

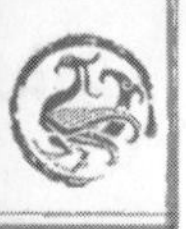

陈可平经验方

【组成】黄芪 30 g，太子参 30 g，生地黄 30 g，马齿苋 30 g，白鲜皮 30 g，生白术 15 g，赤芍 15 g，白芍 15 g，地肤子 15 g，重楼 15 g，鸡血藤 15 g，生甘草 10 g，当归 10 g，水蛭 10 g。

【用法】水煎服，每日 1 剂，每剂药煎 3 次，前 2 次内服，第 3 次药汁每日睡前凉敷患处 20 min。

【功效】健脾益气，活血软坚。

【主治】局限性硬皮病。

【方解】黄芪补气升阳；太子参、白术益气健脾；生地黄、赤芍清热凉血；马齿苋凉血止血；白鲜皮清热燥湿、祛风解毒；鸡血藤活血补血，舒经活络；当归补血活血；水蛭破血消徵。诸药共奏健脾益气，活血软坚之功。

【现代研究】黄芪有抗病毒、利尿、保护肾脏、抗衰老、抗辐射、抗炎、降血脂、降血糖、增强免疫、抗肿瘤和保肝等作用；太子参有增强免疫、抗应激、抗疲劳、改善记忆、降血糖、降血脂、止咳、祛痰、抗菌、抗病毒、抗炎等作用；生地黄有增强免疫、抗胃溃疡、促进造血、止血、降压、降血糖等作用；马齿苋有抑菌、利尿、降低胆固醇等作用；赤芍有抗炎、解热镇痛、镇静、抗血小板聚集、抗血栓形成、抗心肌缺血、改善微循环、护肝、调节免疫等作用；白芍有镇痛、解痉、保肝、增强应激能力、抑菌等作用；白术有利尿、增强免疫功能、抗衰老、保肝、利胆、降血糖、抗菌、抗肿瘤、镇静、镇咳、祛痰等作用；白鲜皮有抑菌、抗炎、解热、增加心肌收缩力及抗癌等作用；地肤子有抑菌、抑制单核巨噬系统的吞噬功能及迟发型超敏反应的作用；鸡血藤有一定的造血功能，并能对抗动脉粥样硬化病变，还有抗炎、抗病毒、镇静催眠、抗癌等作用；生甘草有解痉、抗利尿、降血脂、保肝和类似肾上腺皮质激素样作用；当归有抗血栓、增强机体免疫、抑制炎症后期肉芽组织增生、抗脂质过氧化、抗菌及抗辐射等作用；水蛭有强抗凝血作用，对血小板聚集有明显的抑制作用，能改善血液流变学、降血脂等。

【医案精选】患者，男，50 岁，2001 年 1 月 10 日就诊。患者半年前右额部位因与硬物摩擦皮肤破损，患处周围开始为不规则淡红色斑片、微肿，其上散在红色丘疹，后逐渐延及整个右面部，自觉刺痒。曾于某院临床及病理初步诊断为硬皮病，并予丹参酮静脉点滴治疗数周，患者自觉无效后来诊。查：右面部大片不规则红斑伴轻度水肿、刺痒，右额部约鸡蛋大一块皮肤萎缩、变薄、硬化，紧贴于深部组织，弹性消失，毫毛稀疏，皮损总面积约占右侧面部总面积 80%，舌黯淡，苔薄白，脉沉。根据其病史及临床表现，诊断为局限性硬皮病，证属肺脾不足，兼感外邪。治以健脾益气、活血软坚。药用：黄芪 30 g，太子参 30 g，生地黄 30 g，马齿苋 30 g，白鲜皮 30 g，生白术 15 g，赤芍 15 g，白芍 15 g，地肤子 15 g，重楼 15 g，鸡血藤 15 g，生甘草 10 g，当归 10 g，水蛭 10 g。水煎服，每日 1 剂，每剂药煎 3 次，前 2 次内服，第 3 次药汁每日睡前凉敷患处 20 min，为避免刺激患处，暂时不予外用药。此后患者每半月复诊 1 次，病情无明显变化，守方治疗 2 个月后，患者舌质仍淡，右面部红肿稍减轻，仍畏寒肢冷，患处刺痒稍减轻，故于原方将生地黄换成熟地黄，加附子 10 g (先煎)、首乌藤 15 g、阿胶（烊化）10 g，鹿角胶（烊化）6 g、玄参 15 g 以加强养血活血、温经通络之力。此后每次复诊均在此方基础上稍作增减，如大便干加熟大黄，食欲不佳加焦三仙。1 个月后原方去附子，外敷同前法。患者病情逐渐减轻，患处色仍红但不肿，皮肤萎缩变薄硬化处渐软，畏寒肢冷减轻。持续治疗 7 个月后，见右额皮肤萎缩处明显变软，用手捏可捏起少许皮肤。右面部皮肤皮损基本消失，仅耳前仍有硬币大一块红斑。原方去鹿角胶、玄参、紫河车，加生薏苡仁 30 g，冬瓜皮 30 g 继服。此后患者每月复诊 1 次，药方未作大的改动，其皮损持续消退。2002 年 1 月复诊时，绝大部分皮损萎缩硬化处色泽、形态接近正常，舌红，苔白，脉沉而有力，其病情已基本痊愈。为彻底治愈，防止复发，改方继续内服，药用黄芪15 g，太子参10 g，生地黄30 g，马齿苋30 g，白鲜皮30 g，地肤子15 g，白术10 g，茯苓 15 g，赤芍 15 g，白芍 15 g，鸡血藤15 g，当归10 g，北沙参15 g，焦三仙30 g。14剂，隔日1剂。嘱患者服完该药后，如无不适，则每个月照方抓药续服1周，持续半年。此后患者未再复诊。2007年10月10日回访患者，见其体健，精神尚佳，每日正常上班。观其原皮损处皮肤，未见红斑、萎缩、瘢痕等，患者自述2002年后病情一直未再发，现每日均少量饮白酒亦无碍。

软皮汤（邓铁涛经验方）

【组成】熟地黄 24 g，黄芪 30 g，泽泻10 g，牡丹皮10 g，山药30 g，茯苓15 g，山茱萸12 g，阿胶10 g（烊化）。

【用法】水煎服。

【功效】补肾益精，健脾养肺。

【主治】硬皮病。

【方解】方中重用熟地黄滋阴补肾，填精益髓，为君药。臣以山茱萸补养肝肾，并能涩精，起补肾涩精之效；山药补益脾阴，亦能固肾。三药配合，是为六味地黄丸“三补”之意。黄芪补气益卫，专补肺脾之气，配伍山药益气健脾，肺脾肾三补，上中下兼顾。阿胶为“血肉有情之品”，以其填阴塞隙，富有中医学“以形养形”之意，与黄芪相配，气血双补。佐以泽泻利湿而泄肾浊，并能减熟地黄之滋腻；茯苓淡渗脾湿，并助怀山药之健运，牡丹皮清泻虚热，并制山萸肉之温涩。综观全方，补中有泻，寓泻于补，八药合用，肺、脾、肾阴并补，并以补肾益精为主。

【现代研究】熟地黄有增强免疫功能、促进血凝、强心、防治骨质疏松、调节免疫、抗衰老、抗焦虑、改善学习记忆等作用；黄芪有抗病毒、利尿、保护肾脏、抗衰老、抗辐射、抗炎、降血脂、降血糖、增强免疫、抗肿瘤和保肝等作用；泽泻有利尿、降压、降血糖、抗脂肪肝及抑菌等作用；牡丹皮有解热、镇静、镇痛、抗惊厥、抑菌、抗血栓、抗过敏、抗心律失常、保肝、调节免疫等作用；山药有提高免疫功能、降血糖、降血脂、抗肿瘤、抗氧化、抗衰老、抗刺激、麻醉镇痛和消炎抑菌等作用；茯苓有利尿、镇静、抗肿瘤、增加心肌收缩力、增强免疫功能、护肝、降血糖、延缓衰老、抑制胃溃疡等作用；山茱萸对非特异性免疫功能有增强作用，并能抑制血小板聚集，抗血栓形成，还具有抑菌、降血糖、强心、升压、利尿等作用。

温阳活血通痹汤（韩世荣经验方）

【组成】当归 10 g，熟地黄 10 g，白芍10 g，鹿角胶10 g，桂枝10 g，黄芪20 g，甲珠6 g，红花6 g，浮萍6 g，水蛭6 g。

【用法】水煎服。

【功效】温经散寒，活血通络，益气补血，软坚散结。

【主治】硬皮病。

【加减】病在上肢者加姜黄；在下肢加牛膝；在腰部加续断；在头面部加白芷。

【方解】中医称本病“皮痹”“肌痹”“顽皮”等。其病机主要是风寒诸邪侵淫肌肤，凝结腠理，痹阻不通，造成津液失布，日久耗伤气血，导致气血亏损，肌腠失养，脉络淤阻，皮肤顽硬萎缩。故治疗本病以温补气血、宣疏肌表、活血通络为基本原则。据此选用黄芪、当归、熟地黄、白芍、鹿角胶峻补气血；甲珠、红花、水蛭活血通络，软坚散结；桂枝温经散寒，活血通络；浮萍配桂枝以宣疏肌表，且质轻达表，引药直达皮肤，起向导之功。本方合用以和营卫，开腠理通经络，使气血得补，络脉疏通，肌肤得养而获效。

【现代研究】当归有抗血栓、增强机体免疫、抑制炎症后期肉芽组织增生、抗脂质过氧化、抗菌及抗辐射等作用；熟地黄有增强免疫功能、促进血凝、强心、防治骨质疏松、调节免疫、抗衰老、抗焦虑、改善学习记忆等作用；白芍有镇痛、解痉、保肝、增强应激能力、抑菌等作用；桂枝有抑菌、镇痛、抗炎、抗过敏、增加冠脉血流量、改善心功能、镇静、抗惊厥等作用；黄芪有抗病毒、

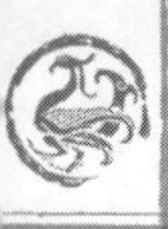

利尿、保护肾脏、抗衰老、抗辐射、抗炎、降血脂、降血糖、增强免疫、抗肿瘤和保肝等作用；红花有镇痛、镇静、抗惊厥及抗炎等作用；水蛭有强抗凝血作用，对血小板聚集有明显的抑制作用，能改善血液流变学、降血脂等。

【用方经验】韩世荣将本方用于治疗硬皮病。在内服本方的基础上再配以“热敷药”(白附子 6 g，黄丹 6 g，羌活 6 g，独活 6 g，蛇床子 6 g，轻粉 6 g，天花粉 6 g，栀子 6 g，枯巩 6 g，云矾 6 g，川乌 6 g，草乌 6 g，木通 6 g，甘松 6 g，白鲜皮 8 g，狼毒 9 g，红花 9 g，地骨皮 9 g，透骨草 9 g，生半夏 9 g，木贼 9 g，艾叶 9 g，硫磺 15 g，花椒 15 g，大皂角（火煨）60 g，料江石（火煅）120 g。用布包煎后趁热外敷局部。每日 2 次，每次 30 min，热敷后硬斑处发痒如虫行，是有效之征，不必停药。1 个月为一疗程，连续治疗 3 个月以上判定疗效）温经散寒，祛风活血通络，软坚散结，而且局限性硬皮病损害多在局部，外用药具有直达病所之效，疗效卓著。

阳和汤（康文娣经验方）

【组成】黄芪 15 g，太子参 15 g，白芥子 10 g，桂枝 10 g，葛根 10 g，桃仁 10 g，红花 10 g，伸筋草 15 g，路路通 15 g，附子 10 g，肉桂 10 g，干姜 10 g。

【用法】水煎服。

【功效】温补脾肾，散寒化湿，活血祛瘀。

【主治】局限性硬皮病。

【加减】脾虚湿不运化者，加茯苓 15 g，白术 15 g；伴有湿热者，加薏苡仁 30 g，金银花 15 g；寒湿重者，加独活 10 g，桑寄生 10 g，川续断 10 g；皮肤顽厚者，加穿山甲 10 g，皂角刺 10 g。

【方解】康文娣结合多年临床经验认为，局限性硬皮病是由于脾肾阳虚，不能温煦，卫外不固，遇风寒湿外邪侵犯机体，阻滞皮肤肌肉之间，致血行不畅，气血凝滞，经脉不适，久则肌肤失养，发为本病。方中黄芪、太子参补脾气，附子、肉桂、干姜温肾阳，白芥子、桂枝、葛根温阳解肌，桃仁、红花、伸筋草、路路通活血化瘀、祛湿通络。

【现代研究】黄芪有抗病毒、利尿、保护肾脏、抗衰老、抗辐射、抗炎、降血脂、降血糖、增强免疫、抗肿瘤和保肝等作用；太子参有增强免疫、抗应激、抗疲劳、改善记忆、降血糖、降血脂、止咳、祛痰、抗菌、抗病毒、抗炎等作用；桂枝有抑菌、镇痛、抗炎、抗过敏、增加冠脉血流量、改善心功能、镇静、抗惊厥等作用；桃仁有镇痛、抗炎、抗菌、抗过敏、抑制血小板聚集、镇咳平喘、抗肝纤维化等作用；红花有镇痛、镇静、抗惊厥及抗炎等作用；伸筋草有镇痛、解热作用，并对小肠及子宫有兴奋作用；制附子有强心、抑制凝血和抗血栓形成、抗炎、镇痛、增强机体抗氧化能力、抗衰老等作用；肉桂有增强冠脉及脑血流量的作用，有抗血小板凝集、抗凝血酶、镇静、镇痛、解热、抗惊厥、抑菌、抑制胃溃疡形成等作用。

【医案精选】患者，女，25 岁，2007 年 8 月 11 日就诊。症见左足背皮肤光亮、变硬，半年。患者自述，半年前左足背外伤痊愈后，皮肤出现萎缩，皮肤变薄。开始没有重视，后来皮肤萎缩逐渐加重，并且皮肤萎缩有向上蔓延趋势。现症见患者神疲乏力，倦怠嗜卧，左足背至胫前中段皮肤光亮，萎缩，紧贴胫骨，平时畏寒肢冷，大便溏薄，舌质淡，舌边齿痕，舌苔薄白，脉细无力。西医诊断：局限性硬皮病。中医诊断：皮痹，脾肾阳虚，寒湿阻络。治宜温补脾肾，散寒祛湿，活血化瘀。处方：黄芪 20 g，太子参 15 g，白芥子 10 g，桂枝 10 g，葛根 10 g，桃仁 10 g，红花 10 g，伸筋草 15 g，路路通 15 g，穿山甲 6 g，皂角刺 10 g，附子 10 g，肉桂 10 g，干姜 10 g，甘草 5 g。每日 1 剂，水煎 2 次，分早、晚 2 次饭后温服。医嘱：多运动，多吃辣椒。

2007 年 9 月 14 日二诊，用药 1 个月后，患者足背局部皮肤稍有软化，皮肤能捏起，畏寒减轻，大便成形，有轻度口腔溃疡，舌质淡，舌尖红，脉细。为脾肾阳虚，伴有血热。医嘱内服肥儿丸 1 包。上方加金银花 15 g，附子、肉桂、干姜均改为 6 g，继续服用1个月。

2007年10月10日三诊，患者皮肤继续变软，能够捏起，皮下部分肌肉生长，舌质淡，舌苔薄白，脉细无力。二诊方加熟地黄15 g、鹿角胶15 g，配制水丸，服用3个月。3个月后复诊，症状基本消失。

王玉玺经验方

【组成】黄芪60 g，当归15 g，白术20 g，党参20 g，陈皮10 g，升麻10 g，柴胡6 g，桂枝15 g，白芍15 g，细辛5 g（先煎），通草15 g，吴茱萸10 g，附子10 g（先煎），炙甘草6 g（先煎）。

【用法】水煎服。

【功效】补气健脾，养血温经。

【主治】局限性硬皮病。

【方解】方中党参、白术、炙甘草健脾益气，共为臣药使元气旺盛，已达到“中焦固而百病去”的目的，陈皮理气和胃使诸药补而不滞，当归养血和营，协党参、黄芪以补气养血共为佐药。小剂量柴胡、升麻升举下陷清阳，协助君药以升提下陷之中气，为补气方中的使药。

【现代研究】黄芪有抗病毒、利尿、保护肾脏、抗衰老、抗辐射、抗炎、降血脂、降血糖、增强免疫、抗肿瘤和保肝等作用；当归有抗血栓、增强机体免疫、抑制炎症后期肉芽组织增生、抗脂质过氧化、抗菌及抗辐射等作用；白术有利尿、增强免疫功能、抗衰老、保肝、利胆、降血糖、抗菌、抗肿瘤、镇静、镇咳、祛痰等作用；党参有抗溃疡、增强免疫、延缓衰老、抗缺氧、抗辐射、降低血糖、调节血脂和抗心肌缺血等作用；陈皮有解痉、平喘、镇咳、祛痰、升高血压、抗血小板聚集、抗氧化、抗衰老、强心、抗休克、抗过敏、抗肿瘤、抑菌、避孕、抗紫外线辐射、杀虫等作用；柴胡有解热、抗炎、镇静、安定、镇痛、保肝、利胆、抗病原微生物、抗辐射及促进免疫功能等作用；桂枝有抑菌、镇痛、抗炎、抗过敏、增加冠脉血流量、改善心功能、镇静、抗惊厥等作用；白芍有镇痛、解痉、保肝、增强应激能力、抑菌等作用；通草有利尿、促进乳汁分泌、调节免疫和抗氧化的作用；附子有强心、抑制凝血和抗血栓形成、抗炎、镇痛、增强机体抗氧化能力、抗衰老等作用。

【医案精选】吴某，女，22岁初诊日期2011年8月30日硬皮病十余年，9岁时即发，左乳下、左下肢从膝至足色暗黑，表面蜡样光泽，羊皮纸样改变，皮肤萎缩凹陷，边缘境界清楚，无痛痒，最先发于左足面，四肢无论冬夏皆凉，12岁初潮，月经延后，有痛经史，面色苍白，从小即体弱多病，经常感冒，大便稀溏（1—2）次/日，舌淡红薄苔白，脉沉小滑。中医诊断：皮痹，西医诊断：局限性硬皮病，证属脾胃气虚，血虚寒凝。治则：补气健脾，养血温经。处方：黄芪60 g，当归15 g，白术20 g，党参20 g，陈皮10 g，升麻10 g，柴胡6 g，桂枝15 g，白芍15 g，细辛5 g（先煎），通草15 g，吴茱萸10 g，附子10 g（先煎），炙甘草6 g（先煎）。14剂水煎服。二诊：2011年9月15日皮损已能捏出褶皱，手心不凉，足微凉，便日一行，稍成形。口不干，不渴，月经延后5～6天，舌脉同前。上方加川乌10 g（先煎），川芎10 g，威灵仙15 g，红花6 g，制附子（10～15）g（先煎），白术（20～30）g。14剂水煎服。三诊：2011年9月30日诸症减轻。继服上方14剂水煎服。四诊：2011年10月15日继续好转，局部凹陷萎缩皮肤已经充满。皮色转淡。因患者服汤药不便，上方制成丸剂继续服用。

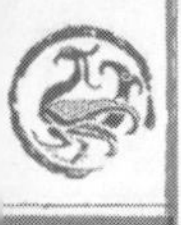

第六节 嗜酸性粒细胞增多性皮炎

清热除湿汤加减（陈可平经验方）

【组成】北沙参 30 g，麦冬 15 g，生地黄 30 g，马齿苋 30 g，苦参 6 g，白鲜皮 30 g，地肤子 15 g，茯苓 15 g，焦三仙 30 g，赤芍 15 g，白芍 15 g，甘草 10 g，全蝎 6 g，桑白皮 15 g，墨旱莲 30 g，冬瓜皮 15 g，乌梅 10 g，砂仁 6 g。

【用法】水煎服。

【功效】清热利湿，凉血解毒。

【主治】嗜酸性粒细胞增多性皮炎。

【加减】瘙痒甚者加僵蚕、紫荆皮、徐长卿。

【方解】北沙参、麦冬甘润微苦微寒，养阴清肺，益胃生津；生地黄性甘寒，清热凉血，养阴生津，白芍、乌梅养血生津，马齿苋、赤芍清热解毒，凉血止血，桑白皮清泻肺火；苦参、白鲜皮清热燥湿，祛风解毒，地肤子清热利湿，祛风止痒；茯苓、冬瓜皮利水渗湿、健脾益气，砂仁化湿醒脾，焦三仙消食化滞；全蝎息风镇痉，墨旱莲滋补肝肾，甘草调和诸药。诸药合用，共奏清热利湿，凉血解毒之功。

【注意事项】不宜与藜芦同用。

【现代研究】北沙参有抑制体液、细胞免疫的作用，有降糖、抗菌、镇痛、镇静、抗突变等作用；麦冬能增强垂体肾上腺皮质系统作用，提高机体适应性，并有增强免疫功能、抗癌、抗心律失常、抗休克、降血糖、抗炎、镇静、催眠、改善血液流变学和抗凝血等作用；生地黄有增强免疫、抗胃溃疡、促进造血、止血、降压、降血糖等作用；马齿苋有抑菌、利尿、降低胆固醇等作用；苦参有抑菌、抗病毒、抗炎、抗过敏、抗心律失常、抗肿瘤、升高白细胞、保肝、抑制免疫、镇静、平喘等作用；白鲜皮有抑菌、抗炎、解热、增加心肌收缩力及抗癌等作用；地肤子有解热、抑菌、降压、降血糖、降血脂及止痛等作用；茯苓有利尿、镇静、抗肿瘤、增加心肌收缩力、增强免疫功能、护肝、降血糖、延缓衰老、抑制胃溃疡等作用；赤芍有抗炎、解热镇痛、镇静、抗血小板聚集、抗血栓形成、抗心肌缺血、改善微循环、护肝、调节免疫等作用；白芍有镇痛、解痉、保肝、增强应激能力、抑菌等作用；甘草有解痉、抗利尿、降血脂、保肝和类似肾上腺皮质激素样作用；全蝎有镇痛、抗惊厥、抗癫痫及降压、抑菌等作用；桑白皮有镇咳、祛痰、平喘、利尿、抗炎、镇痛、降血糖、降血压、免疫调节、抗病毒、抗氧化、抗肿瘤等作用；砂仁煎剂可增强胃的功能，促进消化液的分泌，可增进肠道运动，可起到帮助消化的作用。

【用方经验】目前，有关本病的病因及发病机理尚不明确。中医认为其发病与情志内伤及饮食不节、外感毒邪相关。中医认为，“热微则痒”，即痒可因风、湿、热、虫之邪客于皮肤肌表，皮肉间气血不和，郁而生微热，或血虚风热阻于皮肤，肤失濡养，内生虚热而发。究其原因，可有风胜、湿胜、热胜、虫淫、血虚五端。

【医案精选】患者，女，55 岁，2008 年 3 月 25 日就诊。4 年前，患者无明显诱因于四肢出现散在性黄豆粒大小斑丘疹，色黯红，并伴剧烈瘙痒，后皮损迅速泛发至躯干及头面部。曾就诊于外院，拟银屑病给予相关治疗，未见明显效果，病情反复。半年前于另一医院皮肤科行外周血嗜酸性粒细胞计数(EOS) 示：0.59×10^9/L (9.9%)。皮损组织病理检查示“表皮角化过度，见角栓，基底细胞灶状液化变性，真皮血管扩张，内皮细胞肿胀，血管周围见淋巴样细胞浸润，见较多嗜酸性粒细胞”。确诊为“嗜酸性粒细胞增多性皮炎”。经抗组胺药、雷公藤多甙等治疗，稍有好转，停药后病情反复，为求系统

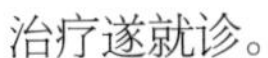

治疗遂就诊。

刻下：患者口干多饮，纳谷不香，夜寐可，二便调。体检：以躯干为主，躯干、四肢散在小指甲盖大小红斑，轻度高出于皮面，境界清楚，无脱屑。舌黯红，苔薄黄略腻，脉沉、尺脉尤甚。中医辨证为湿热内蕴，外感毒邪，湿热毒邪，蕴阻肌肤。拟清热利湿、凉血解毒之剂，方宗首都医科大学附属北京中医医院老中医赵炳南清热除湿汤加减。药用：北沙参 30 g，麦冬 15 g，生地黄 30 g，马齿苋 30 g，苦参 6 g，白鲜皮 30 g，地肤子 15 g，茯苓 15 g，焦三仙 30 g，赤芍 15 g、白芍 15 g，甘草 10 g，全蝎 6 g，桑白皮 15 g，墨旱莲 30 g，冬瓜皮 15 g，乌梅 10 g，砂仁 6 g。7 剂，每日 1 剂，水煎，分早晚 2 次服用。

复诊：皮疹变为淡褐色，无新发，全身瘙痒明显减轻，口干减轻，纳谷转佳。拟方：金银花 30 g，野菊花 15 g，荷叶 10 g，桑白皮 15 g，益母草 30 g，大青叶 15 g，马齿苋 30 g，麦冬 15 g，焦三仙 30 g，羚羊角粉（冲服）0. 6 g。继服 100 剂后，患者皮疹基本消失。后因家属生病，情绪波动并照料家属劳累后，皮疹复发，再予前方加减，继进 14 剂后皮疹完全消退，未留任何痕迹。随访 1 年无复发。

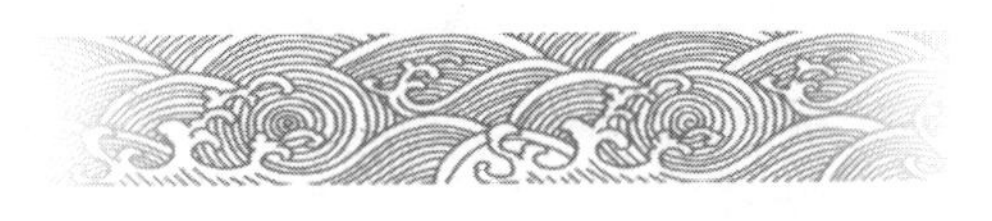

第十二章　皮肤血管炎类疾病

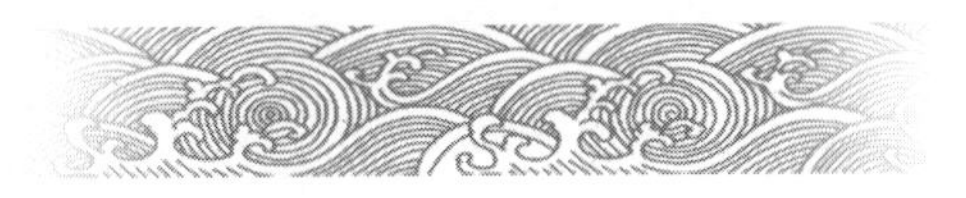

第十二章 皮肤血管炎类疾病

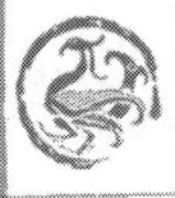

第一节 变应性血管炎

变应性皮肤血管炎是一种主要累及真皮浅层小血管及毛细血管的过敏性、炎症性皮肤病，皮损多形性。感染、药物、恶性肿瘤和自身免疫性疾病在体内都可产生免疫复合物而引起本病。

临床上多为急性发作。好发于下肢和臀部，皮损呈多形性，但以紫癜、结节、坏死和溃疡为主要特征，自觉疼痛和烧灼感，溃疡愈合后留有萎缩性瘢痕。部分患者可伴发内脏损害，导致腹痛、便血、头痛、感觉及运动障碍或复视等，严重时可危及生命。本病病程慢性，但常反复发作。

中医学认为本病因脏腑蕴热于内，湿邪侵袭于外，湿热蕴结，脉络闭阻或筋脉郁结致使血脉阻塞，冲脉失养，气血凝滞所引起。主要以清热燥湿，凉血解毒，活血通络为大法。

四草汤（刘复兴经验方）

【组成】仙鹤草，茜草，墨旱莲，紫草。

【用法】水煎服。

【功效】凉血活血。

【主治】各型紫癜和变应性血管炎。

【方解】以仙鹤草为君药益气活血养血，佐使茜草、墨旱莲、紫草凉血活血，治疗各型紫癜和变应性血管炎。

【现代研究】仙鹤草有抗炎、抗肿瘤、镇痛、降压、降糖等作用；茜草有明显的促进血液凝固作用，还有抗炎、抗肿瘤等作用；墨旱莲能提高机体非特异性免疫功能，并有保护染色体、保肝、抗炎、镇痛、促进毛发生长、乌发、止血、抗菌、抗阿米巴原虫等作用；紫草有抑菌、抗炎、抗病毒、抗过敏、抗肿瘤、保肝、止血、抗生育等作用。

【用方经验】刘复兴认为，辨证论治是中医有别于西医和区别于其他学科的本质特征，是中医药传承千年不衰的魂魄。辨证重在运用中医理论和四诊合参辨清病理机制和机体失衡关键，论治则要在中医时间、空间、体质的整体观念和恒动观指导下确立治则和治法。

第二节 多形性红斑

多形红斑是一种以靶形或虹膜状红斑为典型皮损的急性炎症性皮肤病，常伴发黏膜损害。病因复杂，药物、慢性感染病灶、食物及物理因素（如寒冷、日光、放射线等）均可引起本病，某些疾病（如风湿热、结缔组织病、恶性肿瘤等）也可出现多形红斑样皮损。

中医认为多形性红斑属于“猫眼疮”“雁疮”“寒疮”范畴，病因阳气不足，腠理不固，加之寒邪侵犯，致机体营卫失调，气郁血滞所致。因病情常虚实夹杂，变化复杂，临证需四诊合参，仔细辨证论治。

当归四逆加吴茱萸生姜汤（王玉玺经验方）

【组成】当归 15 g，桂枝 15 g，白芍 15 g，细辛 5 g，通草 15 g，吴茱萸 10 g，鸡血藤 30 g，炙甘草 10 g，路路通 15 g，徐长卿 30 g。

【用法】水煎服。

【功效】温经散寒，活血通络。

【主治】多形性红斑。

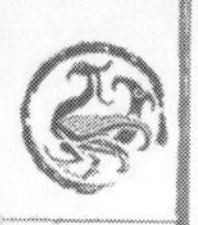

【方解】本方中当归苦辛甘温，既可补营血之虚，又可温行血脉之滞。桂枝辛温，温经通脉，以祛经络中客留之寒邪而畅通血行。白芍养血和营，与桂枝相伍调和营卫，与当归相合补益营血。细辛辛温，祛风散寒止痛，外温经脉，内温脏腑，通达表里，以散寒邪，可助桂枝温经散寒。通草通经脉。吴茱萸味辛性热意在温中散寒，祛风除湿。徐长卿辛温，祛风止痛，活血。鸡血藤、路路通活血通络。甘草调和诸药。诸药合用，共奏温经散寒、活血通络、益气扶正的作用。

【注意事项】月经过多者不宜；孕妇慎用。

【现代研究】当归有抗血栓、增强机体免疫、抑制炎症后期肉芽组织增生、抗脂质过氧化、抗菌及抗辐射等作用；桂枝有抑菌、镇痛、抗炎、抗过敏、增加冠脉血流量、改善心功能、镇静、抗惊厥等作用；白芍有镇痛、解痉、保肝、增强应激能力、抑菌等作用；通草有利尿、促进乳汁分泌、调节免疫和抗氧化的作用；鸡血藤有一定的造血功能，并能对抗动脉粥样硬化病变，还有抗炎、抗病毒、镇静催眠、抗癌等作用；徐长卿有明显的镇静、镇痛、抗菌、消炎作用，并有改善心肌缺血、降血压、降血脂及解痉作用。

当归拈痛汤（王玉玺经验方）

【组成】当归 12 g，羌活 10 g，升麻 12 g，茵陈 20 g，猪苓 15 g，泽泻 12 g，黄芩 15 g，葛根 20 g，苍术 15 g，白术 15 g，苦参 15 g，知母 10 g，车前子 10 g（包煎），防风 10 g，甘草 6 g。

【用法】水煎服。

【功效】清热利湿，疏风止痒。

【主治】多形性红斑。

【方解】方中茵陈清利湿热，羌活祛风胜湿。猪苓、泽泻淡渗利湿，以导其下行。苦参、黄芩清热燥湿，共助清热祛湿之功。葛根、防风、升麻既能解表疏风，取其“风能胜湿”之意，复能升发脾胃清阳以化湿，以助羌活、防风透发肌表的风湿。白术、苍术健脾燥湿，以杜绝生湿之源。当归养血。知母清热养阴，以防苦燥伤正。甘草调和诸药。

【现代研究】当归有抗血栓、增强机体免疫、抑制炎症后期肉芽组织增生、抗脂质过氧化、抗菌及抗辐射等作用；羌活有抗炎、解热、镇痛、抑菌、抗心肌缺血等作用；茵陈有显著利胆作用，并有解热、保肝、抗肿瘤、抑菌、抗病毒和降压作用；泽泻有利尿、降压、降血糖、抗脂肪肝及抑菌等作用；黄芩有解热、镇静、抑菌、抗过敏、保肝、利胆、降压、降脂、抗氧化等作用；苍术有促进胃肠运动、抑制中枢神经系统、降血糖等作用，并可治疗夜盲及角膜软化症；白术有利尿、增强免疫功能、抗衰老、保肝、利胆、降血糖、抗菌、抗肿瘤、镇静、镇咳、祛痰等作用；苦参有抑菌、抗病毒、抗炎、抗过敏、抗心律失常、抗肿瘤、升高白细胞、保肝、抑制免疫、镇静、平喘等作用；知母有解热、抗炎、利尿、祛痰、抗菌、抗癌、抗溃疡及抗血小板聚集等作用；车前子有利尿、抑菌及预防肾结石形成等作用；防风有解热、抗炎、镇静、镇痛、抗惊厥、抗过敏、抗菌等作用；甘草有解痉、抗利尿、降血脂、保肝和类似肾上腺皮质激素样作用。

第三节　过敏性紫癜

过敏性紫癜，又称自限性急性出血症，是一种侵犯皮肤和其他器官细小动脉和毛细血管的过敏性血管炎，发病可能与链球菌感染、病毒感染、药物、食物、虫咬等有关，发生机制是由于抗原与抗体结合形成免疫复合物在血管壁沉积，激活补体，导致毛细血管和小血管壁及其周围产生炎症，使血管壁通透性增高，从而产生各种临床表现。主要表现为紫癜、腹痛、关节痛和肾损害，但血小板不减少。

中医学认为本病属中“血证”范畴，多责之血热或血虚。因风热或湿热外袭与气血相搏，致热伤脉络、使血不循经、溢于脉外、留于肌肤所致者，治疗当以疏风、清热、凉血为原则。因气虚而不摄血者，治宜补气摄血。

龙葵败毒汤（高德法经验方）

【组成】龙葵 12 g，路路通 10 g，鱼腥草 15 g，蒲公英 10 g，漏芦 10 g，甘松 10 g，生甘草 6 g。

【用法】水煎服。

【功效】清血败毒，化火利湿。

【主治】过敏性紫癜。

【方解】方中以龙葵为君，味苦性寒有小毒，归经于肺，有利尿净血，清火败毒散结通络之功，又能补气。该药能补能攻，能通能散。以蒲公英、鱼腥草为臣，能清肺散热，解毒疗疮，利湿除邪，助君药之效。佐以甘松、漏芦、路路通，开郁醒神，行气止痛，散结通络，健脾利湿，促进血液循环。甘草甘甜养胃，解龙葵小毒，引药性归十二经脉。

【注意事项】月经过多者不宜；孕妇慎用。

【现代研究】路路通对风湿性关节炎肿胀有抑制作用，且有明显的抗肝细胞毒活性；蒲公英有抑菌、抗肿瘤、激发机体免疫功能、利胆、保肝、抗内毒素及利尿作用；漏芦能提高细胞的免疫功能，并有抗氧化、抗动脉粥样硬化、抗炎、镇痛、保肝、抗疲劳等作用；甘松有镇静、安定、抗心律不齐作用，能使支气管扩张，并有降血压、抗心肌缺血、抗溃疡以及抑菌作用；生甘草有解痉、抗利尿、降血脂、保肝和类似肾上腺皮质激素样作用。

克敏消癜汤（吕爱林经验方）

【组成】生地黄 15 g，鸡血藤 15 g，赤芍 9 g，牡丹皮 9 g，荆芥 9 g，墨旱莲 9 g，大青叶 10 g，黄芪 10 g，当归 10 g，白茅根 20 g，生甘草 6 g。

【用法】水煎服。

【功效】清热凉血，益气化瘀通络。

【主治】过敏性紫癜。

【方解】生地黄、牡丹皮、大青叶、白茅根清热凉血；赤芍、鸡血藤、当归化瘀活血通络；黄芪、墨旱莲、荆芥、生甘草益气活血止血；诸药合用，共奏清热凉血、化瘀通络、益气活血止血之功。

【现代研究】生地黄有增强免疫、抗胃溃疡、促进造血、止血、降压、降血糖等作用；鸡血藤有一定的造血功能，并能对抗动脉粥样硬化病变，还有抗炎、抗病毒、镇静催眠、抗癌等作用；赤芍有抗炎、解热镇痛、镇静、抗血小板聚集、抗血栓形成、抗心肌缺血、改善微循环、护肝、调节免疫等作用；牡丹皮有解热、镇静、镇痛、抗惊厥、抑菌、抗血栓、抗过敏、抗心律失常、保肝、调节免疫等作用；荆芥有解热、镇痛、抗炎及抗补体作用；墨旱莲能提高机体非特异性免疫功能，并有保护染色体、保肝、抗炎、镇痛、促进毛发生长、乌发、止血、抗菌、抗阿米巴原虫等作用；大青叶有抑菌、抗病毒、解热、抗炎、抗内毒素、免疫增强等作用；黄芪有抗病毒、利尿、保护肾脏、抗衰老、抗辐射、抗炎、降血脂、降血糖、增强免疫、抗肿瘤和保肝等作用；当归有抗血栓、增强机体免疫、抑制炎症后期肉芽组织增生、抗脂质过氧化、抗菌及抗辐射等作用；白茅根有止血、利尿、抗炎等作用，其水煎剂能显著缩短出血和凝血时间；生甘草有解痉、抗利尿、降血脂、保肝和类似肾上腺皮质激素样作用。

抗紫癜方（马林经验方）

【组成】当归 15 g，生地黄 15 g，牡丹皮 15 g，蝉蜕 15 g，白茅根 20 g，地肤子 20 g，赤芍 15 g，防风 15 g，紫草 15 g，苦参 15 g，黄柏 15 g，地榆 10 g，金银花 20 g，白鲜皮 15 g，甘草 10 g。

【用法】水煎服。

【功效】清热解毒，凉血止血，兼以祛风。

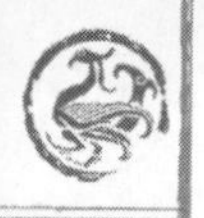

【主治】过敏性紫癜。

【方解】方中当归凉血活血；生地黄清热凉血；赤芍清热凉血，祛瘀止痛。牡丹皮凉血散瘀、清热，主治血热妄行、斑疹瘀血；紫草凉血活血，解毒透疹消斑；防风、白鲜皮、地肤子均擅长祛除在表之风；蝉蜕主升浮而走皮毛、腠理，能祛风止痒；白茅根、生地黄榆凉血止血；甘草既能清热解毒，又可调和诸药。以上诸药共奏清热解毒，凉血止血，兼以祛风的作用。

【现代研究】当归有抗血栓、增强机体免疫、抑制炎症后期肉芽组织增生、抗脂质过氧化、抗菌及抗辐射等作用；生地黄有增强免疫、抗胃溃疡、促进造血、止血、降压、降血糖等作用；牡丹皮有解热、镇静、镇痛、抗惊厥、抑菌、抗血栓、抗过敏、抗心律失常、保肝、调节免疫等作用；蝉蜕有解热、镇静、抗惊厥等作用；白茅根有止血、利尿、抗炎等作用，其水煎剂能显著缩短出血和凝血时间；地肤子有抑菌、抑制单核巨噬系统的吞噬功能及迟发型超敏反应的作用；赤芍有抗炎、解热镇痛、镇静、抗血小板聚集、抗血栓形成、抗心肌缺血、改善微循环、护肝、调节免疫等作用；防风有解热、抗炎、镇静、镇痛、抗惊厥、抗过敏、抗菌等作用；紫草有抑菌、抗炎、抗病毒、抗过敏、抗肿瘤、保肝、止血、抗生育等作用；苦参有抑菌、抗病毒、抗炎、抗过敏、抗心律失常、抗肿瘤、升高白细胞、保肝、抑制免疫、镇静、平喘等作用；黄柏有抑菌、抗病毒、抗溃疡、利胆、抗心律失常、降压、镇静、降血糖等作用；金银花有抑菌、抗病毒、退热、保肝、止血、降低胆固醇、抗生育、兴奋中枢、促进胃液分泌等作用；白鲜皮有抑菌、抗炎、解热、增加心肌收缩力及抗癌等作用；甘草有解痉、抗利尿、降血脂、保肝和类似肾上腺皮质激素样作用。

五草汤（孙虹经验方）

【组成】紫草 30 g、茜草 30 g、仙鹤草 30 g、墨旱莲 30 g、白花蛇舌草 10 g、金银花 15 g、槐花 30 g、地榆 30 g、水牛角 30 g、黄柏 20 g、知母 20 g、青蒿 30 g、丹参 30 g。

【用法】水煎服。

【功效】清热解毒、凉血活血。

【主治】血热证的过敏性紫癜、银屑病、湿疹、脂溢性皮炎、日光性皮炎等。

【加减】伴咽干疼痛者加桔梗；明显夹瘀者加红花、三棱、莪术；伴实热顽痰加青礞石；小便不通加萹蓄、瞿麦、车前子。

【方解】方中紫草、茜草凉血活血，解毒透疹消斑；白花蛇舌草清热解毒，消痈散结，利水消肿；仙鹤草收敛止血，补虚，解毒；墨旱莲凉血止血，养阴补肾。五草合用能凉血活血、清热解毒而不伤阴。水牛角清热凉血解毒，寒而不遏，且能散瘀；槐花、地榆凉血止血；金银花清热解毒，清心火以助五草清热凉血、解毒透疹，凉血分之热而散瘀；黄柏、知母清热泻火解毒，生津润燥；青蒿清热凉血；丹参活血祛瘀止痛，凉血消痈，清心除烦，使全方凉血而不留瘀。诸药合用，共奏清热解毒透疹、凉血活血之效。

【现代研究】紫草有抑菌、抗炎、抗病毒、抗过敏、抗肿瘤、保肝、止血、抗生育等作用；茜草有明显的促进血液凝固作用，还有抗炎、抗肿瘤等作用；仙鹤草有抗炎、抗肿瘤、镇痛、降糖、降压等作用；墨旱莲能提高机体非特异性免疫功能，并有保护染色体、保肝、抗炎、镇痛、促进毛发生长、乌发、止血、抗菌、抗阿米巴原虫等作用；白花蛇舌草有抗肿瘤、抗炎、抑制生精能力和保肝利胆作用；金银花有抑菌、抗病毒、退热、保肝、止血、降低胆固醇、抗生育、兴奋中枢、促进胃液分泌等作用；槐花有止血、抗炎、抗菌、促凝血等作用；水牛角有解热、镇静、抗惊厥、抗感染、止血、强心、降血压、兴奋垂体—肾上腺皮质系统等作用；黄柏有抑菌、抗病毒、抗溃疡、利胆、抗心律失常、降压、镇静、降血糖等作用；知母有解热、抗炎、利尿、祛痰、抗菌、抗癌、抗溃疡及抗血小板聚集等作用；青蒿有抑菌、解热、镇痛、抗炎、利胆、抗肿瘤、镇咳、祛痰、平喘、降压、抗心律失常等作用；丹参有改善微循环、改善血液流变学、抑制血小板聚集、抗血栓、抗炎、镇静、提高耐缺氧能力、促进组织的修复与再生、抗动脉粥样硬化、促进免疫功能、抑菌等作用。

魏跃钢经验方

【组成】生地黄 15 g，牡丹皮 10 g，荆芥炭 10 g，地榆炭 10 g，大蓟 10 g，小蓟 10 g，紫草 15 g，白茅根 15 g，牛膝 10 g。

【用法】水煎服。

【功效】清热凉血，解毒消斑。

【主治】过敏性紫癜。

【方解】方中以生地黄、牡丹皮、白茅根等凉血清火；地榆炭、荆芥炭、大蓟、小蓟、紫草等凉血活血，凉血而不滞，活血而不散；牛膝引药下行。诸药合用以清解血热，行气散瘀。

【现代研究】生地黄有增强免疫、抗胃溃疡、促进造血、止血、降压、降血糖等作用；牡丹皮有解热、镇静、镇痛、抗惊厥、抑菌、抗血栓、抗过敏、抗心律失常、保肝、调节免疫等作用；荆芥炭、大蓟、小蓟有止血、抗菌等作用；紫草有抑菌、抗炎、抗病毒、抗过敏、抗肿瘤、保肝、止血、抗生育等作用；白茅根有止血、利尿、抗炎等作用，其水煎剂能显著缩短出血和凝血时间；牛膝有增强免疫、抗凝、降脂、降血糖、护肝、强心及抗生育、抗着床、抗早孕等作用。

【用方经验】“瘀”是过敏性紫癜反复发作的主要病因，淤血滞留，则血行不畅，血不归经，变为离经之血，加重出血。疾病初期多属风热伤络，继则热毒迫血妄行，均为实热证。魏跃钢认为：热不去则血不止，热既清则血自安。疾病早期以凉血止血为大法，紫癜后期及反复发作者乃瘀血留滞，血不归经，多采用行气化瘀法。

第四节　静脉炎

静脉炎，又称血栓性静脉炎，根据病变部位不同，可分为浅静脉炎和深静脉炎。浅静脉炎可见周围皮肤呈现充血性红斑，有时伴有水肿或诉疼痛肿胀。引起静脉血栓形成的病因很多，如静脉输入各种抗生素或高渗葡萄糖溶液或因机械直接损伤静脉壁，还有长期静脉曲张引起的血流瘀滞等，导致静脉血管内膜损害，形成血栓，迅速导致整条浅静脉壁的炎症反应，甚至累及静脉周围组织。其病理变化特点为静脉壁的损伤，血流状态的改变及血液高凝状态等导致静脉血栓形成。中医认为该病多因瘀热阻络所致，治疗以清热解毒，化瘀通络，利水消肿为法。

脉络舒通方（池凤好经验方）

【组成】黄芪 30 g，金银花 20 g，黄柏 15 g，苍术 15 g，薏苡仁 30 g，当归 15 g，白芍 15 g，玄参 15 g，水蛭 10 g，蜈蚣 2 条，全蝎 5 g，甘草 10 g。

【用法】水煎服。

【功效】清热解毒，化瘀通络，利水消肿。

【主治】血栓性浅静脉炎。

【方解】黄芪利水消肿，托毒；金银花清热解毒，消肿止痛；两者共为君药；黄柏、苍术、薏苡仁清热祛湿；当归、白芍、甘草相合，缓急解挛、和营止痛；玄参软坚散结，消肿解毒，以上共为臣药；水蛭、蜈蚣、全蝎活血消瘀，攻毒散结，通脉止痛为佐药；甘草善调和诸药而为使。全方配伍，共奏清热解毒、化瘀通络、利水消肿之效。

【现代研究】黄芪有抗病毒、利尿、保护肾脏、抗衰老、抗辐射、抗炎、降血脂、降血糖、增强免疫、抗肿瘤和保肝等作用；金银花有抑菌、抗病毒、退热、保肝、止血、降低胆固醇、抗生育、兴奋中枢、促进胃液分泌等作用；黄柏有抑菌、抗病毒、抗溃疡、利胆、抗心律失常、降压、镇静、降血糖等作用；苍术有促进胃肠运动、抑制中枢神经

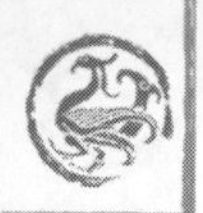

系统、降血糖等作用，并可治疗夜盲及角膜软化症；薏苡仁有增强免疫力、降血糖、降血钙、解热、镇静、镇痛等作用；当归有抗血栓、增强机体免疫、抑制炎症后期肉芽组织增生、抗脂质过氧化、抗菌及抗辐射等作用；白芍有镇痛、解痉、保肝、增强应激能力、抑菌等作用；玄参有抑菌、抗炎、扩张冠状动脉、降压、保肝、增强免疫、抗氧化等作用；水蛭有强抗凝血作用，对血小板聚集有明显的抑制作用，能改善血液流变学、降血脂等；蜈蚣有中枢抑制、抗惊厥和镇痛作用；全蝎有镇痛、抗惊厥、抗癫痫及降压、抑菌等作用；甘草有解痉、抗利尿、降血脂、保肝和类似肾上腺皮质激素样作用。

五香流气饮（刘再朋经验方）

【组成】金银花 30 g，连翘 20 g，瓜蒌 20 g，茴香 10 g，僵蚕 10 g，地龙 10 g，乳香 6 g，丁香 6 g，木香 6 g，沉香 6 g，甘草 6 g。

【用法】水煎服。

【功效】清热行气，活血散结。

【主治】急性血栓性浅静脉炎。

【方解】方中金银花、连翘清热解毒；小茴香、丁香、木香、沉香、乳香诸香药行气止痛，脾气行则血自行；僵蚕、瓜蒌子软坚散结，地龙活血通络，诸药同用，共奏清热行气，活血散结之功。

【现代研究】金银花有抑菌、抗病毒、退热、保肝、止血、降低胆固醇、抗生育、兴奋中枢、促进胃液分泌等作用；连翘有抑菌、抗炎和止痛作用，还有抗氧化、抗过敏活性等作用；僵蚕有镇静、催眠、抗惊厥、抗凝血、抗肿瘤、降血糖等作用；地龙有解热、镇静、抗惊厥、抗血栓、镇痛、增强免疫、利尿等作用；蜈蚣有中枢抑制、抗惊厥和镇痛作用；丁香有促进胃液分泌、增强消化力、镇痛抗炎、抗惊厥、抑菌、杀螨、抗血小板聚集、抗凝、抗血栓形成等作用；木香有抑制胃溃疡、促进胃肠运动、抑菌、抗炎、扩张血管、抑制血小板聚集等作用；沉香有镇静、安定、麻醉、镇痛、平喘、抗菌等作用；甘草各有解痉、抗利尿、降血脂、保肝和类似肾上腺皮质激素样作用。

第五节 皮肤溃疡

皮肤溃疡是皮肤组织缺损液化感染坏死的一种体表疾病，临床以皮肤发生溃疡，长期不愈为特征。一般是由外伤、微生物感染、局部循环障碍、神经功能障碍、免疫功能异常或先天皮肤缺损等引起。临床以慢性小腿溃疡、疮疡溃后或肿瘤放疗照射性溃疡多见。由于疮面难以愈合且消耗甚大，往往给患者造成很大的心理压力，严重影响患者身体健康及生活质量。

中医根据皮肤溃疡创面辨证，酌情应用清热解毒、消肿止痛、祛腐生肌法，内外治结合，具有明显特色与疗效优势。

清热活血搜风汤（石红乔经验方）

【组成】土鳖虫 12 g，穿心莲 12 g，珍珠母 50 g（先煎），乌梢蛇 15 g，丹参 12 g，赤芍 12 g，槐花 20 g，水牛角 20 g，生甘草 6 g。

【用法】水煎服。

【功效】清热活血搜风。

【主治】慢性小腿溃疡。

【方解】方中土鳖虫破血逐瘀，丹参、赤芍、槐花活血凉血，穿心莲清热解毒，当归、鸡血藤、牛膝养血活血，珍珠母清热安神，乌梢蛇搜风剔邪，水牛角清热解毒凉血，生甘草调和诸药。诸药合用，起到清热活血搜风作用。

【注意事项】孕妇慎用。

【现代研究】土鳖虫有调节脂质代谢、抗氧化自由基、保护血管内皮细胞、抗凝血、溶栓、抑制黑色素瘤、抑制胃癌、抑制原发性肝癌、促进骨损伤愈合等作用；穿心莲有抑菌、抗炎、解热、抗肿瘤及毒蕈碱样作用；珍珠母有延缓衰老、抗氧化、抗肿瘤、镇静、抗惊厥、抗过敏等作用；乌梢蛇有抗炎、镇静、镇痛、抗惊厥作用。以上药物现代医学药理研究均证实有改善血液黏稠度的作用。

【用方经验】在临床治疗臁疮时，针对患者的热、瘀、风，首先是将瘀放在首位，选用活血破血以及生肌作用的土鳖虫、血竭，配合养血活血的丹参、当归、牛膝、桃仁，且当归、桃仁还有一定的润肠通便作用，用穿心莲清热解毒，现代医学证实穿心莲有很好的抗菌消炎作用。珍珠母、皂针清热软坚，枳壳行气通便，白扁豆利湿消肿健脾胃。患者在以上的治疗中，血瘀症状得到改善，瘀热得解，局部溃疡面通过药水的清洗，控制了局部的感染并达到局部的活血消肿作用。

【医案精选】患者丙，男，52岁，江宁区陶吴镇农民，2010年5月初诊。患者患慢性小腿溃疡10年，近1年因反复发作而无法外出打工，在外院治疗未见明显好转，遂来我院门诊求治。查见患者两下肢可见静脉曲张较重，腿胫部有肿胀，左下肢外侧裤口处可见如钱币大小的溃疡，表面分泌物较多，周边皮肤肿胀且暗黑色，可见有脱皮、抓痕、皮屑，右侧小腿皮肤黯黑，有抓痕、皮屑，未见溃疡。平时大便秘结，舌质紫黯有瘀点，脉细弦。诊断：慢性小腿溃疡，中医辨证为热瘀阻于经络，且夹风邪所致，治以清热活血搜风为大法。拟清热活血搜风汤加减：土鳖虫12 g，穿心莲12 g，珍珠母50 g，乌梢蛇15 g，丹参12 g，皂角刺12 g，血竭3 g，牛膝20 g，当归12 g，枳壳12 g，桃仁12 g，白扁豆20 g，1付/天，早晚煎服各1次，药渣继续煎煮后，用棉签蘸药水局部清洗患处，溃疡患处保持清洁干燥即可。用药10天后，溃疡处收干结痂，周边皮肤瘙痒明显减轻，不用去挠抓，舌脉如前，胃纳尚可，大便也畅通，每日保持1次，继续服用两周，溃疡周边皮肤颜色减淡，肿胀明显消退，二便正常。因费用关系，以上处方去掉血竭、乌蛸蛇，改土鳖虫6 g，穿心莲为6 g，桃仁6 g，连续服用2个月。至2010年8月，患者复诊，溃疡处恢复，遗留腿上瘢痕，周边肤色明显改善，肿胀消失。嘱咐病人多注意休息，保持生活规律、饮食，1年后随访，未见复发。

七星丹（文琢之经验方）

【组成】煅石膏30 g，寒水石30 g，硼砂9 g，朱砂9 g，轻粉9 g，银朱9 g，冰片9 g等

【用法】外敷。

【功效】清热解毒、消肿止痛、祛腐生肌。

【主治】放射性溃疡。

【方解】放射性溃疡属于祖国医学“溃疡”的范畴，主要是因感受外邪致血络瘀阻，气血运行不畅，气血凝滞而发病，“营气不从，逆于肉理，乃生痈肿”，“热盛则肉腐，肉腐则成脓”，经年不愈形成顽固性溃疡，病程长、愈合难、甚至累及终身，因此治则治法必须稳妥，结合患者体质进行辨证施治。《医宗金鉴》谓：“腐不去则新肉不生，盖因腐能浸淫好肉也…盖祛腐之药，乃疡科之要药也”。《外科大成》亦云“腐不尽不可以言生肌骤用生肌反增溃烂”。

【注意事项】使用注意事项：(1) 清洁伤口，引流通畅，丹药药面宜细，用量宜少，撒布均匀，不可超过溃疡边缘沾染正常皮肤；(2) 创面清洁、肉芽新鲜时，若四周出现与周围组织附着较紧的白色或黄色组织，切忌揩擦，强行擦拭会导致愈合时间延长，还会刺激新生肉芽而致出血；(3) 新生肉芽生长迅速，创面将愈时适当减少七星丹用量，过用可能引起肉芽增生，影响长皮；(4) 对大面积溃疡不可久用，可视病情延长用药间隔，可搭配普通抗生素换药，以免药物蓄积。

【现代研究】煅石膏外敷可见创口成纤维细胞数、肉芽组织中毛细血管数和毛细血管面积明显增加；朱砂能降低中枢神经的兴奋性，有镇静、催眠及抗惊厥作用、并有抑制或杀灭皮肤细菌和寄生虫等作用；冰片对神经系统具有兴奋和抑制双重作用，还具有止痛、抑菌、促进药物吸收等作用等。

【用方经验】慢性溃疡、窦道、瘘管等外

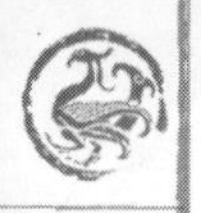

科顽症，对体表溃疡，有脓无脓均有效，且无须辨证。

【医案精选】陈某，女，66岁，骶尾部破溃流脓1年余，于2009年11月18日入住本院皮肤科。1年前患者感骶尾部皮肤瘙痒，搔抓后皮肤破溃出现两小孔，并流出少量脓液，于当地医院行输液及外科换药等治疗，效不显，为求进一步治疗求诊于本院。既往史：患者20天前行“直肠癌切除术”，并于骶尾部行放射治疗。否认“高血压病”“冠心病”“糖尿病”等病史。专科查体：骶尾部可见一矩形暗色区，约10 cm×15 cm大小，上可见约3 cm×3 cm大小溃疡口，溃疡腔内可容一鸭蛋大小，内有大量黄白色脓液，伴有异味，溃疡面色苍白，擦之未见新鲜血液渗出，溃疡口皮肤瘙痒，此溃疡口上方可见约1 cm大小溃疡，可容2～3个棉签头大小，纳眠可，二便调，舌暗苔薄黄，脉弦细。辅助检查：二便常规无异常；血常规示：WBC：8.27×10^9/L，NEU%：78.1%，LYMPH%：18.4%；肝肾功无明显异常；伤口分泌物培养结果：中间葡萄球菌。病理切片提示：骶尾部送检皮肤表皮小灶性糜烂伴部分鳞状上皮轻度非典型增生。诊断为“放射性溃疡”。考虑到大量抗生素长时间使用带来的危害，且患者拒绝手术治疗，经和患者交换意见，治疗以局部换药治疗为主，配合中药口服，液体治疗为辅。入院后给予参麦注射液及黄芪注射液益气养阴，苦碟子注射液及灯盏花素注射液活血化瘀。（1）前期，分泌物多，辨证为脾虚湿蕴、气血亏虚证，治以健脾除湿，补益气血，托毒生肌，方以四君子汤合补血解毒汤加减：南沙参30 g，白术15 g，茯苓20 g，金银花藤30 g，连翘15 g，黄芪60 g，当归15 g，山药30 g，桔梗10 g，牛膝15 g，鸡血藤30 g，天花粉15 g，水蛭10 g，红花10 g，生甘草6 g。这一时期的外治法主要以消炎抗菌、减少分泌物为主，以聚维酮碘溶液换药，彻底清创后，将聚维酮碘纱条填塞于溃疡腔内，1日1换。2月后，患者溃疡口脓性分泌物明显减少，异味明显减轻，溃疡大小无明显变化。（2）分泌物减少期，异味减轻，辨证为气血亏虚、余毒留恋，治以补益气血、托毒生肌，方以八珍汤合补血解毒汤加减：金银花藤30 g，连翘15 g，黄芪60 g，当归15 g，山药30 g，桔梗10 g，牛膝15 g，鸡血藤30 g，水蛭10 g，红花10 g，生甘草6 g。此期用七星丹换药，以解毒、祛腐生肌。换药方法：用甲硝唑合生理盐水将溃疡面清洗干净，拭干溃疡面，剪取合适的引流条，用生理盐水湿润，以不滴水为度，将七星丹薄薄的“飞”布于引流条，然后将沾有丹药的引流条均匀的填塞于溃疡口内，确保丹药能够接触到创面，然后用4层无菌敷料包扎。因患者溃疡较大，换药时间较久，连续3次七星丹换药后改为1次聚维酮碘换药，以免药物蓄积，引起不良反应。患者一直坚持换药，至2011年9月文琢之管床时，病情明显好转，骶尾部矩形暗红色面积约7 cm×8 cm，其上可见约2 cm×3 cm大小溃疡口，溃疡腔内狭窄，形状不规则，最深处距溃疡口约1 cm，内有少量淡黄色分泌物，质清稀，异味不明显。腔面凹凸不平，可见少许鲜红色肉芽组织生长，擦之可有新鲜血液渗出。

第六节　色素性紫癜性皮肤病

色素性紫癜性皮肤病是一组以下肢多发性紫癜及色素沉着斑疹为主要表现的皮肤病，其成因主要是真皮浅层的毛细血管炎。临床上可分为进行性色素性紫癜性皮肤病、毛细血管扩张性环状紫癜及色素性紫癜性苔藓样皮炎，其临床形态和组织病理类似。本病以下肢密集的棕褐色斑疹或斑块，周围有胡椒粉样出血点或细小铁锈色紫癜样丘疹为特征，常伴有不同程度的瘙痒。

中医学认为本病主要是由于内有血热，

复感风热邪气所致；或因热邪伤络，血溢脉外；或因肺脾气虚，失于统摄，血溢脉外而成。若患病日久，离经之血阻滞络脉，则又耗伤阴血，导致肌肤失养，血燥生风。瘙痒或因风盛血燥，或因日久血燥伤阴，肌肤失养。治疗以益气固摄，同时采用凉血止血为常法。

凉血五根汤（安家丰经验方）

【组成】紫草 15 g，茜草 15 g，生地黄 15 g，赤芍 15 g，白芍 15 g，鬼箭羽 15 g，白鲜皮 15 g，白茅根 30 g，板蓝根 30 g，牡丹皮 10 g，丹参 10 g，当归 10 g，丝瓜络 10 g，木瓜 10 g，牛膝 10 g，鸡血藤 20 g。

【用法】水煎服。

【功效】清热凉血，活血消斑。

【主治】色素性紫癜性苔藓样皮炎。

【加减】阴虚者加玄参、麦冬、天冬、熟地黄；脾虚者加白术、茯苓、枳壳；湿热重者加苍术、黄柏、泽泻；气血虚弱者加党参、黄芪；痒甚者加浮萍、木槿皮。

【方解】方中紫草、茜草、板蓝根、白茅根、生地黄、牡丹皮凉血清热；丹参、赤芍、鸡血藤、鬼箭羽、丝瓜络活血通络，消瘀化斑；白芍、当归养阴补血；白鲜皮表里相兼，祛风止痒，清热燥湿；牛膝、木瓜引药下行。全方共奏清热祛湿，活血通络，凉血养阴，化斑止痒之功，如能应用得当，可收桴鼓之效。

【现代研究】紫草有抑菌、抗炎、抗病毒、抗过敏、抗肿瘤、保肝、止血、抗生育等作用；茜草有明显的促进血液凝固作用，还有抗炎、抗肿瘤等作用；生地黄有增强免疫、抗胃溃疡、促进造血、止血、降压、降血糖等作用；赤芍有抗炎、解热镇痛、镇静、抗血小板聚集、抗血栓形成、抗心肌缺血、改善微循环、护肝、调节免疫等作用；白芍有镇痛、解痉、保肝、增强应激能力、抑菌等作用；鬼箭羽有降血糖、调节脂质代谢等作用；白鲜皮有抑菌、抗炎、解热、增加心肌收缩力及抗癌等作用；白茅根有止血、利尿、抗炎等作用，其水煎剂能显著缩短出血和凝血时间；板蓝根有抗菌、抗病毒、解热、抑制血小板聚集、促进机体免疫功能等作用；牡丹皮有解热、镇静、镇痛、抗惊厥、抑菌、抗血栓、抗过敏、抗心律失常、保肝、调节免疫等作用；丹参有改善微循环、改善血液流变学、抑制血小板聚集、抗血栓、抗炎、镇静、提高耐缺氧能力、促进组织的修复与再生、抗动脉粥样硬化、促进免疫功能、抑菌等作用；当归有抗血栓、增强机体免疫、抑制炎症后期肉芽组织增生、抗脂质过氧化、抗菌及抗辐射等作用；牛膝有增强免疫、抗凝、降脂、降血糖、护肝、强心及抗生育、抗着床、抗早孕等作用；鸡血藤有一定的造血功能，并能对抗动脉粥样硬化病变，还有抗炎、抗病毒、镇静催眠、抗癌等作用。

凉血益肾汤（何慧英经验方）

【组成】生地黄 15 g，紫草 15 g，白茅根 30 g，鹿茸 12 g，小蓟 10 g，白芍 10 g，鸡血藤 10 g，丝瓜络 10 g，当归 12 g，墨旱莲 12 g，女贞子 12 g，木瓜 6 g，牛膝 10 g。

【用法】水煎服。

【功效】清热凉血，活血消斑。

【主治】进行性色素性紫癜性皮肤病。

【方解】方中生地黄、紫草、白茅根、鹿茸、小蓟清热凉血止血；鸡血藤、丝瓜络通经活络；当归、白芍养血活血；墨旱莲、女贞子滋阴益肾；木瓜、牛膝活血祛湿引经。诸药合用，共奏清热凉血、活血清斑之功。

【现代研究】生地黄有增强免疫、抗胃溃疡、促进造血、止血、降压、降血糖等作用；紫草有抑菌、抗炎、抗病毒、抗过敏、抗肿瘤、保肝、止血、抗生育等作用；白茅根有止血、利尿、抗炎等作用，其水煎剂能显著缩短出血和凝血时间；小蓟有止血、抗菌等作用；白芍有镇痛、解痉、保肝、增强应激能力、抑菌等作用；鸡血藤有一定的造血功能，并能对抗动脉粥样硬化病变，还有抗炎、抗病毒、镇静催眠、抗癌等作用；当归有抗血栓、增强机体免疫、抑制炎症后期肉芽组织增生、抗脂质过氧化、抗菌及抗辐射等作用；墨旱莲能提高机体非特异性免疫功能，

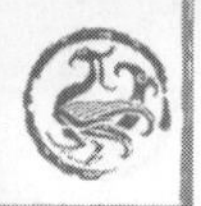

并有保护染色体、保肝、抗炎、镇痛、促进毛发生长、乌发、止血、抗菌、抗阿米巴原虫等作用；女贞子有降血糖、降血脂、抗血小板聚集、抗血栓形成、保肝、免疫调节、抗菌等作用；牛膝有增强免疫、抗凝、降脂、降血糖、护肝、强心及抗生育、抗着床、抗早孕等作用。

健脾凉血汤（姜燕生经验方）

【组成】白术 10 g，茯苓 20 g，山药 30 g，砂仁 10 g，陈皮 10 g，猪苓 30 g，车前子 30 g，薏苡仁 30 g，牡丹皮 20 g，赤芍 20 g，板蓝根 30 g，大蓟 10 g，小蓟 10 g。

【用法】水煎服。

【功效】健脾凉血。

【主治】进行性色素性紫癜性皮肤病。

【方解】方中白术、茯苓、山药、砂仁、陈皮、薏苡仁健脾理气除湿；猪苓淡渗利湿；车前子清热利湿；牡丹皮、赤芍、板蓝根、大小蓟凉血止血；诸药相配，脾健气正，血液得以固摄；凉血止血，血液得以循经，从而达到标本同治的目的。

【现代研究】白术有利尿、增强免疫功能、抗衰老、保肝、利胆、降血糖、抗菌、抗肿瘤、镇静、镇咳、祛痰等作用；茯苓有利尿、镇静、抗肿瘤、增加心肌收缩力、增强免疫功能、护肝、降血糖、延缓衰老、抑制胃溃疡等作用；山药有提高免疫功能、降血糖、降血脂、抗肿瘤、抗氧化、抗衰老、抗刺激、麻醉镇痛和消炎抑菌等作用；砂仁煎剂可增强胃的功能，促进消化液的分泌，可增进肠道运动，可起到帮助消化的作用；陈皮有解痉、平喘、镇咳、祛痰、升高血压、抗血小板聚集、抗氧化、抗衰老、强心、抗休克、抗过敏、抗肿瘤、抑菌、避孕、抗紫外线辐射、杀虫等作用；车前子有利尿、抑菌及预防肾结石形成等作用；薏苡仁有增强免疫力、降血糖、降血钙、解热、镇静、镇痛等作用；牡丹皮有解热、镇静、镇痛、抗惊厥、抑菌、抗血栓、抗过敏、抗心律失常、保肝、调节免疫等作用；赤芍有抗炎、解热镇痛、镇静、抗血小板聚集、抗血栓形成、抗心肌缺血、改善微循环、护肝、调节免疫等作用；板蓝根有抗菌、抗病毒、解热、抑制血小板聚集、促进机体免疫功能等作用；大小蓟有止血、抗菌等作用。

加味养血润肤饮（王明忠经验方）

【组成】鸡血藤 45 g，当归 15 g，熟地黄 15 g，生地黄 15 g，黄芪 15，桃仁 10 g，红花 6 g，川芎 5 g，赤芍 9 g，白芍 9 g，黄芩 9 g，丝瓜络 9 g，黄柏 15 g，牛膝 9 g。

【用法】水煎服，每日 1 剂，15 天为一疗程。

【功效】养血润燥，凉血止痒。

【主治】色素性紫癜性苔藓样皮炎。

【方解】方中重用鸡血藤为君药，本品气味平和，守走兼备，能化阴生血，温通经脉，活血通络，推陈致新，有润而不燥，补而不滞，行而不破之功，为补血通络之良品。当归、地黄、黄芪益气补血养血，而川芎、赤芍、白芍、桃仁、红花活血通络，去瘀生新，共为臣药。丝瓜络性甘凉善行，无处不到，行气血，通经络，清邪热，为通经活络之常用品，黄芩清热凉血，二药共为佐药；黄柏清下焦热，牛膝引药下行以达病所，二药共为使药。

【现代研究】鸡血藤有一定的造血功能，并能对抗动脉粥样硬化病变，还有抗炎、抗病毒、镇静催眠、抗癌等作用；当归有抗血栓、增强机体免疫、抑制炎症后期肉芽组织增生、抗脂质过氧化、抗菌及抗辐射等作用；熟地黄有增强免疫功能、促进血凝、强心、防治骨质疏松、调节免疫、抗衰老、抗焦虑、改善学习记忆等作用；生地黄有增强免疫、抗胃溃疡、促进造血、止血、降压、降血糖等作用；黄芪有抗病毒、利尿、保护肾脏、抗衰老、抗辐射、抗炎、降血脂、降血糖、增强免疫、抗肿瘤和保肝等作用；桃仁有镇痛、抗炎、抗菌、抗过敏、抑制血小板聚集、镇咳平喘、抗肝纤维化等作用；红花有镇痛、镇静、抗惊厥及抗炎等作用；川芎有镇静、镇痛、抑制血小板聚集及降压等作用；赤芍有抗炎、解热镇痛、镇静、抗血小板聚集、

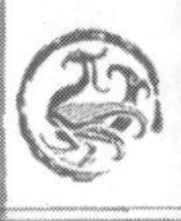

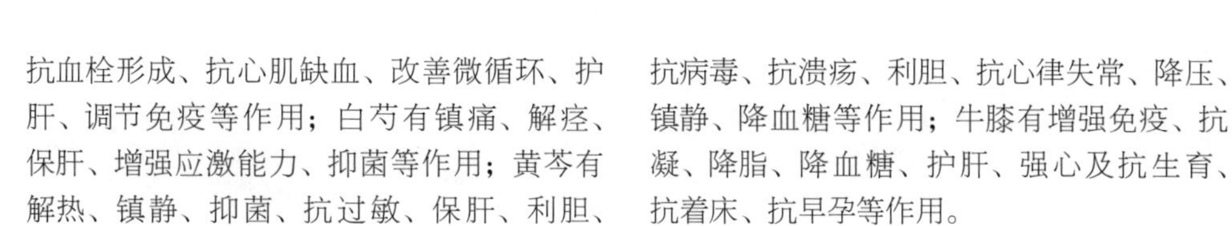

抗血栓形成、抗心肌缺血、改善微循环、护肝、调节免疫等作用；白芍有镇痛、解痉、保肝、增强应激能力、抑菌等作用；黄芩有解热、镇静、抑菌、抗过敏、保肝、利胆、降压、降脂、抗氧化等作用；黄柏有抑菌、抗病毒、抗溃疡、利胆、抗心律失常、降压、镇静、降血糖等作用；牛膝有增强免疫、抗凝、降脂、降血糖、护肝、强心及抗生育、抗着床、抗早孕等作用。

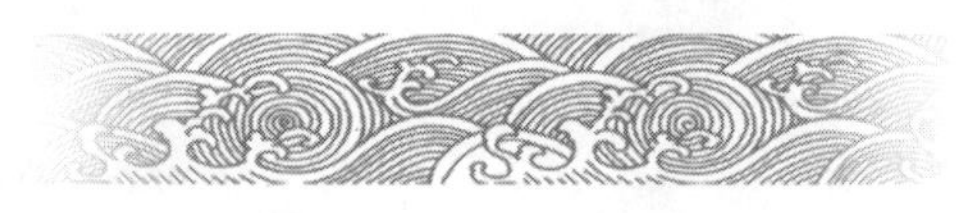

第十三章 痛风

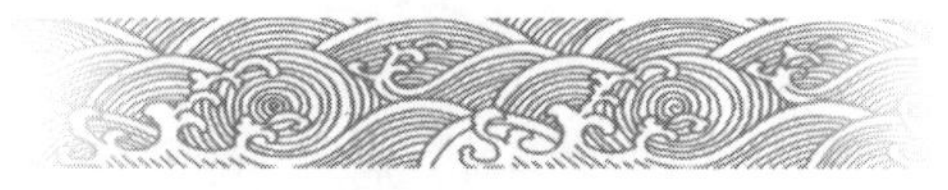

痛风是一种尿酸代谢失调疾病，以血清尿酸增高，关节红肿热痛反复发作，关节畸形，痛风石逐渐形成为主要临床特征。本病的发病年龄一般在30～60岁间，大多有家族史，以中年以上男性为主，女性很少患此病。本病好发于贪吃肥胖之人，经常是与动脉粥样硬化、冠状动脉性心脏病、糖尿病等伴发。此外，暴食、酗酒、创伤、手术以及服用某些药物，也常为痛风关节炎急性发作的诱发因素。

中医学认为本病的发生，主要是由于过食膏粱厚味，湿热内蕴，风邪外袭，湿热风邪留滞于肢体、经络，使气血郁滞不通，痹阻肢节所致。治疗以祛湿热，通瘀络为常法。

加味桂枝芍药知母汤（陈志伟经验方）

【组成】桂枝10 g，赤芍30 g，白芍30 g，知母10 g，麻黄10 g，附子10 g，白术10 g，炙甘草6 g，生姜6 g，防己10 g。

【用法】水煎服。

【功效】温经散寒祛湿，祛瘀通络清热。

【主治】寒湿瘀热夹杂之痛风。

【加减】寒盛痛剧者加川乌10 g，细辛8 g；湿盛肿甚者加泽泻10 g，防己加至30 g；热盛者加黄柏10 g，秦艽18 g，知母加至20 g，桂枝、麻黄、附子各减至5～8 g；瘀盛者加牡丹皮10 g，桃仁10 g；尿路结石者加金钱草30 g，鸭跖草10 g；发于下肢者加牛膝15 g，发于上肢者加羌活10 g。

【方解】方中桂枝、麻黄、附子温经散寒、通络止痛，白术除湿，赤芍、白芍活血祛瘀，配知母祛除瘀热，加防己助白术祛湿泄浊，诸药合用寒温并施，共奏温经散寒祛湿、祛瘀通络清热之功，对急性痛风方证合拍，只要注意掌握寒热药物剂量，并随证加减药物，偏寒、偏热、偏湿、偏瘀均可获得佳效。

【现代研究】桂枝有抑菌、镇痛、抗炎、抗过敏、增加冠脉血流量、改善心功能、镇静、抗惊厥等作用；赤芍有抗炎、解热镇痛、镇静、抗血小板聚集、抗血栓形成、抗心肌缺血、改善微循环、护肝、调节免疫等作用；白芍有镇痛、解痉、保肝、增强应激能力、抑菌等作用；知母有解热、抗炎、利尿、祛痰、抗菌、抗癌、抗溃疡及抗血小板聚集等作用；麻黄有发汗、平喘、祛痰、利尿、解热、抗炎、抑菌、兴奋中枢神经系统、强心、升高血压等作用；附子有强心、抑制凝血和抗血栓形成、抗炎、镇痛、增强机体抗氧化能力、抗衰老等作用；白术有利尿、增强免疫功能、抗衰老、保肝、利胆、降血糖、抗菌、抗肿瘤、镇静、镇咳、祛痰等作用。

第十四章 角化性皮肤病

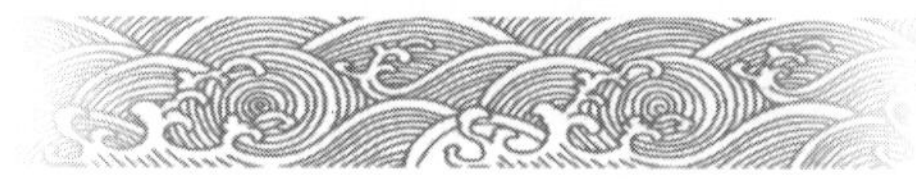

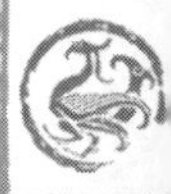

第一节 扁平苔藓

扁平苔藓是一种累及皮肤、毛囊、甲、黏膜的慢性炎症性疾病。其发病原因不明，目前多认为可能与神经精神因素、感染因素、自身免疫、药物因素、遗传因素、酶的异常以及与某些系统性疾病等有关。临床典型的皮肤损害为紫红或暗红色帽针头至扁豆大小的多角形丘疹或斑片。本病尚无特效疗法，但预后良好，除极少患者可能恶变外，多数病例可在 2 年内自愈。

中医学认为本病多因邪毒客于肌肤腠理，凝滞于血分，或虚火上炎所致。治疗须细辨虚实，或祛湿通络，或滋阴降火，随证变化。

活血通络饮（李元文经验方）

【组成】当归 30 g，川芎 20 g，赤芍 15 g，白芍 15 g，麦冬 10 g，天冬 10 g，白花蛇舌草 30 g，鬼箭羽 10 g，地龙 10 g，水蛭 6 g。

【用法】水煎服。

【功效】益气养阴，活血通络。

【主治】口腔扁平苔藓。

【方解】方中以当归活血养血为君药，川芎、赤芍、白芍活血化瘀、养阴通络为臣药，麦冬、天冬养阴生津，白花蛇舌草、鬼箭羽清热解毒为佐，地龙、水蛭引经通络为使，再根据患者体质、气候、环境等三因制宜随症加减。

【现代研究】当归有抗血栓、增强机体免疫、抑制炎症后期肉芽组织增生、抗脂质过氧化、抗菌及抗辐射等作用；川芎有镇静、镇痛、抑制血小板聚集及降压等作用；赤芍有抗炎、解热镇痛、镇静、抗血小板聚集、抗血栓形成、抗心肌缺血、改善微循环、护肝、调节免疫等作用；白芍有镇痛、解痉、保肝、增强应激能力、抑菌等作用；麦冬能增强垂体肾上腺皮质系统作用，提高机体适应性，并有增强免疫功能、抗癌、抗心律失常、抗休克、降血糖、抗炎、镇静、催眠、改善血液流变学和抗凝血等作用；天冬有镇咳、祛痰、平喘、降血糖、延缓衰老、增强免疫、抗肿瘤、抗血小板凝集、抑菌等作用；白花蛇舌草有抗肿瘤、抗炎、抑制生精能力和保肝利胆作用；鬼箭羽有降血糖、调节脂质代谢等作用；地龙有解热、镇静、抗惊厥、抗血栓、镇痛、增强免疫、利尿等作用；蜈蚣有中枢抑制、抗惊厥和镇痛作用；水蛭有强抗凝血作用，对血小板聚集有明显的抑制作用，能改善血液流变学、降血脂等。

刘再朋经验方

【组成】桃仁 10 g，红花 10 g，当归 10 g，川芎 10 g，生地黄 10 g，赤芍 10 g，牡丹皮 10 g，丹参 10 g，白鲜皮 10 g，地肤子 10 g，龙胆 10 g。

【用法】水煎服。

【功效】活血化瘀，清热化湿。

【主治】口腔扁平苔藓。

【方解】方中桃仁、红花活血化瘀；当归、赤芍、生地黄、川芎养血活血；牡丹皮、丹参增强活血化瘀之力；白鲜皮、地肤子、龙胆等清热化湿。诸药同用能起到化瘀血清湿热，消化苔藓的功效。

【现代研究】桃仁有镇痛、抗炎、抗菌、抗过敏、抑制血小板聚集、镇咳平喘、抗肝纤维化等作用；红花有镇痛、镇静、抗惊厥及抗炎等作用；当归有抗血栓、增强机体免疫、抑制炎症后期肉芽组织增生、抗脂质过氧化、抗菌及抗辐射等作用；川芎有镇静、镇痛、抑制血小板聚集及降压等作用；生地黄有增强免疫、抗胃溃疡、促进造血、止血、降压、降血糖等作用；赤芍有抗炎、解热镇痛、镇静、抗血小板聚集、抗血栓形成、抗心肌缺血、改善微循环、护肝、调节免疫等作用；牡丹皮有解热、镇静、镇痛、抗惊厥、

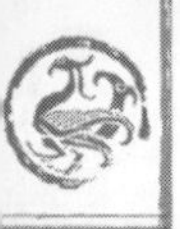

抑菌、抗血栓、抗过敏、抗心律失常、保肝、调节免疫等作用；丹参有改善微循环、改善血液流变学、抑制血小板聚集、抗血栓、抗炎、镇静、提高耐缺氧能力、促进组织的修复与再生、抗动脉粥样硬化、促进免疫功能、抑菌等作用；白鲜皮有抑菌、抗炎、解热、增加心肌收缩力及抗癌等作用；地肤子有抑菌、抑制单核巨噬系统的吞噬功能及迟发型超敏反应的作用；龙胆有抑菌、抗炎、镇静、保肝、抑制心脏、减缓心率、降压及抗疟原虫等作用。

第二节　进行性指掌角皮症

进行性指掌角皮病是指手掌皮肤干燥、皲裂、浅表脱屑为主要表现的一种皮肤病。其发病原因可能与内分泌或微循环障碍有关。物理或化学刺激如碱性溶液洗涤、接触有机溶剂等为主要诱发因素，故又名主妇手。临床主要表现为双掌、手指屈侧皮肤干燥、粗糙、脱屑，更甚者角质层增厚和皲裂。本病慢性经过，往往夏轻冬重。

中医学认为本病多因风寒燥冻，血脉凝滞，肌肤失养；或气血亏虚，血不滋肤所致。治疗以养血润肤为主。

桃红润肤汤（陈汉章经验方）

【组成】桃仁 20 g，红花 8 g，当归 15 g，细辛 10 g，蜂房 15 g，苦参 25 g，地肤子 25 g，侧柏叶 25 g，大飞扬草 25 g。

【用法】煎水浸洗，每次 20 min，每日 2 次，30 min 后外涂皲裂处，每日 2 次。

【功效】养血活血，祛风润燥。

【主治】进行性指掌角皮症。

【方解】本方桃仁养血活血润燥，红花活血化瘀，当归补血活血止痛，细辛解表散寒祛风，蜂房攻毒杀虫，侧柏叶凉血止血收敛，地肤子、苦参、大飞扬草清热除湿、祛风止痒。诸药合用，共奏养血活血，祛风润燥之功。

【现代研究】桃仁有镇痛、抗炎、抗菌、抗过敏、抑制血小板聚集、镇咳平喘、抗肝纤维化等作用；红花有镇痛、镇静、抗惊厥及抗炎等作用；当归有抗血栓、增强机体免疫、抑制炎症后期肉芽组织增生、抗脂质过氧化、抗菌及抗辐射等作用；蜂房有抗炎、镇痛、促凝血、降压、强心、抗癌、抗菌等作用，并能驱蛔虫、绦虫；苦参有抑菌、抗病毒、抗炎、抗过敏、抗心律失常、抗肿瘤、升高白细胞、保肝、抑制免疫、镇静、平喘等作用；地肤子有抑菌、抑制单核巨噬系统的吞噬功能及迟发型超敏反应的作用；侧柏叶能缩短出血及凝血时间，具有止血作用，并有抗炎、抗菌、祛痰、平喘等作用。

第三节　鱼鳞病

鱼鳞病是一组遗传性角化障碍性皮肤病。发病原因系遗传因素致表皮细胞增殖和分化异常，而使细胞增殖增加和细胞脱落减少。临床主要表现为皮肤干燥，伴有鱼鳞状脱屑，寒冷干燥季节加重，反复不愈。

中医学认为本病总因先天禀赋不足，后天脾胃失调，营血亏损，以致血虚风燥，肌肤失养所致。治疗以养血润肤为要。

补中益气汤加减（王玉玺经验方）

【组成】黄芪 30 g，当归 15 g，白术

15 g，陈皮 15 g，党参 15 g，升麻 6 g，熟地黄 15 g，川芎 10 g，赤芍 15 g，炙甘草 6 g，牛膝 15 g。

【用法】水煎服。

【功效】补益脾胃，益气和血，化瘀通络。

【主治】鱼鳞病。

【加减】平素汗少者，加桂枝、白芍解肌发表、调和营卫；血瘀者，加桃仁、红花、蜈蚣，活血化瘀通络；血虚、血瘀致肌肤甲错者，加鸡血藤以补血活血；肝肾不足者，加制首乌补肝肾、益阴血。

【方解】黄芪补中、益元气、温三焦、壮脾胃；党参、白术、炙甘草合用补气健脾，增强黄芪补气之功，以求脾胃元气充足；陈皮理气，使诸药补而不滞；“阳升则万物生，清升则阴浊降”，升麻意在升举下陷之清气；方中加四物汤，意在补血和血。牛膝重在补肝肾、活血通经。

【现代研究】黄芪有抗病毒、利尿、保护肾脏、抗衰老、抗辐射、抗炎、降血脂、降血糖、增强免疫、抗肿瘤和保肝等作用；当归有抗血栓、增强机体免疫、抑制炎症后期肉芽组织增生、抗脂质过氧化、抗菌及抗辐射等作用；白术有利尿、增强免疫功能、抗衰老、保肝、利胆、降血糖、抗菌、抗肿瘤、镇静、镇咳、祛痰等作用；陈皮有解痉、平喘、镇咳、祛痰、升高血压、抗血小板聚集、抗氧化、抗衰老、强心、抗休克、抗过敏、抗肿瘤、抑菌、避孕、抗紫外线辐射、杀虫等作用；党参有抗溃疡、增强免疫、延缓衰老、抗缺氧、抗辐射、降低血糖、调节血脂和抗心肌缺血等作用；熟地黄有增强免疫功能、促进血凝、强心、防治骨质疏松、调节免疫、抗衰老、抗焦虑、改善学习记忆等作用；川芎有镇静、镇痛、抑制血小板聚集及降压等作用；赤芍有抗炎、解热镇痛、镇静、抗血小板聚集、抗血栓形成、抗心肌缺血、改善微循环、护肝、调节免疫等作用；牛膝有增强免疫、抗凝、降脂、降血糖、护肝、强心及抗生育、抗着床、抗早孕等作用。

【医案精选】患者，梁某，女，18 岁，2010 年 2 月 25 日初诊。双下肢伸侧从小皮肤干燥、粗糙，近 2 年加重，冬重夏轻，有时微痒，月经有块、提前 1 周，患者身体虚弱，纳呆，汗少，手足凉，便稍干，1－2 天一行，舌淡红、薄白苔，脉沉细。西医病名：鱼鳞病，中医病名：蛇皮癣，证型：脾胃气虚，兼有血瘀证。处方：黄芪 30 g，当归 15 g，白术 15 g，陈皮 15 g，党参 15 g，升麻 6 g，熟地黄 15 g，川芎 10 g，赤芍 15 g，桂枝 15 g，白芍 15 g，炙甘草 6 g，牛膝 15 g。7 剂，每日 1 剂，水煎服早晚饭后温服。

2 诊：皮疹略见好转，小腿内侧色黯，便 1－2 天一行，月经量正常。上方加制首乌 20 g，鸡血藤 30 g，蜈蚣 2 条，桃仁 10 g，红花 6 g（月经期停服），21 剂，每日一剂，水煎早晚饭后温服。

3 诊：皮肤光滑，皮肤色黯转淡，大便日 1 次，月经量不多。上方 14 剂巩固疗效。

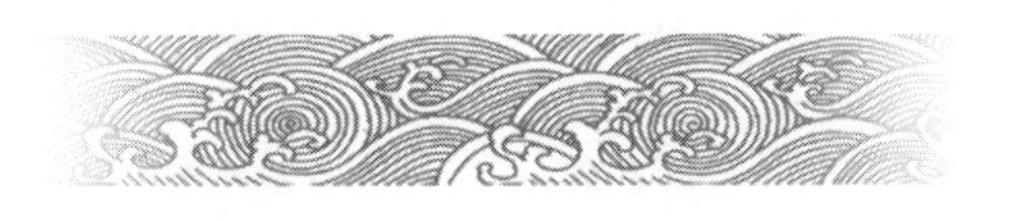

第十五章 色素性皮肤病

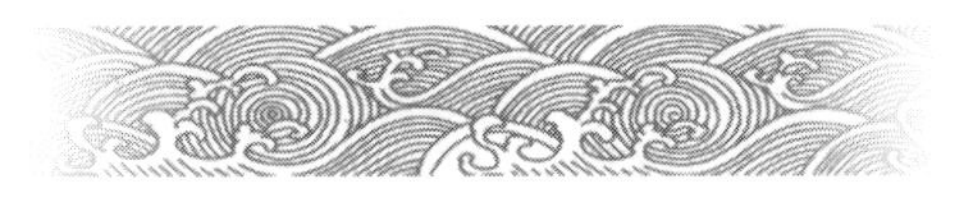

第一节 白癜风

白癜风是一种常见的后天性局限性或泛发性皮肤色素脱失病。发病原因尚不清楚，目前有遗传学说、自身免疫学说、精神与神经化学学说、黑素细胞自毁学说、微量元素缺乏等学说。临床表现为皮肤上出现形态各异、大小不等之白斑，边界清楚，无自觉不适。目前该病尚无特效疗法，临床呈慢性过程。

中医学认为本病总由气血失和、脉络瘀阻；或肝肾不足，皮毛失养所致。治疗当调和气血、养血活血、滋补肝肾与祛风为主。

蔡瑞康经验方

【组成】黄芪 15 g，白术 9 g，生地黄 9 g，何首乌 9 g，丹参 30 g，当归 6 g，防风 9 g，蒺藜 9 g，浮萍 6 g，苍耳子 6 g，柴胡 9 g，郁金 9 g，黑芝麻 9 g，赤芍 9 g，自然铜 9 g，甘草 6 g。

【用法】水煎服。

【功效】疏肝解郁，祛风通络，调和气血。

【主治】气血不和型白癜风。

【加减】血虚加熟地黄、龙眼肉、枸杞子；气虚加党参；恶风汗出加桂枝、白芍；舌红加牡丹皮、赤芍，月经不调加益母草、鸡血藤等。

【方解】黄芪补气升阳，行滞通痹；白术健脾益气；生地黄清热凉血；何首乌补肝肾，益精血，乌须发；丹参活血化瘀；当归养血活血；防风祛风解表；浮萍发汗解表；苍耳子祛风除湿，止痹痛；柴胡、郁金疏肝解郁；赤芍清热凉血，散瘀止痛。诸药合用，疏肝解郁，祛风通络，调和气血。

【现代研究】黄芪有抗病毒、利尿、保护肾脏、抗衰老、抗辐射、抗炎、降血脂、降血糖、增强免疫、抗肿瘤和保肝等作用；白术有利尿、增强免疫功能、抗衰老、保肝、利胆、降血糖、抗菌、抗肿瘤、镇静、镇咳、祛痰等作用；生地黄有增强免疫、抗胃溃疡、促进造血、止血、降压、降血糖等作用；制首乌有降低胆固醇、提高免疫功能等作用；丹参有改善微循环、改善血液流变学、抑制血小板聚集、抗血栓、抗炎、镇静、提高耐缺氧能力、促进组织的修复与再生、抗动脉粥样硬化、促进免疫功能、抑菌等作用；当归有抗血栓、增强机体免疫、抑制炎症后期肉芽组织增生、抗脂质过氧化、抗菌及抗辐射等作用；防风有解热、抗炎、镇静、镇痛、抗惊厥、抗过敏、抗菌等作用；蒺藜有降压、利尿、抑菌等作用；柴胡有解热、抗炎、镇静、安定、镇痛、保肝、利胆、抗病原微生物、抗辐射及促进免疫功能等作用；郁金有保肝利胆、抑制血小板聚集、抗心律失常、抑菌、抗炎止痛及抗早孕等作用；赤芍有抗炎、解热镇痛、镇静、抗血小板聚集、抗血栓形成、抗心肌缺血、改善微循环、护肝、调节免疫等作用；甘草有解痉、抗利尿、降血脂、保肝和类似肾上腺皮质激素样作用。

白斑汤（蔡瑞康经验方）

【组成】黄芪 15 g，白术 9 g，何首乌 9 g，当归 6 g，川芎 6 g，丹参 30 g，补骨脂 9 g，菟丝子 9 g，女贞子 9 g，墨旱莲 9 g，黑芝麻 9 g，白芍 9 g，浮萍 6 g，蒺藜 9 g，防风 9 g，乌梅 6 g，甘草 6 g。

【用法】水煎服。

【功效】补益肝肾。

【主治】白癜风。

【方解】黄芪、党参、白术补中益气；当归、白芍、首乌柔肝养血、调和气血；补骨脂、菟丝子、女贞子、墨旱莲、黑芝麻益肾填精，以达乙癸同源，肝肾同治之效；黄芪、白术，甘草补中益气、健脾，补后天之本以充气血生化之源；当归、川芎、丹参活血化

瘀通络；浮萍、防风疏风祛邪通络；甘草调和诸药，全方共奏补益肝肾、调和气血、化瘀通络、疏风祛邪、益脾胃之效。

【现代研究】黄芪有抗病毒、利尿、保护肾脏、抗衰老、抗辐射、抗炎、降血脂、降血糖、增强免疫、抗肿瘤和保肝等作用；白术有利尿、增强免疫功能、抗衰老、保肝、利胆、降血糖、抗菌、抗肿瘤、镇静、镇咳、祛痰等作用；何首乌有促进肠管运动和轻度泻下作用，还有抗氧化、抗炎、抗菌、抗病毒、抗癌、抗诱变、保肝、调节血脂、抑制平滑肌舒张、抑制血小板聚集和舒张血管等作用；丹参有改善微循环、改善血液流变学、抑制血小板聚集、抗血栓、抗炎、镇静、提高耐缺氧能力、促进组织的修复与再生、抗动脉粥样硬化、促进免疫功能、抑菌等作用；当归有抗血栓、增强机体免疫、抑制炎症后期肉芽组织增生、抗脂质过氧化、抗菌及抗辐射等作用；防风有解热、抗炎、镇静、镇痛、抗惊厥、抗过敏、抗菌等作用；蒺藜有降压、利尿、抑菌等作用；川芎有镇静、镇痛、抑制血小板聚集及降压等作用；女贞子有降血糖、降血脂、抗血小板聚集、抗血栓形成、保肝、免疫调节、抗菌等作用；墨旱莲能提高机体非特异性免疫功能，并有保护染色体、保肝、抗炎、镇痛、促进毛发生长、乌发、止血、抗菌、抗阿米巴原虫等作用；白芍有镇痛、解痉、保肝、增强应激能力、抑菌等作用；乌梅有抑菌、抑制蛔虫活动、抗休克、促进胆汁分泌、增强机体免疫功能等作用；甘草有解痉、抗利尿、降血脂、保肝和类似肾上腺皮质激素样作用。

首乌地黄汤加减（蔡瑞康经验方）

【组成】何首乌 9 g，熟地黄 9 g，黑芝麻 9 g，山茱萸 9 g，沙苑子 9 g，女贞子 9 g，菟丝子 9 g，枸杞子 9 g，当归 6 g，白芍 9 g，蒺藜 9 g，沙参 9 g，麦冬 9 g，甘草 6 g。

【用法】水煎服。

【功效】滋补肝肾，养血祛风。

【主治】肝肾不足型白癜风。

【加减】遇风加重者加蒺藜、蔓荆子等祛风药，舌质瘀黯者加川芎、赤芍、丹参等活血化瘀药。

【方解】何首乌补肝肾，益精血，乌须发；熟地黄补血滋阴，益精填髓；山茱萸、沙苑子、女贞子、菟丝子、枸杞子补益肝肾；当归养血活血；白芍养血敛阴；蒺藜平肝解郁，活血祛风；沙参、麦冬滋阴清热。全方滋补肝肾，养血祛风。

【现代研究】何首乌有促进肠管运动和轻度泻下作用，还有抗氧化、抗炎、抗菌、抗病毒、抗癌、抗诱变、保肝、调节血脂、抑制平滑肌舒张、抑制血小板聚集和舒张血管等作用；熟地黄有增强免疫功能、促进血凝、强心、防治骨质疏松、调节免疫、抗衰老、抗焦虑、改善学习记忆等作用；山茱萸对非特异性免疫功能有增强作用，并能抑制血小板聚集，抗血栓形成，还具有抑菌、降血糖、强心、升压、利尿等作用；女贞子有降血糖、降血脂、抗血小板聚集、抗血栓形成、保肝、免疫调节、抗菌等作用；枸杞子能显著提高机体的非特异性免疫功能，对细胞免疫功能和体液免疫功能均具有调节作用，还有抗氧化、抗衰老、抗辐射、抗肿瘤、抗诱变、降血脂、降血糖、降血压、抑菌等作用；当归有抗血栓、增强机体免疫、抑制炎症后期肉芽组织增生、抗脂质过氧化、抗菌及抗辐射等作用；白芍有镇痛、解痉、保肝、增强应激能力、抑菌等作用；蒺藜有降压、利尿、抑菌等作用；沙参有抗辐射、延缓衰老、提高记忆、抗肝损伤、清除自由基、镇咳祛痰、抗炎、免疫调节、抗肿瘤等作用；麦冬能增强垂体肾上腺皮质系统作用，提高机体适应性，并有增强免疫功能、抗癌、抗心律失常、抗休克、降血糖、抗炎、镇静、催眠、改善血液流变学和抗凝血等作用；甘草有解痉、抗利尿、降血脂、保肝和类似肾上腺皮质激素样作用。

通窍活血汤加减（蔡瑞康经验方）

【组成】桃仁 9 g，红花 9 g，桂枝 6 g，丹参 30 g，川芎 6 g，当归 9 g，鸡血藤 9 g，自然铜 9 g，白芍 9 g，柴胡 9 g，女贞子 9 g，

枸杞子 9 g，甘草 6 g。

【用法】水煎服。

【功效】活血化瘀通络。

【主治】气滞血瘀型白癜风。

【方解】桃仁、红花、丹参活血化瘀；川芎行气活血；当归、鸡血藤补血活血；桂枝温通经脉；自然铜散瘀止痛；白芍养血敛阴；柴胡疏肝解郁；女贞子、枸杞子补益肝肾。

【现代研究】桃仁有镇痛、抗炎、抗菌、抗过敏、抑制血小板聚集、镇咳平喘、抗肝纤维化等作用；红花有镇痛、镇静、抗惊厥及抗炎等作用；桂枝有抑菌、镇痛、抗炎、抗过敏、增加冠脉血流量、改善心功能、镇静、抗惊厥等作用；丹参有改善微循环、改善血液流变学、抑制血小板聚集、抗血栓、抗炎、镇静、提高耐缺氧能力、促进组织的修复与再生、抗动脉粥样硬化、促进免疫功能、抑菌等作用；川芎有镇静、镇痛、抑制血小板聚集及降压等作用；当归有抗血栓、增强机体免疫、抑制炎症后期肉芽组织增生、抗脂质过氧化、抗菌及抗辐射等作用；鸡血藤有一定的造血功能，并能对抗动脉粥样硬化病变，还有抗炎、抗病毒、镇静催眠、抗癌等作用；白芍有镇痛、解痉、保肝、增强应激能力、抑菌等作用；柴胡有解热、抗炎、镇静、安定、镇痛、保肝、利胆、抗病原微生物、抗辐射及促进免疫功能等作用；女贞子有降血糖、降血脂、抗血小板聚集、抗血栓形成、保肝、免疫调节、抗菌等作用；枸杞子能显著提高机体的非特异性免疫功能，对细胞免疫功能和体液免疫功能均具有调节作用，还有抗氧化、抗衰老、抗辐射、抗肿瘤、抗诱变、降血脂、降血糖、降血压、抑菌等作用；甘草有解痉、抗利尿、降血脂、保肝和类似肾上腺皮质激素样作用。

【用方经验】气为血帅，气行则血行，气滞则血凝，故活血的同时，宜适当加用疏肝之品，如香附、川楝子、柴胡等以疏肝理气。肝体阴而用阳，疏肝的同时，尚需酌加滋阴柔肝之品，如生熟地黄、女贞子、枸杞子，以滋补肝体而复肝用。

乌梅汤（蔡瑞康经验方）

【组成】乌梅 6 g，蒺藜 9 g，黑芝麻 9 g，黄芪 9 g，太子参 9 g，白术 9 g，沙苑子 9 g，砂仁 6 g，山药 9 g，牡蛎 12 g，山楂 9 g，薏苡仁 15 g，甘草 6 g。

【用法】水煎服每日 1 剂，日 2 次，服 20 天，休息 10 天。

【功效】补益肝肾，调和气血，益气健脾。

【主治】儿童白癜风。

【方解】儿童白癜风的发生常为多种因素共同致病，均与气血津液变化有关，气血失和是关键。方中蒺藜、黑芝麻、沙苑子、菟丝子补益肝肾；炙黄芪补益元气，助色素再生；乌梅开胃调味，可使药物酸甜可口；煅牡蛎补充微量元素铜，助色素再生；甘草调和药性。

【现代研究】乌梅有抑菌、抑制蛔虫活动、抗休克、促进胆汁分泌、增强机体免疫功能等作用；蒺藜有降压、利尿、抑菌等作用；黄芪有抗病毒、利尿、保护肾脏、抗衰老、抗辐射、抗炎、降血脂、降血糖、增强免疫、抗肿瘤和保肝等作用；太子参有增强免疫、抗应激、抗疲劳、改善记忆、降血糖、降血脂、止咳、祛痰、抗菌、抗病毒、抗炎等作用；白术有利尿、增强免疫功能、抗衰老、保肝、利胆、降血糖、抗菌、抗肿瘤、镇静、镇咳、祛痰等作用；砂仁煎剂可增强胃的功能，促进消化液的分泌，可增进肠道运动，可起到帮助消化的作用；山药有提高免疫功能、降血糖、降血脂、抗肿瘤、抗氧化、抗衰老、抗刺激、麻醉镇痛和消炎抑菌等作用；牡蛎有镇静、抗惊厥、抗癫痫、镇痛、抗肝损伤、增强免疫、抗肿瘤、抗氧化、抗衰老、抗胃溃疡等作用；山楂可促进脂肪消化、分解，并可强心、降血压、抗心律失常、降血脂、抗动脉粥样硬化、抗血小板聚集、抗氧化、增强免疫、收缩子宫、抑菌等；薏苡仁有增强免疫力、降血糖、降血钙、解热、镇静、镇痛等作用；甘草有解痉、抗利尿、降血脂、保肝和类似肾上腺皮质激素样

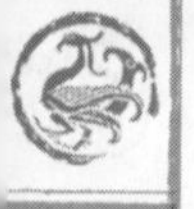

作用。

蔡念宁经验方

【组成】四生方：生白术、生薏苡仁、生枳壳、生侧柏叶。

四子方：诃子、女贞子、地肤子、车前子。

四叶方：桑叶、荷叶、枇杷叶、竹叶。

【用法】水煎服。

【功效】四生方：调气和血，扶正祛邪。

四子方：利湿，疏风散邪，补益肝肾。

四叶方：疏风，利湿，化痰，清暑。

【主治】白癜风。

【方解】四生方：生白术益气健脾，生枳壳健脾理气。生薏苡仁健脾利湿，生侧柏叶清热凉血，四药合用，气血兼顾，以气为主，清热利湿，益气健脾，性味平和，攻补兼施，共奏调气和血、扶正祛邪之功。

四子方：女贞子补益肝肾，诃子敛肺下气，车前子利水清湿热，地肤子散风止痒。此方贯穿了驱邪扶正的思想，通过利湿、疏风散邪于外，同时补益肝肾于内。

四叶方：桑叶疏风清热、清肺润燥，荷叶清暑利湿、升阳止血，枇杷叶化痰止咳，和胃降逆，竹叶淡渗利湿。四叶方重在驱邪，或疏风使邪自表解，或利湿使邪趋下渗，或化痰使邪从肺出，或清暑使邪自退去。

【现代研究】四生方中白术有利尿、增强免疫功能、抗衰老、保肝、利胆、降血糖、抗菌、抗肿瘤、镇静、镇咳、祛痰等作用；生薏苡仁有增强免疫力、降血糖、降血钙、解热、镇静、镇痛等作用；生枳壳有抗菌、镇痛、降血脂、抗血栓、抗休克等作用；生侧柏叶能缩短出血及凝血时间，具有止血作用，并有抗炎、抗菌、祛痰、平喘等作用。四子方中女贞子有降血糖、降血脂、抗血小板聚集、抗血栓形成、保肝、免疫调节、抗菌等作用；地肤子有抑菌、抑制单核巨噬系统的吞噬功能及迟发型超敏反应的作用；车前子有利尿、抑菌及预防肾结石形成等作用。四叶方中桑叶有抑菌、降糖、促进蛋白质合成、降血脂等作用；枇杷叶有镇咳、祛痰、抗炎、平喘、免疫增强的作用，还有镇痛、抗病毒、抗菌及抗肿瘤等作用；竹叶有抑菌的作用。

玉屏风散合二至丸加减（陈达灿经验方）

【组成】黄芪 30 g，山药 30 g，麦冬 12 g，白术 12 g，菟丝子 20 g，墨旱莲 20 g，女贞子 20 g，淫羊藿 10 g，防风 15 g，蒺藜 15 g，甘草 5 g。

【用法】水煎服。

【功效】疏风理气，补益肝肾。

【主治】散发型白癜风。

【方解】本方中玉屏风散益卫固表，二至丸补益肝肾，辅以活血、养阴、潜镇熄风等药。

【现代研究】黄芪有抗病毒、利尿、保护肾脏、抗衰老、抗辐射、抗炎、降血脂、降血糖、增强免疫、抗肿瘤和保肝等作用；山药有提高免疫功能、降血糖、降血脂、抗肿瘤、抗氧化、抗衰老、抗刺激、麻醉镇痛和消炎抑菌等作用；麦冬能增强垂体肾上腺皮质系统作用，提高机体适应性，并有增强免疫功能、抗癌、抗心律失常、抗休克、降血糖、抗炎、镇静、催眠、改善血液流变学和抗凝血等作用；白术有利尿、增强免疫功能、抗衰老、保肝、利胆、降血糖、抗菌、抗肿瘤、镇静、镇咳、祛痰等作用；墨旱莲能提高机体非特异性免疫功能，并有保护染色体、保肝、抗炎、镇痛、促进毛发生长、乌发、止血、抗菌、抗阿米巴原虫等作用；女贞子有降血糖、降血脂、抗血小板聚集、抗血栓形成、保肝、免疫调节、抗菌等作用；淫羊藿具有雄激素样及植物雌激素样活性，能增强动物的性机能，还具有影响心血管系统、造血系统功能，抗骨质疏松，改善学习记忆力，抗辐射，抗肿瘤等作用；防风有解热、抗炎、镇静、镇痛、抗惊厥、抗过敏、抗菌等作用；蒺藜有降压、利尿、抑菌等作用；甘草有解痉、抗利尿、降血脂、保肝和类似肾上腺皮质激素样作用。

消斑酊（陈汉章经验方）

【组成】白芷 0.6 kg，骨碎补 0.09 kg，红花 0.09 kg，菟丝子 1.2 kg，防风 0.5 kg，乌梅 0.6 kg，75%酒精 300 mL。制备方法：上药碎成粗粉，置于密闭容器中，加入酒精，浸渍 7～10 天，过滤去渣后备用。

【用法】每日于皮损处外搽 3 次，并轻微按摩皮损及其周围。

【功效】补益肝肾，调和气血，活血消斑。

【主治】白癜风。

【方解】方中以菟丝子、骨碎补补肾助阳以养精血；白芷、防风祛风胜湿以通络；红花、骨碎补活血化瘀通经络；乌梅味酸生津以养阴，共收补益肝肾、调和气血，活血消斑之功。

【现代研究】白芷酊剂，菟丝子乙醇提取物具有光敏作用，可提高皮肤对长波紫外线敏感性；白芷、菟丝子、乌梅、骨碎补的乙醇提取物对酪氨酸酶有激活作用，刺激黑素细胞，使其恢复功能而再生色素；骨碎补能降血脂和抗动脉硬化，能促进骨对钙的吸收，有利于骨折的愈合，并有明显的镇痛、镇静作用；红花有扩张外周血管、改善微循环、抗血栓、降脂及抗炎等作用；防风有解热、抗炎、镇静、镇痛、抗惊厥、抗过敏、抗菌、增强免疫等作用；乌梅有抑菌、增强机体免疫功能的作用。

【用方经验】白癜风是皮肤科常见的一种获得性色素脱失性疾病，现代医学对本病机理尚不明了。祖国医学认为本病由于情志内伤，肝气郁结复感风湿之邪，搏于肌肤，令气血不和，气机不畅，血不滋养肌肤而致。临床观察表明消斑酊是治疗白癜风的一种安全有效的外用药。

陈可平经验方

【组成】茯苓 15 g，何首乌 10 g，生地黄 10 g，熟地黄 10 g，墨旱莲 15 g，当归 10 g，白芷 10 g，防风 10 g，补骨脂 10 g，柴胡 10 g，枳壳 10 g，郁金 10 g，重楼 15 g，黑芝麻 30 g。

【用法】水煎服，每日 1 剂，每日 2 次，儿童用量酌减。

【功效】滋补肝肾，疏风解郁。

【主治】白癜风。

【加减】大便秘结，心烦易怒，舌质红或红绛，苔黄，脉弦滑者，去茯苓、何首乌，加龙胆 10 g、黄芩 10 g、麦冬 15 g；畏寒肢冷，便溏，舌质淡，苔薄白者，去茯苓、何首乌，加黄芪 10 g、党参 10 g、白术 10 g。

【方解】方中何首乌、生地黄、熟地黄、当归、墨旱莲、补骨脂、黑芝麻滋肝肾，生精补血；柴胡、枳壳、郁金行气解郁；白芷、防风解肌疏风；茯苓补中安神；重楼清热解毒。诸药合用能够滋补肝肾，疏风解郁。

【现代研究】茯苓有利尿、镇静、抗肿瘤、增加心肌收缩力、增强免疫功能、护肝、降血糖、延缓衰老、抑制胃溃疡等作用；何首乌有促进肠管运动和轻度泻下作用，还有抗氧化、抗炎、抗菌、抗病毒、抗癌、抗诱变、保肝、调节血脂、抑制平滑肌舒张、抑制血小板聚集和舒张血管等作用；生地黄有增强免疫、抗胃溃疡、促进造血、止血、降压、降血糖等作用；熟地黄有增强免疫功能、促进血凝、强心、防治骨质疏松、调节免疫、抗衰老、抗焦虑、改善学习记忆等作用；墨旱莲能提高机体非特异性免疫功能，并有保护染色体、保肝、抗炎、镇痛、促进毛发生长、乌发、止血、抗菌、抗阿米巴原虫等作用；当归有抗血栓、增强机体免疫、抑制炎症后期肉芽组织增生、抗脂质过氧化、抗菌及抗辐射等作用；白芷有兴奋神经中枢、升高血压、抑菌、解热、抗炎、镇痛、解痉、抗癌等作用；防风有解热、抗炎、镇静、镇痛、抗惊厥、抗过敏、抗菌等作用；柴胡有解热、抗炎、镇静、安定、镇痛、保肝、利胆、抗病原微生物、抗辐射及促进免疫功能等作用；枳壳有抗菌、镇痛、降血脂、抗血栓、抗休克等作用；郁金有保肝利胆、抑制血小板聚集、抗心律失常、抑菌、抗炎止痛及抗早孕等作用。

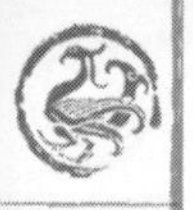

降白丸（黄萍经验方）

【组成】紫草 30 g，沉香 15 g，白术 30 g，蒺藜 30 g，重楼 30 g，白薇 30 g，白药子 30 g，红花 25 g，桃仁 25 g，何首乌 50 g，甘草 30 g，海螵蛸 60 g，龙胆 25 g。

【用法】水煎服。

【功效】调和气血，祛风固卫，着色消斑。

【主治】白癜风。

【方解】本方中紫草、桃仁、红花、降香、行气活血凉血通络，龙胆、白薇、白药子化湿清热，何首乌补益肝肾，白术、蒺藜、重楼、海螵蛸、甘草调和气血，祛风固卫，着色消斑之功效，诸药合用达到调和气血，改善局部微循环。

【现代研究】紫草有抑菌、抗炎、抗病毒、抗过敏、抗肿瘤、保肝、止血、抗生育等作用；白术有利尿、增强免疫功能、抗衰老、保肝、利胆、降血糖、抗菌、抗肿瘤、镇静、镇咳、祛痰等作用；重楼有对大脑与肾脏的保护作用，还有止血、抗肿瘤、抗氧化、抗菌、抗炎、收缩子宫、血管内皮细胞保护作用等；白薇有抗炎、解热、利尿、祛痰、平喘、抑制肺炎球菌、抗肿瘤、增强心肌收缩、减慢心率的作用；红花有镇痛、镇静、抗惊厥及抗炎等作用；桃仁有镇痛、抗炎、抗菌、抗过敏、抑制血小板聚集、镇咳平喘、抗肝纤维化等作用；何首乌有降低胆固醇、提高免疫功能等作用；甘草有解痉、抗利尿、降血脂、保肝和类似肾上腺皮质激素样作用；龙胆有抑菌、抗炎、镇静、保肝、抑制心脏、减缓心率、降压及抗疟原虫等作用。

【用方经验】黄萍以中医辨证为主，认为白癜风的发病跟虚、风、湿、瘀诸多因素有关，临床以中药降白丸治疗白癜风取得了较满意的疗效。

紫铜消白方（欧阳恒经验方）

【组成】紫铜矿，紫丹参，紫草，紫背浮萍，紫苏，紫河车，核桃，红花，郁金，鸡血藤，豨莶草等。

【用法】水煎服，或制成丸剂、片剂服用。

【功效】调和气血，滋益肝肾。

【主治】白癜风。

【方解】方选紫铜矿、紫丹参、紫背浮萍等作为主药，辅以紫草、紫苏、紫河车、核桃、红花、郁金、鸡血藤、豨莶草等药，共奏调和气血，滋益肝肾之功而治白癜风。方以紫色药物组成，有引赤入血，以赤克白之意，体现以色治色的思想。

【现代研究】紫丹参有改善微循环、改善血液流变学、抑制血小板聚集、抗血栓、抗炎、镇静、提高耐缺氧能力、促进组织的修复与再生、抗动脉粥样硬化、促进免疫功能、抑菌等作用；紫草有抑菌、抗炎、抗病毒、抗过敏、抗肿瘤、保肝、止血、抗生育等作用；紫苏有解热、抑菌、增进胃肠蠕动、缓解支气管痉挛、升高血糖等作用；红花有镇痛、镇静、抗惊厥及抗炎等作用；郁金有保肝利胆、抑制血小板聚集、抗心律失常、抑菌、抗炎止痛及抗早孕等作用；鸡血藤有一定的造血功能，并能对抗动脉粥样硬化病变，还有抗炎、抗病毒、镇静催眠、抗癌等作用。

消白饮（宋业强经验方）

【组成】何首乌 12 g，女贞子 9 g，墨旱莲 9 g，当归 15 g，枸杞子 15 g，菟丝子 15 g，山茱萸 15 g，熟地黄 21 g，补骨脂 9 g，蒺藜 30 g，白芷 9 g，甘草 9 g。

【用法】水煎服。

【功效】补益肝肾，养血祛风。

【主治】白癜风。

【加减】神疲乏力者，加党参、白术；真阴亏损者，加阿胶。

【方解】本方适宜肝肾不足的白癜风。方中女贞子、墨旱莲、熟地黄甘温味厚质润，入肝肾经，长于滋养阴血，补肾填精，为补血要药，蒺藜味苦降泄，主入肝经，有平抑肝阳之功；枸杞子滋补肝肾，养血补精，菟丝子不燥不滞，补肾阳，又益阴津，山茱萸

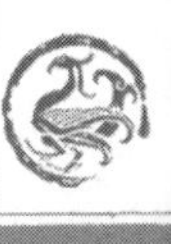

酸涩而温，温而不燥，补而不峻，入肝肾经，既能补肝肾，又能温肾阳，补骨脂辛苦温，补肾壮阳，兼具收涩之性，何首乌补肝肾、益精血，当归甘补辛行，温通质润，能补血、活血，又能行血，不中有动，行中有补，为血中之气药，白芷祛风，共为臣药；甘草调和诸药，为使药。

【现代研究】何首乌有促进肠管运动和轻度泻下作用，还有抗氧化、抗炎、抗菌、抗病毒、抗癌、抗诱变、保肝、调节血脂、抑制平滑肌舒张、抑制血小板聚集和舒张血管等作用；女贞子有降血糖、降血脂、抗血小板聚集、抗血栓形成、保肝、免疫调节、抗菌等作用；墨旱莲能提高机体非特异性免疫功能，并有保护染色体、保肝、抗炎、镇痛、促进毛发生长、乌发、止血、抗菌、抗阿米巴原虫等作用；当归有抗血栓、增强机体免疫、抑制炎症后期肉芽组织增生、抗脂质过氧化、抗菌及抗辐射等作用；枸杞子能显著提高机体的非特异性免疫功能，对细胞免疫功能和体液免疫功能均具有调节作用，还有抗氧化、抗衰老、抗辐射、抗肿瘤、抗诱变、降血脂、降血糖、降血压、抑菌等作用；山茱萸对非特异性免疫功能有增强作用，并能抑制血小板聚集，抗血栓形成，还具有抑菌、降血糖、强心、升压、利尿等作用；熟地黄有增强免疫功能、促进血凝、强心、防治骨质疏松、调节免疫、抗衰老、抗焦虑、改善学习记忆等作用；白芷有兴奋神经中枢、升高血压、抑菌、解热、抗炎、镇痛、解痉、抗癌等作用；甘草有解痉、抗利尿、降血脂、保肝和类似肾上腺皮质激素样作用。

谈煜俊经验方

【组成】黄精 10 g，墨旱莲 10 g，何首乌 10 g，桑椹 10 g，蒺藜 10 g，女贞子 10 g，当归 10 g，鸡血藤 10 g，生地黄 10 g，熟地黄 10 g，川芎 10 g。

【用法】水煎服。

【功效】培补肝肾，养血活络。

【主治】白癜风证属肝肾阴虚，血不荣肤者。

【加减】若皮损正在扩大或有新皮损出现，证属风盛者，加秦艽 10 g，独活 10 g，紫背浮萍 10 g，苍耳子 10 g，白芷 10 g；肝气郁滞者，加郁金 10 g，柴胡 5 g，白芍 10 g。

【方解】黄精补气养阴，益肾；墨旱莲、何首乌、桑葚、女贞子补益肝肾；当归、鸡血藤养血活血；生地黄清热凉血；熟地黄补血滋阴，益精填髓；川芎行气活血。全方培补肝肾，养血活络，治疗白癜风证属肝肾阴虚，血不荣肤者。

【现代研究】黄精水提液在体外对伤寒杆菌、金黄色葡萄球菌及多种致病真菌均有抑制作用；墨旱莲能提高机体非特异性免疫功能，并有保护染色体、保肝、抗炎、镇痛、促进毛发生长、乌发、止血、抗菌、抗阿米巴原虫等作用；何首乌有促进肠管运动和轻度泻下作用，还有抗氧化、抗炎、抗菌、抗病毒、抗癌、抗诱变、保肝、调节血脂、抑制平滑肌舒张、抑制血小板聚集和舒张血管等作用；女贞子有降血糖、降血脂、抗血小板聚集、抗血栓形成、保肝、免疫调节、抗菌等作用；当归有抗血栓、增强机体免疫、抑制炎症后期肉芽组织增生、抗脂质过氧化、抗菌及抗辐射等作用；鸡血藤有一定的造血功能，并能对抗动脉粥样硬化病变，还有抗炎、抗病毒、镇静催眠、抗癌等作用；生地黄有增强免疫、抗胃溃疡、促进造血、止血、降压、降血糖等作用；熟地黄有增强免疫功能、促进血凝、强心、防治骨质疏松、调节免疫、抗衰老、抗焦虑、改善学习记忆等作用；川芎有镇静、镇痛、抑制血小板聚集及降压等作用。

白癜风效验方（王莒生经验方）

【组成】白芷 10 g，僵蚕 20 g，蒺藜 10 g，桑白皮 15 g，补骨脂 10 g，荆芥 10 g，防风 10 g，山药 15 g，白术 10 g，山楂 30 g，麦芽 30 g，神曲 30 g，连翘 10 g，淡竹叶 10 g，浙贝母 20 g，侧柏叶 10 g，全蝎 6 g，牡蛎 20 g，麻黄 3 g。

【用法】水煎服。

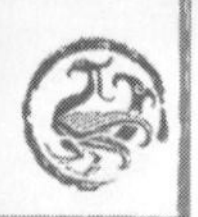

【功效】健脾和胃、调和气血、祛风通络。

【主治】白癜风。

【方解】方中山药、白术、山楂、麦芽、神曲促进脾胃运化；麻黄、补骨脂、连翘、淡竹叶、侧柏叶调和营卫；白芷、白僵蚕、蒺藜、桑白皮、荆芥、防风、全蝎祛风通络；脾胃虚弱则肉不坚、腠理疏，白术合防风可固正气、御外风；白芷引诸药内行于脾胃，麻黄引诸药外行于表皮。全方共奏强健脾胃、调和营卫、祛风通络，标本兼治。

【现代研究】白芷有兴奋神经中枢、升高血压、抑菌、解热、抗炎、镇痛、解痉、抗癌等作用；僵蚕有镇静、催眠、抗惊厥、抗凝血、抗肿瘤、降血糖等作用；荆芥有解热、镇痛、抗炎及抗补体作用；防风有解热、抗炎、镇静、镇痛、抗惊厥、抗过敏、抗菌等作用；山药有提高免疫功能、降血糖、降血脂、抗肿瘤、抗氧化、抗衰老、抗刺激、麻醉镇痛和消炎抑菌等作用；白术有利尿、增强免疫功能、抗衰老、保肝、利胆、降血糖、抗菌、抗肿瘤、镇静、镇咳、祛痰等作用；连翘有抑菌、抗炎和止痛作用，还有抗氧化、抗过敏活性等作用；淡竹叶有利尿、抑菌、解热、升高血糖、抗肿瘤等作用；浙贝母有祛痰、镇咳、平喘、镇痛、镇静、降压等作用；侧柏叶能缩短出血及凝血时间，具有止血作用，并有抗炎、抗菌、祛痰、平喘等作用；全蝎有镇痛、抗惊厥、抗癫痫及降压、抑菌等作用；牡蛎有镇静、抗惊厥、抗癫痫、镇痛、抗肝损伤、增强免疫、抗肿瘤、抗氧化、抗衰老、抗胃溃疡等作用；麻黄有发汗、平喘、祛痰、利尿、解热、抗炎、抑菌、兴奋中枢神经系统、强心、升高血压等作用。

玉疗灵颗粒（王淑惠经验方）

【组成】蒺藜 30 g，补骨脂 15 g，当归 15 g，熟地黄 20 g，何首乌 20 g，女贞子 20 g，墨旱莲 20 g，白术 15 g，黄芪 10 g，丹参 20 g，红花 10 g，柴胡 15 g，防风 10 g，香附 15 g，白芷 10 g。

【用法】内服。

【功效】调和气血，活血化瘀，补益肝肾，祛风散邪。

【主治】进展期白癜风。

【方解】方中当归、熟地黄、何首乌柔肝养血；补骨脂、墨旱莲、女贞子益肾填精；白术、黄芪健脾益气，补后天之本以充气血生化之源。又以柴胡、丹参、香附、红花行气活血，防风、蒺藜、白芷疏风祛邪以通络。诸药合用可以调和气血，活血化瘀，补益肝肾，祛风散邪。

【现代研究】当归有抗血栓、增强机体免疫、抑制炎症后期肉芽组织增生、抗脂质过氧化、抗菌及抗辐射等作用；熟地黄有增强免疫功能、促进血凝、强心、防治骨质疏松、调节免疫、抗衰老、抗焦虑、改善学习记忆等作用；何首乌有促进肠管运动和轻度泻下作用，还有抗氧化、抗炎、抗菌、抗病毒、抗癌、抗诱变、保肝、调节血脂、抑制平滑肌舒张、抑制血小板聚集和舒张血管等作用；女贞子有降血糖、降血脂、抗血小板聚集、抗血栓形成、保肝、免疫调节、抗菌等作用；墨旱莲能提高机体非特异性免疫功能，并有保护染色体、保肝、抗炎、镇痛、促进毛发生长、乌发、止血、抗菌、抗阿米巴原虫等作用；白术有利尿、增强免疫功能、抗衰老、保肝、利胆、降血糖、抗菌、抗肿瘤、镇静、镇咳、祛痰等作用；黄芪有抗病毒、利尿、保护肾脏、抗衰老、抗辐射、抗炎、降血脂、降血糖、增强免疫、抗肿瘤和保肝等作用；丹参有改善微循环、改善血液流变学、抑制血小板聚集、抗血栓、抗炎、镇静、提高耐缺氧能力、促进组织的修复与再生、抗动脉粥样硬化、促进免疫功能、抑菌等作用；红花有镇痛、镇静、抗惊厥及抗炎等作用；柴胡有解热、抗炎、镇静、安定、镇痛、保肝、利胆、抗病原微生物、抗辐射及促进免疫功能等作用；防风有解热、抗炎、镇静、镇痛、抗惊厥、抗过敏、抗菌等作用；香附有解热、镇痛、安定、抗菌、抗炎、抗肿瘤等作用；白芷有兴奋神经中枢、升高血压、抑菌、解热、抗炎、镇痛、解痉、抗癌等作用。

祛白颗粒方（王子雄经验方）

【组成】当归 10 g，生地黄 10 g，川芎 6 g，何首乌 10 g，桑椹 10 g，补骨脂 10 g，白芷 6 g，地榆 10 g，乌梅 10 g。

【功效】养血活血，祛风散瘀通络。

【主治】白癜风。

【方解】当归、何首乌、补骨脂、桑椹具有补益气血、强肝肾的功效；生地黄、川芎活血化瘀；白芷、地榆、乌梅具有祛风通络的功能。诸药合用，共奏养血活血，祛风散瘀通络之功。

【现代研究】当归有抗血栓、增强机体免疫、抑制炎症后期肉芽组织增生、抗脂质过氧化、抗菌及抗辐射等作用；生地黄有增强免疫、抗胃溃疡、促进造血、止血、降压、降血糖等作用；川芎有镇静、镇痛、抑制血小板聚集及降压等作用；何首乌有降低胆固醇、提高免疫功能等作用；白芷有兴奋神经中枢、升高血压、抑菌、解热、抗炎、镇痛、解痉、抗癌等作用；乌梅有抑菌、抑制蛔虫活动、抗休克、促进胆汁分泌、增强机体免疫功能等作用。

【用方经验】白癜风是病因不明的自身免疫性色素障碍性皮肤病。祖国医学认为本病是因外感风邪，跌扑损伤，或内伤七情，肝气郁结，气机不畅，终至气血失和，络脉瘀阻而发病。王子雄以中医辨证为主采用中药当归、生地黄、川芎、何首乌、桑椹、补骨脂、白芷、地榆、乌梅等组成分别起到养血活血，祛风散瘀通络之作用，从而达到调和气血，改善局部微循环。

吴军经验方

【组成】黄芪 50 g，防风 15 g，白术 15 g，茯苓 30 g，枳壳 15 g，补骨脂 15 g，菟丝子 30 g，熟地黄 20 g，当归 15 g，川芎 10 g，白芍 15 g，蒺藜 30 g，夏枯草 20 g，蛇蜕 10 g，僵蚕 10 g。

【用法】水煎服。

【功效】实卫固表，健脾益气。

【主治】肺脾气虚型白癜风。

【方解】本方以黄芪、防风、白术、茯苓、赤小豆、陈皮、枳壳等为主，实卫固表，健脾益气以抵御外风侵袭。

【现代研究】黄芪有抗病毒、利尿、保护肾脏、抗衰老、抗辐射、抗炎、降血脂、降血糖、增强免疫、抗肿瘤和保肝等作用；防风有解热、抗炎、镇静、镇痛、抗惊厥、抗过敏、抗菌等作用；白术有利尿、增强免疫功能、抗衰老、保肝、利胆、降血糖、抗菌、抗肿瘤、镇静、镇咳、祛痰等作用；茯苓有利尿、镇静、抗肿瘤、增加心肌收缩力、增强免疫功能、护肝、降血糖、延缓衰老、抑制胃溃疡等作用；枳壳有抗菌、镇痛、降血脂、抗血栓、抗休克等作用；熟地黄有增强免疫功能、促进血凝、强心、防治骨质疏松、调节免疫、抗衰老、抗焦虑、改善学习记忆等作用；当归有抗血栓、增强机体免疫、抑制炎症后期肉芽组织增生、抗脂质过氧化、抗菌及抗辐射等作用；川芎有镇静、镇痛、抑制血小板聚集及降压等作用；白芍有镇痛、解痉、保肝、增强应激能力、抑菌等作用；夏枯草有抗炎、免疫抑制、抗凝血、降血压、降血糖等作用；蛇蜕有抗炎、抗浮肿的作用；僵蚕有镇静、催眠、抗惊厥、抗凝血、抗肿瘤、降血糖等作用。

吴军经验方

【组成】黄芪 40 g，防风 15 g，白术 15 g，薏苡仁 30 g，地肤子 15 g，白鲜皮 15 g，熟地黄 20 g，当归 15 g，川芎 15 g，白芍 15 g，郁金 15 g，夏枯草 15 g，白芷 15 g，蝉蜕 10 g，僵蚕 10 g。

【用法】水煎服。

【功效】益气养血，平肝祛风。

【主治】气血亏虚型白癜风。

【方解】方中熟地黄、当归、川芎、白芍等濡养气血，体现了“治风先治血，血行风自灭”之意。

【现代研究】黄芪有抗病毒、利尿、保护肾脏、抗衰老、抗辐射、抗炎、降血脂、降血糖、增强免疫、抗肿瘤和保肝等作用；防

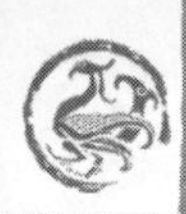

风有解热、抗炎、镇静、镇痛、抗惊厥、抗过敏、抗菌等作用；白术有利尿、增强免疫功能、抗衰老、保肝、利胆、降血糖、抗菌、抗肿瘤、镇静、镇咳、祛痰等作用；薏苡仁有增强免疫力、降血糖、降血钙、解热、镇静、镇痛等作用；地肤子有抑菌、抑制单核巨噬系统的吞噬功能及迟发型超敏反应的作用；白鲜皮有抑菌、抗炎、解热、增加心肌收缩力及抗癌等作用；熟地黄有增强免疫功能、促进血凝、强心、防治骨质疏松、调节免疫、抗衰老、抗焦虑、改善学习记忆等作用；当归有抗血栓、增强机体免疫、抑制炎症后期肉芽组织增生、抗脂质过氧化、抗菌及抗辐射等作用；川芎有镇静、镇痛、抑制血小板聚集及降压等作用；白芍有镇痛、解痉、保肝、增强应激能力、抑菌等作用；郁金有保肝利胆、抑制血小板聚集、抗心律失常、抑菌、抗炎止痛及抗早孕等作用；夏枯草有抗炎、免疫抑制、抗凝血、降血压、降血糖等作用；白芷有兴奋神经中枢、升高血压、抑菌、解热、抗炎、镇痛、解痉、抗癌等作用；蝉蜕有解热、镇静、抗惊厥等作用；僵蚕有镇静、催眠、抗惊厥、抗凝血、抗肿瘤、降血糖等作用。

第二节　黄褐斑

黄褐斑是一种面部皮肤出现局限性淡褐色或褐色斑片的皮肤病。病因尚不十分明确，多与内分泌失调有关。体内雌激素和孕激素增多，刺激黑素细胞分泌黑素和促进黑色素的沉着是主要原因。本病好发于女性，皮疹对称分布于颜面，褐色斑多大小不等，形状不规则，境界清或不清，可融合成大片。慢性经过，常日晒后加重。

中医认为本病多与肝、脾、肾关系密切，以气血失和，不能上荣于面为主要病机。治疗常以疏肝健脾、滋阴补肾为主。

美肤祛斑汤（蔡国良经验方）

【组成】熟地黄 12 g，当归 15 g，白芍 10 g，川芎 12 g，茯苓 10 g，牡丹皮 10 g，丹参 10 g，白芷 10 g，蒺藜 10 g，山药 12 g，山茱萸 12 g，桃仁 12 g，红花 12 g，香附 12 g，淫羊藿 10 g，柴胡 12 g，益母草 10 g，甘草 6 g。

【用法】水煎服。

【功效】补益肝肾，疏肝解郁，活血化瘀。

【主治】肾虚血瘀型黄褐斑。

【方解】方中熟地黄、山药、山茱萸以补益肝肾为主，其中熟地黄滋阴补肾，填精益髓。山茱萸补益肝肾，并能涩精，取肝肾同源之意；山药补益脾阴，亦能固肾；三药配合，肾肝脾三阴并补，是为“三补”，但熟地黄用量大于山茱萸和山药，故仍以补肾为主。当归补血兼具活血行气之功效，川芎、牡丹皮、丹参、柴胡，其趋于祛瘀与养血同施，则活血而无耗血之虚，行气无伤阴之弊，其中柴胡疏肝解郁，解肝气之郁结，行气开胸；茯苓、淫羊藿健脾利水渗湿，桃仁、红花、益母草为活血调经之要药；香附、白芷、白蒺藜为养颜美容要药；甘草调和诸药。纵观全方，补益而不伤正，活血与行气药相配伍，行血分之瘀滞，又解气分之郁结，达到肝气条达。

【现代研究】熟地黄有增强免疫功能、促进血凝、强心、防治骨质疏松、调节免疫、抗衰老、抗焦虑、改善学习记忆等作用；当归有抗血栓、增强机体免疫、抑制炎症后期肉芽组织增生、抗脂质过氧化、抗菌及抗辐射等作用；白芍有镇痛、解痉、保肝、增强应激能力、抑菌等作用；川芎有镇静、镇痛、抑制血小板聚集及降压等作用；茯苓有利尿、镇静、抗肿瘤、增加心肌收缩力、增强免疫功能、护肝、降血糖、延缓衰老、抑制胃溃疡等作用；牡丹皮有解热、镇静、镇痛、抗惊厥、抑菌、抗血栓、抗过敏、抗心律失常、保肝、调节免疫等作用；丹参有改善微循环、改善血液流变学、抑制血小板聚集、抗血栓、抗炎、镇静、提高耐缺氧能力、促进组织的修复与再生、抗动脉粥样硬化、促进免疫功能、抑菌等作用；白芷有兴奋神经中枢、升高血压、抑菌、解热、抗炎、镇痛、解痉、抗癌等作用；山药有提高免疫功能、降血糖、降血脂、抗肿瘤、抗氧化、抗衰老、抗刺激、麻醉镇痛和消炎抑菌等作用；山茱萸对非特异性免疫功能有增强作用，并能抑制血小板聚集，抗血栓形成，还具有抑菌、降血糖、强心、升压、利尿等作用；桃仁有镇痛、抗炎、抗菌、抗过敏、抑制血小板聚集、镇咳平喘、抗肝纤维化等作用；红花有镇痛、镇静、抗惊厥及抗炎等作用；香附有解热、镇痛、安定、抗菌、抗炎、抗肿瘤等作用；柴胡有解热、抗炎、镇静、安定、镇痛、保肝、利胆、抗病原微生物、抗辐射及促进免疫功能等作用；益母草有兴奋子宫、抗早孕、抗血小板聚集、扩张血管、利尿等作用；甘草有解痉、抗利尿、降血脂、保肝和类似肾上腺皮质激素样作用。

六味地黄丸加减（蔡瑞康经验方）

【组成】黄芪 30 g，黄精 9 g，熟地黄 9 g，山药 12 g，山茱萸 9 g，牡丹皮 9 g，茯苓 9 g，泽泻 9 g，白芍 9 g，当归 9 g，菟丝子 9 g，女贞子 9 g，墨旱莲 9 g，甘草 6 g。

【用法】水煎服。

【功效】滋补肝肾，化瘀消斑。

【主治】肝肾亏虚型黄褐斑。

【方解】黄芪补气升阳；黄精补气养阴，益肾；熟地黄补血滋阴，益精填髓；山药补肾摄精；山茱萸、菟丝子、女贞子、墨旱莲补益肝肾；牡丹皮清热凉血，活血化瘀；茯苓、泽泻利水渗湿；当归补血活血。全方共奏滋补肝肾，化瘀消斑之功效。

【现代研究】黄芪有抗病毒、利尿、保护肾脏、抗衰老、抗辐射、抗炎、降血脂、降血糖、增强免疫、抗肿瘤和保肝等作用；黄精水提液在体外对伤寒杆菌、金黄色葡萄球菌及多种致病真菌均有抑制作用；熟地黄有增强免疫功能、促进血凝、强心、防治骨质疏松、调节免疫、抗衰老、抗焦虑、改善学习记忆等作用；山药有提高免疫功能、降血糖、降血脂、抗肿瘤、抗氧化、抗衰老、抗刺激、麻醉镇痛和消炎抑菌等作用；山茱萸对非特异性免疫功能有增强作用，并能抑制血小板聚集，抗血栓形成，还具有抑菌、降血糖、强心、升压、利尿等作用；牡丹皮有解热、镇静、镇痛、抗惊厥、抑菌、抗血栓、抗过敏、抗心律失常、保肝、调节免疫等作用；茯苓有利尿、镇静、抗肿瘤、增加心肌收缩力、增强免疫功能、护肝、降血糖、延缓衰老、抑制胃溃疡等作用；泽泻有利尿、降压、降血糖、抗脂肪肝及抑菌等作用；白芍有镇痛、解痉、保肝、增强应激能力、抑菌等作用；当归有抗血栓、增强机体免疫、抑制炎症后期肉芽组织增生、抗脂质过氧化、抗菌及抗辐射等作用；女贞子有降血糖、降血脂、抗血小板聚集、抗血栓形成、保肝、免疫调节、抗菌等作用；墨旱莲能提高机体非特异性免疫功能，并有保护染色体、保肝、抗炎、镇痛、促进毛发生长、乌发、止血、抗菌、抗阿米巴原虫等作用；甘草有解痉、抗利尿、降血脂、保肝和类似肾上腺皮质激素样作用。

桃红四物汤加减（蔡瑞康经验方）

【组成】桃仁，当归，红花，白芍，熟地黄，山药，川芎，枳壳，甘草等。

【用法】水煎服。

【功效】活血化瘀，通络消斑。

【主治】气滞血瘀型黄褐斑。

【方解】桃仁、当归、红花均有活血化瘀之功效；熟地黄补血滋阴；川芎行气活血；枳壳行气宽中。全方活血化瘀，通络消斑以治疗气滞血瘀型黄褐斑。

【现代研究】桃仁有镇痛、抗炎、抗菌、抗过敏、抑制血小板聚集、镇咳平喘、抗肝纤维化等作用；当归有抗血栓、增强机体免疫、抑制炎症后期肉芽组织增生、抗脂质过氧化、抗菌及抗辐射等作用；红花有镇痛、镇静、抗惊厥及抗炎等作用；白芍有镇痛、

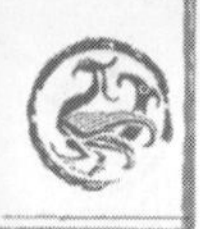

解痉、保肝、增强应激能力、抑菌等作用；熟地黄有增强免疫功能、促进血凝、强心、防治骨质疏松、调节免疫、抗衰老、抗焦虑、改善学习记忆等作用；山药有提高免疫功能、降血糖、降血脂、抗肿瘤、抗氧化、抗衰老、抗刺激、麻醉镇痛和消炎抑菌等作用；川芎有镇静、镇痛、抑制血小板聚集及降压等作用；枳壳有抗菌、镇痛、降血脂、抗血栓、抗休克等作用；甘草有解痉、抗利尿、降血脂、保肝和类似肾上腺皮质激素样作用。

【用方经验】黄褐斑是一种临床常见的面部色素障碍性皮肤病，临床治疗方法多样，但均难以收到满意疗效。蔡瑞康是著名的中西医结合皮肤病专家，他认为黄褐斑的发病源于肝肾阴虚，与肝、肾二脏功能失调关系密切。临床上根据不同的舌脉表现和兼杂症状可分为肝肾亏虚、气滞血瘀两型。治疗上采用中药辨证施治结合外用45%的壬二酸软膏治疗黄褐斑，具有疗效好、安全性高等特点，值得临床推广应用。

血府逐瘀汤（常建国经验方）

【组成】桃仁 15 g，红花 15 g，当归 10 g，熟地黄 10 g，川芎 10 g，赤芍 10 g，柴胡 10 g，枳壳 10 g，桔梗 5 g，牛膝 10 g，蒺藜 10 g，白芷 10 g，炙甘草 10 g。

【用法】水煎服。

【功效】行气活血。

【主治】黄褐斑（气滞血瘀型）。

【方解】桃仁、红花、当归均有活血化瘀之功效；熟地黄补血养阴；川芎行气活血；赤芍清热凉血，散瘀止痛；柴胡疏肝解郁；枳壳行气宽中；牛膝逐瘀通经。全方行气活血，用于治疗气滞血瘀型黄褐斑。

【现代研究】桃仁有镇痛、抗炎、抗菌、抗过敏、抑制血小板聚集、镇咳平喘、抗肝纤维化等作用；红花有镇痛、镇静、抗惊厥及抗炎等作用；当归有抗血栓、增强机体免疫、抑制炎症后期肉芽组织增生、抗脂质过氧化、抗菌及抗辐射等作用；熟地黄有增强免疫功能、促进血凝、强心、防治骨质疏松、调节免疫、抗衰老、抗焦虑、改善学习记忆等作用；川芎有镇静、镇痛、抑制血小板聚集及降压等作用；赤芍有抗炎、解热镇痛、镇静、抗血小板聚集、抗血栓形成、抗心肌缺血、改善微循环、护肝、调节免疫等作用；柴胡有解热、抗炎、镇静、安定、镇痛、保肝、利胆、抗病原微生物、抗辐射及促进免疫功能等作用；枳壳有抗菌、镇痛、降血脂、抗血栓、抗休克等作用；牛膝有增强免疫、抗凝、降脂、降血糖、护肝、强心及抗生育、抗着床、抗早孕等作用；白芷有兴奋神经中枢、升高血压、抑菌、解热、抗炎、镇痛、解痉、抗癌等作用。

祛斑汤（陈金莲经验方）

【组成】熟地黄 15 g，女贞子 15 g，山茱萸 15 g，当归 12 g，薏苡仁 20 g，白附子 6 g，桃仁 10 g。

【用法】水煎服。

【功效】补肝肾、健脾土、活血退斑。

【主治】黄褐斑。

【方解】方中熟地黄、山茱萸、女贞子等补肝益肾，填精补髓；薏苡仁、白术等健脾土利运化，白附子等善行头面而直达病所；宗“久病必瘀”“久病入络”之古训，取桃仁配当归，通血络而退色斑……综观祛斑汤的主法用药紧扣病机，故为治疗黄褐斑之有效方药。

【现代研究】熟地黄有增强免疫功能、促进血凝、强心、防治骨质疏松、调节免疫、抗衰老、抗焦虑、改善学习记忆等作用；女贞子有降血糖、降血脂、抗血小板聚集、抗血栓形成、保肝、免疫调节、抗菌等作用；山茱萸对非特异性免疫功能有增强作用，并能抑制血小板聚集，抗血栓形成，还具有抑菌、降血糖、强心、升压、利尿等作用；当归有抗血栓、增强机体免疫、抑制炎症后期肉芽组织增生、抗脂质过氧化、抗菌及抗辐射等作用；薏苡仁有增强免疫力、降血糖、降血钙、解热、镇静、镇痛等作用；桃仁有镇痛、抗炎、抗菌、抗过敏、抑制血小板聚集、镇咳平喘、抗肝纤维化等作用。

【用方经验】黄褐斑属中医的“黧黑斑”

“妊娠斑”等范畴，多因忧思抑郁、肝失条达致气血失和；或因肾气亏损、伤及阴精，或肾阴不足，阴气弥散，肾之本色注于颜面而成；或劳倦过度，脾土乃伤，气血不能润泽于颜面而色如尘垢。总之与肝、脾、肾三脏相关甚密，气血不能上荣于面为主要病机。祛斑汤拟补肝肾、健脾土、活血退斑为主法。方中熟地黄、山茱萸、女贞子等补肝益肾，填精补髓；薏苡仁、白术等健脾土利运化，白附子等善行头面而直达病所；宗“久病必瘀”“久病入络”之古训，取桃仁配当归，通血络而退色斑。综观祛斑汤的主法用药紧扣病机，故为治疗黄褐斑之有效方药。

消斑汤（陈志伟经验方）

【组成】女贞子 15 g，黄精 15 g，沙苑子 15 g，桑椹 15 g，鸡血藤 15 g，茯苓 15 g，生地黄 15 g，何首乌 15 g，白术 10 g，白芍 10 g，藁本 10 g，僵蚕 6 g，香附 6 g，甘草 5 g。

【用法】水煎服。

【功效】补益肝肾、行气解郁、健脾利湿、化瘀消斑。

【主治】黄褐斑。

【方解】方中女贞子、黄精、沙苑子、桑椹、何首乌、生地黄、白芍滋补肝肾，补益先天之本；鸡血藤、藁本活血养血，润肤祛斑；茯苓、白术健脾，以补益后天之源；僵蚕祛风化痰散结；香附解郁理气；甘草调和诸药。诸药合用，共奏补益肝肾、行气解郁、健脾利湿、化瘀消斑的功效。

【现代研究】女贞子有降血糖、降血脂、抗血小板聚集、抗血栓形成、保肝、免疫调节、抗菌等作用；黄精水提液在体外对伤寒杆菌、金黄色葡萄球菌及多种致病真菌均有抑制作用；鸡血藤有一定的造血功能，并能对抗动脉粥样硬化病变，还有抗炎、抗病毒、镇静催眠、抗癌等作用；茯苓有利尿、镇静、抗肿瘤、增加心肌收缩力、增强免疫功能、护肝、降血糖、延缓衰老、抑制胃溃疡等作用；生地黄有增强免疫、抗胃溃疡、促进造血、止血、降压、降血糖等作用；何首乌有降低胆固醇、提高免疫功能等作用；白术有利尿、增强免疫功能、抗衰老、保肝、利胆、降血糖、抗菌、抗肿瘤、镇静、镇咳、祛痰等作用；白芍有镇痛、解痉、保肝、增强应激能力、抑菌等作用；僵蚕有镇静、催眠、抗惊厥、抗凝血、抗肿瘤、降血糖等作用；香附有解热、镇痛、安定、抗菌、抗炎、抗肿瘤等作用；甘草有解痉、抗利尿、降血脂、保肝和类似肾上腺皮质激素样作用。

加味二至丸（池凤好经验方）

【组成】女贞子 20 g，墨旱莲 20 g，丹参 15 g，黄芪 15 g。

【用法】水煎服。

【功效】滋补肝肾，益气活血。

【主治】肝肾阴虚所致黄褐斑等色素沉着性皮肤病。

【方解】女贞子、墨旱莲补益肝肾；丹参活血祛瘀；黄芪补气升阳。诸药共奏滋补肝肾，益气活血之功效。

【现代研究】女贞子有降血糖、降血脂、抗血小板聚集、抗血栓形成、保肝、免疫调节、抗菌等作用；墨旱莲能提高机体非特异性免疫功能，并有保护染色体、保肝、抗炎、镇痛、促进毛发生长、乌发、止血、抗菌、抗阿米巴原虫等作用；丹参有改善微循环、改善血液流变学、抑制血小板聚集、抗血栓、抗炎、镇静、提高耐缺氧能力、促进组织的修复与再生、抗动脉粥样硬化、促进免疫功能、抑菌等作用；黄芪有抗病毒、利尿、保护肾脏、抗衰老、抗辐射、抗炎、降血脂、降血糖、增强免疫、抗肿瘤和保肝等作用。

中药消斑一号（方姜醒经验方）

【组成】柴胡 10 g，香附 6 g，陈皮 6 g，郁金 10 g，赤芍 12 g，当归 10 g，益母草 15 g，丝瓜络 15 g。

【用法】水煎服。

【功效】疏肝解郁。

【主治】黄褐斑（肝气郁滞型）。

【方解】柴胡、香附、郁金疏肝解郁；陈

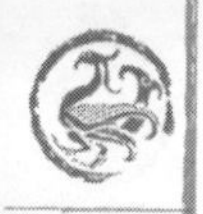

皮理气健脾；赤芍清热凉血，散瘀止痛；当归补血活血；益母草活血调经。全方疏肝解郁为主，用以治疗肝气郁滞型黄褐斑。

【现代研究】柴胡有解热、抗炎、镇静、安定、镇痛、保肝、利胆、抗病原微生物、抗辐射及促进免疫功能等作用；香附有解热、镇痛、安定、抗菌、抗炎、抗肿瘤等作用；陈皮有解痉、平喘、镇咳、祛痰、升高血压、抗血小板聚集、抗氧化、抗衰老、强心、抗休克、抗过敏、抗肿瘤、抑菌、避孕、抗紫外线辐射、杀虫等作用；郁金有保肝利胆、抑制血小板聚集、抗心律失常、抑菌、抗炎止痛及抗早孕等作用；赤芍有抗炎、解热镇痛、镇静、抗血小板聚集、抗血栓形成、抗心肌缺血、改善微循环、护肝、调节免疫等作用；当归有抗血栓、增强机体免疫、抑制炎症后期肉芽组织增生、抗脂质过氧化、抗菌及抗辐射等作用；益母草有兴奋子宫、抗早孕、抗血小板聚集、扩张血管、利尿等作用。

消斑活血汤（何慧英经验方）

【组成】当归 12 g，川芎 9 g，熟地黄 15 g，白芍 12 g，桃仁 9 g，红花 9 g，丹参 15 g，桑椹 12 g，何首乌 12 g，柴胡 10 g，玫瑰花 9 g，黄芪 10 g，大枣 7 枚。

【用法】水煎服。

【功效】活血化瘀、滋补肝肾、养血消斑。

【主治】黄褐斑。

【方解】方中四物汤养血活血；加桃仁、红花、丹参入血分而逐瘀血，有养血而不碍血，活血而不伤血之功；桑椹子、何首乌补肝肾、益精血；柴胡、玫瑰花条达肝气、疏肝解郁；黄芪、大枣益气健脾。诸药合用，共奏活血化瘀、滋补肝肾、养血消斑之功。

【现代研究】当归有抗血栓、增强机体免疫、抑制炎症后期肉芽组织增生、抗脂质过氧化、抗菌及抗辐射等作用；川芎有镇静、镇痛、抑制血小板聚集及降压等作用；熟地黄有增强免疫功能、促进血凝、强心、防治骨质疏松、调节免疫、抗衰老、抗焦虑、改善学习记忆等作用；白芍有镇痛、解痉、保肝、增强应激能力、抑菌等作用；桃仁有镇痛、抗炎、抗菌、抗过敏、抑制血小板聚集、镇咳平喘、抗肝纤维化等作用；红花有镇痛、镇静、抗惊厥及抗炎等作用；丹参有改善微循环、改善血液流变学、抑制血小板聚集、抗血栓、抗炎、镇静、提高耐缺氧能力、促进组织的修复与再生、抗动脉粥样硬化、促进免疫功能、抑菌等作用；何首乌有降低胆固醇、提高免疫功能等作用；柴胡有解热、抗炎、镇静、安定、镇痛、保肝、利胆、抗病原微生物、抗辐射及促进免疫功能等作用；黄芪有抗病毒、利尿、保护肾脏、抗衰老、抗辐射、抗炎、降血脂、降血糖、增强免疫、抗肿瘤和保肝等作用；大枣有增强肌力、增加体重、增强耐力、抗疲劳、促进骨髓造血、增强免疫、镇静催眠、延缓衰老、抗氧化、抗突变、抗过敏、抗炎、抗肿瘤、降血压和降血脂等作用。

健脾化斑汤（蒋新民经验方）

【组成】黄芪 30 g，薏苡仁 30 g，白术 15 g，泽兰 15 g，升麻 12 g，柴胡 10 g，丹参 25 g，茯苓 20 g，益母草 20 g，党参 20 g，山楂 20 g，山药 20 g，红花 5 g。

【用法】水煎服。

【功效】益气健脾，活血化瘀通络。

【主治】黄褐斑（脾虚瘀滞型）。

【方解】方中重用黄芪、薏苡仁，配伍党参、白术、茯苓、山药益气健脾，升麻、柴胡升阳明少阳之气；益以丹参、泽兰、益母草、山楂、红花等，活血化瘀通络。

【现代研究】黄芪有抗病毒、利尿、保护肾脏、抗衰老、抗辐射、抗炎、降血脂、降血糖、增强免疫、抗肿瘤和保肝等作用；薏苡仁有增强免疫力、降血糖、降血钙、解热、镇静、镇痛等作用；白术有利尿、增强免疫功能、抗衰老、保肝、利胆、降血糖、抗菌、抗肿瘤、镇静、镇咳、祛痰等作用；柴胡有解热、抗炎、镇静、安定、镇痛、保肝、利胆、抗病原微生物、抗辐射及促进免疫功能等作用；丹参有改善微循环、改善血液流变学、抑制血小板聚集、抗血栓、抗炎、镇静、提高耐缺氧能力、促进组织的修复与再生、抗动脉粥样硬化、促进免疫功能、抑菌等作用；茯苓有利尿、镇静、抗肿瘤、增加心肌收缩力、增强免疫功能、护肝、降血糖、延缓衰老、抑制胃溃疡等作用；益母草有兴奋子宫、抗早孕、抗血小板聚集、扩张血管、利尿等作用；党参有抗溃疡、增强免疫、延缓衰老、抗缺氧、抗辐射、降低血糖、调节血脂和抗心肌缺血等作用；山楂可促进脂肪消化、分解，并可强心、降血压、抗心律失常、降血脂、抗动脉粥样硬化、抗血小板聚集、抗氧化、增强免疫、收缩子宫、抑菌等；山药有提高免疫功能、降血糖、降血脂、抗肿瘤、抗氧化、抗衰老、抗刺激、麻醉镇痛和消炎抑菌等作用；红花有镇痛、镇静、抗惊厥及抗炎等作用。

【用方经验】此方辨证加减而用于脾虚生斑的患者疗效颇佳。

补精活血颗粒（李振洁经验方）

【组成】熟地黄 15 g，山茱萸 20 g，枸杞子 20 g，菟丝子 15 g，茯苓 15 g，生地黄 15 g，菊花 15 g，当归 15 g，香附 12 g，川芎 12 g，黄精 15 g，益母草 15 g，甘草 6 g。

【用法】开水冲服。

【功效】补精活血。

【主治】黄褐斑（肝肾阴虚型）。

【方解】熟地黄补血滋阴，益精填髓；山茱萸、枸杞子、菟丝子补益肝肾；茯苓利水渗湿；生地黄清热凉血；当归养血活血；香附疏肝解郁；川芎行气活血；黄精补气养阴、益肾；益母草活血调经。全方补精活血治疗肝肾阴虚型黄褐斑。

【现代研究】熟地黄有增强免疫功能、促进血凝、强心、防治骨质疏松、调节免疫、抗衰老、抗焦虑、改善学习记忆等作用；山茱萸对非特异性免疫功能有增强作用，并能抑制血小板聚集，抗血栓形成，还具有抑菌、降血糖、强心、升压、利尿等作用；枸杞子能显著提高机体的非特异性免疫功能，对细胞免疫功能和体液免疫功能均具有调节作用，还有抗氧化、抗衰老、抗辐射、抗肿瘤、抗诱变、降血脂、降血糖、降血压、抑菌等作用；茯苓有利尿、镇静、抗肿瘤、增加心肌收缩力、增强免疫功能、护肝、降血糖、延缓衰老、抑制胃溃疡等作用；生地黄有增强免疫、抗胃溃疡、促进造血、止血、降压、降血糖等作用；当归有抗血栓、增强机体免疫、抑制炎症后期肉芽组织增生、抗脂质过氧化、抗菌及抗辐射等作用；香附有解热、镇痛、安定、抗菌、抗炎、抗肿瘤等作用；川芎有镇静、镇痛、抑制血小板聚集及降压等作用；黄精水提液在体外对伤寒杆菌、金黄色葡萄球菌及多种致病真菌均有抑制作用；益母草有兴奋子宫、抗早孕、抗血小板聚集、扩张血管、利尿等作用；甘草有解痉、抗利尿、降血脂、保肝和类似肾上腺皮质激素样作用。

滋肾化斑汤（刘瓦利经验方）

【组成】山药 20 g，山茱萸 10 g，熟地黄 20 g，桂枝 6 g，菟丝子 20 g，当归 10 g，川芎 10 g，白芍 15 g，僵蚕 10 g，柴胡 10 g，蒺藜 9 g，大黄 6 g，红花 6 g，甘草 6 g

【用法】水煎服。

【功效】滋肾清肝，活血消斑。

【主治】黄褐斑。

【方解】滋肾化斑汤以山萸肉、山药、菟丝子、熟地黄等为君药，具有平补肝肾作用，当归、川芎、僵蚕、丹参、白芍、红花等养血活血消斑，配合柴胡、蒺藜、大黄清肝祛风泻热，稍佐桂枝具有温经通络，取其“善补阴者当于阳中求阴”、“气郁血瘀当以温药行之”之意；菟丝子除具有补肝肾、益精髓、明目功效外，尚有宣通百脉柔润肌肤消斑之功；配合柴胡、当归、白芍取其逍遥散之意，疏肝解郁，健脾化湿。加用蒺藜取其芳香疏风，引药上达颜面，并有解郁散肝之效。僵蚕具有治疗妇科疾病，美容祛斑的功能；熟大黄泻热，去瘀生新。诸药配合，共达补肾活血，舒肝消斑功效。

【现代研究】山药有提高免疫功能、降血糖、降血脂、抗肿瘤、抗氧化、抗衰老、抗

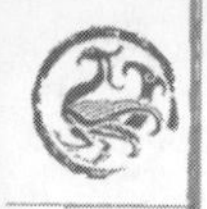

刺激、麻醉镇痛和消炎抑菌等作用；山茱萸对非特异性免疫功能有增强作用，并能抑制血小板聚集，抗血栓形成，还具有抑菌、降血糖、强心、升压、利尿等作用；熟地黄有增强免疫功能、促进血凝、强心、防治骨质疏松、调节免疫、抗衰老、抗焦虑、改善学习记忆等作用；桂枝有抑菌、镇痛、抗炎、抗过敏、增加冠脉血流量、改善心功能、镇静、抗惊厥等作用；当归有抗血栓、增强机体免疫、抑制炎症后期肉芽组织增生、抗脂质过氧化、抗菌及抗辐射等作用；川芎有镇静、镇痛、抑制血小板聚集及降压等作用；白芍有镇痛、解痉、保肝、增强应激能力、抑菌等作用；僵蚕有镇静、催眠、抗惊厥、抗凝血、抗肿瘤、降血糖等作用；柴胡有解热、抗炎、镇静、安定、镇痛、保肝、利胆、抗病原微生物、抗辐射及促进免疫功能等作用；红花有镇痛、镇静、抗惊厥及抗炎等作用；甘草有解痉、抗利尿、降血脂、保肝和类似肾上腺皮质激素样作用。

桃红四物汤加减治疗（刘忠恕经验方）

【组成】地黄 15 g（血热用生地黄，虚寒用熟地黄），川芎 10 g，当归 30 g，芍药 12 g（养血用白芍，化瘀用赤芍），桃仁 10 g，红花 10 g，桂枝 10 g，僵蚕 10 g。

【用法】水煎服。

【功效】活血养血。

【主治】黄褐斑。

【方解】方中地黄、芍药、当归具有补精血，调冲任之功，桃仁、红花擅活血化瘀，为祛瘀之润剂；桂枝、川芎辛散温通，活血通络上行于面；僵蚕为虫类之品，善搜络邪而走头面。全方补血为本，祛瘀为用，行气活血善化头面之斑，且又可使血海充盈，月经调畅。

【现代研究】生地黄有增强免疫、抗胃溃疡、促进造血、止血、降压、降血糖等作用；熟地黄有增强免疫功能、促进血凝、强心、防治骨质疏松、调节免疫、抗衰老、抗焦虑、改善学习记忆等作用；川芎有镇静、镇痛、抑制血小板聚集及降压等作用；当归有抗血栓、增强机体免疫、抑制炎症后期肉芽组织增生、抗脂质过氧化、抗菌及抗辐射等作用；白芍有镇痛、解痉、保肝、增强应激能力、抑菌等作用；赤芍有抗炎、解热镇痛、镇静、抗血小板聚集、抗血栓形成、抗心肌缺血、改善微循环、护肝、调节免疫等作用；桃仁有镇痛、抗炎、抗菌、抗过敏、抑制血小板聚集、镇咳平喘、抗肝纤维化等作用；红花有镇痛、镇静、抗惊厥及抗炎等作用；桂枝有抑菌、镇痛、抗炎、抗过敏、增加冠脉血流量、改善心功能、镇静、抗惊厥等作用；僵蚕有镇静、催眠、抗惊厥、抗凝血、抗肿瘤、降血糖等作用。

【用方经验】用方过程中，注意地黄（血热用生地黄，虚寒用熟地黄）与芍药（养血用白芍，化瘀用赤芍）的使用。

补肾脱色汤（吕爱林经验方）

【组成】黄芪 30 g，当归 12 g，川芎 12 g，芍药（养血用白芍，化瘀用赤芍）12 g，桃仁 12 g，红花 12 g，地黄（血热用生地黄，虚寒用熟地黄）、山茱萸 15 g、肉苁蓉 15 g，菟丝子 20 g，僵蚕 10 g。

【用法】水煎服。

【功效】补肾疏肝，健脾和血。

【主治】黄褐斑（肝肾阴虚，气血不调型）。

【方解】方中黄芪、当归补心脾之气，养心脾之血，使得气血得充；生地黄、山茱萸、肉苁蓉、菟丝子补益肝肾；据“久病入络”、“治斑不离血”、“久病必瘀，内存瘀则外有斑”之意，搜通经络法，用桃仁、红花、僵蚕活血化瘀，通络。诸药配合，血运良好，气血调和，上荣于面，而可消斑。

【现代研究】黄芪有抗病毒、利尿、保护肾脏、抗衰老、抗辐射、抗炎、降血脂、降血糖、增强免疫、抗肿瘤和保肝等作用；川芎有镇静、镇痛、抑制血小板聚集及降压等作用；当归有抗血栓、增强机体免疫、抑制炎症后期肉芽组织增生、抗脂质过氧化、抗菌及抗辐射等作用；白芍有镇痛、解痉、保肝、增强应激能力、抑菌等作用；赤芍有抗炎、解热镇痛、镇静、抗血小板聚集、抗血栓形成、抗心肌缺血、改善微循环、护肝、调节免疫等作用；桃仁有镇痛、抗炎、抗菌、抗过敏、抑制血小板聚集、镇咳平喘、抗肝纤维化等作用；红花有镇痛、镇静、抗惊厥及抗炎等作用；生地黄有增强免疫、抗胃溃疡、促进造血、止血、降压、降血糖等作用；熟地黄有增强免疫功能、促进血凝、强心、防治骨质疏松、调节免疫、抗衰老、抗焦虑、改善学习记忆等作用；山茱萸对非特异性免疫功能有增强作用，并能抑制血小板聚集，抗血栓形成，还具有抑菌、降血糖、强心、升压、利尿等作用；僵蚕有镇静、催眠、抗惊厥、抗凝血、抗肿瘤、降血糖等作用。

【用方经验】用方过程中，注意地黄（血热用生地黄，虚寒用熟地黄）与芍药（养血用白芍，化瘀用赤芍）的使用。

钱文燕经验方

【组成】大青叶 10 g，生地黄 10 g，柴胡 10 g，白芍 10 g，当归 10 g，牡丹皮 10 g，茯苓 10 g，郁金 10 g，白芷 10 g，白及 10 g，白蔹 10 g，白术 10 g，白扁豆 10 g。

【用法】水煎服。

【功效】行气解郁，清热散结。

【主治】肝失疏泄，气滞血瘀的黄褐斑。斑色深褐，烦躁，胸胁胀满，月经不调，舌暗红，或有瘀斑，脉弦或涩。

【方解】本方大青叶大苦大寒，既清营血之热，又清解表里之热，且清解热毒、泻心胃之热；生地黄性味苦甘寒，凉血清热，助君药凉血止血之效，并能养阴生津；柴胡苦平，入肝胆经，能疏泄气机之郁滞；白芍苦酸甘微寒，功善养血柔肝，补阴抑阳，平肝止痛；当归甘补辛行，温通质润，能补血、活血、止痛，又能行血，不中有动，行中有补，为血中之气药；牡丹皮苦寒，入血分，善清营分、血分实热，能清热凉血止血，兼有活血祛瘀之功；茯苓甘淡平，治以清肝利水；郁金苦寒入肝经血分而能凉血止血，味辛能行能散，既能活血，又能行气，使气血流通，血无瘀滞；白芷使热毒从外透解，入阳明胃经，质白气散，驱褐散晦，净肌肤；白及收敛止血，消肿生肌；白蔹清热解毒；白术甘温苦燥，能补气健脾，燥湿利水；白扁豆健脾化湿，兼可解毒，补而不腻，化湿不燥。

【现代研究】大青叶有抑菌、抗病毒、解热、抗炎、抗内毒素、免疫增强等作用；生地黄有增强免疫、抗胃溃疡、促进造血、止血、降压、降血糖等作用；柴胡有解热、抗炎、镇静、安定、镇痛、保肝、利胆、抗病原微生物、抗辐射及促进免疫功能等作用；白芍有镇痛、解痉、保肝、增强应激能力、抑菌等作用；当归有抗血栓、增强机体免疫、抑制炎症后期肉芽组织增生、抗脂质过氧化、抗菌及抗辐射等作用；牡丹皮有解热、镇静、镇痛、抗惊厥、抑菌、抗血栓、抗过敏、抗心律失常、保肝、调节免疫等作用；茯苓有利尿、镇静、抗肿瘤、增加心肌收缩力、增强免疫功能、护肝、降血糖、延缓衰老、抑制胃溃疡等作用；郁金有保肝利胆、抑制血小板聚集、抗心律失常、抑菌、抗炎止痛及抗早孕等作用；白芷有兴奋神经中枢、升高血压、抑菌、解热、抗炎、镇痛、解痉、抗癌等作用；白术有利尿、增强免疫功能、抗衰老、保肝、利胆、降血糖、抗菌、抗肿瘤、镇静、镇咳、祛痰等作用。

加味逍遥散（王建湘经验方）

【组成】当归 6 g，芍药 6 g，茯苓 6 g，白术 6 g，柴胡 6 g，牡丹皮 3 g，栀子 3 g，炙甘草 3 g。

【用法】水煎服。

【功效】养血健脾，疏肝清热。

【主治】肝郁血虚型黄褐斑。

【加减】血瘀加桃仁、红花、益母草；血虚加阿胶、何首乌；失眠加首乌藤、酸枣仁；肝肾阴虚型用加六味地黄丸；阳虚加附子、肉桂；气虚加黄芪、党参；湿滞加苍术、猪苓；失眠加首乌藤、远志。

【方解】当归养血活血；茯苓、白术健脾，渗湿；柴胡疏肝清热；牡丹皮清热凉血，

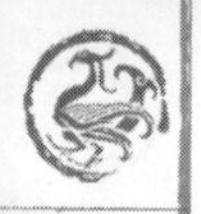

活血散瘀。诸药共奏养血健脾，疏肝清热之功效。

【现代研究】当归有抗血栓、增强机体免疫、抑制炎症后期肉芽组织增生、抗脂质过氧化、抗菌及抗辐射等作用；芍药有镇痛、解痉、保肝、增强应激能力、抑菌等作用；茯苓有利尿、镇静、抗肿瘤、增加心肌收缩力、增强免疫功能、护肝、降血糖、延缓衰老、抑制胃溃疡等作用；白术有利尿、增强免疫功能、抗衰老、保肝、利胆、降血糖、抗菌、抗肿瘤、镇静、镇咳、祛痰等作用；柴胡有解热、抗炎、镇静、安定、镇痛、保肝、利胆、抗病原微生物、抗辐射及促进免疫功能等作用；牡丹皮有解热、镇静、镇痛、抗惊厥、抑菌、抗血栓、抗过敏、抗心律失常、保肝、调节免疫等作用；栀子有抗病毒、抗菌、抗炎等作用。

美妍靓肤汤（王俊志经验方）

【组成】墨旱莲 20 g，女贞子 15 g，当归 10 g，黄精 20 g，僵蚕 10 g，川芎 15 g，白芷 15 g，白附 10 g，凌霄花 30 g，鸡冠花 30 g，白芍 5 g，淫羊藿 15 g，赤芍 15 g，茯苓 20 g，羌活 15 g，红花 15 g。

【用法】水煎服。

【功效】调补肝肾。

【主治】黄褐斑（肝肾不足型）。

【方解】墨旱莲、女贞子补益肝肾；当归养血活血；黄精补气养阴，益肾；白僵蚕祛风止痛；川芎行气活血；淫羊藿补肾阳；赤芍清热凉血，散瘀止痛；茯苓利水渗湿，健脾；羌活祛风除湿；红花活血化瘀。全方调补肝肾，治疗肝肾不足型黄褐斑。

【现代研究】墨旱莲能提高机体非特异性免疫功能，并有保护染色体、保肝、抗炎、镇痛、促进毛发生长、乌发、止血、抗菌、抗阿米巴原虫等作用；女贞子有降血糖、降血脂、抗血小板聚集、抗血栓形成、保肝、免疫调节、抗菌等作用；当归有抗血栓、增强机体免疫、抑制炎症后期肉芽组织增生、抗脂质过氧化、抗菌及抗辐射等作用；黄精水提液在体外对伤寒杆菌、金黄色葡萄球菌及多种致病真菌均有抑制作用；白僵蚕有镇静、催眠、抗惊厥、抗凝血、抗肿瘤、降血糖等作用；川芎有镇静、镇痛、抑制血小板聚集及降压等作用；白芷有兴奋神经中枢、升高血压、抑菌、解热、抗炎、镇痛、解痉、抗癌等作用；凌霄花能降低血液黏度、抑制血小板聚集、改善血液循环，并有抗氧化、抗炎、解痉、抗溃疡、降血胆固醇、止咳、抗癌等作用；白芍有镇痛、解痉、保肝、增强应激能力、抑菌等作用；淫羊藿具有雄激素样及植物雌激素样活性，能增强动物的性机能，还具有影响心血管系统、造血系统功能，抗骨质疏松，改善学习记忆力，抗辐射，抗肿瘤等作用；赤芍有抗炎、解热镇痛、镇静、抗血小板聚集、抗血栓形成、抗心肌缺血、改善微循环、护肝、调节免疫等作用；茯苓有利尿、镇静、抗肿瘤、增加心肌收缩力、增强免疫功能、护肝、降血糖、延缓衰老、抑制胃溃疡等作用；羌活有抗炎、解热、镇痛、抑菌、抗心肌缺血等作用；红花有镇痛、镇静、抗惊厥及抗炎等作用。

六味地黄丸合桃红四物汤加减（魏跃钢经验方）

【组成】生地黄，熟地黄，山茱萸，山药，茯苓，泽泻，牡丹皮，柴胡，桃仁，红花，川芎，赤芍，丹参，女贞子，墨旱莲。

【用法】水煎服。

【功效】滋补肝肾，养血化瘀。

【主治】黄褐斑。

【方解】方中生地黄、熟地黄，山茱萸，女贞子，墨旱莲滋补肝肾；茯苓，泽泻，山药健脾渗湿；柴胡，桃仁，红花，熟地黄，川芎，赤芍，丹参疏肝养血，活血化瘀，使“瘀血去新血生”，兼以调经畅气血。诸药合用，共奏滋补肝肾、养血化瘀之功，可使颜面气血调和，故能取得较好的临床疗效。

【现代研究】生地黄有增强免疫、抗胃溃疡、促进造血、止血、降压、降血糖等作用；熟地黄有增强免疫功能、促进血凝、强心、防治骨质疏松、调节免疫、抗衰老、抗焦虑、改善学习记忆等作用；山茱萸对非特异性免

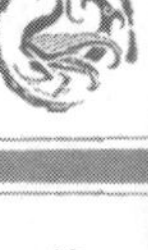

疫功能有增强作用，并能抑制血小板聚集，抗血栓形成，还具有抑菌、降血糖、强心、升压、利尿等作用；山药有提高免疫功能、降血糖、降血脂、抗肿瘤、抗氧化、抗衰老、抗刺激、麻醉镇痛和消炎抑菌等作用；茯苓有利尿、镇静、抗肿瘤、增加心肌收缩力、增强免疫功能、护肝、降血糖、延缓衰老、抑制胃溃疡等作用；泽泻有利尿、降压、降血糖、抗脂肪肝及抑菌等作用；牡丹皮有解热、镇静、镇痛、抗惊厥、抑菌、抗血栓、抗过敏、抗心律失常、保肝、调节免疫等作用；柴胡有解热、抗炎、镇静、安定、镇痛、保肝、利胆、抗病原微生物、抗辐射及促进免疫功能等作用；桃仁有镇痛、抗炎、抗菌、抗过敏、抑制血小板聚集、镇咳平喘、抗肝纤维化等作用；红花有镇痛、镇静、抗惊厥及抗炎等作用；川芎有镇静、镇痛、抑制血小板聚集及降压等作用；赤芍有抗炎、解热镇痛、镇静、抗血小板聚集、抗血栓形成、抗心肌缺血、改善微循环、护肝、调节免疫等作用；丹参有改善微循环、改善血液流变学、抑制血小板聚集、抗血栓、抗炎、镇静、提高耐缺氧能力、促进组织的修复与再生、抗动脉粥样硬化、促进免疫功能、抑菌等作用；女贞子有降血糖、降血脂、抗血小板聚集、抗血栓形成、保肝、免疫调节、抗菌等作用；墨旱莲能提高机体非特异性免疫功能，并有保护染色体、保肝、抗炎、镇痛、促进毛发生长、乌发、止血、抗菌、抗阿米巴原虫等作用。

疏肝化瘀消斑汤（叶义森经验方）

【组成】柴胡 10 g，藁本 5 g，僵蚕 10 g，蒺藜 10 g，当归 10 g，玉竹 10 g，天冬 10 g，丹参 10 g，红花 10 g。

【用法】水煎服。

【功效】疏肝柔肝，化瘀消斑。

【主治】肝郁血瘀型黄褐斑。

【方解】柴胡疏肝解郁，合藁本上行头目，僵蚕、蒺藜平肝，当归养血行滞，天冬、玉竹滋阴，丹参、红花活血化瘀，全方配合，使肝得疏，得养，得柔，得平，血得行，面得荣，斑得消。

【注意事项】嘱患者须避免日晒。

【现代研究】柴胡有解热、抗炎、镇静、安定、镇痛、保肝、利胆、抗病原微生物、抗辐射及促进免疫功能等作用；僵蚕有镇静、催眠、抗惊厥、抗凝血、抗肿瘤、降血糖等作用；蒺藜有降压、利尿、抑菌等作用；当归有抗血栓、增强机体免疫、抑制炎症后期肉芽组织增生、抗脂质过氧化、抗菌及抗辐射等作用；天冬有镇咳、祛痰、平喘、降血糖、延缓衰老、增强免疫、抗肿瘤、抗血小板凝集、抑菌等作用；丹参有改善微循环、改善血液流变学、抑制血小板聚集、抗血栓、抗炎、镇静、提高耐缺氧能力、促进组织的修复与再生、抗动脉粥样硬化、促进免疫功能、抑菌等作用；红花有镇痛、镇静、抗惊厥及抗炎等作用。

【用方经验】黄褐斑是指由于皮肤色素改变而在面部呈局限性褐色斑的皮肤病。相当于中医的黧黑斑。对于肝郁血瘀型黄褐斑患者，用方的同时配合耐心的心理疏导很有必要。

养颜祛斑汤（张良英经验方）

【组成】柴胡 6 g，当归 20 g，白芍 15 g，女贞子 15 g，山药 12 g，熟地黄 12 g，山茱萸 12 g，茯苓 12 g，牡丹皮 12 g，党参 15 g，川芎 10 g，白芷 10 g，桃仁 10 g，红花 6 g，玉竹 12 g，甘草 6 g。

【用法】水煎服。

【功效】健脾、疏肝、益肾。

【主治】黄褐斑。

【方解】柴胡疏肝解郁；当归、白芍养血；女贞子、山茱萸补益肝肾；山药补肾摄精；熟地黄补血滋阴，益肾；茯苓利水渗湿，健脾；牡丹皮清热凉血，活血散瘀；党参养血生津；川芎行气活血；桃仁、红花活血散瘀；玉竹养阴润燥。全方共奏健脾、疏肝、益肾之功。

【现代研究】柴胡有解热、抗炎、镇静、安定、镇痛、保肝、利胆、抗病原微生物、抗辐射及促进免疫功能等作用；当归有抗血

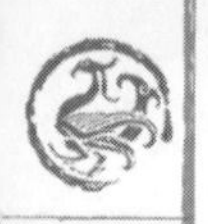

栓、增强机体免疫、抑制炎症后期肉芽组织增生、抗脂质过氧化、抗菌及抗辐射等作用；白芍有镇痛、解痉、保肝、增强应激能力、抑菌等作用；女贞子有降血糖、降血脂、抗血小板聚集、抗血栓形成、保肝、免疫调节、抗菌等作用；山药有提高免疫功能、降血糖、降血脂、抗肿瘤、抗氧化、抗衰老、抗刺激、麻醉镇痛和消炎抑菌等作用；熟地黄有增强免疫功能、促进血凝、强心、防治骨质疏松、调节免疫、抗衰老、抗焦虑、改善学习记忆等作用；茯苓有利尿、镇静、抗肿瘤、增加心肌收缩力、增强免疫功能、护肝、降血糖、延缓衰老、抑制胃溃疡等作用；牡丹皮有解热、镇静、镇痛、抗惊厥、抑菌、抗血栓、抗过敏、抗心律失常、保肝、调节免疫等作用；党参有抗溃疡、增强免疫、延缓衰老、抗缺氧、抗辐射、降低血糖、调节血脂和抗心肌缺血等作用；川芎有镇静、镇痛、抑制血小板聚集及降压等作用；白芷有兴奋神经中枢、升高血压、抑菌、解热、抗炎、镇痛、解痉、抗癌等作用；桃仁有镇痛、抗炎、抗菌、抗过敏、抑制血小板聚集、镇咳平喘、抗肝纤维化等作用；红花有镇痛、镇静、抗惊厥及抗炎等作用；甘草有解痉、抗利尿、降血脂、保肝和类似肾上腺皮质激素样作用。

张学文经验方

【组成】何首乌 30 g，女贞子 15 g，墨旱莲 15 g，牛膝 15 g，桑寄生 15 g，生地黄 15 g，山楂 15 g，丹参 15 g，当归 10 g，枸杞子 10 g，川芎 10 g，桂枝 6 g，西洋参 5 g。

【用法】水煎服。

【功效】滋阴补肾，养血活血。

【主治】肝肾阴虚，血虚血瘀的黄褐斑。

【方解】方中以何首乌为君，补肾精血，与熟地黄、墨旱莲、女贞子、菟丝子相伍滋阴益肾，与当归、白芍、枸杞子同进，养血补肝；于大队补阴药中稍佐桂枝，有“阳生阴长”之义，又可调和营卫，温通血脉；川芎乃血中之气药，可活血化瘀、疏肝理气而上行头目；伍以怀牛膝补肾益肝兼引血下行，则补中有泄，滋而不腻，升降有度。

【现代研究】何首乌有降低胆固醇、提高免疫功能等作用；女贞子有降血糖、降血脂、抗血小板聚集、抗血栓形成、保肝、免疫调节、抗菌等作用；墨旱莲能提高机体非特异性免疫功能，并有保护染色体、保肝、抗炎、镇痛、促进毛发生长、乌发、止血、抗菌、抗阿米巴原虫等作用；牛膝有增强免疫、抗凝、降脂、降血糖、护肝、强心及抗生育、抗着床、抗早孕等作用；生地黄有增强免疫、抗胃溃疡、促进造血、止血、降压、降血糖等作用；山楂可促进脂肪消化、分解，并可强心、降血压、抗心律失常、降血脂、抗动脉粥样硬化、抗血小板聚集、抗氧化、增强免疫、收缩子宫、抑菌等；丹参有改善微循环、改善血液流变学、抑制血小板聚集、抗血栓、抗炎、镇静、提高耐缺氧能力、促进组织的修复与再生、抗动脉粥样硬化、促进免疫功能、抑菌等作用；当归有抗血栓、增强机体免疫、抑制炎症后期肉芽组织增生、抗脂质过氧化、抗菌及抗辐射等作用；枸杞子能显著提高机体的非特异性免疫功能，对细胞免疫功能和体液免疫功能均具有调节作用，还有抗氧化、抗衰老、抗辐射、抗肿瘤、抗诱变、降血脂、降血糖、降血压、抑菌等作用；川芎有镇静、镇痛、抑制血小板聚集及降压等作用；桂枝有抑菌、镇痛、抗炎、抗过敏、增加冠脉血流量、改善心功能、镇静、抗惊厥等作用。

祛斑胶囊（赵凤莲经验方）

【组成】柴胡 10 g，当归 15 g，赤芍 15 g，生地黄 15 g，白术 12 g，茯苓 15 g，牡丹皮 15 g，桃仁 12 g，红花 10 g，枇杷叶 20 g，黄芩 12 g，泽兰 12 g，益母草 30 g，桑白皮 15 g。

【用法】水煎服。

【功效】清热活血，健脾燥湿。

【主治】黄褐斑。

【方解】柴胡疏肝解郁；当归养血活血；赤芍、生地黄清热凉血；白术、茯苓健脾除湿；牡丹皮、桃仁、红花、泽兰、益母草活血化瘀；黄芩清热燥湿。

【现代研究】柴胡有解热、抗炎、镇静、安定、镇痛、保肝、利胆、抗病原微生物、抗辐射及促进免疫功能等作用；当归有抗血栓、增强机体免疫、抑制炎症后期肉芽组织增生、抗脂质过氧化、抗菌及抗辐射等作用；赤芍有抗炎、解热镇痛、镇静、抗血小板聚集、抗血栓形成、抗心肌缺血、改善微循环、护肝、调节免疫等作用；生地黄有增强免疫、抗胃溃疡、促进造血、止血、降压、降血糖等作用；白术有利尿、增强免疫功能、抗衰老、保肝、利胆、降血糖、抗菌、抗肿瘤、镇静、镇咳、祛痰等作用；茯苓有利尿、镇静、抗肿瘤、增加心肌收缩力、增强免疫功能、护肝、降血糖、延缓衰老、抑制胃溃疡等作用；牡丹皮有解热、镇静、镇痛、抗惊厥、抑菌、抗血栓、抗过敏、抗心律失常、保肝、调节免疫等作用；桃仁有镇痛、抗炎、抗菌、抗过敏、抑制血小板聚集、镇咳平喘、抗肝纤维化等作用；红花有镇痛、镇静、抗惊厥及抗炎等作用；枇杷叶有镇咳、祛痰、抗炎、平喘、免疫增强的作用，还有镇痛、抗病毒、抗菌及抗肿瘤等作用；黄芩有解热、镇静、抑菌、抗过敏、保肝、利胆、降压、降脂、抗氧化等作用；益母草有兴奋子宫、抗早孕、抗血小板聚集、扩张血管、利尿等作用；桑白皮有镇咳、祛痰、平喘、利尿、抗炎、镇痛、降血糖、降血压、免疫调节、抗病毒、抗氧化、抗肿瘤等作用。

三黄汤（钟以泽经验方）

【组成】黄精 30 g，黄芪 30 g，熟地黄 30 g，茯苓 30 g，白术 30 g，当归 30 g，香附 15 g，僵蚕 10 g。

【用法】水煎服。

【功效】健脾补肾，养血活血。

【主治】黄褐斑。

【方解】方中黄精、黄芪、熟地黄补益气血，滋补肝肾，肾精化生元气，激发皮肤的生长，肾精充实，闭藏得所，百脉得肾精的充填，皮肤才会正常生长，为君药。茯苓、白术益气健脾，脾为气血生化之源，脾气主升、主运化，脾气充足，才能向上传输精血精液，滋润濡养于面部肌肤；当归养血、柔肝助脾运化，血能生精，滋养肾中精气，共为臣药。香附、僵蚕养血活血、理气通络化瘀，其中香附行十二经之气，僵蚕为虫蚁之品，祛风化痰，善搜络邪而走头面，共为佐使药。全方配伍得当，以脾肾不足为本，气滞血瘀痰凝为标。通过健脾补肾与养血活血，达到调和阴阳气血，养颜祛斑的目的，同时创造性提出温阳宣肺的法则，方能达到治病求本的目的。

【现代研究】黄精水提液在体外对伤寒杆菌、金黄色葡萄球菌及多种致病真菌均有抑制作用；黄芪有抗病毒、利尿、保护肾脏、抗衰老、抗辐射、抗炎、降血脂、降血糖、增强免疫、抗肿瘤和保肝等作用；熟地黄有增强免疫功能、促进血凝、强心、防治骨质疏松、调节免疫、抗衰老、抗焦虑、改善学习记忆等作用；茯苓有利尿、镇静、抗肿瘤、增加心肌收缩力、增强免疫功能、护肝、降血糖、延缓衰老、抑制胃溃疡等作用；白术有利尿、增强免疫功能、抗衰老、保肝、利胆、降血糖、抗菌、抗肿瘤、镇静、镇咳、祛痰等作用；当归有抗血栓、增强机体免疫、抑制炎症后期肉芽组织增生、抗脂质过氧化、抗菌及抗辐射等作用；香附有解热、镇痛、安定、抗菌、抗炎、抗肿瘤等作用；僵蚕有镇静、催眠、抗惊厥、抗凝血、抗肿瘤、降血糖等作用。

第十六章 毛发及皮肤附属器疾病

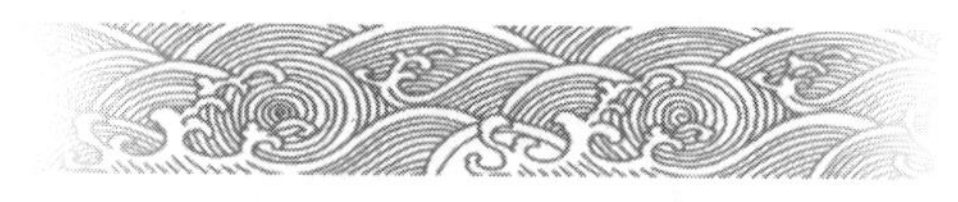

第一节　斑秃

斑秃为一种突然发生的局限性斑片状脱发，病因尚不完全清楚，可能与遗传、情绪、应激、内分泌失调、自身免疫等因素有关。临床表现为头发区突然发生圆形或椭圆形脱发区，皮损区皮肤光滑，无炎症、鳞屑和瘢痕。

中医认为本病因过食辛辣炙煿、醇甘厚味，或情志抑郁化火，损阴耗血，血热生风，风热上蹿巅顶，毛发失于阴血濡养而突然脱落；或跌打损伤，瘀血阻络，血不畅达，清窍失养，发脱不生；或久病致气血两虚，肝肾不足，精不化血，血不养发，肌腠失润，发无生长之源，毛根空虚而发落成片。治疗多以疏肝解郁，养肝补肾，活血生发为法，内外治结合。

疏肝生发汤（陈达灿经验方）

【组成】柴胡 12 g，郁金 12 g，山茱萸 12 g，当归 9 g，素馨花 9 g，香附 9 g，川芎 6 g，何首乌 20 g，枸杞子 20 g，女贞子 20 g，黄精 15 g，白芍 15 g，桑寄生 15 g，酸枣仁 15 g，炙甘草 6 g。

【用法】水煎服。

【功效】疏肝解郁，养肝补肾。

【主治】斑秃。

【方解】柴胡、素馨花、香附疏肝解郁；当归、白芍、川芎柔肝活血，通经络、开毛窍；何首乌、女贞子、黄精、山茱萸、枸杞子、桑寄生养肝补肾、填精养血生发，有精血互生之妙；酸枣仁、郁金养心安神、除烦解郁。

【现代研究】柴胡有解热、抗炎、镇静、安定、镇痛、保肝、利胆、抗病原微生物、抗辐射及促进免疫功能等作用；郁金有保肝利胆、抑制血小板聚集、抗心律失常、抑菌、抗炎止痛及抗早孕等作用；山茱萸对非特异性免疫功能有增强作用，并能抑制血小板聚集，抗血栓形成，还具有抑菌、降血糖、强心、升压、利尿等作用；当归有抗血栓、增强机体免疫、抑制炎症后期肉芽组织增生、抗脂质过氧化、抗菌及抗辐射等作用；香附有解热、镇痛、安定、抗菌、抗炎、抗肿瘤等作用；川芎有镇静、镇痛、抑制血小板聚集及降压等作用；何首乌有降低胆固醇、提高免疫功能等作用；枸杞子能显著提高机体的非特异性免疫功能，对细胞免疫功能和体液免疫功能均具有调节作用，还有抗氧化、抗衰老、抗辐射、抗肿瘤、抗诱变、降血脂、降血糖、降血压、抑菌等作用；女贞子有降血糖、降血脂、抗血小板聚集、抗血栓形成、保肝、免疫调节、抗菌等作用；黄精水提液在体外对伤寒杆菌、金黄色葡萄球菌及多种致病真菌均有抑制作用；白芍有镇痛、解痉、保肝、增强应激能力、抑菌等作用。

益发口服液（陈达灿经验方）

【组成】何首乌 15 g，墨旱莲 15 g，山楂 15 g，菟丝子 18 g，生地黄 18 g，黄精 12 g，党参 12 g，淫羊藿 9 g，山茱萸 9 g，枸杞子 9 g，川芎 6 g，炙甘草 6 g。

【用法】水煎服。

【功效】益肾填精，养血调血。

【主治】重型斑秃。

【方解】何首乌、墨旱莲、菟丝子、山萸肉、枸杞子、淫羊藿补益肝肾；生地黄清热凉血；黄精补气养阴，益肾；党参养血生津；川芎行气活血；山楂行气散瘀。诸药共奏益肾填精，养血调血之功效。

【现代研究】何首乌有降低胆固醇、提高免疫功能等作用；墨旱莲能提高机体非特异性免疫功能，并有保护染色体、保肝、抗炎、镇痛、促进毛发生长、乌发、止血、抗菌、抗阿米巴原虫等作用；山楂可促进脂肪消化、分解，并可强心、降血压、抗心律失常、降

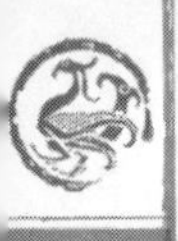

血脂、抗动脉粥样硬化、抗血小板聚集、抗氧化、增强免疫、收缩子宫、抑菌等；生地黄有增强免疫、抗胃溃疡、促进造血、止血、降压、降血糖等作用；黄精水提液在体外对伤寒杆菌、金黄色葡萄球菌及多种致病真菌均有抑制作用；党参有抗溃疡、增强免疫、延缓衰老、抗缺氧、抗辐射、降低血糖、调节血脂和抗心肌缺血等作用；山茱萸对非特异性免疫功能有增强作用，并能抑制血小板聚集，抗血栓形成，还具有抑菌、降血糖、强心、升压、利尿等作用；枸杞子能显著提高机体的非特异性免疫功能，对细胞免疫功能和体液免疫功能均具有调节作用，还有抗氧化、抗衰老、抗辐射、抗肿瘤、抗诱变、降血脂、降血糖、降血压、抑菌等作用；川芎有镇静、镇痛、抑制血小板聚集及降压等作用。

玉屏风散加味（陈达灿经验方）

【组成】黄芪 30 g，太子参 30 g，白术 15 g，何首乌 15 g，生地黄 10 g，防风 10 g，枸杞子 12 g，女贞子 20 g，茯苓 20 g，菟丝子 20 g，甘草 5 g。

【用法】水煎服。

【功效】益卫固表，补益肝肾。

【主治】复发性斑秃。

【方解】方中黄芪甘温，乃补气固表之圣药，重用黄芪补卫气固肌表；辅以防风疏风祛邪，黄芪得防风之助其功愈速；脾主肌肉，以白术健脾益气温分肉，与防风相合，走表祛邪；肾主骨，其华在发，肝藏血，发为血之余，肝肾不足，气血亏虚，则毛发失于濡养。

【现代研究】黄芪有抗病毒、利尿、保护肾脏、抗衰老、抗辐射、抗炎、降血脂、降血糖、增强免疫、抗肿瘤和保肝等作用；太子参有增强免疫、抗应激、抗疲劳、改善记忆、降血糖、降血脂、止咳、祛痰、抗菌、抗病毒、抗炎等作用；白术有利尿、增强免疫功能、抗衰老、保肝、利胆、降血糖、抗菌、抗肿瘤、镇静、镇咳、祛痰等作用；何首乌有促进肠管运动和轻度泻下作用，还有抗氧化、抗炎、抗菌、抗病毒、抗癌、抗诱变、保肝、调节血脂、抑制平滑肌舒张、抑制血小板聚集和舒张血管等作用；生地黄有增强免疫、抗胃溃疡、促进造血、止血、降压、降血糖等作用；防风有解热、抗炎、镇静、镇痛、抗惊厥、抗过敏、抗菌等作用；枸杞子能显著提高机体的非特异性免疫功能，对细胞免疫功能和体液免疫功能均具有调节作用，还有抗氧化、抗衰老、抗辐射、抗肿瘤、抗诱变、降血脂、降血糖、降血压、抑菌等作用；女贞子有降血糖、降血脂、抗血小板聚集、抗血栓形成、保肝、免疫调节、抗菌等作用；茯苓有利尿、镇静、抗肿瘤、增加心肌收缩力、增强免疫功能、护肝、降血糖、延缓衰老、抑制胃溃疡等作用；甘草有解痉、抗利尿、降血脂、保肝和类似肾上腺皮质激素样作用。

邓铁涛经验方

【组成】黄芪 15 g，当归 12 g，熟地黄 12 g，黄精 12 g，黑豆 30 g，何首乌 12 g，桑椹 12 g，茯苓 9 g，白芍 9 g，川芎 9 g，枸杞子 9 g，五爪龙 30 g，鸡血藤 24 g。

【用法】水煎服。

【功效】滋补肝肾，养血益气。

【主治】斑秃。

【方解】方中重用黄芪补卫气固肌表；熟地黄、黄精、桑椹以滋肾益精；黑豆、当归、何首乌、鸡血藤、桑椹以养肝生血，特别是黑豆、何首乌、熟地黄、桑椹为治疗脱发的必用之药。在益精补血之药中，加入鸡血藤等养血活血之品，使滋而不腻，活血生新。

【现代研究】黄芪有抗病毒、利尿、保护肾脏、抗衰老、抗辐射、抗炎、降血脂、降血糖、增强免疫、抗肿瘤和保肝等作用；当归有抗血栓、增强机体免疫、抑制炎症后期肉芽组织增生、抗脂质过氧化、抗菌及抗辐射等作用；熟地黄有增强免疫功能、促进血凝、强心、防治骨质疏松、调节免疫、抗衰老、抗焦虑、改善学习记忆等作用；黄精水提液在体外对伤寒杆菌、金黄色葡萄球菌及多种致病真菌均有抑制作用；何首乌有促进肠管运动和轻度泻下作用，还有抗氧化、抗炎、抗菌、抗病毒、抗癌、抗诱变、保肝、调节血脂、抑制平滑肌舒张、抑制血小板聚集和舒张血管等作用；茯苓有利尿、镇静、抗肿瘤、增加心肌收缩力、增强免疫功能、护肝、降血糖、延缓衰老、抑制胃溃疡等作用；白芍有镇痛、解痉、保肝、增强应激能力、抑菌等作用；川芎有镇静、镇痛、抑制血小板聚集及降压等作用；枸杞子能显著提高机体的非特异性免疫功能，对细胞免疫功能和体液免疫功能均具有调节作用，还有抗氧化、抗衰老、抗辐射、抗肿瘤、抗诱变、降血脂、降血糖、降血压、抑菌等作用；鸡血藤有一定的造血功能，并能对抗动脉粥样硬化病变，还有抗炎、抗病毒、镇静催眠、抗癌等作用。

生发酊（管汾经验方）

【组成】何首乌 25 g，当归 20 g，红花 10 g，桂枝 20 g，干姜 20 g，细辛 10 g。（以 45°以上白酒 100 mL 密封浸泡一周后放置阴凉处备用。）

【用法】外涂斑秃处。

【功效】凉血止血，活血化瘀。

【主治】斑秃。

【方解】方中何首乌为君药，滋阴养血、补益肝肾、当归为臣药，养血活血、红花活血化瘀；桂枝、干姜、细辛祛风温经通络。以酒浸泡，活血通络，引药运行。方中补中有行，行中有补，使补血而不滞血，祛邪而不伤正，共奏养血活血、补益肝肾、祛风生发之功。

【现代研究】何首乌有抗氧化、抗炎、抗菌、抗病毒、抗癌、抗诱变、保肝、调节血脂、抑制血小板聚集和舒张血管等作用；当归有抗血栓、增强机体免疫、抑制炎症后期肉芽组织增生、抗脂质过氧化、抗菌及抗辐射等作用；红花有镇痛、镇静、抗惊厥及抗炎等作用；桂枝有抑菌、镇痛、抗炎、抗过敏、增加冠脉血流量、改善心功能、镇静、抗惊厥等作用。

【用方经验】传统中医理论认为“肾主骨，其华在发”，“肝藏血”，“发为血之余”。气血亏虚，肝肾不足是毛发失于滋养而脱落的主要因素，而七情所伤，肝气郁结，精血失于输布以致毛发失荣往往是诱发或加重斑秃的主要原因。自制生发酊合 PUVA 治疗斑秃临床疗效显著。

治斑方（贾敏经验方）

【组成】补骨脂 20 g，骨碎补 15 g，何首乌 10 g，升麻 20 g，黄芪 20 g，当归 20 g，川芎 10 g，熟地黄 15 g，车前草 10 g，知母 15 g。

【用法】水煎服。

【功效】补肾益精、活血益肝。

【主治】斑秃。

【方解】以补骨脂、骨碎补为君药，滋补肝肾，填先天之不足；何首乌辅君药强补肝肾之功，又乌须黑发；熟地黄、当归滋阴补血益肝；川芎活血通络药，又可疏肝理气，载药上行头面；升麻、黄芪补一身之气，气为血帅以气补血、行血，并有升提之意，可直达巅顶荣养生发；知母、车前草甘寒，下归肾经以润肝肾温补之燥。方中一燥一寒、一升一降以调和机体阴阳。全方合用滋而不腻，稍兼苦寒，性则温和，以滋补肝肾为主，益气行血，乌发生发。

【现代研究】骨碎补能降血脂和抗动脉硬化，能促进骨对钙的吸收，有利于骨折的愈合，并有明显的镇痛、镇静作用；何首乌有降低胆固醇、提高免疫功能等作用；黄芪有抗病毒、利尿、保护肾脏、抗衰老、抗辐射、抗炎、降血脂、降血糖、增强免疫、抗肿瘤和保肝等作用；当归有抗血栓、增强机体免疫、抑制炎症后期肉芽组织增生、抗脂质过氧化、抗菌及抗辐射等作用；川芎有镇静、镇痛、抑制血小板聚集及降压等作用；熟地黄有增强免疫功能、促进血凝、强心、防治骨质疏松、调节免疫、抗衰老、抗焦虑、改善学习记忆等作用。

活血补肾合剂（马绍尧经验方）

【组成】丹参、益母草、地黄、玄参、麦

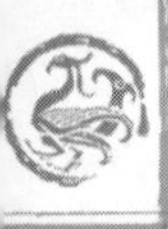

冬、黄芪、党参、猪苓、金钱草、白花蛇舌草。

【用法】水煎服。

【功效】养血活血，滋阴补肾。

【主治】肾虚血瘀型斑秃。

【方解】方中地黄、玄参、麦冬滋阴补肾，丹参、益母草养血活血；黄芪、党参益气健脾；猪苓利水渗湿，开腠理，通孙络，化皮下之瘀；白花蛇舌草、金钱草清热利湿，通调水道，增活血之力，并使诸药补而不滞。全方共奏养血活血，滋阴补肾之功。

【现代研究】丹参有改善微循环、改善血液流变学、抑制血小板聚集、抗血栓、抗炎、镇静、提高耐缺氧能力、促进组织的修复与再生、抗动脉粥样硬化、促进免疫功能、抑菌等作用；益母草有兴奋子宫、抗早孕、抗血小板聚集、扩张血管、利尿等作用；地黄有增强免疫、抗胃溃疡、促进造血、止血、降压、降血糖等作用；麦冬能增强垂体肾上腺皮质系统作用，提高机体适应性，并有增强免疫功能、抗癌、抗心律失常、抗休克、降血糖、抗炎、镇静、催眠、改善血液流变学和抗凝血等作用；黄芪有抗病毒、利尿、保护肾脏、抗衰老、抗辐射、抗炎、降血脂、降血糖、增强免疫、抗肿瘤和保肝等作用；党参有抗溃疡、增强免疫、延缓衰老、抗缺氧、抗辐射、降低血糖、调节血脂和抗心肌缺血等作用；白花蛇舌草有抗肿瘤、抗炎、抑制生精能力和保肝利胆作用。

桑乌生发饮（孟丽经验方）

【组成】桑白皮 30 g，何首乌 30 g，天麻 6 g，羌活 9 g，茵陈 15 g，补骨脂 30 g，白术 15 g，山药 30 g，薏苡仁 30 g，桑椹 12 g，川芎 6 g，砂仁 6 g，甘草 6 g。

【用法】水煎服。

【功效】补肝脾肾、利水清热、通经活络。

【主治】脱发。

【方解】其中桑白皮归肺、膀胱经，清肺利水，配合茵陈、薏苡仁以除湿热之邪；何首乌入肝、肾经，滋补肝肾，与补骨脂、桑椹、山药、白术共补肝脾肾之虚；羌活、独活入膀胱经，主“一身之表”，通经活络，沟通表里上下；川芎引药入头面上焦。诸药合用，共奏补肝脾肾利水清热、通经活络之效。

【现代研究】桑白皮有镇咳、祛痰、平喘、利尿、抗炎、镇痛、降血糖、降血压、免疫调节、抗病毒、抗氧化、抗肿瘤等作用；何首乌有抗氧化、抗炎、抗菌、抗病毒、抗癌、抗诱变、保肝、调节血脂、抑制血小板聚集和舒张血管等作用；羌活有抗炎、解热、镇痛、抑菌、抗心肌缺血等作用；茵陈有显著利胆作用，并有解热、保肝、抗肿瘤、抑菌、抗病毒和降压作用；山药有提高免疫功能、降血糖、降血脂、抗肿瘤、抗氧化、抗衰老、抗刺激、麻醉镇痛和消炎抑菌等作用；薏苡仁有增强免疫力、降血糖、降血钙、解热、镇静、镇痛等作用。

养血生发合剂（汪黔蜀经验方）

【组成】何首乌、牛膝、土茯苓、补骨脂、当归、菟丝子等。

【用法】水煎剂。

【功效】补益肝肾，养血生发。

【主治】斑秃。

【方解】组方中何首乌补肝肾，益精血，乌须发，强筋骨，是为君药；配伍补骨脂、菟丝子、牛膝固益肾精；当归养血活血，以养发生发；土茯苓燥土去湿，强健筋骨。诸药合用补益肾气，养血生发。

【现代研究】何首乌有抗氧化、抗炎、抗菌、抗病毒、抗癌、抗诱变、保肝、调节血脂、抑制血小板聚集和舒张血管等作用；牛膝有增强免疫、抗凝、降脂、降血糖、护肝、强心及抗生育、抗着床、抗早孕等作用；土茯苓有利尿、镇痛、抑菌及缓解汞中毒等作用；当归有抗血栓、增强机体免疫、抑制炎症后期肉芽组织增生、抗脂质过氧化、抗菌及抗辐射等作用。

补中益气汤加减（王玉玺经验方）

【组成】黄芪 60 g，白术 15 g，陈皮

15 g，党参 20 g，柴胡 10 g，升麻 10 g，当归 12 g，附子（先煎）15 g，炙甘草 10 g，干姜 10 g，茯苓 10 g，补骨脂 15 g，狗脊 15 g。

【用法】水煎服。

【功效】益气活血化瘀，通窍活络。

【主治】脾肾阳虚型油风（斑秃）。

【方解】选用补中益气汤意在调理脾胃，补中益气，使气血生化之源冲盛，则发自生。方中附子走而不守，干姜守而不走，二者配伍入肾而去寒湿、补火助阳、散寒止痛；入脾胃而温中去寒，又可引血药入气分而生血。又加肾着汤，补火助阳、散寒止痛。狗脊、补骨脂共同作用起到温补肝肾，强筋骨，除腰酸重之功。

【现代研究】黄芪有抗病毒、利尿、保护肾脏、抗衰老、抗辐射、抗炎、降血脂、降血糖、增强免疫、抗肿瘤和保肝等作用；白术有利尿、增强免疫功能、抗衰老、保肝、利胆、降血糖、抗菌、抗肿瘤、镇静、镇咳、祛痰等作用；陈皮有解痉、平喘、镇咳、祛痰、升高血压、抗血小板聚集、抗氧化、抗衰老、强心、抗休克、抗过敏、抗肿瘤、抑菌、避孕、抗紫外线辐射、杀虫等作用；党参有抗溃疡、增强免疫、延缓衰老、抗缺氧、抗辐射、降低血糖、调节血脂和抗心肌缺血等作用；柴胡有解热、抗炎、镇静、安定、镇痛、保肝、利胆、抗病原微生物、抗辐射及促进免疫功能等作用；当归有抗血栓、增强机体免疫、抑制炎症后期肉芽组织增生、抗脂质过氧化、抗菌及抗辐射等作用；附子有强心、抑制凝血和抗血栓形成、抗炎、镇痛、增强机体抗氧化能力、抗衰老等作用；茯苓有利尿、镇静、抗肿瘤、增加心肌收缩力、增强免疫功能、护肝、降血糖、延缓衰老、抑制胃溃疡等作用。

尤立平经验方

【组成】丹参、当归、川芎、赤芍、白芍、鸡血藤、首乌藤、黄芪、白芷。

【用法】水煎服。

【功效】活血化瘀。

【主治】斑秃。

【加减】如伴有气滞胸闷、两胁胀痛者加柴胡、瓜蒌、枳壳；伴有失眠健忘、气虚乏力者加党参、白术、酸枣仁；伴有心烦易怒、口舌生疮者加生地黄、牡丹皮、莲子心、女贞子；头皮油腻、瘙痒者加苦参、龙胆、防风、地肤子；伴有腰酸背痛、头晕耳鸣者加山茱萸、山药、熟地黄、枸杞子。

【方解】方中丹参，当归，川芎，赤芍、白芍，鸡血藤具有活血补血，行气通络的功效；黄芪能补气养血；白芷能破宿血，补新血。

【现代研究】丹参有改善微循环、改善血液流变学、抑制血小板聚集、抗血栓、抗炎、镇静、提高耐缺氧能力、促进组织的修复与再生、抗动脉粥样硬化、促进免疫功能、抑菌等作用；当归有抗血栓、增强机体免疫、抑制炎症后期肉芽组织增生、抗脂质过氧化、抗菌及抗辐射等作用；川芎有镇静、镇痛、抑制血小板聚集及降压等作用；鸡血藤有一定的造血功能，并能对抗动脉粥样硬化病变，还有抗炎、抗病毒、镇静催眠、抗癌等作用；首乌藤有镇静催眠、促进免疫功能、抗炎、抗菌、抗氧化等作用；黄芪有抗病毒、利尿、保护肾脏、抗衰老、抗辐射、抗炎、降血脂、降血糖、增强免疫、抗肿瘤和保肝等作用；白芷有兴奋神经中枢、升高血压、抑菌、解热、抗炎、镇痛、解痉、抗癌等作用。

周国康经验方

【组成】仙茅 6 g，淫羊藿 10 g，胡芦巴 10 g，巴戟天 10 g，茴香 10 g，芥子 6 g，山药 10 g，山茱萸 10 g，女贞子 10 g，枸杞子 10 g，菟丝子 10 g，覆盆子 10 g，楮实子 10 g。

【用法】水煎服。

【功效】滋补肝肾、温阳生发。

【主治】斑秃。

【方解】方中山药补脾肺肾，山茱萸、女贞子、枸杞子、菟丝子、覆盆子、楮实子补益肝肾、培本固元，使气血生化有源而毛发得养；仙茅、淫羊藿、胡芦巴温肾壮阳，巴戟天补肾助阳，使肾阳充盛蒸腾有力而助精

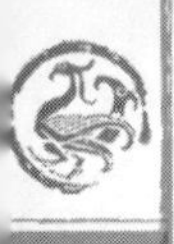

血上荣于发，又能温煦机体而使血行通畅，更兼“阳中求阴”之意；茴香理气散寒而调中焦，芥子辛温入肺散寒。诸药相伍，通调全身，共奏滋补肝肾、温阳生发之功。

【现代研究】仙茅有镇定、抗惊厥等作用；淫羊藿具有雄激素样及植物雌激素样活性，能增强动物的性机能，还具有影响心血管系统、造血系统功能，抗骨质疏松，改善学习记忆力，抗辐射，抗肿瘤等作用；山药有提高免疫功能、降血糖、降血脂、抗肿瘤、抗氧化、抗衰老、抗刺激、麻醉镇痛和消炎抑菌等作用；山茱萸对非特异性免疫功能有增强作用，并能抑制血小板聚集，抗血栓形成，还具有抑菌、降血糖、强心、升压、利尿等作用；女贞子有降血糖、降血脂、抗血小板聚集、抗血栓形成、保肝、免疫调节、抗菌等作用；枸杞子能显著提高机体的非特异性免疫功能，对细胞免疫功能和体液免疫功能均具有调节作用，还有抗氧化、抗衰老、抗辐射、抗肿瘤、抗诱变、降血脂、降血糖、降血压、抑菌等作用。

第二节　痤疮

痤疮是一种累及毛囊皮脂腺的慢性炎症性皮肤病，好发于皮脂溢出部位，可表现为粉刺、丘疹、脓疱、结节、囊肿及瘢痕等皮损。病因主要与雄激素、皮脂分泌增多、毛囊皮脂腺导管异常角化、痤疮丙酸杆菌增殖及遗传等因素有关。痤疮的病程慢性，时轻时重，多数至青春期后逐渐缓解，少数患者至中年期方愈，可遗留色素沉着、肥厚性或萎缩性瘢痕。

中医学认为患者素体血热偏盛是发病的基本内因，临床以肺经风热证、湿热蕴结证、痰湿凝结三型多见，应仔细辨证论治，内外治结合疗效较好。

复方黄柏霜（蔡希经验方）

【组成】黄柏 100 g，黄芩 50 g，生地黄 50 g，蒲公英 50 g，加羊毛脂、凡士林等制成霜剂 1000 g。

【用法】治疗时，患者平卧于床上，医生用棉球擦抹患者面部以清除面部油腻，将自制的复方黄柏霜均匀地涂抹在患者面部（包括两眉），然后用模型石膏粉加 45 ℃温水调至糊状，倒于患者整个面部，仅留鼻孔不敷石膏，待石膏冷却后取下面膜；每周 1 次，3 周为 1 疗程。

【功效】清热燥湿、泻火解毒。

【主治】痤疮。

【方解】黄柏有较强的清热燥湿、泻火解毒作用，辅以黄芩、蒲公英清热解毒及生地黄清热凉血，用以治疗湿热蕴结型和痰湿凝结型的痤疮最为恰当。另外，倒膜过程中，石膏粉遇温水后产生热量熏蒸面部，使毛孔张开，增加面部皮肤对药物的吸收。

【现代研究】黄柏有抑菌、抗病毒、抗溃疡、利胆、抗心律失常、降压、镇静、降血糖等作用；黄芩有解热、镇静、抑菌、抗过敏、保肝、利胆、降压、降脂、抗氧化等作用；生地黄有增强免疫、抗胃溃疡、促进造血、止血、降压、降血糖等作用；蒲公英有抑菌、抗肿瘤、激发机体免疫功能、利胆、保肝、抗内毒素及利尿作用。

消痤灵（陈达灿经验方）

【组成】消痤灵 A 含生药 60%，主要药物有女贞子、墨旱莲、知母、黄柏、茯苓、泽泻、丹参、蒲公英、鱼腥草、白花蛇舌草、山楂、甘草等。

消痤灵 B（外用制剂）含生药 22%，主要药物有丹参、连翘、穿心莲、白芷、黄芪、甘草等。

【用法】消痤灵 A 内服，消痤灵 B 外用。

【功效】清热解毒散结、活血消肿除痤。

【主治】痤疮。

【方解】消痤灵A方中女贞子、墨旱莲、知母、黄柏滋肾育阴泻火，用为君药；鱼腥草、蒲公英、白花蛇舌草、甘草清肺解毒，用为臣药；丹参凉血活血解毒；茯苓、泽泻、山楂清热育阴消滞，共为佐药。消痤灵B主要由连翘、丹参、白芷组成，外搽局部具有清热解毒散结、活血消肿除痤的作用。

【现代研究】消痤灵A方中女贞子有降血糖、降血脂、抗血小板聚集、抗血栓形成、保肝、免疫调节、抗菌等作用；墨旱莲能提高机体非特异性免疫功能，并有保护染色体、保肝、抗炎、镇痛、促进毛发生长、乌发、止血、抗菌、抗阿米巴原虫等作用；知母有解热、抗炎、利尿、祛痰、抗菌、抗癌、抗溃疡及抗血小板聚集等作用；黄柏有抑菌、抗病毒、抗溃疡、利胆、抗心律失常、降压、镇静、降血糖等作用。消痤灵B方中连翘有抑菌、抗炎和止痛作用，还有抗氧化、抗过敏活性等作用；丹参有改善微循环、改善血液流变学、抑制血小板聚集、抗血栓、抗炎、镇静、提高耐缺氧能力、促进组织的修复与再生、抗动脉粥样硬化、促进免疫功能、抑菌等作用；白芷有兴奋神经中枢、升高血压、抑菌、解热、抗炎、镇痛、解痉、抗癌等作用。

陈力经验方一

【组成】蒲公英，丹参，白花蛇舌草，大黄，山楂，橘叶，葛根，补骨脂。

【用法】制成颗粒，每次20 g，冲服。

【功效】清热解毒，活血消痈。

【主治】痤疮。

【方解】方中重用蒲公英清热解毒、散结消痈，丹参活血祛瘀、凉血消痈，共为君药；臣用清热解毒之白花蛇舌草、凉血活血之大黄、山楂以增强清解消散之功；再用橘叶、葛根辛开透散以助痈结消退为佐；更用补骨脂温行脾土，以制约方中大苦大寒药物损伤胃气而司反佐之责。诸药共成清热解毒、活血消痈之剂。

【现代研究】蒲公英有抑菌、抗肿瘤、激发机体免疫功能、利胆、保肝、抗内毒素及利尿作用；丹参有改善微循环、改善血液流变学、抑制血小板聚集、抗血栓、抗炎、镇静、提高耐缺氧能力、促进组织的修复与再生、抗动脉粥样硬化、促进免疫功能、抑菌等作用；白花蛇舌草有抗肿瘤、抗炎、抑制生精能力和保肝利胆作用；大黄有抗感染、利胆、健胃、保肝、止血、降压、降低血清胆固醇等作用；山楂可促进脂肪消化、分解，并可强心、降血压、抗心律失常、降血脂、抗动脉粥样硬化、抗血小板聚集、抗氧化、增强免疫、收缩子宫、抑菌等。

陈力经验方二

【组成】柴胡10 g，郁金10 g，女贞子10 g，山药10 g，知母10 g，黄柏10 g，白花蛇舌草15 g，黄芩10 g，生地黄10 g，牡丹皮10 g，丹参15 g，甘草5 g。

【用法】水煎服，早晚温服。

【功效】疏肝滋肾。

【主治】寻常型痤疮。

【方解】方中柴胡、郁金疏肝理气活血，知母、黄柏、女贞子、淮山药滋肾养阴，黄芩、白花蛇舌草清肺解毒，生地黄、牡丹皮、丹参凉血活血，甘草解毒清热、调和诸药。

【现代研究】柴胡有解热、抗炎、镇静、安定、镇痛、保肝、利胆、抗病原微生物、抗辐射及促进免疫功能等作用；郁金有保肝利胆、抑制血小板聚集、抗心律失常、抑菌、抗炎止痛及抗早孕等作用；女贞子有降血糖、降血脂、抗血小板聚集、抗血栓形成、保肝、免疫调节、抗菌等作用；山药有提高免疫功能、降血糖、降血脂、抗肿瘤、抗氧化、抗衰老、抗刺激、麻醉镇痛和消炎抑菌等作用；知母有解热、抗炎、利尿、祛痰、抗菌、抗癌、抗溃疡及抗血小板聚集等作用；白花蛇舌草有抗肿瘤、抗炎、抑制生精能力和保肝利胆作用；牡丹皮有解热、镇静、镇痛、抗惊厥、抑菌、抗血栓、抗过敏、抗心律失常、保肝、调节免疫等作用；甘草有解痉、抗利尿、降血脂、保肝和类似肾上腺皮质激素样作用。

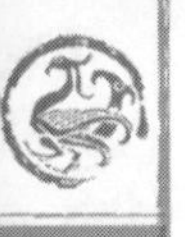

陈力经验方三

【组成】枇杷叶 10 g，桑白皮 10 g，黄柏 10 g，丹皮 10 g，栀子 10 g，丹参 20 g，连翘 20 g，黄连 3 g，白花蛇舌草 15 g，甘草 5 g。

【用法】水煎服。

【功效】清热泻火，滋补肺胃。

【主治】痤疮。

【方解】枇杷叶、桑白皮清肺热；栀子清热泻火；丹参、牡丹皮凉血活血；黄连、黄柏清热燥湿，泻火解毒；连翘、白花蛇舌草清热解毒；甘草解毒清热、调和诸药。

【现代研究】枇杷叶有镇咳、祛痰、抗炎、平喘、免疫增强的作用，还有镇痛、抗病毒、抗菌及抗肿瘤等作用；桑白皮有镇咳、祛痰、平喘、利尿、抗炎、镇痛、降血糖、降血压、免疫调节、抗病毒、抗氧化、抗肿瘤等作用；牡丹皮有解热、镇静、镇痛、抗惊厥、抑菌、抗血栓、抗过敏、抗心律失常、保肝、调节免疫等作用；连翘有抑菌、抗炎和止痛作用，还有抗氧化、抗过敏活性等作用；黄连有抑菌、解热、抗胃溃疡、降血糖、强心、抗心肌缺血、抗心律失常、降压、抗血小板聚集、抗肿瘤、降脂等作用；白花蛇舌草有抗肿瘤、抗炎、抑制生精能力和保肝利胆作用；甘草有解痉、抗利尿、降血脂、保肝和类似肾上腺皮质激素样作用。

皮肤Ⅰ号方（陈力经验方）

【组成】葛根 10 g，补骨脂 10 g，橘叶 10 g，山楂 30 g，大黄 10 g，丹参 10 g，白花蛇舌草 20 g。

【用法】水煎服。

【功效】清肺泄胃、解毒燥湿凉血。

【主治】寻常痤疮。

【方解】方中白花蛇舌草清热解毒利湿；丹参凉血活血消痈，共为君药；葛根、山楂清热祛湿，大黄泻热凉血解毒，共为臣药；橘叶消肿毒，补骨脂温补脾肾止泻，反佐方中寒凉之药，二者共为佐药。全方共奏清肺泄胃、解毒燥湿凉血的功效。

【现代研究】山楂可促进脂肪消化、分解，并可强心、降血压、抗心律失常、降血脂、抗动脉粥样硬化、抗血小板聚集、抗氧化、增强免疫、收缩子宫、抑菌等；大黄有抗感染、利胆、健胃、保肝、止血、降压、降低血清胆固醇等作用；丹参有改善微循环、改善血液流变学、抑制血小板聚集、抗血栓、抗炎、镇静、提高耐缺氧能力、促进组织的修复与再生、抗动脉粥样硬化、促进免疫功能、抑菌等作用；白花蛇舌草有抗肿瘤、抗炎、抑制生精能力和保肝利胆作用。

茵陈蒿汤加减（陈力经验方）

【组成】茵陈 10 g，黄芩 10 g，黄柏 10 g，栀子 10 g，大黄 6 g，丹参 20 g，葛根 10 g，白花蛇舌草 15 g，山楂 20 g，陈皮 6 g，橘叶 10 g，连翘 20 g，甘草 6 g。

【用法】水煎服。

【功效】清热燥湿、活血解毒。

【主治】脾胃湿热型寻常痤疮。

【方解】茵陈健脾利湿为君，黄芩、黄连清热燥湿、泻火解毒；栀子清热利湿，大黄清热解毒、活血通便为臣、山楂消油腻肉食积滞之要药，并可入血分助丹参活血散瘀。葛根清热去脂，陈皮理气健脾，燥湿化痰；橘叶消肿毒，连翘清热解毒，消肿散结；甘草清热解毒，调和诸药。

【现代研究】茵陈有显著利胆作用，并有解热、保肝、抗肿瘤、抑菌、抗病毒和降压作用；黄芩有解热、镇静、抑菌、抗过敏、保肝、利胆、降压、降脂、抗氧化等作用；黄柏有抑菌、抗病毒、抗溃疡、利胆、抗心律失常、降压、镇静、降血糖等作用；山栀子有抗病毒、保肝利胆、解热、镇痛、抗菌、抗炎、镇静催眠、降血压等作用；大黄有抗感染、利胆、健胃、保肝、止血、降压、降低血清胆固醇等作用；连翘有抑菌、抗炎和止痛作用，还有抗氧化、抗过敏活性等作用；生甘草有解痉、抗利尿、降血脂、保肝和类似肾上腺皮质激素样作用。

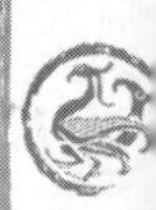

痤疮合剂（陈志伟经验方）

【组成】黄连、黄芩、黄柏、大黄、连翘、白花蛇舌草、丹参、紫草、生地黄、赤芍、茯苓、桑白皮、牡蛎、山楂等。

【用法】内服。

【功效】清热利湿、活血化瘀。

【主治】痤疮。

【方解】黄连、黄芩、黄柏、连翘、白花蛇舌草清热解毒，生地黄、丹参、紫草、大黄、赤芍、山楂凉血活血、消肿化瘀、通肠导滞，茯苓健脾渗湿，桑白皮宣肺泻热，生牡蛎清热软坚散结，诸药相伍，共奏清热解毒、凉血活血、消肿化瘀、利湿散结之功。

【现代研究】黄连有抑菌、解热、抗胃溃疡、降血糖、强心、抗心肌缺血、抗心律失常、降压、抗血小板聚集、抗肿瘤、降脂等作用；黄芩有解热、镇静、抑菌、抗过敏、保肝、利胆、降压、降脂、抗氧化等作用；黄柏有抑菌、抗病毒、抗溃疡、利胆、抗心律失常、降压、镇静、降血糖等作用；赤芍有抗炎、解热镇痛、镇静、抗血小板聚集、抗血栓形成、抗心肌缺血、改善微循环、护肝、调节免疫等作用；茯苓有利尿、镇静、抗肿瘤、增加心肌收缩力、增强免疫功能、护肝、降血糖、延缓衰老、抑制胃溃疡等作用；桑白皮有镇咳、祛痰、平喘、利尿、抗炎、镇痛、降血糖、降血压、免疫调节、抗病毒、抗氧化、抗肿瘤等作用；牡蛎有镇静、抗惊厥、抗癫痫、镇痛、抗肝损伤、增强免疫、抗肿瘤、抗氧化、抗衰老、抗胃溃疡等作用；山楂可促进脂肪消化、分解，并可强心、降血压、抗心律失常、降血脂、抗动脉粥样硬化、抗血小板聚集、抗氧化、增强免疫、收缩子宫、抑菌等。

清热消疮胶囊（陈志伟经验方）

【组成】大黄 1500 g，当归 500 g，生地黄 3000 g，黄芩 1500 g，黄连 1000 g，丹参 1500 g，赤芍 1000 g。配制：取上述适量的大黄、当归、生地黄三味药干燥粉碎成粗粉末备用。另取上述七味药用煮法煎提 2 次，第 1 次 1.5h，第 2 次 1h，将提取液合并、过滤，所得滤液浓缩成浸膏；再将上述备用的粗粉末与浸膏混合均匀、干燥、粉碎、过六号筛、消毒，用 0 号胶囊装粉，制成硬胶囊剂。

【用法】每粒 0.5 g，相当于原生药 6 g。每日 3 次，每次 4 粒（0.5 g/粒），饭后服用。

【功效】清热解毒、通肠导滞、凉血活血、利湿消肿。

【主治】寻常痤疮。

【方解】大黄通肠导滞，清热泻火，凉血解毒；当归养血活血；生地黄清热凉血；黄芩、黄连清热燥湿，泻火解毒；丹参活血化瘀，凉血消痈；赤芍清热凉血，散瘀止痛。诸药共奏清热解毒、通肠导滞、凉血活血、利湿消肿之功效。

【现代研究】大黄有抗感染、利胆、健胃、保肝、止血、降压、降低血清胆固醇等作用；当归有抗血栓、增强机体免疫、抑制炎症后期肉芽组织增生、抗脂质过氧化、抗菌及抗辐射等作用；生地黄有增强免疫、抗胃溃疡、促进造血、止血、降压、降血糖等作用；黄连有抑菌、解热、抗胃溃疡、降血糖、强心、抗心肌缺血、抗心律失常、降压、抗血小板聚集、抗肿瘤、降脂等作用；黄芩有解热、镇静、抑菌、抗过敏、保肝、利胆、降压、降脂、抗氧化等作用；丹参有改善微循环、改善血液流变学、抑制血小板聚集、抗血栓、抗炎、镇静、提高耐缺氧能力、促进组织的修复与再生、抗动脉粥样硬化、促进免疫功能、抑菌等作用；赤芍有抗炎、解热镇痛、镇静、抗血小板聚集、抗血栓形成、抗心肌缺血、改善微循环、护肝、调节免疫等作用。

滋阴清肝消痤方（池凤好经验方）

【组成】女贞子 20 g，墨旱莲 20 g，柴胡 15 g，丹参 15 g。

【用法】水煎服。

【功效】滋阴清肝，调养冲任。

【主治】肝肾阴虚之痤疮。

【方解】方中女贞子甘苦清凉，滋肾养

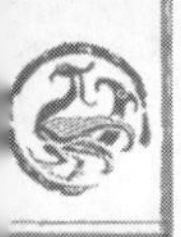

肝；墨旱莲甘酸微寒，养阴凉血，两药共同起到滋阴清肝的作用，是为君药。柴胡、丹参疏肝清热凉血，诸药合用共同起到滋阴清肝、凉血解毒、调理冲任之功效。

【现代研究】女贞子有降血糖、降血脂、抗血小板聚集、抗血栓形成、保肝、免疫调节、抗菌等作用；墨旱莲能提高机体非特异性免疫功能，并有保护染色体、保肝、抗炎、镇痛、促进毛发生长、乌发、止血、抗菌、抗阿米巴原虫等作用；柴胡有解热、抗炎、镇静、安定、镇痛、保肝、利胆、抗病原微生物、抗辐射及促进免疫功能等作用；丹参有改善微循环、改善血液流变学、抑制血小板聚集、抗血栓、抗炎、镇静、提高耐缺氧能力、促进组织的修复与再生、抗动脉粥样硬化、促进免疫功能、抑菌等作用。

春蕾汤（丁佳频经验方）

【组成】黄芩、金银花、鸡巨子、牡丹皮、桑白皮、地骨皮。

【用法】水煎服。

【功效】清热凉血、泻火解毒。

【主治】痤疮。

【方解】方中黄芩苦寒，专泻上焦之火，善清泄肺热；桑白皮为甘寒之性，以清肺热为长，牡丹皮、地骨皮清热而入血分，有凉血之效；金银花为轻清之品，清热而入肺经，又引诸药直达肺经，鸡巨子性凉解毒而利两便，使火从下泻，共奏清热凉血、泻火解毒之功。

【现代研究】黄芩有解热、镇静、抑菌、抗过敏、保肝、利胆、降压、降脂、抗氧化等作用；金银花有抑菌、抗病毒、退热、保肝、止血、降低胆固醇、抗生育、兴奋中枢、促进胃液分泌等作用；牡丹皮有解热、镇静、镇痛、抗惊厥、抑菌、抗血栓、抗过敏、抗心律失常、保肝、调节免疫等作用；桑白皮有镇咳、祛痰、平喘、利尿、抗炎、镇痛、降血糖、降血压、免疫调节、抗病毒、抗氧化、抗肿瘤等作用；地骨皮有解热、抑菌、降压、降血糖、降血脂及止痛等作用。

凉血四物汤（丁郁经验方）

【组成】当归 10 g，川芎 10 g，赤芍 10 g，黄芩 10 g，牡丹皮 10 g，栀子 10 g，陈皮 10 g，红花 10 g，生地黄 30 g，甘草 6 g。

【用法】水煎服。

【功效】清热凉血。

【主治】痤疮。

【加减】肺胃湿热型可酌情加桑白皮 15 g，枇杷叶 15 g；炽热毒盛型者加白花蛇舌草 30 g；冲任不调者可加白芍 10 g，桃仁 10 g；皮损坚硬或有囊肿者可加三棱 6 g，莪术 6 g，山楂 30 g；大便干结加生大黄 6 g。

【方解】方中当归、川芎、赤芍、生地黄有理气活血、清热凉血养阴之功效；黄芩、牡丹皮、栀子有清热、泻火、散瘀，燥湿之功能；陈皮可健脾利湿；红花活血通络、祛瘀止痛；甘草能清热润肺泽肤。诸药合奏可达清热消疹、润泽面容之功。

【现代研究】当归有抗血栓、增强机体免疫、抑制炎症后期肉芽组织增生、抗脂质过氧化、抗菌及抗辐射等作用；川芎有镇静、镇痛、抑制血小板聚集及降压等作用；赤芍有抗炎、解热镇痛、镇静、抗血小板聚集、抗血栓形成、抗心肌缺血、改善微循环、护肝、调节免疫等作用；黄芩有解热、镇静、抑菌、抗过敏、保肝、利胆、降压、降脂、抗氧化等作用；陈皮有解痉、平喘、镇咳、祛痰、升高血压、抗血小板聚集、抗氧化、抗衰老、强心、抗休克、抗过敏、抗肿瘤、抑菌、避孕、抗紫外线辐射、杀虫等作用；红花有镇痛、镇静、抗惊厥及抗炎等作用；甘草有解痉、抗利尿、降血脂、保肝和类似肾上腺皮质激素样作用。

痤疮饮（杜锡贤经验方）

【组成】金银花、蒲公英、生地黄、赤芍、牡丹皮、丹参。

【用法】水煎服。

【功效】清热凉血解毒、活血化瘀。

【主治】痤疮。

【方解】方中金银花为疮家之圣药，与蒲公英相须为用，共奏清热解毒之功，兼有散瘀之作用；生地黄清热凉血；赤芍、牡丹皮、丹参均具有凉血解毒、活血化瘀之功。诸药共奏清热凉血解毒、活血化瘀之效。

【现代研究】金银花有抑菌、抗病毒、退热、保肝、止血、降低胆固醇、抗生育、兴奋中枢、促进胃液分泌等作用；蒲公英有抑菌、抗肿瘤、激发机体免疫功能、利胆、保肝、抗内毒素及利尿作用；生地黄有增强免疫、抗胃溃疡、促进造血、止血、降压、降血糖等作用；赤芍有抗炎、解热镇痛、镇静、抗血小板聚集、抗血栓形成、抗心肌缺血、改善微循环、护肝、调节免疫等作用；丹参有改善微循环、改善血液流变学、抑制血小板聚集、抗血栓、抗炎、镇静、提高耐缺氧能力、促进组织的修复与再生、抗动脉粥样硬化、促进免疫功能、抑菌等作用。

消毒饮（杜锡贤经验方）

【组成】金银花、蒲公英、紫花地丁、黄芩、栀子、黄柏、夏枯草、生地黄、牡丹皮、丹参、紫草、皂角刺、白芷、甘草。

【用法】水煎服。

【功效】清热解毒，凉血活血，溃坚排脓。

【主治】痤疮、毛囊炎等。

【方解】金银花、蒲公英、紫花地丁清热解毒，消肿散结；黄芩、栀子、黄柏泻火解毒；夏枯草清热泻火，散结消肿；生地黄、牡丹皮、丹参、紫草清热凉血、活血化瘀；甘草解毒，调和诸药。全方共奏清热解毒，凉血活血，溃坚排脓之功效。

【现代研究】金银花有抑菌、抗病毒、退热、保肝、止血、降低胆固醇、抗生育、兴奋中枢、促进胃液分泌等作用；蒲公英有抑菌、抗肿瘤、激发机体免疫功能、利胆、保肝、抗内毒素及利尿作用；生地黄有增强免疫、抗胃溃疡、促进造血、止血、降压、降血糖等作用；栀子有抗病毒、保肝利胆、解热、镇痛、抗菌、抗炎、镇静催眠、降血压等作用；夏枯草有抗炎、免疫抑制、抗凝血、降血压、降血糖等作用；紫草有抑菌、抗炎、抗病毒、抗过敏、抗肿瘤、保肝、止血、抗生育等作用；皂刺有抑菌、抗肿瘤的作用。

疏肝消痤汤（龚丽萍经验方）

【组成】柴胡 10 g，郁金 10 g，赤芍 15 g，生地黄 20 g，黄芩 10 g，栀子 10 g，山楂 30 g，益母草 10 g，白花蛇舌草 15 g，蒲公英 10 g，菊花 10 g，墨旱莲 15 g，女贞子 15 g，甘草 6 g。

【用法】水煎服。

【功效】清肺热，疏肝理气，滋阴补肾。

【主治】痤疮。

【方解】方中柴胡、郁金疏肝行气解郁；赤芍、生地黄养阴清热凉血；益母草、山楂活血化瘀；黄芩、栀子清肝经湿热，凉血解毒；白花蛇舌草、蒲公英、野菊花消肿散结；女贞子、墨旱莲为二至丸的组成药物，可补肾养肝，为治疗肝肾阴虚的要药，肝肾同源补肾阴的同时也可抑肝阳。纵观全方，以疏肝滋肾为主，佐以活血化瘀、清热凉血之品，共奏消炎散结之功。

【现代研究】柴胡有解热、抗炎、镇静、安定、镇痛、保肝、利胆、抗病原微生物、抗辐射及促进免疫功能等作用；郁金有保肝利胆、抑制血小板聚集、抗心律失常、抑菌、抗炎止痛及抗早孕等作用；生地黄有增强免疫、抗胃溃疡、促进造血、止血、降压、降血糖等作用；栀子有抗病毒、保肝利胆、解热、镇痛、抗菌、抗炎、镇静催眠、降血压等作用；山楂可促进脂肪消化、分解，并可强心、降血压、抗心律失常、降血脂、抗动脉粥样硬化、抗血小板聚集、抗氧化、增强免疫、收缩子宫、抑菌等；益母草有兴奋子宫、抗早孕、抗血小板聚集、扩张血管、利尿等作用；蒲公英有抑菌、抗肿瘤、激发机体免疫功能、利胆、保肝、抗内毒素及利尿作用；墨旱莲能提高机体非特异性免疫功能，并有保护染色体、保肝、抗炎、镇痛、促进毛发生长、乌发、止血、抗菌、抗阿米巴原虫等作用；女贞子有降血糖、降血脂、抗血

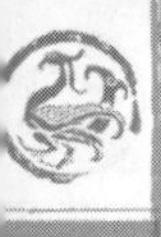

小板聚集、抗血栓形成、保肝、免疫调节、抗菌等作用。

凉血清肺饮（顾伯华经验方）

【组成】生地黄 15 g，玄参 12 g，石斛 12 g，生石膏 30 g，寒水石 12 g，白花蛇舌草 30 g，桑白皮 12 g，黄芩 9 g，山楂 15 g，虎杖 15 g，甘草 3 g。

【用法】水煎服。

【功效】养阴清热。

【主治】脂溢性皮炎、痤疮、酒渣鼻。

【加减】若皮疹糜烂及伴油腻性脱屑者加茵陈 15 g，薏苡仁 15 g；鼻翼潮红者加大黄 9 g，苦参 15 g；皮损呈结节囊肿，加益母草 15 g，莪术 12 g；大便干结者加瓜蒌 12 g，枳实 9 g。

【方解】本方投以生地黄、玄参、石斛、生石膏、白花蛇舌草等养阴清热，山楂取其清除肠胃湿热壅滞作用。

【现代研究】生地黄有增强免疫、抗胃溃疡、促进造血、止血、降压、降血糖等作用；玄参有抑菌、抗炎、扩张冠状动脉、降压、保肝、增强免疫、抗氧化等作用；生石膏有解热、抗病毒、抗炎、免疫促进、利尿、降血糖、抑制神经应激能力、降低毛细血管通透性等作用；桑白皮有镇咳、祛痰、平喘、利尿、抗炎、镇痛、降血糖、降血压、免疫调节、抗病毒、抗氧化、抗肿瘤等作用；山楂可促进脂肪消化、分解，并可强心、降血压、抗心律失常、降血脂、抗动脉粥样硬化、抗血小板聚集、抗氧化、增强免疫、收缩子宫、抑菌等；虎杖有泻下、祛痰止咳、降压、止血、镇痛、抑菌等作用；甘草有解痉、抗利尿、降血脂、保肝和类似肾上腺皮质激素样作用。

加味芩部丹汤（黄尧洲经验方）

【组成】黄芩 15 g，百部 10 g，牡丹皮 10 g，黄药子 10 g，马鞭草 15 g，鱼腥草 30 g，浙贝母 15 g，猫爪草 15 g。

【用法】水煎服。

【功效】清肺胃热、祛痰化湿、化瘀散结。

【主治】重度痤疮。

【方解】方中用黄芩清肺胃之热、燥湿、解毒，为君药；百部润肺、杀虫助黄芩清肺热，为臣药；牡丹皮清热凉血、活血化瘀；黄药子化痰散结、清热解毒凉血共为佐药；鱼腥草、马鞭草、浙贝母、猫爪草合用起到化痰散结、活血化瘀、清热除湿、解毒消痈之功，意在加强牡丹皮、黄药子之活血化瘀、化痰散结力量，助黄芩、百部之清肺胃湿热，四味共为使。

【现代研究】黄芩有解热、镇静、抑菌、抗过敏、保肝、利胆、降压、降脂、抗氧化等作用；百部有镇咳、抑菌、镇静、镇痛作用，并对头虱、体虱、阴虱均有一定的杀灭作用；牡丹皮有解热、镇静、镇痛、抗惊厥、抑菌、抗血栓、抗过敏、抗心律失常、保肝、调节免疫等作用；浙贝母有祛痰、镇咳、平喘、镇痛、镇静、降压等作用；猫爪草有抑菌、消炎、镇咳、祛痰、抗肿瘤等作用。

清热除湿解毒汤（黄尧洲经验方）

【组成】金银花 20 g，连翘 10 g，紫花地丁 15 g，大青叶 15 g，野菊花 10 g，马齿苋 15 g，茵陈 15 g，大黄 6 g，黄连 9 g，白花蛇舌草 30 g，丹参 20 g，甘草 6 g。

【用法】水煎服。

【功效】清热解毒、凉血祛湿。

【主治】湿热型痤疮。

【方解】本方由五味消毒饮合茵陈蒿汤加减而成，方中金银花功效既擅长清气血之热毒，又能清宣透邪，以消散痈肿疔疮，为治痈之要药；茵陈利湿退黄、解毒疗疮，两药合用以为君，力在清热除湿解毒以达消疮的目的。连翘功专清热解毒，为疮家圣药，用之为臣，以清热解毒除疮；丹参活血调经、祛瘀止痛、凉血消痈、除烦安神，用之为臣，以凉血消痈；紫花地丁苦寒而善清热解毒又归心肝血分兼能凉血散痈，助君药以增强清热解毒、消散痈肿的作用；白花蛇舌草清热解毒、利湿通淋，与连翘、丹参、紫花地丁共为臣药，加强清热解毒之功，兼以利湿。大青叶清热解毒、凉血；野菊花清热解毒，尤常治痈肿疔毒；马齿苋解毒、凉血而消痈肿，可用于热毒疮痈；大黄泻下攻积、清热泻火、凉血解毒；黄连清热燥湿、泻火解毒。大青叶、野菊花、马齿苋、大黄共佐君药清热解毒、凉血而消痈肿。生甘草用为佐使药，清热解毒，调和诸药。诸药并用，共奏清热解毒、凉血祛湿之功。

【现代研究】金银花有抑菌、抗病毒、退热、保肝、止血、降低胆固醇、抗生育、兴奋中枢、促进胃液分泌等作用；连翘有抑菌、抗炎和止痛作用，还有抗氧化、抗过敏活性等作用；紫花地丁有抗炎、抑菌、抗凝血、抗病毒、调节免疫及抗氧化作用；野菊花有抗菌、抗炎、抗病毒及降血压作用；马齿苋有抑菌、利尿、降低胆固醇等作用；茵陈有显著利胆作用，并有解热、保肝、抗肿瘤、抑菌、抗病毒和降压作用；白花蛇舌草有抗肿瘤、抗炎、抑制生精能力和保肝利胆作用；甘草有解痉、抗利尿、降血脂、保肝和类似肾上腺皮质激素样作用。

消痤方（姜燕生经验方）

【组成】桑白皮 20 g，地骨皮 20 g，黄芩 10 g，栀子 10 g，蒲公英 20 g，虎杖 20 g，金银花 20 g，紫花地丁 20 g，板蓝根 20 g，连翘 20 g，牡丹皮 20 g，赤芍 20 g，车前子 30 g，鱼腥草 20 g。

【用法】水煎服。

【功效】清热凉血、解毒消肿、除湿。

【主治】痤疮。

【方解】桑白皮、地骨皮、黄芩、栀子清肺胃热毒；金银花、紫花地丁、板蓝根、连翘、蒲公英、虎杖清热解毒、消肿散结；牡丹皮、赤芍凉血消毒；车前子清肺利尿使邪有出路；鱼腥草引经清肺热。诸药共奏清热凉血、解毒消肿除湿之功效。

【现代研究】桑白皮有镇咳、祛痰、平喘、利尿、抗炎、镇痛、降血糖、降血压、免疫调节、抗病毒、抗氧化、抗肿瘤等作用；地骨皮有解热、抑菌、降压、降血糖、降血脂及止痛等作用；虎杖有泻下、祛痰止咳、降压、止血、镇痛、抑菌等作用；金银花有抑菌、抗病毒、退热、保肝、止血、降低胆固醇、抗生育、兴奋中枢、促进胃液分泌等作用；板蓝根有抗菌、抗病毒、解热、抑制血小板聚集、促进机体免疫功能等作用；赤芍有抗炎、解热镇痛、镇静、抗血小板聚集、抗血栓形成、抗心肌缺血、改善微循环、护肝、调节免疫等作用；车前子有利尿、抑菌及预防肾结石形成等作用。

黄连解毒汤合枇杷叶丸（李春生经验方）

【组成】黄芩 6 g，黄连 9 g，黄柏 6 g，栀子 9 g，枇杷叶 15 g，天花粉 12 g，甘草 5 g。

【用法】水煎服。

【功效】清热解毒，消肿排脓。

【主治】寻常痤疮。

【方解】方用黄连、枇杷叶为君药，清心肺及中焦火毒，解血分邪热，善疗面胸生疮；黄芩、黄柏、栀子为臣药，助君药清泻心肺热邪，苦寒直折三焦上炎之火；佐以天花粉，助君药生津润燥，清热解毒，消肿排脓；使以生甘草，助臣药清热解毒，调气补中，调和药性，防止体内火邪太盛，以致壮火食气。诸药协同，共奏清降心肺及三焦火毒之效。

【现代研究】黄连有抑菌、解热、抗胃溃疡、降血糖、强心、抗心肌缺血、抗心律失常、降压、抗血小板聚集、抗肿瘤、降脂等作用；黄芩有解热、镇静、抑菌、抗过敏、保肝、利胆、降压、降脂、抗氧化等作用；黄柏有抑菌、抗病毒、抗溃疡、利胆、抗心律失常、降压、镇静、降血糖等作用；栀子有抗病毒、保肝利胆、解热、镇痛、抗菌、抗炎、镇静催眠、降血压等作用；枇杷叶有镇咳、祛痰、抗炎、平喘、免疫增强的作用，还有镇痛、抗病毒、抗菌及抗肿瘤等作用。

芩栀苦参丸（李映琳经验方）

【组成】黄芩、栀子、苦参、防风、大

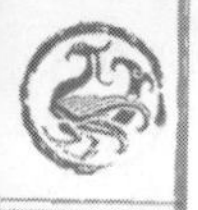

黄、牡丹皮、土茯苓等，与蜂蜜配制成小蜜丸，100粒为17 g。

【用法】每次口服30～40粒（约6～8 g），日服2次。

【功效】清热燥湿，凉血祛风。

【主治】痤疮。

【方解】方中黄芩性味苦寒，具有清热燥湿、泻火解毒作用，尤善清肺胃之火，泄胃肠湿热；栀子清热泻火，祛湿解毒，导热下行，与黄芩配伍清热泄湿更佳。苦参味苦性寒，有清热燥湿、杀虫止痒作用，又能通利小便，可使湿热从小便而出；苦参、生地黄、牡丹皮、防风清热除湿又有凉血祛风作用；土茯苓清利湿热解毒邪；大黄荡涤实热通便，给湿热以出路，又能凉血解毒。

【现代研究】黄芩有解热、镇静、抑菌、抗过敏、保肝、利胆、降压、降脂、抗氧化等作用；栀子有抗病毒、保肝利胆、解热、镇痛、抗菌、抗炎、镇静催眠、降血压等作用；苦参有抑菌、抗病毒、抗炎、抗过敏、抗心律失常、抗肿瘤、升高白细胞、保肝、抑制免疫、镇静、平喘等作用；防风有解热、抗炎、镇静、镇痛、抗惊厥、抗过敏、抗菌等作用；牡丹皮有解热、镇静、镇痛、抗惊厥、抑菌、抗血栓、抗过敏、抗心律失常、保肝、调节免疫等作用；土茯苓有利尿、镇痛、抑菌及缓解汞中毒等作用。

柴芩消痤汤（李元文经验方）

【组成】柴胡10 g、夏枯草20 g、黄芩10 g、苦参10 g、白花蛇舌草20 g、连翘12 g、生地黄15 g、赤芍15 g、皂角刺10 g、丹参10 g、陈皮10 g、鸡内金10 g、大黄6 g、益母草10 g。

【用法】水煎服。

【功效】清肝泻肺、健脾化湿、活血解毒。

【主治】寻常痤疮。

【方解】方中柴胡、夏枯草清肝解郁；黄芩、苦参、大黄清肺通腑；白花蛇舌草、连翘清热解毒；丹参、皂角刺、赤芍清肝活血；陈皮、鸡内金健脾化湿、理气散结；益母草活血祛瘀并有消肿解毒的作用。诸药合用使木气冲和调达，血脉通畅，气血平和而病自愈。

【现代研究】柴胡有解热、抗炎、镇静、安定、镇痛、保肝、利胆、抗病原微生物、抗辐射及促进免疫功能等作用；夏枯草有抗炎、免疫抑制、抗凝血、降血压、降血糖等作用；黄芩有解热、镇静、抑菌、抗过敏、保肝、利胆、降压、降脂、抗氧化等作用；苦参有抑菌、抗病毒、抗炎、抗过敏、抗心律失常、抗肿瘤、升高白细胞、保肝、抑制免疫、镇静、平喘等作用；皂角刺有抑菌、抗肿瘤的作用；鸡内金有增强胃运动机能及抑制肿瘤细胞的作用；益母草有兴奋子宫、抗早孕、抗血小板聚集、扩张血管、利尿等作用。

蛇丹合剂（刘瓦利经验方）

【组成】金银花、连翘、蒲公英、紫花地丁、黄芩、生地黄、白花蛇舌草、益母草、丹参、蒺藜。

【用法】水煎服。

【功效】清热解毒祛湿、活血散结。

【主治】寻常痤疮（湿热痰瘀互结证）。

【方解】方中君药丹参、白花蛇舌草清热解毒、活血消痈，为痤疮痈疡的要药。黄芩、连翘、蒲公英、紫花地丁为臣药，一方面助君药清热解毒，另一方面可清肺胃湿热，消痈散结。益母草、生地黄和蒺藜，清利肝胆肺胃湿热、软坚散结、肝疏肝、活血凉血共为佐使。诸药协同治疗寻常痤疮湿热痰瘀互结证疗效甚佳。

【现代研究】金银花有抑菌、抗病毒、退热、保肝、止血、降低胆固醇、抗生育、兴奋中枢、促进胃液分泌等作用；连翘有抑菌、抗炎和止痛作用，还有抗氧化、抗过敏活性等作用；蒲公英有抑菌、抗肿瘤、激发机体免疫功能、利胆、保肝、抗内毒素及利尿作用；紫花地丁有抗炎、抑菌、抗凝血、抗病毒、调节免疫及抗氧化作用；生地黄有增强免疫、抗胃溃疡、促进造血、止血、降压、降血糖等作用；白花蛇舌草有抗肿瘤、抗炎、抑制生精能力和保肝利胆作用；益母草有兴奋子宫、抗早孕、抗血小板聚集、扩张血管、利尿等作用。

愈痤方（陆稚华经验方）

【组成】紫花地丁 10 g，连翘 10 g，知母 10 g，牡丹皮 10 g，白花蛇舌草 5 g，白芷 5 g，薏苡仁 10 g，甘草 5 g。

【用法】水煎服。

【功效】清热解毒，凉血散结。

【主治】痤疮。

【加减】咽干唇燥加玄参、天花粉；便秘加枳实、大黄；经期发疹加益母草、女贞子；伴月经不调加当归、赤芍；结节、囊肿加丹参、皂角刺；慢性聚合性皮损选加桃仁、红花、莪术等。

【方解】本方紫花地丁、连翘、白花蛇舌草清热解毒作用，为君药；知母滋阴降火；牡丹皮凉血散瘀，使痤疮皮疹治疗后遗留痕迹减轻；白芷为外科常用之品，有排脓消肿之功，对感染性皮疹疗效较好；薏苡仁清肺排脓，并有健脾益胃之效，调和苦寒之药使之不太伤胃；甘草调和诸药。

【现代研究】紫花地丁有抗炎、抑菌、抗凝血、抗病毒、调节免疫及抗氧化作用；连翘有抑菌、抗炎和止痛作用，还有抗氧化、抗过敏活性等作用；知母有解热、抗炎、利尿、祛痰、抗菌、抗癌、抗溃疡及抗血小板聚集等作用；牡丹皮有解热、镇静、镇痛、抗惊厥、抑菌、抗血栓、抗过敏、抗心律失常、保肝、调节免疫等作用；白芷有兴奋神经中枢、升高血压、抑菌、解热、抗炎、镇痛、解痉、抗癌等作用；薏苡仁有增强免疫力、降血糖、降血钙、解热、镇静、镇痛等作用。

清肺美颜方（路志正经验方）

【组成】枇杷叶、桑白皮、黄芩、生石膏、连翘、防风、丹参、白茅根、芦根、赤芍、牡丹皮、紫草、素馨花、玫瑰花、夏枯草、蒺藜、藿香、佩兰、苦参、五爪龙、浮小麦、紫菀、杏仁。

【用法】水煎服。

【功效】清肺，凉血，解毒，化湿。

【主治】痤疮。

【方解】常用枇杷叶、桑白皮、黄芩、生石膏、连翘、防风清肺经郁热、解毒；丹参、白茅根、芦根、赤芍、牡丹皮、紫草活血凉血；素馨花、玫瑰花、夏枯草、蒺藜理气疏肝祛风；藿香、佩兰化湿；苦参清湿热；苦参、五爪龙、浮小麦益气收敛；紫菀、杏仁宣肺降气。

【现代研究】枇杷叶有镇咳、祛痰、抗炎、平喘、免疫增强的作用，还有镇痛、抗病毒、抗菌及抗肿瘤等作用；桑白皮有镇咳、祛痰、平喘、利尿、抗炎、镇痛、降血糖、降血压、免疫调节、抗病毒、抗氧化、抗肿瘤等作用；黄芩有解热、镇静、抑菌、抗过敏、保肝、利胆、降压、降脂、抗氧化等作用；生石膏有解热、抗病毒、抗炎、免疫促进、利尿、降血糖、抑制神经应激能力、降低毛细血管通透性等作用；连翘有抑菌、抗炎和止痛作用，还有抗氧化、抗过敏活性等作用；白茅根有止血、利尿、抗炎等作用，其水煎剂能显著缩短出血和凝血时间；藿香对胃肠有解痉作用，并有防腐、抗菌、收敛止泻、扩张微血管等作用；苦参有抑菌、抗病毒、抗炎、抗过敏、抗心律失常、抗肿瘤、升高白细胞、保肝、抑制免疫、镇静、平喘等作用；杏仁有镇咳、平喘、抑菌、抗炎、镇痛、增强机体细胞免疫、抗消化性溃疡、抗肿瘤等作用。

双黄消痤丸（马林经验方）

【组成】金银花、黄芩、黄柏、玄参、栀子、赤芍、丹参、牡丹皮、虎杖、菊花、柴胡、夏枯草、紫花地丁、甘草等。

【用法】水煎服。

【功效】清肺胃湿热、凉血解毒、调和冲任、化瘀散结。

【主治】痤疮。

【方解】方中金银花能清热解毒、消痈散结，为外科之疮疡圣药，且甘寒轻浮，善清

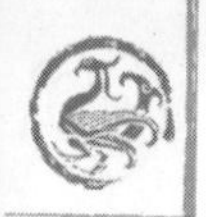

上焦，直达病所，故为君药；野菊花、紫花地丁皆味苦性寒，苦能清泻，寒能清热，皆能清热解毒以助君药；黄芩、黄连、黄柏、栀子均能清热燥湿、泻火解毒，共为臣药；赤芍可清热凉血、散瘀止痛，牡丹皮可凉血活血，丹参可活血化瘀、凉血消痈，虎杖既能清热解毒，又能活血祛瘀，四味合用可清热凉血以解血分热毒、活血散瘀以通血脉瘀滞；玄参既能养阴凉血，兼可解毒散结，柴胡可舒肝行气，夏枯草能清热散结，共为佐药；甘草调和诸药、护胃和中为使药。诸药合用，共奏清热解毒、消瘀散结之功。

【现代研究】金银花有抑菌、抗病毒、退热、保肝、止血、降低胆固醇、抗生育、兴奋中枢、促进胃液分泌等作用；黄芩有解热、镇静、抑菌、抗过敏、保肝、利胆、降压、降脂、抗氧化等作用；黄柏有抑菌、抗病毒、抗溃疡、利胆、抗心律失常、降压、镇静、降血糖等作用；丹参有改善微循环、改善血液流变学、抑制血小板聚集、抗血栓、抗炎、镇静、提高耐缺氧能力、促进组织的修复与再生、抗动脉粥样硬化、促进免疫功能、抑菌等作用；牡丹皮有解热、镇静、镇痛、抗惊厥、抑菌、抗血栓、抗过敏、抗心律失常、保肝、调节免疫等作用；虎杖有泻下、祛痰止咳、降压、止血、镇痛、抑菌等作用；柴胡有解热、抗炎、镇静、安定、镇痛、保肝、利胆、抗病原微生物、抗辐射及促进免疫功能等作用；紫花地丁有抗炎、抑菌、抗凝血、抗病毒、调节免疫及抗氧化作用。

普济消毒饮加减方（邱桂荣经验方）

【组成】牛蒡子 6 g，黄芩 10 g，黄连 10 g，野菊花 20 g，桔梗 10 g，板蓝根 15 g，玄参 15 g，陈皮 10 g，山楂 30 g，浙贝母 10 g，皂角刺 15 g，甘草 10 g。

【用法】水煎服。

【功效】清热解毒，散结止痛。

【主治】痤疮。

【方解】方中黄芩、黄连清热燥湿、泻火解毒，善祛上焦头面热毒；牛蒡子疏散头面风热，玄参凉血解毒；浙贝母软坚散结，皂角刺消肿排脓；野菊花、板蓝根加强清热解毒之功，桔梗善清肺热；陈皮理气以散邪热郁结，山楂善消肉积；甘草解毒和中、调和诸药。诸药配伍，共收清热解毒、软坚散结之功。

【现代研究】黄芩有解热、镇静、抑菌、抗过敏、保肝、利胆、降压、降脂、抗氧化等作用；黄连有抑菌、解热、抗胃溃疡、降血糖、强心、抗心肌缺血、抗心律失常、降压、抗血小板聚集、抗肿瘤、降脂等作用；野菊花有抗菌、抗炎、抗病毒及降血压作用；板蓝根有抗菌、抗病毒、解热、抑制血小板聚集、促进机体免疫功能等作用；浙贝母有祛痰、镇咳、平喘、镇痛、镇静、降压等作用；皂角刺有抑菌、抗肿瘤的作用。

消痤汤（石志发经验方）

【组成】石膏 30 g，金银花 30 g，白茅根 30 g，知母 10 g，白芷 10 g，牡丹皮 10 g，红花 10 g，甘草 10 g，枇杷叶 15 g，菊花 15 g，大青叶 15 g，黄芩 12 g。

【用法】水煎服。

【功效】清肺凉血祛风，解毒除湿消疹。

【主治】寻常性痤疮。

【加减】皮疹色红者加紫草 30 g；口鼻干燥明显者加百部 12 g；大便干者加大黄 10 g；瘙痒者加苦参 15 g；皮疹较大者加丹参 20 g。

【方解】方中取石膏辛甘大寒，入肺胃而经，功善清解，透热出表；知母苦寒质润，一以助石膏清肺胃之热，一以滋阴润燥救已伤之阴津；金银花、大青叶、甘草苦寒以清热解毒；白芷辛散、消肿止痛，使热毒从外透解；牡丹皮苦寒，入血分，善清营分、血分实热，能清热凉血止血，兼有活血祛瘀之功；白茅根长于清热凉血，清肺胃蕴热；枇杷叶、黄芩、百部寒凉归肺经以清除肺热；菊花疏散风热，清热解毒，红花辛散温通，入心肝血分，活血以取血行风灭之意。诸药合用，共奏清肺凉血祛风、解毒除湿消疹，实乃釜底抽薪治法。

【现代研究】石膏有解热、抗病毒、抗炎、免疫促进、利尿、降血糖、抑制神经应

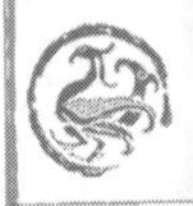

激能力、降低毛细血管通透性等作用；金银花有抑菌、抗病毒、退热、保肝、止血、降低胆固醇、抗生育、兴奋中枢、促进胃液分泌等作用；白茅根有止血、利尿、抗炎等作用，其水煎剂能显著缩短出血和凝血时间；知母有解热、抗炎、利尿、祛痰、抗菌、抗癌、抗溃疡及抗血小板聚集等作用；白芷有兴奋神经中枢、升高血压、抑菌、解热、抗炎、镇痛、解痉、抗癌等作用；牡丹皮有解热、镇静、镇痛、抗惊厥、抑菌、抗血栓、抗过敏、抗心律失常、保肝、调节免疫等作用；红花有镇痛、镇静、抗惊厥及抗炎等作用；黄芩有解热、镇静、抑菌、抗过敏、保肝、利胆、降压、降脂、抗氧化等作用。

二妙消毒饮（隋克毅经验方）

【组成】苍术 15 g，黄柏 15 g，蒲公英 15 g，紫花地丁 10 g，生地黄 15 g，牡丹皮 10 g，丹参 20 g，徐长卿 15 g，砂仁 10 g，甘草 6 g。

【用法】水煎服。

【功效】清热解毒，除湿化瘀。

【主治】痤疮（湿热蕴结型）。

【方解】二妙消毒饮由二妙散和五味消毒饮加减而成。方中蒲公英、紫花地丁、生地黄、牡丹皮、丹参入肝经、清肝热、清热解毒，凉血消痈；苍术、黄柏清热除湿；牡丹皮、丹参具有活血化瘀功效，使腐肉去，新血生。热盛伤阴，故选生地清热解毒且养阴生津，徐长卿祛湿通络，使邪有出路，甘草调和诸药。全方共奏清热、解毒、除湿、化瘀功效，兼有养阴生津，热去正不伤，标本兼顾。

【现代研究】苍术有促进胃肠运动、抑制中枢神经系统、降血糖等作用，并可治疗夜盲及角膜软化症；黄柏有抑菌、抗病毒、抗溃疡、利胆、抗心律失常、降压、镇静、降血糖等作用；蒲公英有抑菌、抗肿瘤、激发机体免疫功能、利胆、保肝、抗内毒素及利尿作用；生地黄有增强免疫、抗胃溃疡、促进造血、止血、降压、降血糖等作用；徐长卿有明显的镇静、镇痛、抗菌、消炎作用，并有改善心肌缺血、降血压、降血脂及解痉作用；砂仁煎剂可增强胃的功能，促进消化液的分泌，可增进肠道运动，可起到帮助消化的作用；甘草有解痉、抗利尿、降血脂、保肝和类似肾上腺皮质激素样作用。

温阳消痤饮（隋克毅经验方）

【组成】黄芪 15 g，太子参 15 g，金银花 20 g，丹参 15 g，连翘 15 g，重楼 10 g，附子 6 g，干姜 6 g，肉桂 10 g，炙甘草 5 g。

【用法】每日 1 剂，水煎 2 次，取汁 400 mL，分 2 次早晚饭前服药。

【功效】温阳活血，解毒消肿。

【主治】阳虚型痤疮。

【方解】太子参、黄芪温上部阳，干姜、肉桂温中阳，附子温肾阳。尽管属阳虚，然脓包累累，终为热郁，因此用金银花、连翘清热解毒，重楼消疮肿，丹参养血活血，甘草调和全方。

【现代研究】黄芪有抗病毒、利尿、保护肾脏、抗衰老、抗辐射、抗炎、降血脂、降血糖、增强免疫、抗肿瘤和保肝等作用；太子参有增强免疫、抗应激、抗疲劳、改善记忆、降血糖、降血脂、止咳、祛痰、抗菌、抗病毒、抗炎等作用；金银花有抑菌、抗病毒、退热、保肝、止血、降低胆固醇、抗生育、兴奋中枢、促进胃液分泌等作用；丹参有改善微循环、改善血液流变学、抑制血小板聚集、抗血栓、抗炎、镇静、提高耐缺氧能力、促进组织的修复与再生、抗动脉粥样硬化、促进免疫功能、抑菌等作用；连翘有抑菌、抗炎和止痛作用，还有抗氧化、抗过敏活性等作用；重楼有对大脑与肾脏的保护作用，还有止血、抗肿瘤、抗氧化、抗菌、抗炎、收缩子宫、血管内皮细胞保护作用等；肉桂有增强冠脉及脑血流量的作用，有抗血小板凝集、抗凝血酶、镇静、镇痛、解热、抗惊厥、抑菌、抑制胃溃疡形成等作用。

清肤汤（汪黔蜀经验方）

【组成】金银花 15 g，蒲公英 15 g，赤芍

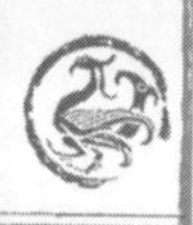

10 g，防风 10 g，白芷 10 g，天花粉 12 g，枇杷叶 6 g，当归 10 g，黄芩 10 g，甘草 6 g，益母草 30 g。

【用法】水煎服。

【功效】清肺胃积热，祛风除湿。

【主治】肺胃积热郁滞肌肤，更感风邪所致的痤疮。

【加减】脓疱较多者加重楼 6 g，紫花地丁 10 g；舌红少苔，加生地黄 15 g，麦冬 10 g；脂溢较多者加苍术 10 g，茵陈 10 g；结节囊肿型加甲珠 6 g；聚合型加黄芪 15 g，柴胡 10 g，白术 10 g，茯苓 15 g；月经不调加柴胡 10 g。

【方解】金银花、蒲公英、防风、当归、赤芍、甘草、枇杷叶等，有清气凉血、散瘀排脓之功，使火降邪散而脓敛得愈；白芷、天花粉、黄芩有清肺胃之热，利湿，通窍行表，祛风解毒，引药上行，助里邪外泄之用，为痤疮发于阳明头面，湿热行于皮肤变生粉脓必备之品；益母草清热解毒、活血化瘀，又对月经不调引起的痤疮尤宜适宜。

【现代研究】金银花有抑菌、抗病毒、退热、保肝、止血、降低胆固醇、抗生育、兴奋中枢、促进胃液分泌等作用；蒲公英有抑菌、抗肿瘤、激发机体免疫功能、利胆、保肝、抗内毒素及利尿作用；赤芍有抗炎、解热镇痛、镇静、抗血小板聚集、抗血栓形成、抗心肌缺血、改善微循环、护肝、调节免疫等作用；防风有解热、抗炎、镇静、镇痛、抗惊厥、抗过敏、抗菌等作用；白芷有兴奋神经中枢、升高血压、抑菌、解热、抗炎、镇痛、解痉、抗癌等作用；枇杷叶有镇咳、祛痰、抗炎、平喘、免疫增强的作用，还有镇痛、抗病毒、抗菌及抗肿瘤等作用；益母草有兴奋子宫、抗早孕、抗血小板聚集、扩张血管、利尿等作用。

枇杷清肺饮（魏跃钢经验方）

【组成】枇杷叶 10 g，桑白皮 10 g，黄芩 10 g，栀子 10 g，半枝莲 30 g，丹参 15 g，连翘 10 g，白花蛇舌草 15 g，赤芍 15 g，玄参 15 g，浙贝母 15 g，皂角刺 10 g，大黄 10 g。

【用法】水煎服。

【功效】化痰散结消肿。

【主治】痤疮。

【方解】方中枇杷叶、桑白皮宣肺之品使热从肌表而出；黄连、连翘、半枝莲、白花蛇舌草、栀子等苦寒之品以清热解毒；赤芍、丹参、玄参等凉血化瘀，使血分之郁热随气机畅达以外透，散血中之郁热；浙贝母、皂角刺等化痰散结消肿；大黄攻下之品以通利大便，使热毒从后阴排出。

【现代研究】枇杷叶有镇咳、祛痰、抗炎、平喘、免疫增强的作用，还有镇痛、抗病毒、抗菌及抗肿瘤等作用；桑白皮有镇咳、祛痰、平喘、利尿、抗炎、镇痛、降血糖、降血压、免疫调节、抗病毒、抗氧化、抗肿瘤等作用；栀子有抗病毒、保肝利胆、解热、镇痛、抗菌、抗炎、镇静催眠、降血压等作用；半枝莲有抑菌、解痉祛痰、免疫调节、抗肿瘤等作用；玄参有抑菌、抗炎、扩张冠状动脉、降压、保肝、增强免疫、抗氧化等作用；浙贝母有祛痰、镇咳、平喘、镇痛、镇静、降压等作用；皂角刺有抑菌、抗肿瘤的作用。

败毒合剂（邬成霖经验方）

【组成】虎杖 15 g，平地木 15 g，夏枯草 15 g，茵陈 15 g，鱼腥草 30 g，茜草 9 g，浙贝母 12 g，山楂 12 g，赤芍 12 g，甘草 3 g。

【用法】水煎服。

【功效】清热利湿，化痰散瘀。

【主治】痤疮（湿热痰瘀互结证）。

【加减】伴结节囊肿者加当归、大黄助清三焦诸火，散瘀通经；如脓疱较多者，加重清热解毒药的剂量，并加用蒲公英、金银花、连翘、野菊花。

【方解】虎杖，夏枯草，茵陈，鱼腥草清热解毒；茜草凉血化瘀止血；浙贝母清热化痰，消肿散瘀；赤芍清热凉血，散瘀止痛。全方共奏清热利湿，化痰散瘀之功。

【现代研究】虎杖有泻下、祛痰止咳、降压、止血、镇痛、抑菌等作用；夏枯草有抗炎、免疫抑制、抗凝血、降血压、降血糖等作用；茵陈有显著利胆作用，并有解热、保肝、抗肿瘤、抑菌、抗病毒和降压作用；茜草有明显的促进血液凝固作用，还有抗炎、抗肿瘤等作用；赤芍有抗炎、解热镇痛、镇静、抗血小板聚集、抗血栓形成、抗心肌缺血、改善微循环、护肝、调节免疫等作用；甘草有解痉、抗利尿、降血脂、保肝和类似肾上腺皮质激素样作用。

【用方经验】邬成霖认为青春期痤疮主要责之于湿热痰瘀互结。因青年正值发育时期，阳气偏旺，热邪易起。若饮食不节，过食肥甘厚味，生湿蕴热，湿热循阳明经上蒸于面，湿热日久炼液成痰，血热日久凝结成瘀，痰瘀互结而成顽疾，致使疾病缠绵难愈，反复发作。治疗当以清热利湿、化痰散瘀之法，自拟败毒合剂。

疏肝消痤汤（邬成霖经验方）

【组成】生地黄 15～30 g，丹参 15～30 g，连翘 12 g，凌霄花 12 g，益母草 30 g，白花蛇舌草 30 g，茵陈 15 g，柴胡 9 g，郁金 9 g。

【用法】水煎服。

【功效】平肝清火，滋肾养阴。

【主治】肾虚肝郁，气郁化火。

【方解】生地黄，丹参清热凉血，连翘，凌霄花，白花蛇舌草消肿散结，清热解毒，益母草补益精血，茵陈，柴胡，郁金疏肝解郁，全方共奏平肝清火，滋肾养阴之功。

【现代研究】生地黄有增强免疫、抗胃溃疡、促进造血、止血、降压、降血糖等作用；丹有改善微循环、改善血液流变学、抑制血小板聚集、抗血栓、抗炎、镇静、提高耐缺氧能力、促进组织的修复与再生、抗动脉粥样硬化、促进免疫功能、抑菌等作用；白花蛇舌草有抗肿瘤、抗炎、抑制生精能力和保肝利胆作用；茵陈有显著利胆作用，并有解热、保肝、抗肿瘤、抑菌、抗病毒和降压作用；柴胡有解热、抗炎、镇静、安定、镇痛、保肝、利胆、抗病原微生物、抗辐射及促进免疫功能等作用；郁金有保肝利胆、抑制血小板聚集、抗心律失常、抑菌、抗炎止痛及抗早孕等作用。

【用方经验】邬成霖认为，面部痤疮的发生发展，均与肝密切相关，而女子的经、带、产、乳更是以肝为基础。肾主精，为先天之本，育肾阴肾阳于一体。由于肝郁气滞，肝阴不足，致使肾阴亏虚，阴虚火旺，虚火上浮于面，火郁于内而发疹。痤疮因肾虚肝郁，气郁化火，火性炎上而生。临床表现为痤疮经前加剧或诱发，伴有月经不调。在临床上，除了疏肝郁、清肝火、利肝湿、养肝血之外，更应注重通调月经，和顺气血，以提高临床疗效，可治以平肝清火、滋肾养阴。邬成霖在祖传消痤汤的基础上结合自己的临床经验，总结出疏肝消痤汤。并以肾的阴阳转化，胞宫的气血藏泻等特点，采用分期论治，即据月经周期用药，一般经前血海充盛予以疏导；经中血室大开，血海空虚，慎用寒凉及大热之品，以平药调经补肾；经后滋肾阴，益气血。

向丽萍经验方

【组成】生地黄 12 g，牡丹皮 10 g，茯苓 10 g，泽泻 10 g，山茱萸 10 g，知母 10 g，黄柏 10 g，赤芍 10 g，川芎 10 g，当归 10 g，黄芩 10 g，生石膏 15 g，桃仁 10 g。

【用法】水煎服。

【功效】滋肝益肾，清热养阴。

【主治】经前期痤疮。

【方解】方中山茱萸滋益肝肾为君药；当归、川芎、赤芍、桃仁调冲任、理气血为臣药，以助肝肾；茯苓、泽泻、牡丹皮渗利肝肾之浊邪；生地黄、生石膏、知母、黄芩、黄柏清热养阴、滋润肝肾，互为佐使。诸药相合，共奏滋肝益肾、清热养阴之功效，最终达去除粉刺的目的。

【现代研究】生地黄有增强免疫、抗胃溃疡、促进造血、止血、降压、降血糖等作用；牡丹皮有解热、镇静、镇痛、抗惊厥、抑菌、抗血栓、抗过敏、抗心律失常、保肝、调节免疫等作用；茯苓有利尿、镇静、抗肿瘤、增加心肌收缩力、增强免疫功能、护肝、降血糖、延缓衰老、抑制胃溃疡等作用；泽泻

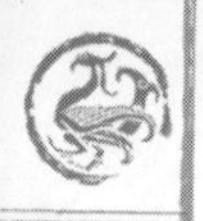

有利尿、降压、降血糖、抗脂肪肝及抑菌等作用；黄芩有解热、镇静、抑菌、抗过敏、保肝、利胆、降压、降脂、抗氧化等作用；生石膏有解热、抗病毒、抗炎、免疫促进、利尿、降血糖、抑制神经应激能力、降低毛细血管通透性等作用；桃仁有镇痛、抗炎、抗菌、抗过敏、抑制血小板聚集、镇咳平喘、抗肝纤维化等作用。

【用方经验】痤疮属中医“粉刺”范畴。《外科正宗·肺风粉刺》曰：“粉刺属肺，总皆血热郁滞不散而所致。”故责于肺胃湿热者多。向丽萍认为，冲脉附于肝，起于胞宫上行至面部，素体肝肾阴亏者，冲任失调，气血失和，虚火上炎，上熏头面而发者，并非清肺经之热可解，其实乃水火不济所为，治宜从肝肾论治，调摄冲任，清热养阴而益肝肾。

春蕾汤（徐昌泰经验方）

【组成】黄芩、金银花、鸡巨子、牡丹皮、桑白皮、地骨皮。

【用法】水煎服。

【功效】清热凉血，泻火解毒。

【主治】寻常型痤疮。

【方解】黄芩苦寒，专泻上焦之火，善清泄肺热；桑白皮为甘寒之性，以清肺热为长；牡丹皮、地骨皮清热而入血分，有凉血之效；金银花为轻清之品，清热而入肺经，又引诸药直达肺经；鸡巨子性凉解毒而利两便，使火从下泻。共奏清热凉血、泻火解毒之功。

【现代研究】黄芩有解热、镇静、抑菌、抗过敏、保肝、利胆、降压、降脂、抗氧化等作用；金银花有抑菌、抗病毒、退热、保肝、止血、降低胆固醇、抗生育、兴奋中枢、促进胃液分泌等作用；牡丹皮有解热、镇静、镇痛、抗惊厥、抑菌、抗血栓、抗过敏、抗心律失常、保肝、调节免疫等作用；桑白皮有镇咳、祛痰、平喘、利尿、抗炎、镇痛、降血糖、降血压、免疫调节、抗病毒、抗氧化、抗肿瘤等作用；地骨皮有解热、抑菌、降压、降血糖、降血脂及止痛等作用。

【用方经验】寻常痤疮也称青春蕾，好发于青年男女，其病因与内分泌障碍、细菌感染特别是痤疮丙酸杆菌的寄生等一系列因素有关。中医学认为痤疮系肺经血热、蕴积肌肤而成。根据这些理论拟中药春蕾汤口服治疗，临床取得了一定的疗效。

清肺愈痤方（杨柳经验方）

【组成】黄芩、枇杷叶、白花蛇舌草、夏枯草、甘草、丹参、赤芍。

【用法】水煎服。

【功效】清热除湿、凉血解毒、活血化瘀、消痈散结。

【主治】风热湿热型痤疮。

【方解】《医宗金鉴. 肺风粉刺》曰：“此证由肺经血热而成，每发生于面鼻，起碎疙瘩，色赤肿痛，破出白粉汁，日久皆成白屑，形如黍米白屑，宜内服枇杷清肺饮，外敷颠倒散，缓缓自收功也。”本方根据痤疮的主要证型为肺经风热、脾胃湿热证型多见的临床特点，在枇杷清肺饮方的基础上，进行了新的研创而制定。方中黄芩、枇杷叶专清肺热兼燥湿，白花蛇舌草、夏枯草、甘草清热解毒兼散结，丹参、赤芍活血化瘀兼凉血。诸药合用共奏清热除湿、凉血解毒、活血化瘀、消痈散结之功。

【现代研究】黄芩有解热、镇静、抑菌、抗过敏、保肝、利胆、降压、降脂、抗氧化等作用；枇杷叶有镇咳、祛痰、抗炎、平喘、免疫增强的作用，还有镇痛、抗病毒、抗菌及抗肿瘤等作用；白花蛇舌草有抗肿瘤、抗炎、抑制生精能力和保肝利胆作用；丹参有改善微循环、改善血液流变学、抑制血小板聚集、抗血栓、抗炎、镇静、提高耐缺氧能力、促进组织的修复与再生、抗动脉粥样硬化、促进免疫功能、抑菌等作用；赤芍有抗炎、解热镇痛、镇静、抗血小板聚集、抗血栓形成、抗心肌缺血、改善微循环、护肝、调节免疫等作用。现代药理研究表明，黄芩同时对毛囊上皮角化过度有显著的治疗作用，还可使性激素分泌降低；枇杷叶具有较强的抗菌消炎作用。白花蛇舌草具有抗菌、消炎作用，通过增强网状内皮系统吞噬功能和白细胞吞噬能力而发挥抗感染作用，还可增强免疫功能，且具有抗雄激素样作用和很强的抑制皮脂腺分泌的作用。丹参具有抗炎、抗菌及抑制免疫功能，对痤疮丙酸杆菌有明显的抑制作用，并具有微弱的雌激素样活性和抗雄激素样作用。

【用方经验】本方可作为寻常痤疮的基本方，结合临床症状辨证加减应用。如能再结合外用颠倒散（《医宗金鉴》）会取得更好的效果。正如《医宗金鉴》所曰："宜内服枇杷清肺饮，外敷颠倒散"是也。临床经验表明：内外合治，有效率在七成以上。而且不良反应轻微，副作用小，安全可靠，值得临床推广应用。

养阴清肺汤（杨虹亚经验方）

【组成】生地黄 12 g，黄芩 10 g，玄参 10 g，浙贝母 10 g，牡丹皮 8 g，薄荷（后下）3 g，麦冬 8 g，夏枯草 30 g，白花蛇舌草 30 g，金银花 15 g，丹参 10 g，山楂 12 g，甘草 3 g。

【用法】水煎服。

【功效】清热养阴。

【主治】肺经风热型。

【方解】方中生地黄、玄参、麦冬养阴清热；黄芩、金银花、白花蛇舌草清热解毒；佐以牡丹皮、丹参、玄参凉血祛瘀消肿；山楂散瘀养胃；浙贝母、夏枯草清热散结；少量薄荷引药上行，辛凉而散面部蕴热；甘草泻火解毒，调和诸药。诸药合用，共奏清热养阴、解毒、宣肺之功效。

【现代研究】生地黄有增强免疫、抗胃溃疡、促进造血、止血、降压、降血糖等作用；黄芩有解热、镇静、抑菌、抗过敏、保肝、利胆、降压、降脂、抗氧化等作用；玄参有抑菌、抗炎、扩张冠状动脉、降压、保肝、增强免疫、抗氧化等作用；金银花有抑菌、抗病毒、退热、保肝、止血、降低胆固醇、抗生育、兴奋中枢、促进胃液分泌等作用；丹参有改善微循环、改善血液流变学、抑制血小板聚集、抗血栓、抗炎、镇静、提高耐缺氧能力、促进组织的修复与再生、抗动脉粥样硬化、促进免疫功能、抑菌等作用；甘草有解痉、抗利尿、降血脂、保肝和类似肾上腺皮质激素样作用。

运脾散结汤（杨文信经验方）

【组成】党参 15 g，扁豆 15 g，山楂 15 g，茵陈 12 g，白术 12 g，枇杷叶 15 g，防风 12 g，浙贝母 12 g，白芥子 12 g，白花蛇舌草 15 g。

【用法】水煎服。

【功效】运脾散结。

【主治】痤疮。

【方解】党参、扁豆、白术、山楂健脾运脾为主；佐以枇杷叶、防风宣肺祛风；浙贝母、白芥子、白花蛇舌草清热散结。上方在传统治疗强调清热、祛风、宣肺的同时，更重视本病发病的病理基础一脾失健运，故对痤疮反复发作收到较好的治疗效果。

【现代研究】党参有抗溃疡、增强免疫、延缓衰老、抗缺氧、抗辐射、降低血糖、调节血脂和抗心肌缺血等作用；山楂可促进脂肪消化、分解，并可强心、降血压、抗心律失常、降血脂、抗动脉粥样硬化、抗血小板聚集、抗氧化、增强免疫、收缩子宫、抑菌等；白术有利尿、增强免疫功能、抗衰老、保肝、利胆、降血糖、抗菌、抗肿瘤、镇静、镇咳、祛痰等作用；防风有解热、抗炎、镇静、镇痛、抗惊厥、抗过敏、抗菌等作用；白花蛇舌草有抗肿瘤、抗炎、抑制生精能力和保肝利胆作用。

【用方经验】杨文信在 20 余年的临床工作中体会到：脾虚失运、痰湿瘀结在本病的发病过程中占有较大的比例，特别是慢性反复发作的患者，这一现象尤为常见，故自拟运脾散结汤治疗痤疮，在消除脾失健运这一病理基础的同时，配合清热散结，既防止痤疮反复发作又促使皮损较快消散，取得了较好的疗效。

三花三皮汤（袁兆庄经验方）

【组成】金银花 15～30 g，槐花 15～

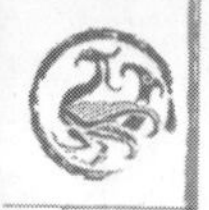

30 g，野菊花 15 g，桑白皮 15 g，地骨皮 15 g，牡丹皮 15 g，生地黄 15 g，赤芍 15 g，丹参 15 g，甘草 6 g。

【用法】水煎服。

【功效】清肺疏风，凉血解毒，消肿退斑。

【主治】痤疮。

【方解】金银花、野菊花、槐花为君药，三花甘寒入肺胃肝经，质轻易升浮，清热解毒，凉血消肿。桑白皮、地骨皮、牡丹皮为臣药，入肺肝肾三经，清肺凉血散风。地骨皮退虚热，泻虚火，现代研究有抗过敏作用，配桑白皮起到散表之风热，泻肺经积热。生地黄、赤芍、丹参入心肺肝经为佐药，有滋阴降火、活血祛瘀作用。甘草调和诸药。中药消炎面膜可清热解毒，活血化瘀，有利于面部皮肤气血流畅，洁肤护肤，脱脂除秽，加速炎症吸收。内服中药、外敷中药消炎面膜，内外配合共奏清肺散风、活血化瘀、滋阴降火、消肿散结之功。

【现代研究】金银花有抑菌、抗病毒、退热、保肝、止血、降低胆固醇、抗生育、兴奋中枢、促进胃液分泌等作用；槐花有止血、抗炎、抗菌、促凝血等作用；野菊花有抗菌、抗炎、抗病毒及降血压作用；生地黄有增强免疫、抗胃溃疡、促进造血、止血、降压、降血糖等作用；赤芍有抗炎、解热镇痛、镇静、抗血小板聚集、抗血栓形成、抗心肌缺血、改善微循环、护肝、调节免疫等作用。

查旭山经验方

【组成】熟地黄 20 g，益母草 15 g，白花蛇舌草 15 g，女贞子 15 g，墨旱莲 15 g，山茱萸 10 g，山药 10 g，茯苓 10 g，牡丹皮 10 g，泽泻 10 g，车前子 10 g，甘草 10 g，丹参 30 g。

【用法】水煎服。

【功效】滋阴补肾化瘀。

【主治】痤疮。

【方解】方中以六味地黄加二至丸为基本方滋补肾阴，重用丹参以化瘀。

【现代研究】熟地黄有增强免疫功能、促进血凝、强心、防治骨质疏松、调节免疫、抗衰老、抗焦虑、改善学习记忆等作用；益母草有兴奋子宫、抗早孕、抗血小板聚集、扩张血管、利尿等作用；山茱萸对非特异性免疫功能有增强作用，并能抑制血小板聚集，抗血栓形成，还具有抑菌、降血糖、强心、升压、利尿等作用；山药有提高免疫功能、降血糖、降血脂、抗肿瘤、抗氧化、抗衰老、抗刺激、麻醉镇痛和消炎抑菌等作用；车前子有利尿、抑菌及预防肾结石形成等作用；丹参有改善微循环、改善血液流变学、抑制血小板聚集、抗血栓、抗炎、镇静、提高耐缺氧能力、促进组织的修复与再生、抗动脉粥样硬化、促进免疫功能、抑菌等作用。

【用方经验】痤疮属中医学“肺风粉刺”范畴，中医治疗一般以清肺胃郁热为主，较少从肾论治，查旭山认为素体肾阴不足，相火过旺，加之生活调理不适而致肺胃郁热上蒸于面，郁结而成。因此，通过“滋阴补肾化瘀”，同时结合外用药治疗痤疮，符合中医“有其内必有其外，治病必求其本”的思想。方中以六味地黄加二至丸为基本方滋补肾阴，重用丹参以化瘀，且现代研究表明，丹参中的丹参酮有抑制皮脂过多分泌、杀死痤疮杆菌、消除炎症的作用，方中丹参后下乃为了保存其有效成分，将中医理论与现代医学有机结合，同时结合外用药达到标本兼治的目的。

查旭山经验方

【组成】茵陈 25 g，赤芍 15 g，栀子 15 g，黄柏 10 g，丹参 15 g，薏苡仁 30 g，枇杷叶 10 g，桑白皮 15 g，地骨皮 10 g，人参叶 10 g，鱼腥草 30 g，白花蛇舌草 30 g。

【用法】水煎服。

【功效】清热祛湿解毒。

【主治】痤疮。

【方解】茵陈清热利湿退黄；赤芍凉血散瘀；栀子清利湿热；黄柏清热燥湿，泻火解毒；丹参活血化瘀；薏苡仁利水渗湿；枇杷叶、桑白皮清肺火；地骨皮凉血除蒸，清肺火；鱼腥草清热解毒，消痈排脓；白花蛇舌草清热解毒。全方清热祛湿解毒。

【现代研究】茵陈有显著利胆作用，并有解热、保肝、抗肿瘤、抑菌、抗病毒和降压作用；赤芍有抗炎、解热镇痛、镇静、抗血小板聚集、抗血栓形成、抗心肌缺血、改善微循环、护肝、调节免疫等作用；丹参有改善微循环、改善血液流变学、抑制血小板聚集、抗血栓、抗炎、镇静、提高耐缺氧能力、促进组织的修复与再生、抗动脉粥样硬化、促进免疫功能、抑菌等作用；薏苡仁有增强免疫力、降血糖、降血钙、解热、镇静、镇痛等作用；白花蛇舌草有抗肿瘤、抗炎、抑制生精能力和保肝利胆作用。

清肺健脾汤（查旭山经验方）

【组成】鱼腥草 15 g，地骨皮 15 g，牡丹皮 15 g，黄芩 10 g，五指毛桃根 30 g，白术 15 g，茯苓 15 g，赤芍 15 g，炙甘草 10 g。

【用法】水煎服。

【功效】清肺健脾。

【主治】痤疮。

【方解】五指毛桃为健脾益气之药，补而不燥，白术、茯苓能健脾化湿，鱼腥草、地骨皮、牡丹皮、黄芩为清肺热之药。

【现代研究】地骨皮有解热、抑菌、降压、降血糖、降血脂及止痛等作用；黄芩有解热、镇静、抑菌、抗过敏、保肝、利胆、降压、降脂、抗氧化等作用；白术有利尿、增强免疫功能、抗衰老、保肝、利胆、降血糖、抗菌、抗肿瘤、镇静、镇咳、祛痰等作用；茯苓有利尿、镇静、抗肿瘤、增加心肌收缩力、增强免疫功能、护肝、降血糖、延缓衰老、抑制胃溃疡等作用；赤芍有抗炎、解热镇痛、镇静、抗血小板聚集、抗血栓形成、抗心肌缺血、改善微循环、护肝、调节免疫等作用。

【用方经验】查旭山在临床治疗过程中，发现部分患者形成一个“上焦有热，中焦虚寒”的病因病机，拟定了清肺健脾的治法，在临床应用中取得较好的效果。

三皮汤（钟以泽经验方）

【组成】桑白皮 15 g，地骨皮 15 g，牡丹皮 10 g，连翘 15 g，白花蛇舌草 30 g，夏枯草 30 g，桔梗 10 g，皂角刺 15 g。

【用法】水煎服。

【功效】清热解毒，除湿止痒。

【主治】化脓性毛囊炎。

【方解】方中桑白皮，地骨皮性寒，归肺经，泻肺经风热，牡丹皮凉血热，泻伏火，行滞活血，三药清肺热，凉血为本方之主药。连翘，夏枯草清热解毒散结，湿热重加生黄柏，薏苡仁，白土苓，藿香，佩兰清利湿热，皂角刺透脓外出，桔梗载药上行。

【现代研究】桑白皮有镇咳、祛痰、平喘、利尿、抗炎、镇痛、降血糖、降血压、免疫调节、抗病毒、抗氧化、抗肿瘤等作用；地骨皮有解热、抑菌、降压、降血糖、降血脂及止痛等作用；牡丹皮有解热、镇静、镇痛、抗惊厥、抑菌、抗血栓、抗过敏、抗心律失常、保肝、调节免疫等作用；白花蛇舌草有抗肿瘤、抗炎、抑制生精能力和保肝利胆作用；夏枯草有抗炎、免疫抑制、抗凝血、降血压、降血糖等作用；皂角刺有抑菌、抗肿瘤的作用。

【用方经验】钟以泽认为，毛囊炎虽为外邪所致，临床上多以清热解毒为纲。但某些患者素体亏虚，或在经过治疗，如长期服用抗生素后，体质偏弱，卫气不足，正虚邪恋。一味地驱邪解毒并不能收到良好效果，且攻邪伐正，更会造成病情迁延难愈。在治疗上，重视攻补兼施，补足气血以鼓邪外出。

柴芩消痤汤（周德瑛经验方）

【组成】柴胡 10 g，夏枯草 20 g，黄芩 10 g，苦参 10 g，白花蛇舌草 20 g，赤芍 15 g，丹参 10 g，陈皮 10 g，鸡内金 10 g，大黄 6 g。

【用法】水煎服。

【功效】清肝泻肺，活血解毒。

【主治】肝火犯肺，热毒蕴结型痤疮。

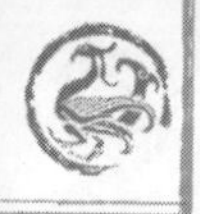

【方解】方中柴胡、夏枯草清肝解郁；黄芩、苦参、大黄清肺通腑；白花蛇舌草、连翘清热解毒；丹参、赤芍清肝活血；陈皮、鸡内金健脾化湿、理气散结。诸药合用使木气冲和调达，血脉通畅，气血平和而病自愈。

【现代研究】柴胡有解热、抗炎、镇静、安定、镇痛、保肝、利胆、抗病原微生物、抗辐射及促进免疫功能等作用；夏枯草有抗炎、免疫抑制、抗凝血、降血压、降血糖等作用；黄芩有解热、镇静、抑菌、抗过敏、保肝、利胆、降压、降脂、抗氧化等作用；白花蛇舌草有抗肿瘤、抗炎、抑制生精能力和保肝利胆作用；赤芍有抗炎、解热镇痛、镇静、抗血小板聚集、抗血栓形成、抗心肌缺血、改善微循环、护肝、调节免疫等作用；鸡内金有增强胃运动机能及抑制肿瘤细胞的作用。

【用方经验】祖国医学称寻常痤疮为“肺风粉刺”，历代医家多认为由肺经风热而成。治疗每以清肺热之枇杷清肺饮、黄芩清肺饮加减。然周德瑛在多年临床中观察到大多寻常痤疮患者为青年，工作学习紧张或多有情绪急躁、心烦易怒、口苦咽干、大便燥结之肝火炽盛之症，且问病史患者多喜食肥甘厚味辛燥之品，皮疹缘由情志不调及饮食不节而致内热蕴积而成。辨证应属肝升太过、肺降不及致气火上逆。且肝旺辱脾，脾失健运，水气不化，湿从内生；气火与湿邪互结化毒，蕴于血分致血热郁滞，郁于肌肤而生疹。临床以清肝泻肺、健脾化湿、活血解毒法自拟柴芩消痤汤治疗寻常型痤疮，疗效满意。

七叶汤加减（庄国康经验方）

【组成】枇杷叶、桑叶、侧柏叶、荷叶、竹叶、大青叶。

【用法】水煎服。

【功效】清肺降火，泻胃除热。

【主治】肺胃蕴热型痤疮。

【方解】枇杷叶、桑叶、侧柏叶、荷叶、竹叶、大青叶等取其轻灵之气既可透邪外出，又能携它药直达病所。炎症明显加金银花、连翘、重楼；便秘加玄明粉、大黄；皮脂多加白花蛇舌草、山楂；热盛加寒水石、生石膏。

【现代研究】枇杷叶有镇咳、祛痰、抗炎、平喘、免疫增强的作用，还有镇痛、抗病毒、抗菌及抗肿瘤等作用；桑叶有抑菌、降糖、促进蛋白质合成、降血脂等作用；竹叶有抑菌的作用；大青叶有抑菌、抗病毒、解热、抗炎、抗内毒素、免疫增强等作用。

四君子汤加减（庄国康经验方）

【组成】人参 10 g，茯苓 10 g，白术 10 g，黄芩 10 g，黄连 10 g，金银花 10 g，连翘 10 g。

【用法】水煎服。

【功效】健脾清热利湿。

【主治】脾胃湿热型痤疮。

【方解】四君子汤益气健脾；黄芩、黄连、金银花、连翘清热解毒散结消肿。共用能够健脾清热利湿。

【现代研究】人参有抗休克、抗疲劳、抗衰老、抗心肌缺血、抗脑缺血、抗心律失常、强心、增强免疫功能、抗肿瘤、抗辐射、抗应激、降血脂、降血糖、抗利尿、调节中枢神经兴奋与抑制过程的平衡、促进造血功能、增强学习记忆力、保护胃肠细胞等作用；茯苓有利尿、镇静、抗肿瘤、增加心肌收缩力、增强免疫功能、护肝、降血糖、延缓衰老、抑制胃溃疡等作用；白术有利尿、增强免疫功能、抗衰老、保肝、利胆、降血糖、抗菌、抗肿瘤、镇静、镇咳、祛痰等作用；黄芩有解热、镇静、抑菌、抗过敏、保肝、利胆、降压、降脂、抗氧化等作用；金银花有抑菌、抗病毒、退热、保肝、止血、降低胆固醇、抗生育、兴奋中枢、促进胃液分泌等作用；连翘有抑菌、抗炎和止痛作用，还有抗氧化、抗过敏活性等作用。

五味消毒饮加减（庄国康经验方）

【组成】黄芩 10 g，黄柏 10 g，黄连 10 g，栀子 10 g，石膏 10 g，野菊花 10 g，金银花 10 g，蒲公英 20 g，紫花地丁 10 g，当

归 10 g，桃仁 10 g，红花 10 g。

【用法】水煎服。

【功效】清热解毒，活血化瘀。

【主治】热毒夹瘀型痤疮。

【方解】黄芩、黄柏、黄连、栀子清泄三焦湿热；石膏、野菊花、金银花、蒲公英、紫花地丁清透肺胃热毒；佐以当归、桃仁、红花活血化瘀。

【现代研究】黄连有抑菌、解热、抗胃溃疡、降血糖、强心、抗心肌缺血、抗心律失常、降压、抗血小板聚集、抗肿瘤、降脂等作用；黄芩有解热、镇静、抑菌、抗过敏、保肝、利胆、降压、降脂、抗氧化等作用；黄柏有抑菌、抗病毒、抗溃疡、利胆、抗心律失常、降压、镇静、降血糖等作用；栀子有抗病毒、保肝利胆、解热、镇痛、抗菌、抗炎、镇静催眠、降血压等作用；石膏有解热、抗病毒、抗炎、免疫促进、利尿、降血糖、抑制神经应激能力、降低毛细血管通透性等作用；野菊花有抗菌、抗炎、抗病毒及降血压作用；桃仁有镇痛、抗炎、抗菌、抗过敏、抑制血小板聚集、镇咳平喘、抗肝纤维化等作用；红花有镇痛、镇静、抗惊厥及抗炎等作用。

庄国康经验方

【组成】瓜蒌 10 g，胆南星 6 g，陈皮 10 g，半夏 10 g，昆布 10 g，牡蛎 10 g，三棱 10 g，莪术 10 g，桃仁 10 g，红花 10 g。

【用法】水煎服。

【功效】清热活血化瘀。

【主治】痰瘀互结型痤疮。

【方解】瓜蒌、胆南星、陈皮、半夏、昆布、牡蛎软坚化结；三棱、莪术、桃仁、红花通络逐瘀。

【现代研究】瓜蒌有抗炎、抑菌、抑制血小板聚集、抗癌等作用；胆南星有祛痰、镇静、镇痛、抗惊厥等作用；陈皮有解痉、平喘、镇咳、祛痰、升高血压、抗血小板聚集、抗氧化、抗衰老、强心、抗休克、抗过敏、抗肿瘤、抑菌、避孕、抗紫外线辐射、杀虫等作用；三棱有镇痛、抗血小板聚集及抗血栓等作用；莪术有抗炎、抗胃溃疡、抑制血小板聚集、抗血栓及抗癌等作用；红花有镇痛、镇静、抗惊厥及抗炎等作用。

丹润方（朱明芳经验方）

【组成】石榴皮 15 g、忍冬藤 10 g 等。

【用法】中药水面膜外用，每天 1 次。将中药超微饮片用约 50 mL 开水冲泡，冷却后去渣，使用压缩面膜充分吸收药水，敷脸 15～20 min。

【功效】清热解毒，活血散结。

【主治】痤疮。

【加减】黑头白头粉刺或小脓疱难溃破多选用穿破石、透骨草等；脓疱多选用金银花、野菊花；结节难消多用浙贝母、皂角刺、夏枯草；皮肤干燥脱屑用麦芽、黄精、天门冬、天花粉、五味子；伴有瘙痒，则加入祛风药，如地肤子、蔓荆子；皮损色红、渗出，则用槐花、马齿苋、珍珠母收敛；痤疮后期，皮损消除后，会伴随一定程度的色素沉着，多选用白及、红花、玫瑰花、月季花等美白、活血化瘀药除色素沉着。

【方解】石榴皮，性味甘酸涩、温，为收涩药，收敛止血杀虫。忍冬藤，性味甘、寒，归肺、胃经，为透邪解毒、消肿治疮之良药。石榴皮甘温，忍冬藤甘寒，一寒一平，寒温相济，使得药性平和。石榴皮酸甘，酸性收引，则面部毛孔粗大得收缩、皮脂油脂分泌旺盛得酸敛，酸甘生津则润肤；忍冬藤甘寒清热解毒则消红肿、活血通络则散结，一酸一苦，一收一散。石榴皮以皮走皮，减少油光，软化角质，润泽养肤，忍冬藤清热解毒消肿、活血通络散结，二药相得益彰。

【现代研究】石榴皮的主要生物活性成分为石榴皮多酚，具有清除自由基而抗氧化、抗衰老等多种药理活性，并有保湿及抑制痤疮丙酸杆菌活性的作用；忍冬藤不仅具较强抗炎、解热、抗氧化活性作用，而且因含有有机酸类化合物，能够抑制血小板聚集，保护过氧化损伤组织。

【用方经验】朱明芳认为痤疮皮损一般在颜面部，但与脏腑密切相关，多由于肺经风

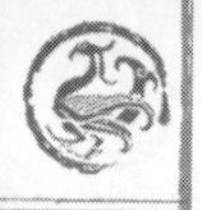

热、脾胃湿热、心经郁火、冲任不调、痰瘀互结而造成湿热痰瘀熏蒸面部而发为粉刺、丘疹、脓疱等，主张内外同治。

【医案精选】卢某，14 岁，2017 年 3 月 3 日初诊，主诉：颜面前额红色丘疹 3 年。额部囊肿性丘疹反复发作，学习压力较大，大便秘结，小便黄，口干欲饮，夜寐欠佳。查：面部油腻，前额密集性囊性丘疹，面颊少量红色丘疹，部分中央有脓头，有压痛。舌质红、苔薄，脉濡。辨证：心经郁火。处方：石榴皮 15 g，忍冬藤 10 g，白芷 10 g，乌梅 10 g，野菊花 15 g，连翘 10 g，紫花地丁 10 g，透骨草 10 g。14 剂。中药水面膜外用，每天 1 次，将中药超微饮片用约 50 mL 开水冲泡，冷却后去渣，使压缩面膜充分吸收药水，敷脸 15～20 min。另予珍黄片 2 盒，口服，每次 2 粒，每天 3 次。3 月 17 日二诊：用药后面部油腻稍好转，额部丘疹变浅平，口周两个新发丘疹，自述可能与饮食辛辣有关，有口臭，大便可，小便可，仍稍有口干，寐可。舌质偏红、苔稍腻，脉濡数。处方：石榴皮 15 g，忍冬藤 10 g，乌梅 10 g，白芷 10 g，野菊花 10 g，茯苓皮 10 g，泽兰 10 g，天花粉 10 g。7 剂，外用（用法同上），并嘱患者清淡饮食。3 月 24 日三诊：无新发皮损，脓头已已消，留下暗褐色丘疹，二便调，口干欲饮，夜寐安。舌偏红、苔薄，脉数。处方：石榴皮 15 g，忍冬藤 10 g，野菊花 10 g，天花粉 10 g，白及 10 g，玫瑰花 10 g。7 剂，外用。半个月后电话随访诉皮疹消退且无新发。

第三节　酒渣鼻

酒渣鼻是一种发生在鼻头、颜面中部，以皮肤潮红、毛细血管扩张及丘疹、脓疱为表现的慢性皮肤病，多见于中年人。病因不明，可能与精神因素、嗜酒、食用辛辣食物、高温及寒冷刺激、胃肠功能紊乱、内分泌失调及毛囊蠕形螨感染等有关。常并发痤疮及脂溢性皮炎。病程较长，呈慢性演变，预后较好。

中医学认为本病由肺胃积热上蒸，复遇风寒外袭，血瘀凝结而成；或嗜酒之人，酒气熏蒸，复遇风寒之邪，交阻肌肤所致。内治宜清泄肺胃积热，活血化瘀散结。外治可选用颠倒散外敷，配合针刺治疗。

二味拔毒散（艾儒棣经验方）

【组成】雄黄，白矾，浓茶水。

【用法】外擦。

【功效】解毒、杀虫、燥湿、止痒。

【主治】酒渣鼻。

【方解】雄黄外用可以毒攻毒而解毒杀虫疗疮；白矾外用解毒杀虫，燥湿止痒。

【注意事项】不可久用；饮食上禁食腌、卤、油炸、辣椒、胡椒、芹菜、韭菜、香菜、厚皮菜、木耳、菇类、光敏性食物，热性水果、咖啡、饮料等刺激性食物；生活习惯上劝导患者停用一切护肤品、化妆品及激素类外用药，宜冷水洗脸；心理上嘱患者调畅情志，有利于皮肤病的康复和减少复发。

【现代研究】雄黄有抑菌、抗肿瘤、抗血吸虫及疟原虫的作用；白矾有收敛、消炎、止血、广谱抗菌等作用。

【用方经验】艾儒棣认为该病病位在肺胃。病机为肠胃湿热，上熏于肺，肺经风热，或过食辛辣、嗜酒，内热炽盛，郁于肌腠间，郁久化热生虫，加之外邪侵袭，内外交阻，气滞血瘀与湿热秽浊交织成渣。艾儒棣认为该病的治疗重在去浊脂、消红斑，治法以疏风清热、健脾除湿，杀虫止痒为主。临床可分为肺胃热盛、脾胃湿热两大证型。

清肺饮（艾儒棣经验方）

【组成】枇杷叶，黄芩，栀子，薏苡仁，

漏芦。

【用法】水煎服。

【功效】疏风清热。

【主治】肺胃热甚型酒渣鼻。

【加减】皮损色红热重者可加白花蛇舌草、重楼加强清热之功；皮损色黯瘀血阻滞者可加丹参活血祛瘀，瘙痒明显者可加地肤子祛风止痒；平素肺气虚痰甚者可加白芥子理气化痰；睡眠差者加石决明、龙齿、牡蛎安神。

【方解】枇杷叶入肺胃经，降肺气，清胃火；黄芩清热燥湿、泻火解毒；两药配合加强燥湿化痰，泻火解毒之功；栀子清热解毒；薏苡仁健脾除湿、清热排脓；漏芦清热消痈。以上诸药意在疏风清热，泻火解毒。鼻为肺之外窍，肺热清则病情缓。

【注意事项】饮食上禁食腌、卤、油炸、辣椒、胡椒、芹菜、韭菜、香菜、厚皮菜、木耳、菇类、光敏性食物，热性水果、咖啡、饮料等刺激性食物。生活习惯上劝导患者停用一切护肤品、化妆品及激素类外用药，宜冷水洗脸，外擦橄榄油。心理上嘱患者调畅情志，有利于皮肤病的康复和减少复发。

【现代研究】枇杷叶有镇咳、祛痰、抗炎、平喘、免疫增强的作用，还有镇痛、抗病毒、抗菌及抗肿瘤等作用；黄芩有解热、镇静、抑菌、抗过敏、保肝、利胆、降压、降脂、抗氧化等作用；薏苡仁有增强免疫力、降血糖、降血钙、解热、镇静、镇痛等作用；漏芦能提高细胞的免疫功能，并有抗氧化、抗动脉粥样硬化、抗炎、镇痛、保肝、抗疲劳等作用。

楂曲平胃散（艾儒棣经验方）

【组成】山楂，神曲，苍术，厚朴，陈皮，大枣，生姜，甘草。

【用法】水煎服。

【功效】清热除湿、杀虫止痒。

【主治】脾胃湿热型酒渣鼻。

【方解】山楂化湿健脾，行气散瘀，为消肉食之要药，神曲消食和胃，两药相配增强消食化积、健脾除湿之功，可调控面部油脂分泌；苍术、厚朴、陈皮健脾除湿、行气降逆。脾胃之气调，湿热之邪祛。

【现代研究】山楂可促进脂肪消化、分解，并可强心、降血压、抗心律失常、降血脂、抗动脉粥样硬化、抗血小板聚集、抗氧化、增强免疫、收缩子宫、抑菌等；神曲有增进食欲，维持正常消化机能等作用；苍术有促进胃肠运动、抑制中枢神经系统、降血糖等作用，并可治疗夜盲及角膜软化症；厚朴有抑菌、降压、防治胃溃疡及中枢性肌肉松弛作用；陈皮有解痉、平喘、镇咳、祛痰、升高血压、抗血小板聚集、抗氧化、抗衰老、强心、抗休克、抗过敏、抗肿瘤、抑菌、避孕、抗紫外线辐射、杀虫等作用；甘草有解痉、抗利尿、降血脂、保肝和类似肾上腺皮质激素样作用。

凉血清肺饮（顾伯华经验方）

【组成】生地黄 15 g，玄参 12 g，石斛 12 g，生石膏 30 g，寒水石 12 g，白花蛇舌草 30 g，桑白皮 12 g，黄芩 9 g，山楂 15 g，虎杖 15 g，甘草 3 g。

【用法】水煎服。

【功效】养阴清热。

【主治】脂溢性皮炎、痤疮、酒渣鼻。

【加减】病者皮疹糜烂及伴油腻性脱屑者加茵陈 15 g，薏苡仁 15 g；鼻翼潮红者加大黄 9 g，苦参 15 g；大便干结者加瓜蒌 12 g，枳壳 9 g。

【方解】本方投以生地黄、玄参、石斛、生石膏、白花蛇舌草等养阴清热，山楂一味，取其清除肠胃湿热壅滞作用。

【注意事项】忌食辛辣，少食油腻和甜食，多食蔬菜和水果，保持大便通畅。

【现代研究】生地黄有增强免疫、抗胃溃疡、促进造血、止血、降压、降血糖等作用；玄参有抑菌、抗炎、扩张冠状动脉、降压、保肝、增强免疫、抗氧化等作用；生石膏有解热、抗病毒、抗炎、免疫促进、利尿、降血糖、抑制神经应激能力、降低毛细血管通透性等作用；白花蛇舌草有抗肿瘤、抗炎、抑制生精能力和保肝利胆作用；桑白皮有镇

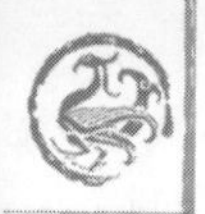

咳、祛痰、平喘、利尿、抗炎、镇痛、降血糖、降血压、免疫调节、抗病毒、抗氧化、抗肿瘤等作用；山楂可促进脂肪消化、分解，并可强心、降血压、抗心律失常、降血脂、抗动脉粥样硬化、抗血小板聚集、抗氧化、增强免疫、收缩子宫、抑菌等；虎杖有泻下、祛痰止咳、降压、止血、镇痛、抑菌等作用。

第四节　雄性脱发

雄性脱发，即雄激素源性脱发，又称男性型秃发或早秃，为头皮毛发从粗长毛渐变为毳毛的渐进过程，表现为进行性头发密度减少。本病原因复杂，与遗传或自身免疫异常有关。

临床上多累及男性，常在 20～30 岁发病。男性最初表现为前额两侧头发变为纤细而稀疏，并逐渐向头顶延伸，额部发际向后退缩，头顶头发也可脱落；随着秃发的缓慢进展，前额变高形成“高额”，进而与顶部秃发区域融合，严重者仅枕部及两颞保留少量头发，脱发处皮肤光滑，可见纤细毳毛生长。一般无自觉症状或有微痒。本病缺乏有效疗法。

中医学认为本病多因过食肥甘厚味，脾胃受损，失于健运，聚而生湿，湿邪上蒸，侵蚀发根，脾虚湿盛、肝肾不足可能为病机的两个方面。临床治疗多以健脾祛湿与滋补肝肾为大法。

祛湿健发汤（蔡念宁经验方）

【组成】白术 15 g，泽泻 10 g，猪苓 15 g，萆薢 15 g，车前子 10 g，川芎 10 g，赤石脂 12 g，白鲜皮 15 g，桑椹 10 g，生地黄 12 g，熟地黄 12 g，首乌藤 15 g。

【用法】水煎服。

【功效】健脾祛湿。

【主治】男性脱发。

【方解】方中白术、泽泻、猪苓、萆薢、车前子健脾祛湿利水而不伤其阴；生地黄、熟地黄、桑椹、首乌藤补肾养血，以助生发；川芎活血，且能引药上行；白鲜皮除湿散风止痒以治其标；赤石脂能收敛，旨在减少油脂的分泌。

【现代研究】白术有利尿、增强免疫功能、抗衰老、保肝、利胆、降血糖、抗菌、抗肿瘤、镇静、镇咳、祛痰等作用；泽泻有利尿、降压、降血糖、抗脂肪肝及抑菌等作用；萆薢有抗痛风、抗骨质疏松、抗心肌缺血、抗肿瘤及抗真菌的作用；川芎有镇静、镇痛、抑制血小板聚集及降压等作用；生地黄有增强免疫、抗胃溃疡、促进造血、止血、降压、降血糖等作用；熟地黄有增强免疫功能、促进血凝、强心、防治骨质疏松、调节免疫、抗衰老、抗焦虑、改善学习记忆等作用。

【用方经验】通过长期的临床观察发现，男性型脱发多因饮食不节，过食肥甘厚味，脾胃受损，脾虚失于健运，聚而生湿，湿邪上蒸，侵蚀发根，引起头发粘腻而脱落。所以，脾虚湿盛为本病之根源，其病变在毛发，病位在脏腑，与脾胃关系密切，治疗上以健脾祛湿为大法。祛湿健发汤方中协同，使湿从下走，阴血上充，皮毛腠理密固，标本兼顾。因此，在减少脱发和控制头皮油脂分泌方面改善较为明显，对其他伴随症状也有一定的改善作用。

滋阴生发汤（王建湘经验方）

【组成】蒲公英 10 g，苍术 10 g，白术 10 g，茯苓 10 g，何首乌 15 g，女贞子 15 g，墨旱莲 15 g，茵陈 10 g，桑白皮 10 g，灵芝 6 g，山楂 10 g，枸杞子 20 g，藁本 10 g，甘草 6 g，大枣 3 枚。

【用法】水煎服。

【功效】健脾祛湿，滋阴生发。

【主治】雄性脱发。

【方解】方中墨旱莲、女贞子、何首乌、灵芝、枸杞子滋肾阴、益精血以生发；茯苓、白术、苍术益气健脾渗湿，化生气血而又避免滋腻太过；蒲公英、茵陈、桑白皮、山楂清热利湿，祛脂止痒；藁本引诸药上行，直达巅顶；大枣补益中气、养气和血，甘草化生营卫、调和诸药。诸药合用，共奏健脾清热除湿、滋阴补肾、去油生发之功效。《本草纲目》谓女贞子能“补肝肾、安五脏、强腰膝、明耳目、乌须发”；墨旱莲能“乌髭发、益肾阴”；蒲公英有“乌须发，壮筋骨”之效。

【现代研究】蒲公英有抑菌、抗肿瘤、激发机体免疫功能、利胆、保肝、抗内毒素及利尿作用；苍术有促进胃肠运动、抑制中枢神经系统、降血糖等作用，并可治疗夜盲及角膜软化症；白术有利尿、增强免疫功能、抗衰老、保肝、利胆、降血糖、抗菌、抗肿瘤、镇静、镇咳、祛痰等作用；茯苓有利尿、镇静、抗肿瘤、增加心肌收缩力、增强免疫功能、护肝、降血糖、延缓衰老、抑制胃溃疡等作用；何首乌有降低胆固醇、提高免疫功能等作用；女贞子有降血糖、降血脂、抗血小板聚集、抗血栓形成、保肝、免疫调节、抗菌等作用；墨旱莲能提高机体非特异性免疫功能，并有保护染色体、保肝、抗炎、镇痛、促进毛发生长、乌发、止血、抗菌、抗阿米巴原虫等作用；枸杞子能显著提高机体的非特异性免疫功能，对细胞免疫功能和体液免疫功能均具有调节作用，还有抗氧化、抗衰老、抗辐射、抗肿瘤、抗诱变、降血脂、降血糖、降血压、抑菌等作用。

【用方经验】雄激素源性脱发属中医“蛀发癣”“发蛀脱发”等范畴。其表现在毛发，但病位在脏腑。从中医角度看，发为血之余，其病因病机主要有以下两方面：(1) 肾阴亏虚、阴血不足。首先是先天禀赋不足，肾精亏虚；其次是现代社会生活、工作压力大，工作紧张，经常熬夜，长时间坐在电脑前工作，睡眠不足，阴血暗耗，久之导致肾阴亏虚、肾精不足，精血亏虚，则毛发生长无源而脱发，正如《诸病源候论·毛发病诸侯》记载，“若血盛则荣于须发，故须发美；若血气衰弱，经脉虚竭，不能荣润，故须发秃落……若血气盛则肾气强，肾气强则骨髓充满，故发黑；若血气虚则肾气弱，肾气弱则骨髓枯竭，故发变白也。”(2) 湿热内蕴。多因饮食不节，过食肥甘厚味、辛辣之品，伤及脾胃，致使脾胃运化失常，湿热内生，或地处潮湿，外受湿邪，湿邪郁久化热，湿热上蒸巅顶，侵及发根，气血运行不畅，致毛发失养而脱而脱发，湿热外溢则头皮油腻。总之，气阴耗伤，肝肾阴血不足，湿热内阻，上蒸于头是发蛀脱发的主要病机。其中阴血不足、肾阴亏虚为本，湿热内阻、上蒸于头为标。

六味地黄丸加味（魏跃钢经验方）

【组成】生地黄 15 g，熟地黄 15 g，山药 15 g，山茱萸 10 g，泽泻 10 g，茯苓 10 g，墨旱莲 15 g，女贞子 15 g，何首乌 15 g，丹参 15 g，炙甘草 5 g。

【用法】水煎服。

【功效】补益肝肾。

【主治】脂溢性脱发。

【加减】头皮油脂较多者，加木瓜 10 g，决明子 10 g；睡眠不好者，加酸枣仁 15 g，合欢皮 10 g，茯神 10 g，首乌藤 15 g；伴有头皮瘙痒者，加蒺藜 15 g，菊花 15 g，羌活 10 g；感头昏目眩者，加天麻 10 g，钩藤 10 g；头皮疼痛者，加红花 10 g，木瓜 10 g，桃仁 10 g；瘀证明显，在以上各方的基础上可酌情加用丹参 15 g，桃仁 10 g，红花 10 g，川芎 10 g 等活血化瘀之品。

【方解】熟地黄、山药、山茱萸、墨旱莲、女贞子补益肝肾，女贞子、何首乌生发乌发。

【现代研究】生地黄有增强免疫、抗胃溃疡、促进造血、止血、降压、降血糖等作用；熟地黄有增强免疫功能、促进血凝、强心、防治骨质疏松、调节免疫、抗衰老、抗焦虑、改善学习记忆等作用；山药有提高免疫功能、降血糖、降血脂、抗肿瘤、抗氧化、抗衰老、抗刺激、麻醉镇痛和消炎抑菌等作用；山茱

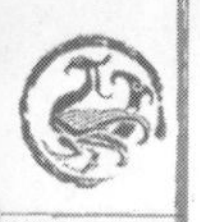

萸对非特异性免疫功能有增强作用，并能抑制血小板聚集，抗血栓形成，还具有抑菌、降血糖、强心、升压、利尿等作用；墨旱莲能提高机体非特异性免疫功能，并有保护染色体、保肝、抗炎、镇痛、促进毛发生长、乌发、止血、抗菌、抗阿米巴原虫等作用；女贞子有降血糖、降血脂、抗血小板聚集、抗血栓形成、保肝、免疫调节、抗菌等作用。

【用方经验】雄激素源性型脱发（AGA）又称脂溢性脱发，是皮肤科临床常见的毛发疾病，一般无明显自觉症状，很多患者因影响美观而积极求治。中医称其为“油风”“发蛀脱发”“白屑风”“蛀发癣”等。魏跃钢认为AGA主要是肝肾亏损，气血失荣所致，同时与脾胃有关。“肾藏精，其华在发”，头发与肾的盛衰关系密切；“发为血之余”，此处之血，指肝血而言，肝血亏虚，发失所养，则易致头发斑白或脱落；“精血同源互化”，肾藏精，肝藏血，肝肾同源，精血互化，肝肾亏损，精血无源化生，最终导致头发脱落。

第五节　脂溢性皮炎

脂溢性皮炎，系发生于头面及胸背等皮脂溢出较多部位的一种慢性炎症性皮肤病。发病可能与继发卵圆形马拉色菌、痤疮棒状杆菌等病原生物的感染，及感染性变态反应导致皮肤的炎症反应有关。精神、饮食、B族维生素缺乏、嗜酒等因素均可不同程度地影响本病的发生和发展。临床以头、面、胸及背部等皮脂溢出部位见有被覆油腻鳞屑，皮肤潮红为特点，可出现渗出、结痂和糜烂并呈湿疹样表现。可有不同程度的瘙痒。本病慢性经过，可反复发作。预后较好。

中医学认为本病患者平素为血燥之体，复感风热，郁久转而化燥，肌肤失去濡养；甚或风邪郁久，耗血伤阴，肌肤失于濡养而致。治疗多用疏风清热、健脾渗湿，或养血润燥之法。

五草汤（孙虹经验方）

【组成】紫草30 g，茜草30 g，仙鹤草30 g，墨旱莲30 g，白花蛇舌草10 g，金银花15 g，槐花30 g，地榆30 g，水牛角30 g，黄柏炭20 g，知母20 g，青蒿30 g，丹参30 g。

【用法】水煎服。

【功效】清热解毒，凉血活血。

【主治】脂溢性皮炎。

【方解】方中紫草、茜草凉血活血、解毒透疹消斑；白花蛇舌草，清热解毒、消痈散结、利水消肿；仙鹤草收敛止血、补虚、解毒；墨旱莲凉血止血、养阴补肾。五草合用能凉血活血、清热解毒而不伤阴。水牛角清热凉血解毒、寒而不遏、且能散瘀；槐花、地榆凉血止血；金银花清热解毒，清心火以助五草清热凉血、解毒透疹；凉血分之热而散瘀；黄柏炭、知母清热泻火解毒、生津润燥；青蒿清热凉血；丹参活血祛瘀止痛、凉血消痈、清心除烦，使全方凉血而不留瘀。诸药合用，共奏清热解毒透疹、凉血活血之效。

【现代研究】紫草有抑菌、抗炎、抗病毒、抗过敏、抗肿瘤、保肝、止血、抗生育等作用；茜草有明显的促进血液凝固作用，还有抗炎、抗肿瘤等作用；仙鹤草有抗炎、抗肿瘤、镇痛、降糖、降压等作用；墨旱莲能提高机体非特异性免疫功能，并有保护染色体、保肝、抗炎、镇痛、促进毛发生长、乌发、止血、抗菌、抗阿米巴原虫等作用；水牛角有解热、镇静、抗惊厥、抗感染、止血、强心、降血压、兴奋垂体一肾上腺皮质系统等作用；知母有解热、抗炎、利尿、祛痰、抗菌、抗癌、抗溃疡及抗血小板聚集等作用；青蒿有抑菌、解热、镇痛、抗炎、利胆、抗肿瘤、镇咳、祛痰、平喘、降压、抗心律失常等作用。

【用方经验】临床用于过敏性紫癜、银屑病、湿疹、脂溢性皮炎、日光性皮炎等辨证属血热证的皮肤病，颇有验效。脂溢性皮炎，孙虹认为本病多因血热当风，风为阳邪侵入体内致血热，湿热内蕴或过食肥甘厚味而致或素体阳热偏盛，肺经蕴热，复受风邪，熏蒸面部而发，血热则发斑发红。用五草汤加川黄连清热解毒，主清胃热，桑白皮清泻肺热，石韦利水通淋、清肺泄热，三药合用清泄肺胃二经伏火。皂角刺活血消肿，紫花地丁清热解毒、消肿止痛，加强经方清热解毒之功效，诸药合用使患者热清风祛。

【医案精选】吴某，女，30 岁，于 2011 年 8 月初诊。主诉：颜面部出现丘疹，斑片伴瘙痒 2 月余。患者诉于两月前因外出游玩后面部出现大小不等的红色小丘疹，面部干燥，脱屑，灼热，瘙痒剧烈，受风加重，遇热痒甚。经当地医院诊断为脂溢性皮炎，多处治疗无明显好转。专科检查：面部见少许针帽大小的红色小丘疹，部分互相融合成大小不等的红色斑片，境界清楚，其上覆糠秕状鳞屑，皮肤潮红，干燥。伴面部灼热，心烦，口干口渴，舌红，苔薄白，脉浮数，二便可。西医诊断：脂溢性皮炎。中医诊断：面游风。辨证：血热风燥证。立法：清热凉血，滋阴润燥。方药：五草汤加减。药用：紫草 50 g，茜草 30 g，仙鹤草 30 g，墨旱莲 30 g，白花蛇舌草 10 g，金银花 15 g，生槐花 30 g，生地榆 30 g，水牛角 30 g，黄柏炭 20 g，知母 20 g，青蒿 30 g，丹参 30 g，桑白皮 30 g，石韦 30 g，川黄连 10 g，紫花地丁 20 g，皂角刺 30 g，2 剂，水煎服，3 日 1 剂，早晚各 1 次。嘱其避免日晒，用温水洗脸。2 剂后就诊：面部红色斑疹明显减轻，瘙痒缓解，皮肤潮红减，无灼热，心烦，口干症状，舌红，苔白，脉弦，纳可，二便调。守上方继服一周后就诊。患者皮损完全消退，嘱再服药 1 周，以巩固疗效，未再就诊。

王玉玺经验方二

【组成】何首乌，牛膝，当归，天花粉，生地黄，牡丹皮，地榆，赤芍，僵蚕，蝉蜕，川芎，荆芥，防风。

【用法】水煎服。

【功效】清热凉血，祛风止痒。

【主治】干性皮炎。

【方解】何首乌、牛膝、当归、天花粉以养血润燥；生地黄、牡丹皮、地榆、赤芍清热凉血；僵蚕、蝉蜕、川芎、荆芥、防风以祛风止痒。

【现代研究】何首乌有降低胆固醇、提高免疫功能等作用；牛膝有增强免疫、抗凝、降脂、降血糖、护肝、强心及抗生育、抗着床、抗早孕等作用；生地黄有增强免疫、抗胃溃疡、促进造血、止血、降压、降血糖等作用；牡丹皮有解热、镇静、镇痛、抗惊厥、抑菌、抗血栓、抗过敏、抗心律失常、保肝、调节免疫等作用；僵蚕有镇静、催眠、抗惊厥、抗凝血、抗肿瘤、降血糖等作用；蝉蜕有解热、镇静、抗惊厥等作用；防风有解热、抗炎、镇静、镇痛、抗惊厥、抗过敏、抗菌等作用。

【用方经验】王玉玺认为，脂溢性皮炎干性皮损多由于平素血燥阴伤，复感风热，郁久转而化燥，肌肤失养，甚或风邪郁久，耗血伤阴，肌肤失于濡养则生风化燥，两者互为因果，以致皮肤粗糙，表现为干性皮损。治以清热凉血、祛风止痒切中病机，从整体上改善和调节机体脏腑功能，疗效稳定且不易复发。

王玉玺经验方三

【组成】苍术 30 g，苦参 15 g，石菖蒲 10 g，黄芩 15 g，车前子 30 g，金银花 30 g，连翘 15 g，紫花地丁 20 g。

【用法】水煎服。

【功效】清热利湿解毒。

【主治】湿性皮炎。

【加减】油多者可加山楂；痒甚者加蒺藜、白鲜皮。

【方解】方中用苍术、苦参、石菖蒲、黄芩、车前子以清热利湿，金银花、连翘、紫花地丁以清热解毒。诸药合用，共奏清热利湿解毒之功。

【现代研究】苍术有促进胃肠运动、抑制中枢神经系统、降血糖等作用，并可治疗夜

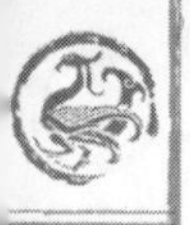

盲及角膜软化症；苦参有抑菌、抗病毒、抗炎、抗过敏、抗心律失常、抗肿瘤、升高白细胞、保肝、抑制免疫、镇静、平喘等作用；黄芩有解热、镇静、抑菌、抗过敏、保肝、利胆、降压、降脂、抗氧化等作用；车前子有利尿、抑菌及预防肾结石形成等作用；紫花地丁有抗炎、抑菌、抗凝血、抗病毒、调节免疫及抗氧化作用。

温清汤（邬成霖经验方）

【组成】葛根 30 g，丹参 30 g，白花蛇舌草 15 g，黄连 5 g，枸杞子 15 g，菟丝子 9 g，车前子 9 g，覆盆子 9 g，白术 15 g，山楂 15 g，枳壳 6 g。

【用法】水煎服。

【功效】益肾健脾，温上清下。

【主治】面部脂溢性皮炎。

【加减】面部皮肤干燥有紧绷感者加熟地黄 12 g；皮脂溢出旺盛者加龙骨 15 g，牡蛎 15 g；月经期去葛根；痛经者加益母草 30 g；苔黄腻者加黄芩 9 g、龙胆 3 g；苔白腻者加苍术 12 g；畏寒肢冷者加淫羊藿 12 g。

【方解】方中葛根性凉味甘辛，功能发表退疹、升阳生津；丹参凉血养血活血，菟丝子、枸杞子、覆盆子温补肾精；车前子疏利肾气，泻下焦之火；白术、山楂、枳壳健脾化湿理气；黄连、白花蛇舌草清热利湿解毒。

【现代研究】丹参有改善微循环、改善血液流变学、抑制血小板聚集、抗血栓、抗炎、镇静、提高耐缺氧能力、促进组织的修复与再生、抗动脉粥样硬化、促进免疫功能、抑菌等作用；白花蛇舌草有抗肿瘤、抗炎、抑制生精能力和保肝利胆作用；黄连有抑菌、解热、抗胃溃疡、降血糖、强心、抗心肌缺血、抗心律失常、降压、抗血小板聚集、抗肿瘤、降脂等作用；枸杞子能显著提高机体的非特异性免疫功能，对细胞免疫功能和体液免疫功能均具有调节作用，还有抗氧化、抗衰老、抗辐射、抗肿瘤、抗诱变、降血脂、降血糖、降血压、抑菌等作用；山楂可促进脂肪消化、分解，并可强心、降血压、抗心律失常、降血脂、抗动脉粥样硬化、抗血小板聚集、抗氧化、增强免疫、收缩子宫、抑菌等。

【用方经验】现代医学认为，脂溢性皮炎是由于皮脂分泌过多和化学成分的改变引起原存于皮肤上的正常菌群马拉色菌、痤疮丙酸杆菌大量繁殖刺激皮肤产生的炎症。本病属中医“白屑风”的范畴。由先天脾胃虚弱，湿热内生；或血燥之体，复感风热之邪所致。治疗上多以清热祛风、健脾化湿为主佐以养血润燥。笔者邬成霖认为现代女性工作学习繁忙、精神压力大，每多忧思郁结伤及肝脾，加上女性本身经、产的损伤，往往导致肝脾肾三脏的亏损。故脂溢性皮炎的本质是脾肾虚，却多表现为热盛、湿阻、气滞、血瘀诸症。所以温清汤以益肾健脾为本，辅以或清热、或化湿、或理气活血。此方益肾健脾、温下清上，中医传统理论与现代药理研究相结合。在临床上也取得了较为理想的效果。

透骨草外洗方（赵炳南经验方）

【组成】透骨草 30 g，侧柏叶 30 g，皂角刺 30 g，白矾 10 g。

【用法】水煎外洗。

【功效】清热燥湿，祛风止痒。

【主治】头部湿性型脂溢性皮炎。

【方解】透骨草辛温，辛能行散，温胜寒湿。入肝经，故能祛风除湿；侧柏叶苦涩微寒，能清肺热，凉血，止脱发；皂角刺性温，味辛，消肿托毒，排脓；白矾性味酸涩，寒，有抗菌、燥湿止痒之功。

【现代研究】透骨草水煎外洗有抗炎、杀菌、收敛创面等作用；侧柏叶能缩短出血及凝血时间，具有止血作用，并有抗炎、抗菌、祛痰、平喘等作用；白矾有收敛、消炎、止血、抑菌等作用。

【用方经验】脂溢性皮炎又称脂溢性湿疹，是发于皮脂溢出部的慢性炎症性皮肤病，相当于中医“面油风”“白屑风”等病症。赵炳南认为本病总因血热当风，湿热内蕴或恣食肥甘厚味，而致皮脂溢出的发疹、脱屑而成。透骨草外洗方针对头部湿性型脂溢性皮炎行之有效，治以清热燥湿、祛风止痒，针对脂溢性皮炎发病机制，在临床上取得较好疗效。

四物汤加减（曹庚经验方）

【组成】生地黄，赤芍，当归，川芎，白鲜皮，鸡血藤，丹参。

【用法】水煎服。

【功效】养血止痒，活血祛风。

【主治】干性脂溢性皮炎。

【加减】如有脱发则加菟丝子、桑寄生以补肾益精，营养肌肤，取得良好效果。

【方解】生地黄、赤芍、当归、川芎、白鲜皮、鸡血藤、丹参共奏养血止痒，活血祛风之效。

【现代研究】生地黄有增强免疫、抗胃溃疡、促进造血、止血、降压、降血糖等作用；赤芍有抗炎、解热镇痛、镇静、抗血小板聚集、抗血栓形成、抗心肌缺血、改善微循环、护肝、调节免疫等作用；当归有抗血栓、增强机体免疫、抑制炎症后期肉芽组织增生、抗脂质过氧化、抗菌及抗辐射等作用；川芎有镇静、镇痛、抑制血小板聚集及降压等作用；丹参有改善微循环、改善血液流变学、抑制血小板聚集、抗血栓、抗炎、镇静、提高耐缺氧能力、促进组织的修复与再生、抗动脉粥样硬化、促进免疫功能、抑菌等作用。

陈立山经验方

【组成】五倍子 10 g，乌梅 40 g，王不留行 40 g，明矾 30 g，苦参 10 g，苍耳子 40 g，透骨草 30 g，川椒 30 g，黄柏 30 g，侧柏叶 30 g，紫花地丁 30 g，白鲜皮 30 g，甘草 20 g。

【用法】水煎取汁，先用药液把头发沾湿，后用毛巾反复蘸药液，外敷头部，每次敷 20 min，每日敷 2 次。

【功效】清热燥湿，杀虫止痒。

【主治】头皮脂溢性皮炎。

【方解】五倍子敛肺降火，收湿敛疮；乌梅敛肺，生津；王不留行活血通经；苦参清热燥湿，杀虫止痒；川椒杀虫止痒；黄柏清热燥湿，泻火解毒；紫花地丁凉血消肿；白鲜皮清热解毒、祛风解毒。

【现代研究】五倍子有收敛、解毒、抑菌、减轻肠道炎症等作用；乌梅有抑菌、抑制蛔虫活动、抗休克、促进胆汁分泌、增强机体免疫功能等作用；黄柏有抑菌、抗病毒、抗溃疡、利胆、抗心律失常、降压、镇静、降血糖等作用；侧柏叶能缩短出血及凝血时间，具有止血作用，并有抗炎、抗菌、祛痰、平喘等作用；紫花地丁有抗炎、抑菌、抗凝血、抗病毒、调节免疫及抗氧化作用；白鲜皮有抑菌、抗炎、解热、增加心肌收缩力及抗癌等作用。

【用方经验】陈立山临床采用中药外敷法治疗头皮脂溢性皮炎疗效高、复发率低。

白蘚皮洗剂（高佩华经验方）

【组成】取白鲜皮 50 g，苦参 30 g、皂荚 30 g、透骨草 30 g。用 2000 mL 水浸泡 1 小时后，煮沸持续 30 min，过滤得药液 1500 mL，待药液温度降至 45 度左右时，加入食醋 150 mL，混匀，待用。

【用法】洗涤或湿敷患部，时间不少于 30 min，洗后晾干，每日 1 次，15 次为 1 个疗程。

【功效】清热燥湿，祛风止痒。

【主治】脂溢性皮炎。

【方解】苦参清热燥湿，杀虫止痒；皂荚散结消肿；白鲜皮清热燥湿，祛风解毒；透骨草有活血化瘀、利尿解毒、通经透骨之功效，与白鲜皮合用，燥皮肤之湿，解肌蕴之毒，其效显著。诸药合用，共奏清热燥湿，祛风止痒之功效。

【现代研究】白鲜皮有抑菌、抗炎、解热、增加心肌收缩力及抗癌等作用；苦参有抑菌、抗病毒、抗炎、抗过敏、抗心律失常、抗肿瘤、升高白细胞、保肝、抑制免疫、镇静、平喘等作用；皂荚有祛痰、抑菌、增加冠状动脉血流量、抗肿瘤等作用。

【用方经验】高佩华临床使用自拟白鲜皮洗剂治疗脂溢性皮炎疗效满意。

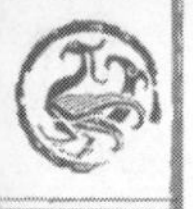

楂曲平胃散（郭静经验方）

【组成】山楂 60 g，槐米 60 g，神曲 60 g，厚朴 15 g，陈皮 15 g，苍术 6 g，甘草 6 g。

【用法】水煎服。

【功效】调和脾胃，清热燥湿。

【主治】脂溢性皮炎。

【加减】阴虚火旺者加女贞子、墨旱莲；气虚者加南沙参、白术、茯苓；湿盛者加侧柏叶、地肤子。

【方解】厚朴、陈皮、苍术健脾理气燥湿；山楂、神曲消食健胃。全方调和脾胃，清热燥湿，用于治疗脾胃运化失常，湿热蕴结皮肤而成的脂溢性皮炎。

【现代研究】山楂可促进脂肪消化、分解，并可强心、降血压、抗心律失常、降血脂、抗动脉粥样硬化、抗血小板聚集、抗氧化、增强免疫、收缩子宫、抑菌等；神曲有增进食欲，维持正常消化机能等作用；厚朴有抑菌、降压、防治胃溃疡及中枢性肌肉松弛作用；苍术有促进胃肠运动、抑制中枢神经系统、降血糖等作用，并可治疗夜盲及角膜软化症。

止溢洗剂（景慧玲经验方）

【组成】透骨草 15 g，苦参 15 g，侧柏叶 15 g，紫草 15 g，马齿苋 15 g，黄精 15 g，儿茶 30 g，白矾 15 g。

【用法】水煎取汁，浸洗并按摩头皮部。

【功效】解毒杀虫，燥湿止痒。

【主治】头皮脂溢性皮炎。

【方解】紫草、马齿苋凉血；苦参清热燥湿，杀虫止痒；黄精外用可保湿；儿茶收湿敛疮；白矾外用解毒杀虫，燥湿止痒。

【现代研究】苦参有抑菌、抗病毒、抗炎、抗过敏、抗心律失常、抗肿瘤、升高白细胞、保肝、抑制免疫、镇静、平喘等作用；侧柏叶能缩短出血及凝血时间，具有止血作用，并有抗炎、抗菌、祛痰、平喘等作用；紫草有抑菌、抗炎、抗病毒、抗过敏、抗肿瘤、保肝、止血、抗生育等作用；马齿苋有抑菌、利尿、降低胆固醇等作用；黄精水提液在体外对伤寒杆菌、金黄色葡萄球菌及多种致病真菌均有抑制作用；白矾有收敛、消炎、止血、抑菌等作用。

清热利湿凉血汤（李丽桂经验方）

【组成】苦参 30 g，金银花 15 g，紫草 8 g，生地黄 12 g，知母 12 g，荆芥 6 g，防风 6 g。

【用法】水煎服。

【功效】清热凉血，祛风止痒。

【主治】面游风（脂溢性皮炎）。

【方解】苦参杀虫止痒；金银花清热解毒，疏风；紫草凉血活血；生地黄清热凉血，滋阴；知母清热泻火；荆芥、防风祛风解表。

【现代研究】苦参有抑菌、抗病毒、抗炎、抗过敏、抗心律失常、抗肿瘤、升高白细胞、保肝、抑制免疫、镇静、平喘等作用；金银花有抑菌、抗病毒、退热、保肝、止血、降低胆固醇、抗生育、兴奋中枢、促进胃液分泌等作用；紫草有抑菌、抗炎、抗病毒、抗过敏、抗肿瘤、保肝、止血、抗生育等作用；生地黄有增强免疫、抗胃溃疡、促进造血、止血、降压、降血糖等作用；知母有解热、抗炎、利尿、祛痰、抗菌、抗癌、抗溃疡及抗血小板聚集等作用；荆芥有解热、镇痛、抗炎及抗补体作用。

宋文英经验方

【组成】防风 10 g，荆芥 10 g，生地黄 25 g，蝉蜕 8 g，蒺藜 15 g，牡丹皮 15 g，赤芍 15 g，白鲜皮 15 g，当归 10 g，何首乌 10 g。

【用法】水煎服，同时予中药颠倒散（硫黄、大黄）温水调至糊状外用，内服外用每日均 2 次。

【功效】祛风止痒，活血散瘀。

【主治】面部脂溢性皮炎。

【方解】防风辛温，功能祛风散寒，胜湿止痛；防风、荆芥、蝉蜕、白鲜皮合用，祛风止痒；当归、何首乌养血活血；牡丹皮、赤芍凉血，活血，化瘀。

【现代研究】防风有解热、抗炎、镇静、镇痛、抗惊厥、抗过敏、抗菌等作用；荆芥有解热、镇痛、抗炎及抗补体作用；生地黄有增强免疫、抗胃溃疡、促进造血、止血、降压、降血糖等作用；蝉蜕有解热、镇静、抗惊厥等作用；赤芍有抗炎、解热镇痛、镇静、抗血小板聚集、抗血栓形成、抗心肌缺血、改善微循环、护肝、调节免疫等作用；白鲜皮有抑菌、抗炎、解热、增加心肌收缩力及抗癌等作用。

王富宽经验方

【组成】大黄 30 g，白鲜皮 30 g，荆芥 25 g，防风 25 g，花椒 15 g，白芷 15 g，苦参 15 g，连翘 15 g。

【用法】制成粗粉，加入 75% 乙醇 450 mL，浸泡 1 周后备用。用毛刷浸蘸中药酊均匀涂于皮损处，反复轻轻摩擦数次，并口服中成药防风通圣丸。

【功效】清热燥湿，祛风止痒。

【主治】脂溢性皮炎。

【方解】防风辛温，功能祛风散寒，胜湿止痛；白鲜皮、苦参清热燥湿，祛风止痒；荆芥、防风祛风解表；连翘清热解毒。

【现代研究】大黄有抗感染、利胆、健胃、保肝、止血、降压、降低血清胆固醇等作用；白鲜皮有抑菌、抗炎、解热、增加心肌收缩力及抗癌等作用；荆芥有解热、镇痛、抗炎及抗补体作用；白芷有兴奋神经中枢、升高血压、抑菌、解热、抗炎、镇痛、解痉、抗癌等作用；苦参有抑菌、抗病毒、抗炎、抗过敏、抗心律失常、抗肿瘤、升高白细胞、保肝、抑制免疫、镇静、平喘等作用。

黄连薏苡仁汤（张永刚经验方）

【组成】黄连 10 g，薏苡仁 30 g，黄芩 12 g，半枝莲 15 g，苦参 9 g，地肤子 10 g，生石膏 15 g，知母 12 g，金银花 15 g，连翘 10 g，牛蒡子 15 g，益母草 20 g，甘草 9 g。

【用法】水煎服。

【功效】清热燥湿，祛风止痒。

【主治】脂溢性皮炎。

【方解】黄连、黄芩清热燥湿，泻火解毒；生石膏、知母清热泻火；金银花、连翘清热解毒；益母草活血，清热解毒；地肤子清热利湿，祛风止痒。诸药共奏清热燥湿，泻火解毒，祛风止痒之功。

【现代研究】黄连有抑菌、解热、抗胃溃疡、降血糖、强心、抗心肌缺血、抗心律失常、降压、抗血小板聚集、抗肿瘤、降脂等作用；薏苡仁有增强免疫力、降血糖、降血钙、解热、镇静、镇痛等作用；黄芩有解热、镇静、抑菌、抗过敏、保肝、利胆、降压、降脂、抗氧化等作用；半枝莲有抑菌、解痉祛痰、免疫调节、抗肿瘤等作用；益母草有兴奋子宫、抗早孕、抗血小板聚集、扩张血管、利尿等作用。

泻黄散加味（钟江经验方）

【组成】黄芩 15 g，山楂 15 g，防风 15 g，荆芥 10 g，栀子 10 g，皂角刺 10 g，藿香 10 g，薏苡仁 30 g，土茯苓 20 g，生石膏 20 g，甘草 6 g。

【用法】水煎服。

【功效】清热燥湿。

【主治】脂溢性皮炎（湿热蕴阻型）。

【加减】毒热重者加野菊花 15 g，金银花 15 g，茵陈 15 g；湿重者去石膏，加炒扁豆 10 g，法半夏 10 g，陈皮 6 g。

【方解】黄芩苦寒，入肝胆，清热解毒燥湿；生石膏、栀子清热泻火；防风、荆芥祛风解表；薏苡仁利水渗湿；土茯苓解毒除湿。

【现代研究】黄芩有解热、镇静、抑菌、抗过敏、保肝、利胆、降压、降脂、抗氧化等作用；山楂可促进脂肪消化、分解，并可强心、降血压、抗心律失常、降血脂、抗动脉粥样硬化、抗血小板聚集、抗氧化、增强免疫、收缩子宫、抑菌等；皂角刺有抑菌、抗肿瘤的作用；藿香对胃肠有解痉作用，并有防腐、抗菌、收敛止泻、扩张微血管等作用；薏苡仁有增强免疫力、降血糖、降血钙、

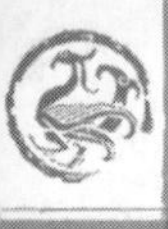

解热、镇静、镇痛等作用；土茯苓有利尿、镇痛、抑菌及缓解汞中毒等作用。

边毅敏经验方一

【组成】第一阶段：枇杷清肺饮加蝉蜕15 g，生地黄15 g，紫草20 g等。

第二阶段：枇杷清肺饮合逍遥散加牛膝20 g等。

【用法】第一阶段为非经期至月经前1周，第二阶段为月经前1周至经期结束，水煎服。

【功效】第一阶段：清肺经之热，去屑止痒。

第二阶段：健脾统血，调血解热。

【主治】面部脂溢性皮炎及颜面复发性皮炎。面部起红斑、小丘疹、脱屑、痒或不痒。

【加减】伴口渴喜饮者，加生石膏、天花粉；大便秘结者，加生大黄；经前加重者，加香附、益母草、当归。

【方解】方中枇杷叶入肺胃二经，泻肺降火、和胃下气；桑白皮泻肺行水，使肺热从小便出；黄连、黄柏均能清肠胃中结气积热；人参、甘草健脾和胃而泻阴火，也可托毒外出，还能反佐寒性药物。

【注意事项】脾胃虚寒者慎用。

【现代研究】现代药理研究表明枇杷清肺饮有良好的抗炎、抗过敏、减轻油脂分泌、抑制细菌繁殖的功效，对炎性皮损发展的各个阶段都有明显干预作用。

【用方经验】就诊的患者95%以上是女性，一般伴月经不调，且皮炎复发与加重大多随女性的月经周期而变化。每次仅在月经前及经期复发的患者只需在经前1周至经期结束服药，服用2～3次。病程长、不易治愈的患者分阶段治疗用药：面部复发性皮炎属白屑风范畴，一般因体内素有蕴热外感风邪及时毒而致。女性患者往往在经期由于热扰冲任致血液外溢，血不循常道而引起月经不调，血热互结上蒸于面而引起面部皮炎的复发与加重。因此，治疗上在经前1周、经期选用枇杷清肺饮合逍遥散加牛膝，目的是健脾、统血使血运正常，加牛膝可以引血下行使热邪从经血走，达到血调、热解的目的。非经期的治疗选用枇杷清肺饮加蝉蜕、生地黄、紫草等清泄胃肺之热、祛风止痒，经临床运用，取得了满意的疗效。

第六节　脂溢性脱发

脂溢性脱发，是在皮脂溢出过多的基础上发生的一种脱发，常伴有头屑增多，头发有油腻感，头皮瘙痒等症状。临床多见于皮脂腺分泌旺盛的青壮年男女，初期头发油亮，头皮油腻而亮红，或有黄色油痂，逐觉头发脱落较多而稀疏。其病与遗传、雄性激素、皮脂溢出相关。研究发现过多的皮脂分泌物堆积在毛囊周围，甚至压迫或堵塞毛囊孔，会障碍毛发正常生长。此外，皮脂分泌物中的油酸、亚油酸等过量时对毛囊有毒性作用，导致毛发中毒、枯萎、脱落。

中医学认为本病是因患者平素嗜食甘肥，脾失健运，湿热内生，侵袭肌肤，营养失调，脉络瘀阻，精血生化不利，致使毛根不固而致。其病变在毛发，根本在脾胃。临床治疗多以健脾祛湿为大法，或兼滋补肝肾。

天麻钩藤饮加减（陈凯经验方）

【组成】天麻15 g，钩藤15 g，首乌藤30 g，决明子10 g，桑寄生20 g，茯苓15 g，川芎10 g，白芷10 g，黄连10 g，苦参15 g，薏苡仁30 g，龙骨30 g，白芍15 g，杜仲15 g。

【用法】水煎服。

【功效】祛风胜湿。

【主治】脂溢性脱发。

【方解】天麻、钩藤祛风通络；桑寄生、

杜仲祛风湿，益肝肾；黄连、苦参清热燥湿；诸药共奏祛风胜湿之效。

【现代研究】天麻有抗惊厥、抗癫痫、抗抑郁、镇静催眠、镇痛、改善微循环、抗血小板聚集、抗炎、增强免疫等作用；钩藤有降血压、镇静、抗惊厥、降血脂、抑制血小板聚集等作用；茯苓有利尿、镇静、抗肿瘤、增加心肌收缩力、增强免疫功能、护肝、降血糖、延缓衰老、抑制胃溃疡等作用；白芷有兴奋神经中枢、升高血压、抑菌、解热、抗炎、镇痛、解痉、抗癌等作用；苦参有抑菌、抗病毒、抗炎、抗过敏、抗心律失常、抗肿瘤、升高白细胞、保肝、抑制免疫、镇静、平喘等作用；龙骨有调节机体免疫功能、镇静、催眠、抗痉厥、促进血液凝固、降低血管通透性等作用。

【用方经验】从中医理论看，脂溢性脱发的发病原因不外内湿外风二端：内则饮食不节，四体不勤，思虑忧愁，气机结滞，局部湿热淖泽，导致头发生长无所依；外则起居不慎，寒温不能避之有节而受风，导致头发松脱有其原。内外合邪，而发本病。故虽见头面油腻多脂表现，也不能但知脾虚失运；虽有发落不足之象，亦不能唯责精血之亏。

从症状看，脂溢性脱发以毛发变动为其特征。风主变动。《内经》曰："东方生风，风生木，木生肝。"风与春气相应，主生长，主变化。毛发生长为风生万物之象；毛发脱落为风气致病之象。从病位看，风为阳邪，善袭人体阳位。发在颠顶，至阳之位，最易为风邪所伤，恰值头皮湿热淖泽，譬之自然，则类蒿草生于泥中，复遇疾风劲吹，安有不落之理？风属肝，肝主巅顶，因此我们认为脂溢性脱发病位在肝，兼及心脾肾，病机为肝失疏泄，风邪上扰，风湿搏结，兼见脾湿内蕴，肾精不足。故当以祛风胜湿为大法。

以本方治疗脂溢性脱发须具以下指征：1. 头发生长不牢，稍加外力即大量脱落；2. 脉象弦或细弱；3. 头皮油脂多，2～3 日不洗即油腻不堪。若能准确把握，必获良效。临床遇脉以弦为主者，可加大祛风之力，如天麻、钩藤等品。以细弱为主者可加大填精之力，如杜仲、桑寄生、狗脊之类。对头皮油脂过多者必用川芎、白芷，二者为臣使之药，一人气分，一人血分，川芎气雄，行血中郁结之风，白芷气香，散血中蕴郁之湿。二药均上行头面，直达颠顶，故又可引诸药直达病所而起效。其余药物如除湿、清热、凉血、和胃等品均可随证加减，以收全功。

【医案精选】患者，男，19 岁，学生。

病史：高考备考之时，大片脱发，日落数百根，头顶毛发稀疏，可见头皮。既往曾连续服用养阴补血安神之品，数月无效，脱发未减，而油腻反增，头发 1 日不洗即油腻不堪。

初诊：2002 年 10 月 27 日。舌尖红，苔白润，脉弦细滑。多梦，腰酸痛，头晕、耳鸣时作，大便 3 日一行。证属湿瘀互结、风邪上扰，天麻钩藤饮主之：天麻 15 g，钩藤 15 g，首乌藤 30 g，决明子 10 g，桑寄生 20 g，茯苓 15 g，川芎 10 g，白芷 10 g，黄连 10 g，苦参 15 g，薏苡仁 30 g，龙骨 30 g，白芍 15 g，杜仲 15 g。嘱服 7 剂。

二诊：2002 年 11 月 3 日。自觉疗效特佳。服药 3 天，脱发大减，梦少，心烦减，大便通，尿黄，舌尖红，苔白腻，脉弦细滑，于原方中增生地黄以清心，增半夏、木香以运脾化湿，嘱继服 7 付。

三诊：2002 年 11 月 22 日。自诉服上药后精力见长，因自购 7 付继服，2002 年 11 月 18 日来诊未遇，转投他医，治以除湿解毒安神之品，如生薏苡仁、龙胆、虎杖、茵陈、苦参等。服药 3 付，自觉头昏脑涨，乏力，手颤，2 日不洗头发即油腻。此乃苦寒凝滞、湿浊蒙蔽之象，于二诊方中增开窍醒神之品：菖蒲 10 g，郁金 10 g，散湿开郁以救其弊，余药不变，继服 7 付。

四诊：2002 年 12 月 2 日。服上药后，诸症皆平，脱发止，油腻除，头顶新发生，身体强健，精神振奋，嘱原方继进 7 付，隔日 1 付，以善其后。

去脂固脱饮（隋克毅经验方）

【组成】土茯苓 30 g，猪苓 15 g，苦参 10 g，丹参 20 g，牡丹皮 10 g，甘草 6 g，枸

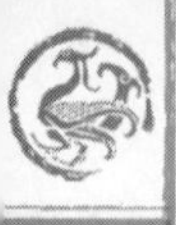

杞子 10 g，何首乌 15 g，女贞子 15 g，菟丝子 12 g，补骨脂 12 g，黄芪 15 g，山楂 15 g，酸枣仁 15 g。

【用法】水煎服。

【功效】健脾祛湿，补益肝肾。

【主治】脂溢性脱发。

【方解】土茯苓、黄芪、猪苓健脾化湿；菟丝子、女贞子、补骨脂、何首乌、枸杞子、酸枣仁补益肝肾，清热解毒，凉血养阴，乌须发，长头发；丹皮、苦参等清热除湿。

【现代研究】现代药理学研究证明，丹参、菟丝子、补骨脂、黄芪、甘草、葛根具有拮抗雄激素作用，丹参能改善微循环，牡丹皮、苦参等可以抑制还原酶，山楂、女贞子、猪苓可促进毛发再生，首乌、土茯苓可以补充多种微量元素，促进毛发生长，用于治疗雄激素性脱发（脂溢性脱发）具有可靠性。

【用方经验】雄激素性脱发又称为脂溢性脱发，是以头顶部、前额发际处头发脱落，头发密度逐渐减少为表现的一种皮肤疾病。尽管本病不危及生命，但因其影响美观，给患者带来很大的精神压力。中医药治疗本病有一定优势。隋克毅临床应用去脂固脱饮治疗雄激素性脱发，取得满意疗效。

隋克毅经验方一

【组成】仙鹤草 10 g，明矾 10 g，苦参 10 g，花椒 10 g，侧柏叶 15 g，金粟兰 15 g，白鲜皮 15 g，透骨草 15 g。

【用法】上方粉碎，加入白酒 400 mL，浸泡 1 周后外用，每日 3 次。

【功效】清热燥湿，祛风止痒。

【主治】脂溢性脱发头发油腻、头皮瘙痒者。

【方解】方中白鲜皮清热燥湿，祛风解毒；苦参清热燥湿，杀虫止痒；明矾、川椒杀虫止痒。诸药共奏清热燥湿，祛风解毒，杀虫止痒之功，治疗脂溢性脱发头发油腻、头皮瘙痒者。

【现代研究】仙鹤草有抗炎、抗肿瘤、镇痛、降糖、降压等作用；苦参有抑菌、抗病毒、抗炎、抗过敏、抗心律失常、抗肿瘤、升高白细胞、保肝、抑制免疫、镇静、平喘等作用；侧柏叶能缩短出血及凝血时间，具有止血作用，并有抗炎、抗菌、祛痰、平喘等作用；白鲜皮有抑菌、抗炎、解热、增加心肌收缩力及抗癌等作用。

隋克毅经验方二

【组成】大枫子 10 g，白芷 10 g，甘草 10 g，鱼腥草 15 g，白鲜皮 15 g，冰片 2 g，薄荷 6 g。

【用法】上方粉碎，加入白酒 300 mL，浸泡 1 周后外用，每日 3 次。

【功效】祛风止痒。

【主治】脂溢性脱发头发皮屑较多、头皮瘙痒者。

【方解】白鲜皮清热燥湿，祛风解毒；鱼腥草清热解毒，消痈排脓；大枫子、白芷祛风；薄荷、冰片清凉止痒。诸药合用，共奏祛风止痒之功。

【现代研究】白芷有兴奋神经中枢、升高血压、抑菌、解热、抗炎、镇痛、解痉、抗癌等作用；甘草有解痉、抗利尿、降血脂、保肝和类似肾上腺皮质激素样作用；鱼腥草有抑菌、抗炎、抗病毒、提高机体免疫力等作用；白鲜皮有抑菌、抗炎、解热、增加心肌收缩力及抗癌等作用；薄荷有抑菌、解热、解毒、抗炎及减轻四氢化碳引起肝组织损害作用。

隋克毅经验方三

【组成】西洋参 10 g，花椒 10 g，三七 10 g，红花 10 g，川芎 10 g，边条参 15 g，黄芪 15 g，丹参 15 g，甘草 6 g。

【用法】上方粉碎，加入白酒 400 mL，浸泡 1 周后外用，每日 3 次。

【功效】益气养血。

【主治】脂溢性脱发头发稀疏、发质软者。

【方解】黄芪甘温，入脾、肺经，补气升阳，生津养血，与丹参、三七、红花、川芎合用共奏益气养血，理气活血之功。

【现代研究】红花有镇痛、镇静、抗惊厥及抗炎等作用；川芎有镇静、镇痛、抑制血小板聚集及降压等作用；黄芪有抗病毒、利尿、保护肾脏、抗衰老、抗辐射、抗炎、降血脂、降血糖、增强免疫、抗肿瘤和保肝等作用；丹参有改善微循环、改善血液流变学、抑制血小板聚集、抗血栓、抗炎、镇静、提高耐缺氧能力、促进组织的修复与再生、抗动脉粥样硬化、促进免疫功能、抑菌等作用；甘草有解痉、抗利尿、降血脂、保肝和类似肾上腺皮质激素样作用。

隋克毅经验方四

【组成】白术 15 g，茯苓 15 g，生地黄 15 g，何首乌 15 g，女贞子 15 g，墨旱莲 15 g，白鲜皮 15 g，泽泻 12 g，木瓜 12 g，连翘 12 g，山楂 12 g，薏苡仁 30 g。

【用法】水煎服，每天 1 剂。

【功效】健脾祛湿。

【主治】脂溢性脱发（湿热型）。

【方解】生地黄清热凉血滋阴；何首乌补肝肾，益精血，生发乌发，化浊降脂；女贞子、墨旱莲补益肝肾；白术、茯苓健脾祛湿；白鲜皮清热燥湿，祛风解毒。诸药合用，共奏健脾祛湿，补肾生发之功。

【现代研究】白术有利尿、增强免疫功能、抗衰老、保肝、利胆、降血糖、抗菌、抗肿瘤、镇静、镇咳、祛痰等作用；茯苓有利尿、镇静、抗肿瘤、增加心肌收缩力、增强免疫功能、护肝、降血糖、延缓衰老、抑制胃溃疡等作用；生地黄有增强免疫、抗胃溃疡、促进造血、止血、降压、降血糖等作用；女贞子有降血糖、降血脂、抗血小板聚集、抗血栓形成、保肝、免疫调节、抗菌等作用；墨旱莲能提高机体非特异性免疫功能，并有保护染色体、保肝、抗炎、镇痛、促进毛发生长、乌发、止血、抗菌、抗阿米巴原虫等作用。

隋克毅经验方五

【组成】生地黄 15 g，熟地黄 14 g，何首乌 12 g，当归 12 g，白芍 12 g，桑椹 12 g，枸杞子 12 g，丹参 12 g，天冬 12 g，麦冬 12 g，菟丝子 12 g，羌活 9 g，柏子仁 9 g。

【用法】水煎服，每日 1 剂。

【功效】补肾生发。

【主治】脂溢性脱发（肾虚型）。

【方解】生地黄清热凉血滋阴；熟地黄补血滋阴，益精填髓；当归养血活血；桑椹、枸杞子、菟丝子补益肝肾；首乌补肝肾，益精血，生发乌发；天冬、麦冬滋阴清热。诸药合用，共奏补肾生发之功。

【现代研究】生地黄有增强免疫、抗胃溃疡、促进造血、止血、降压、降血糖等作用；熟地黄有增强免疫功能、促进血凝、强心、防治骨质疏松、调节免疫、抗衰老、抗焦虑、改善学习记忆等作用；何首乌有抗氧化、抗炎、抗菌、抗病毒、抗癌、抗诱变、保肝、调节血脂、抑制平滑肌舒张、抑制血小板聚集和舒张血管等作用；枸杞子能显著提高机体的非特异性免疫功能，对细胞免疫功能和体液免疫功能均具有调节作用，还有抗氧化、抗衰老、抗辐射、抗肿瘤、抗诱变、降血脂、降血糖、降血压、抑菌等作用。

第十七章 黏膜病

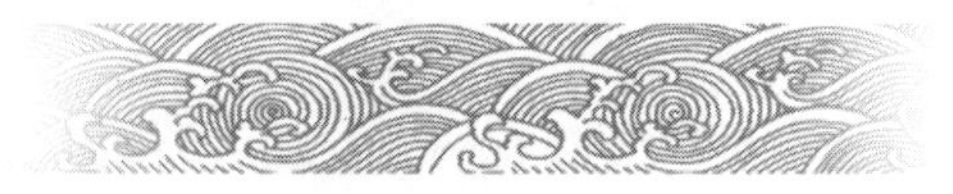

第一节 唇炎

唇炎是发生于唇部的炎症性疾病的总称。大部分唇炎病因不明，致病因素复杂，部分可能与细菌或病毒感染、过敏反应、遗传因素有关。

根据病程分类有急性唇炎和慢性唇炎；根据临床症状特征分类有糜烂性唇炎、湿疹性唇炎、脱屑性唇炎；根据病因病理分类有慢性非特异唇炎、腺性唇炎、良性淋巴增生性唇炎、肉芽肿性唇炎、光化性唇炎和变态反应性唇炎等。不同唇炎病程不一，多数患者呈慢性经过。

中医学认为本病多因饮食不节，喜食肥甘辛燥，湿热蕴于腠理所致，日久则化燥伤津，肌肤失养。治疗以清热燥湿、养血润燥为主。

陈力经验方

【组成】南沙参 10 g，玉竹 10 g，甘草 3 g，桑叶 10 g，麦冬 10 g，白扁豆 10 g，天花粉 10 g。

【用法】每日 1 剂，水煎分 2 次服，14 岁以下患者剂量减半。

【功效】滋养肺胃。

【主治】剥脱性唇炎。

【加减】皲裂、口干明显者加北沙参 10 g、天冬 10 g、石斛 10 g、芦根 10 g；若脱屑、痒痛明显者加防风 10 g、白及 10 g。

【方解】南沙参、麦冬、玉竹同入肺胃两经而生津润燥，又合桑叶清透肺金燥热；天花粉润肺燥又退五脏郁热，且散瘀消肿；白扁豆最善和中兼化湿浊可防滋腻太过；合甘草又取培土生金之意。

【注意事项】素体虚寒者慎用。

【现代研究】桑叶有抑菌、降糖、促进蛋白质合成、降血脂等作用；麦冬能增强垂体肾上腺皮质系统作用，提高机体适应性，并有增强免疫功能、抗癌、抗心律失常、抗休克、降血糖、抗炎、镇静、催眠、改善血液流变学和抗凝血等作用；甘草有解痉、抗利尿、降血脂、保肝和类似肾上腺皮质激素样作用。

【用方经验】陈力认为唇炎实属燥证，除了初期的脾胃积热循径向上熏灼口唇外，主要是由于脾胃积，热郁久化火，灼阴化燥；同时胃土为肺金之母，子病则母虚，故作为"水上之源"的肺金亦为燥气所束，不得宣发，使津液不布。其病位在上、中二焦，当属"上、中之燥"，所谓"燥在上者，多责之肺；燥在中者，多责之胃"。因此，本病总由肺胃阴伤，兼挟风燥，致津耗液亏，不能上承，唇失濡养，发为此病。治疗应以滋养肺胃之阴为主。本治疗组方剂来源于《温病条辨》中的经典组方"沙参麦冬汤"，原方有清养肺胃，生津润燥之功，主治燥伤肺胃阴分。

第二节 口周皮炎

口周皮炎是口周、鼻唇沟等处出现丘疹、丘疱疹、脓疱、红斑、脱屑等损害、呈周期性发作的疾病。病因病机还不清楚。本病属中医"唇风""紧唇""渖唇"范畴。治疗常法是清热泻火、理气燥湿。日常调护应注意避免一切外源性刺激。

加味芩连平胃汤（蔡瑞康经验方）

【组成】黄芩 10 g，黄连 6 g，厚朴 6 g，

陈皮 10 g，苍术 10 g，车前子 10 g，甘草 6 g。

【用法】水煎服。

【功效】清热泻火、理气燥湿。

【主治】口周皮炎。

【方解】方中以黄芩、黄连为君药，清肺胃之热，泻中上焦之火，为治面部痤疮疮疡的要药；厚朴、陈皮为臣药，辛散苦燥，既能行气，又能燥湿；苍术偏温健脾胃，反佐大量苦寒之品以防伤胃；车前子利水道，给湿邪以出路；甘草补脾益气，调和诸药。

【注意事项】素体虚寒者慎用。

【现代研究】现代药理研究表明：黄芩、黄连单味煎剂在体外有较广的抗菌谱，此外还有抗变态反应与抗炎等作用。厚朴、陈皮、苍术单味煎剂对多种细菌及若干皮肤真菌均有抑制作用。车前子有利尿作用，并有一定的抗炎作用。甘草所含甘草甜素对药物中毒、食物中毒，体内代谢物的中毒及细菌毒素，均有解毒作用；所含甘草次酸有肾上腺皮质激素样作用，有抗炎及抗变态反应的作用。诸药协同作用，对于口周皮炎的感染及炎症的治疗有良好的效果，与国内外现行的治疗方法比较更具优势，其作用机制可能源于对皮损细菌的杀灭、抑制作用和抗炎作用的共同结果。

【用方经验】蔡瑞康认为口周皮炎的中医病因病机为饮食不节，过食膏粱厚味，阳明燥结，脾胃积热，郁于肌肤所致。根据中医辨证论治理论，加味芩连平胃汤以清热泻火、理气燥湿为治则，理法相应。

第三节 口腔溃疡

口腔溃疡俗称“口疮”，是一种常见的发生于口腔黏膜的溃疡性损伤病症，多见于唇内侧、舌头、舌腹、颊黏膜、前庭沟、软腭等部位。口腔溃疡发作时疼痛剧烈，局部灼痛明显，严重者还会影响饮食、说话，对日常生活造成极大不便；可并发口臭、慢性咽炎、便秘、头痛、头晕、恶心、乏力、烦躁、发热、淋巴结肿大等全身症状。口腔溃疡的发生是多种因素综合作用的结果，其包括局部创伤、精神紧张、食物、药物、营养不良、激素水平改变及维生素或微量元素缺乏。中医学认为口腔溃疡是因为阴虚内热而生，虚火上炎，烧灼口腔黏膜而致。多以滋阴清热法治疗。

张民庆经验方

【组成】生蒲黄 15 g，熟蒲黄 15 g，升麻 6 g，黄连 3 g，熟地黄 15 g，白术 15 g，党参 15 g，丹参 10 g，茯苓 15 g，知母 10 g，牛膝 15 g，麦冬 10 g，煅人中白 6 g，诃子 10 g。

【功效】健脾利湿，滋阴清热。

【用法】水煎服。

【主治】脾热阴虚型复发性口腔溃疡。

【加减】肾阴亏虚加山药、山茱萸、女贞子、薏苡仁；心脾积热加石膏、栀子、淡竹叶、天花粉、大黄、黄芩；脾胃虚寒加干姜、附子；肝郁气滞加香附、柴胡、川芎、延胡索。

【方解】黄连泻火解毒；熟地黄、麦冬、牛膝、茯苓、白术滋补肾阴，调理后天。

【现代研究】黄连有抑菌、解热、抗胃溃疡、降血糖、强心、抗心肌缺血、抗心律失常、降压、抗血小板聚集、抗肿瘤、降脂等作用；熟地黄有增强免疫功能、促进血凝、强心、防治骨质疏松、调节免疫、抗衰老、抗焦虑、改善学习记忆等作用；白术有利尿、增强免疫功能、抗衰老、保肝、利胆、降血糖、抗菌、抗肿瘤、镇静、镇咳、祛痰等作用；党参有抗溃疡、增强免疫、延缓衰老、抗缺氧、抗辐射、降低血糖、调节血脂和抗心肌缺血等作用；知母有解热、抗炎、利尿、祛痰、抗菌、抗癌、抗溃疡及抗血小板聚集等作用。

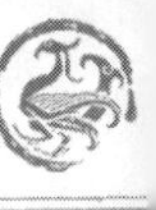

【用方经验】张民庆强调临证时应结合全身表现及局部症状仔细辨证，尤其应分清虚火、实火。张民庆认为药后调理保养对防止本病复发较为重要。

第十八章　皮肤结节病

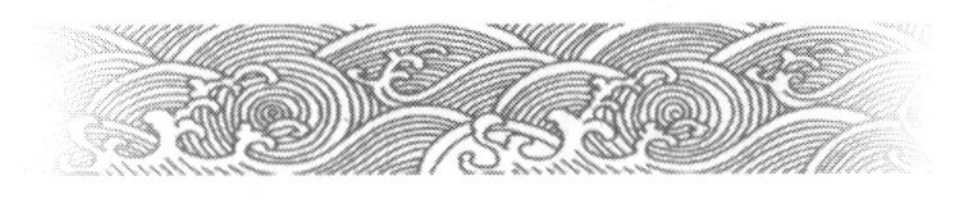

结节病是一种病因未明的多系统肉芽肿性疾病。常见于青壮年，以双肺门淋巴结肿大、肺浸润、眼及皮肤损害为特征。皮肤结节病的皮损形态各式各样，可呈丘疹、结节、斑块、皮下结节、瘢痕性，红皮病性、溃疡性、疣状，鱼鳞病样、色素减退性和秃发性等。皮损通常多发，性质坚实而有弹性，可向真皮扩展，其上表皮可轻度变薄，毛细血管扩张和被覆鳞屑，可呈暗红、紫红、褐色和黄色不等。通常无自觉症状。

中医学认为本病多责之素体气虚，禀赋不耐，寒湿凝聚，脾虚湿蕴，或久病入络，气滞血瘀，积聚成疾。临床通常综合应用清热解毒、活血化瘀、软坚散结法辨证施治。

消核汤（田素琴经验方）

【组成】白花蛇舌草 30 g，金银花 30 g，党参 20 g，当归 15 g，海藻 20 g，昆布 20 g，三棱 20 g，莪术 20 g，夏枯草 20 g，赤芍 20 g，贝母 15 g，黄芩 15 g。

【用法】水煎服。

【功效】清热解毒、活血化瘀、软坚散结。

【主治】皮肤结节病（即内样瘤病，带窟样狼疮，良性淋巴内芽肿病）。

【方解】白花蛇舌草、金银花、黄芩清热解毒，利湿消痈；赤芍、海藻、昆布、三棱、莪术消嵌软坚，破血祛瘀；贝母、夏枯草清肝火，敬癖结；党参、当归补中益气，养血凉血。

【注意事项】素体虚寒者慎用。

【现代研究】白花蛇舌草有抗肿瘤、抗炎、抑制生精能力和保肝利胆作用；党参有抗溃疡、增强免疫、延缓衰老、抗缺氧、抗辐射、降低血糖、调节血脂和抗心肌缺血等作用；当归有抗血栓、增强机体免疫、抑制炎症后期肉芽组织增生、抗脂质过氧化、抗菌及抗辐射等作用；海藻有抗病毒、抗菌、抗炎、利尿、镇痛等作用，并且对特异性免疫功能有一定促进作用；昆布可纠正因缺碘引起的甲状腺功能不足，并有明显地增强体液免疫的功能，还有降压、降血糖、镇咳、抗辐射、抗肿瘤等作用；三棱有镇痛、抗血小板聚集及抗血栓等作用；莪术有抗炎、抗胃溃疡、抑制血小板聚集、抗血栓及抗癌等作用。

【用方经验】结节病，又称内样瘤病，带窟样狼疮，良性淋巴肉芽肿病。祖国医学文献中尚未查到明确记述。以其症状来看，似属于恶核肿。如《诸病源候论》恶核肿候记载：“恶核者。肉黑忽有核，累累如梅李，小如豆粒，皮内燥痛，左右走身中，猝然而起，此风邪挟毒所成。初得无常处，多恻火则，不即治毒入肤，烦闷恶寒即杀人”。起名为恶核丹。结节病可侵犯人体的任何器官，侵犯机会最高的组织为肺、淋巴结、皮肤，可有多种形态的皮疹，结合中医理论认识到此种疾病，当因痰火郁结，毒热内生，外感风邪，致使阴阳气血不调，经络阻滞，内生于脏腑，外凝聚于肌肤。以消核汤浓缩剂口服受局部湿敷，经过 1～2 个疗程治疗，均收到满意疗效。

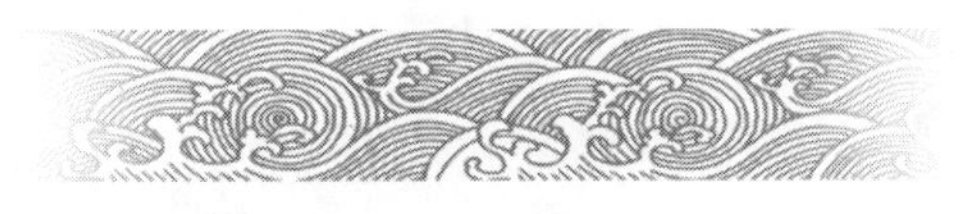

第十九章 性传播疾病

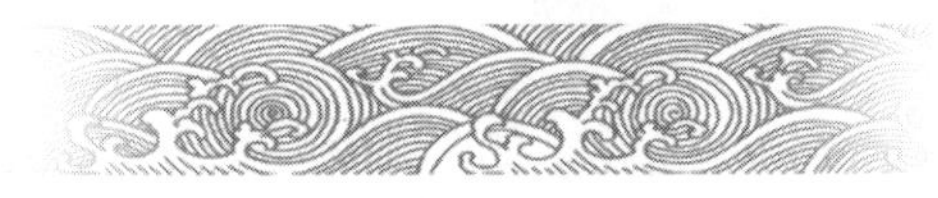

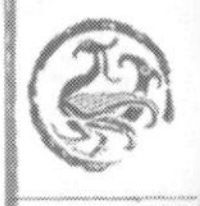

第一节　尖锐湿疣

尖锐湿疣又称生殖器疣或性病疣，是一种由人类乳头瘤病毒引起的性传播疾病。潜伏期在3个月左右，以20～30岁性活跃人群为发病高峰，发病很大程度上取决于接种的病毒数量和机体特异性免疫力，临床表现为外阴部尖刺状，表面潮湿的赘生物，故而得名。

中医学称本病“臊疣”“瘙瘊”，认为主要是热、毒、湿合邪为病，由于正虚卫外不固，感染秽浊毒邪，下注二阴而引发。湿热毒邪其性缠绵，故本病治愈困难，容易复发。治疗多从清热解毒，除湿祛疣入手，或同期应用外治除疣，扶正祛邪抗复发。

陈力经验方

【组成】黄芪 20 g，黄精 20 g，马齿苋 30 g，薏苡仁 30 g，紫草 15 g，板蓝根 15 g，大青叶 15 g，木贼 15 g，败酱草 15 g，香附 10 g。

【用法】水煎服。

【功效】扶正祛邪，清热解毒。

【主治】尖锐湿疣。

【方解】黄芪、黄精健脾益气、固表扶正；马齿苋、薏苡仁、紫草、板蓝根、大青叶、木贼、败酱草清热解毒除湿；香附行气解郁。

【现代研究】黄芪有抗病毒、利尿、保护肾脏、抗衰老、抗辐射、抗炎、降血脂、降血糖、增强免疫、抗肿瘤和保肝等作用；黄精水提液在体外对伤寒杆菌、金黄色葡萄球菌及多种致病真菌均有抑制作用；马齿苋有抑菌、利尿、降低胆固醇等作用；薏苡仁有增强免疫力、降血糖、降血钙、解热、镇静、镇痛等作用；紫草有抑菌、抗炎、抗病毒、抗过敏、抗肿瘤、保肝、止血、抗生育等作用；板蓝根有抗菌、抗病毒、解热、抑制血小板聚集、促进机体免疫功能等作用；大青叶有抑菌、抗病毒、解热、抗炎、抗内毒素、免疫增强等作用；木贼有抑菌、扩张血管、抗凝血、降低血压、降血脂、降血糖、镇静等作用；败酱草有抑菌、抗肝炎病毒、抗肿瘤及镇静的作用；香附有解热、镇痛、安定、抗菌、抗炎、抗肿瘤等作用。

【用方经验】陈力认为除了局部药物治疗，针对各种复发因素，在采用有效的物理方法如激光去除“显性”疣体后，通过口服给药的途径经系统吸收、体内循环代谢，以刺激和建立全面而有效的细胞介导的免疫应答机制，提高整体和局部的免疫状态以及抗病毒机能，能有效地治疗CA防止复发。另外，相对于卡介菌素、干扰素等，中药价格低廉也是采用此方法治疗CA的原因之一。

治疣方（池凤好经验方）

【组成】虎杖 15 g，茵陈 20 g，大青叶 15 g，板蓝根 20 g，木贼 15 g，薏苡仁 30 g，紫草 15～20 g，赤芍 15 g，土茯苓 15 g，莪术 15 g，玄参 15 g，甘草 10 g。

【用法】水煎服。

【功效】解毒散结除湿，化瘀祛疣。

【主治】湿毒、淫毒外侵外阴皮肤黏膜，导致肝经郁热，气血不和，湿热毒邪搏结而成之疣。

【方解】方中大青叶、板蓝根、虎杖、土茯苓清热燥湿解毒；紫草、赤芍、玄参、莪术、木贼凉血活血、解毒化疣；薏苡仁健脾化湿；甘草解毒并调和诸药。全方配伍，共奏解毒散结除湿，化瘀祛疣之效。

【现代研究】虎杖有泻下、祛痰止咳、降压、止血、镇痛、菌等作用；茵陈有显著利胆作用，并有解热、保肝、抗肿瘤、抑菌、抗病毒和降压作用；大青叶有抑菌、抗病毒、解热、抗炎、抗内毒素、免疫增强等作用；板蓝根有抗菌、抗病毒、解热、抑制血小板

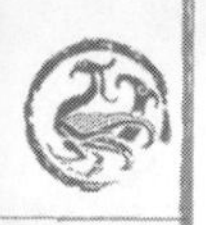

聚集、促进机体免疫功能等作用；木贼有抑菌、扩张血管、抗凝血、降低血压、降血脂、降血糖、镇静等作用；薏苡仁有增强免疫力、降血糖、降血钙、解热、镇静、镇痛等作用；紫草有抑菌、抗炎、抗病毒、抗过敏、抗肿瘤、保肝、止血、抗生育等作用；土茯苓有利尿、镇静、抗肿瘤、增加心肌收缩力、增强免疫功能、护肝、降血糖、延缓衰老、抑制胃溃疡等作用；莪术有抗炎、抗胃溃疡、抑制血小板聚集、抗血栓及抗癌等作用；玄参有抑菌、抗炎、扩张冠状动脉、降压、保肝、增强免疫、抗氧化等作用；甘草有解痉、抗利尿、降血脂、保肝和类似肾上腺皮质激素样作用。

【用方经验】池凤好认为尖锐湿疣的发病机制为湿毒、淫毒外侵外阴皮肤黏膜，导致肝经郁热，气血不和，湿热毒邪搏结而成。由于湿为阴邪，故病程缠绵，正气亏损，更加难以根治。治疗以解毒散结除湿、化瘀祛疣为总则，虚者兼以扶助正气。中药虽有煎煮及服用不便的缺点，但其价格便宜，而且毒副作用小，还能对部分患者合并出现的外阴瘙痒、排尿异样等症状有明显改善，故患者乐于接受。

范华经验方

【组成】板蓝根 30 g，大青叶 30 g，紫草根 30 g，苦参 30 g，土茯苓 30 g，木贼 30 g，黄柏 20 g，香附 20 g，白矾 20 g。

【用法】水煎外洗。

【功效】清热解毒，祛湿毒，理气散结消疣。

【主治】尖锐湿疣。

【方解】方中板蓝根，大青叶味苦性寒，能清热解毒，有抗病毒消炎之功效；土茯苓、黄柏、苦参、紫草祛除湿毒，白矾有收敛作用；木贼，香附理气解郁散结，诸药合同共奏清热解毒，祛湿毒，理气散结消疣之功效。

【现代研究】板蓝根有抗菌、抗病毒、解热、抑制血小板聚集、促进机体免疫功能等作用；大青叶有抑菌、抗病毒、解热、抗炎、抗内毒素、免疫增强等作用；紫草有抑菌、抗炎、抗病毒、抗过敏、抗肿瘤、保肝、止血、抗生育等作用；苦参有抑菌、抗病毒、抗炎、抗过敏、抗心律失常、抗肿瘤、升高白细胞、保肝、抑制免疫、镇静、平喘等作用；茯苓有利尿、镇静、抗肿瘤、增加心肌收缩力、增强免疫功能、护肝、降血糖、延缓衰老、抑制胃溃疡等作用；木贼有抑菌、扩张血管、抗凝血、降低血压、降血脂、降血糖、镇静等作用；黄柏有抑菌、抗病毒、抗溃疡、利胆、抗心律失常、降压、镇静、降血糖等作用；香附有解热、镇痛、安定、抗菌、抗炎、抗肿瘤等作用；白矾有收敛、消炎、止血、抑菌等作用。

【用方经验】范华认为，CA 属于“瘙瘊”范畴，系房事不洁，感受秽浊之毒，毒邪蕴聚，酿生湿热，湿热下注皮肤黏膜而发赘疣。外用以清热燥湿，解毒化疣为治则。因此在采用微波清除疣体后用足叶草酯外用液外涂与局部中药熏洗，药液可直接作用于 CA 的亚临床感染和潜在感染，因而能明显提高疗效，降低了 CA 复发率。临床观察表明联合疗法明显提高治疗 CA 的效果，降低了 CA 的复发率，且不良反应轻，是临床治疗 CA 的有效疗法之一。

第二节　生殖器疱疹

生殖器疱疹是由单纯疱疹病毒感染而引起的一种性传播疾病。多因不洁性交传染而得。潜伏期约 5～6 天。初起发病患处有烧灼感，随即出现多个群集的红色斑丘疹，并迅速变成小水疱。疱液起初清亮，以后渐变为脓性。水疱易破溃，形成糜烂或浅溃疡，伴明显疼痛。之后结痂而愈，病程约 2～4 周。临床上，临床症状的轻重及复发频率受病毒型别和宿主免疫状态等因素影响。本病临床症状较易控制，但容易反复发作。中医学认为生殖器疱疹属“热疮”“阴疮”“疳疮”范畴。病由不洁性交后阴户感受湿热淫毒所致，湿热邪毒搏结于阴部，并循经蛰伏。初发者多为湿毒蕴结的实证，不洁性交本易耗气伤阴，加之复感湿热邪毒，灼津伤液，肝肾阴津亏耗，正虚邪伏，故反复发作，缠绵难愈。本病发作期以湿热毒盛为主证，治宜清热解毒利湿。非发作期及反复发作者以正虚邪恋为主，治宜扶正祛邪，提高机体抗复发能力。

陈达灿经验方

【组成】龙胆 10 g，板蓝根 15 g，虎杖 15 g，栀子 10 g，蒲公英 30 g，薏苡仁 40 g，白术 15 g，生地黄 15 g，牡丹皮 15 g，车前子 10 g，珍珠母 30 g，紫草 30 g，大黄 30 g，甘草 5 g。

【用法】水煎外洗。

【功效】清肝胆热。

【主治】复发性生殖器疱疹。

【加减】疼痛明显者可加郁金、三七；精神抑郁者可加柴胡、郁金；失眠者可加龙齿、酸枣仁。

【方解】方中龙胆、栀子、板蓝根、虎杖、蒲公英、薏苡仁、大黄、紫草清热解毒利湿；栀子用炒制品以降低其寒性，减少对机体阳气的克伐；生地黄、牡丹皮清热滋阴解毒，以防湿热之邪伤津耗液；治湿不利小便，非其治也，使用车前子利尿，使湿热之邪从下而走；白术健脾益气；珍珠母安神定志；甘草调和诸药。

【注意事项】素体虚寒者慎用。

【现代研究】板蓝根有抗菌、抗病毒、解热、抑制血小板聚集、促进机体免疫功能等作用；虎杖有泻下、祛痰止咳、降压、止血、镇痛、抑菌等作用；栀子有抗病毒、保肝利胆、解热、镇痛、抗菌、抗炎、镇静催眠、降血压等作用；蒲公英有抑菌、抗肿瘤、激发机体免疫功能、利胆、保肝、抗内毒素及利尿作用；薏苡仁有增强免疫力、降血糖、降血钙、解热、镇静、镇痛等作用；白术有利尿、增强免疫功能、抗衰老、保肝、利胆、降血糖、抗菌、抗肿瘤、镇静、镇咳、祛痰等作用；生地黄有增强免疫、抗胃溃疡、促进造血、止血、降压、降血糖等作用；牡丹皮有解热、镇静、镇痛、抗惊厥、抑菌、抗血栓、抗过敏、抗心律失常、保肝、调节免疫等作用；车前子有利尿、抑菌及预防肾结石形成等作用；珍珠母有延缓衰老、抗氧化、抗肿瘤、镇静、抗惊厥、抗过敏等作用；紫草有抑菌、抗炎、抗病毒、抗过敏、抗肿瘤、保肝、止血、抗生育等作用；大黄有抗感染、利胆、健胃、保肝、止血、降压、降低血清胆固醇等作用；甘草有解痉、抗利尿、降血脂、保肝和类似肾上腺皮质激素样作用。

【用方经验】本病多因房事不洁，外感受湿热淫毒，困阻外阴皮肤黏膜和下焦经络，故外阴生殖器出现水疱、糜烂、灼热刺痛，且湿为阴邪，勃腻而滞，不易速去，日久耗气伤阴，正虚邪恋，遇劳遇热则发。复发性生殖器疱疹病机在于湿、毒、虚，与肝、脾、肾三脏关系最为密切。复发性生殖器疱疹多表现为湿毒内困，正虚邪恋证，其中湿毒贯穿在疾病的始终，薏苡仁为祛湿之要药，其既可以清热利湿，又可健脾。复发性生殖器疱疹必须借助血肉有情之虫类药，取其搜剔钻透之功去除毒邪，临床常用蜈蚣、全蝎等虫类药物，特别是蜈蚣一药，解毒搜剔、解毒之功更强。《圣济总论》云：“蜈蚣能除风攻毒，不足治疗蛇毒，也可以治痔漏、便毒、丹毒等。”故常在处方中加入虫类药物往往药力倍增，收效显著。整个治疗过程中在辨证论治的同时始终注重扶正祛湿解毒，邪正兼顾，方能药到病除。

【医案精选】谭某某，男，42 岁，阴茎部水疱伴疼痛反复 1 年加重 3 天。1 年前因不洁性交后阴茎出现簇状水疱伴灼痛感，服用伐昔洛韦 1 周后病情好转，以后每月至少复发 1 次。诊见：阴茎部成簇水疱，部分糜烂，少许渗液。口干，小便短赤，大便调，眠欠佳。舌红、苔微黄腻，脉弦滑。辨证为：肝经湿热下注。处方：龙胆 10 g，板蓝根 15 g，虎杖 15 g，栀子 10 g，蒲公英 30 g，薏苡仁 40 g，白术 15 g，生地黄 15 g，牡丹皮 15 g，

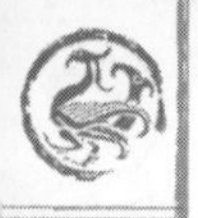

车前子 10 g，珍珠母 30 g，甘草 5 g。辅以紫草 30 g，虎杖 30 g，大黄 30 g，甘草 15 g，水煎外洗。5 剂后皮疹消退，小便灼热感消失，改以益气健脾，清热利湿治之，处方：板蓝根 15 g，薏苡仁 40 g，白术 15 g，萆薢 20 g，黄芪 15 g，太子参 15 g，生地黄 15 g，牡丹皮 15 g，珍珠母 30 g，茯苓 15 g，甘草 5 g。连服 4 周，诸证消失，随访半年未见复发。

玉屏风散加味（陈达灿经验方）

【组成】黄芪 20 g，白术 20 g，茯苓 20 g，防风 10 g，虎杖 15 g，牡丹皮 15 g，蒲公英 30 g，山药 30 g，太子参 30 g，珍珠母 30 g，甘草 5 g。

【用法】水煎服。

【功效】补脾益气，清热利湿。

【主治】生殖器疱疹。

【加减】发作期加板蓝根、大青叶、薏苡仁、连翘。

【方解】黄芪甘温，入脾、肺经，补气升阳，生津养血；太子参性平偏凉属补气中的清补之品，兼能养阴生津；白术、茯苓、山药利水渗湿、健脾益气；防风、虎杖、蒲公英祛风解表，清热解毒；牡丹皮活血养血；珍珠母安神定志；甘草调和诸药。

【注意事项】素体虚寒者慎用。

【现代研究】黄芪有抗病毒、利尿、保护肾脏、抗衰老、抗辐射、抗炎、降血脂、降血糖、增强免疫、抗肿瘤和保肝等作用；白术有利尿、增强免疫功能、抗衰老、保肝、利胆、降血糖、抗菌、抗肿瘤、镇静、镇咳、祛痰等作用；茯苓有利尿、镇静、抗肿瘤、增加心肌收缩力、增强免疫功能、护肝、降血糖、延缓衰老、抑制胃溃疡等作用；防风有解热、抗炎、镇静、镇痛、抗惊厥、抗过敏、抗菌等作用；虎杖有泻下、祛痰止咳、降压、止血、镇痛、抑菌等作用；牡丹皮有解热、镇静、镇痛、抗惊厥、抑菌、抗血栓、抗过敏、抗心律失常、保肝、调节免疫等作用；蒲公英有抑菌、抗肿瘤、激发机体免疫功能、利胆、保肝、抗内毒素及利尿作用；山药有提高免疫功能、降血糖、降血脂、抗肿瘤、抗氧化、抗衰老、抗刺激、麻醉镇痛和消炎抑菌等作用；太子参有增强免疫、抗应激、抗疲劳、改善记忆、降血糖、降血脂、止咳、祛痰、抗菌、抗病毒、抗炎等作用；珍珠母有延缓衰老、抗氧化、抗肿瘤、镇静、抗惊厥、抗过敏等作用；甘草有解痉、抗利尿、降血脂、保肝和类似肾上腺皮质激素样作用。

【用方经验】生殖器疱疹（GH）是单纯疱疹病毒（HSV）感染生殖器皮肤黏膜引起，目前尚无确切抗病毒药，能根除潜伏病毒及预防复发。本病属中医学热疮、阴疱疽、火燎疱等范畴，其外因感受风热毒邪，内因脾胃湿热，湿热之邪循经下注二阴而发病。本病缠绵难愈，存在本虚标实两方面，本虚为气虚，肺气虚卫表不固，邪气易犯，脾虚运化失职，湿邪留恋难化。故在缓解期应标本兼治，补脾益气，辅以清热利湿。方以玉屏风散合四君子汤，并选加板蓝根、薏苡仁、大青叶、连翘、虎杖等清热利湿解毒之品。发作期则以清热利湿为法兼以扶正。正虚明显者黄芪可用至 30 g，邪实盛者可用板蓝根 30 g，薏苡仁 40 g。通过补益正气，调节机体免疫力，扶正祛邪，故能改善症状，并降低疱疹复发率。

【医案精选】周某，女，29 岁，2004 年 2 月 3 日初诊。外阴反复起簇状水疱 2 年，于月经后 1 周发作，现无新发水疱，伴经期头痛，易疲劳，多梦，舌淡、苔白，脉细。查单纯疱疹病毒抗体（HSV－IgG）：阳性。诊断为生殖器疱疹。证属气虚夹湿，治以补脾益气，佐以清热利湿。方用玉屏风散加味。处方：黄芪 20 g，白术 20 g，茯苓 20 g，防风 10 g，虎杖 15 g，牡丹皮 15 g，蒲公英 30 g，山药 30 g，太子参 30 g，珍珠母 30 g，甘草 5 g。每日 1 剂，水煎服。二诊：服 14 剂后胃纳改善，仍易疲劳，多梦，守方加淫羊藿 10 g，板蓝根 30 g，薏苡仁 40 g，加强补肾及清热利湿解毒之功，并酌加牡丹皮、赤芍、珍珠母清虚火安神。2004 年 3 月 16 日三诊：月经后 1 周，疱疹无发作，精神、睡眠均改善，无其他不适，仍以上方去虎杖、板蓝根，加连翘、玄参各15 g。以上方加减治疗3月，其间疱疹曾发作1次，发作期加大板蓝根、大青叶、薏苡仁、连翘用量，以清热利湿抗病毒，皮损灼热、痛痒等减轻，水疱在2天内消退。现患者仍在服药中，精神、胃纳、睡眠较前明显改善，疱疹复发次数减少。

黄芪扶正饮（杜锡贤经验方）

【组成】黄芪20 g，金银花20 g，土茯苓15 g，白花蛇舌草15 g，薏苡仁30 g，板蓝根30 g，马齿苋15 g，紫草15 g，黄柏9 g，白术15 g，苍术15 g，当归10 g，红花10 g，甘草10 g。

【用法】水煎服。

【功效】益气解毒，清热利湿，扶正祛邪。

【主治】肝经湿热、正虚邪恋之阴疮、热疮。

【方解】方中黄芪补益、生肌、利水；金银花清热解毒，疏散风热，使热毒从气分、血分而解；土茯苓、板蓝根、薏苡仁、黄柏、马齿苋、白花蛇舌草、紫草有清热解毒利湿的作用；白术、苍术有益气健脾燥湿之效；红花活血化瘀、通络止痛；当归补血活血；甘草既可清热解毒，又可调和诸药。诸药共奏益气解毒。清热利湿，扶正祛邪之功。

【注意事项】素体虚寒者慎用。

【现代研究】黄芪有抗病毒、利尿、保护肾脏、抗衰老、抗辐射、抗炎、降血脂、降血糖、增强免疫、抗肿瘤和保肝等作用；金银花有抑菌、抗病毒、退热、保肝、止血、降低胆固醇、抗生育、兴奋中枢、促进胃液分泌等作用；土茯苓有利尿、镇痛、抑菌及缓解汞中毒等作用；薏苡仁有增强免疫力、降血糖、降血钙、解热、镇静、镇痛等作用；马齿苋有抑菌、利尿、降低胆固醇等作用；紫草有抑菌、抗炎、抗病毒、抗过敏、抗肿瘤、保肝、止血、抗生育等作用；黄柏有抑菌、抗病毒、抗溃疡、利胆、抗心律失常、降压、镇静、降血糖等作用；当归有抗血栓、增强机体免疫、抑制炎症后期肉芽组织增生、抗脂质过氧化、抗菌及抗辐射等作用；甘草有解痉、抗利尿、降血脂、保肝和类似肾上腺皮质激素样作用。

【用方经验】杜锡贤认为复发性生殖器疱疹属于中医的“阴疮”“热疮”等范畴。其病因病机主要是肝经郁热，正虚邪恋。阴器为厥阴肝经环绕，故邪毒主要聚结于肝经。反复发作患者根本原因为正虚邪恋，本虚标实，即正气亏虚为本，湿热毒邪为标，日久耗气伤阴，气血瘀滞。治宜益气解毒、清热利湿、扶正祛邪。

泻火祛湿养阴方（范瑞强经验方）

【组成】板蓝根20 g，虎杖15 g，茵陈25 g，蒲公英25 g，白花蛇舌草25 g，苍术10 g，黄柏10 g，生地黄15 g，玄参15 g，泽泻15 g，土茯苓20 g，甘草5 g。

【用法】水煎服。

【功效】清肝利湿解毒。

【主治】复发性生殖器疱疹。证见外阴群集小水疱，基底周边潮红，或水疱溃破形成糜烂面，灼热痒痛或会阴、大腿内侧隐痛不适，口干口苦，大便干结、小便黄赤，舌红苔黄腻脉弦数。

【加减】大便秘结明显者，去苍术加大黄（后下）10 g，以通腑泻热；疼痛明显者，加郁金15 g，香附15 g，三七3 g冲服，以化瘀行气止痛。

【方解】本方所治复发性生殖器疱疹发作期多表现为肝经湿热证，发作时由于肝脉络阴器，肝经湿热毒邪下注外阴，本方除了泻火祛湿外，考虑到肝藏血，肝有热则易伤阴血，故加以生地黄、玄参兼顾养血益阴，截断扭转，防止日久湿热伤阴，阴虚内热。

【注意事项】素体虚寒者慎用。

【现代研究】板蓝根有抗菌、抗病毒、解热、抑制血小板聚集、促进机体免疫功能等作用；虎杖有泻下、祛痰止咳、降压、止血、镇痛、抑菌等作用；茵陈有显著利胆作用，并有解热、保肝、抗肿瘤、抑菌、抗病毒和降压作用；蒲公英有抑菌、抗肿瘤、激发机体免疫功能、利胆、保肝、抗内毒素及利尿

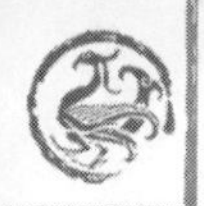

作用；白花蛇舌草有抗肿瘤、抗炎、抑制生精能力和保肝利胆作用；苍术有促进胃肠运动、抑制中枢神经系统、降血糖等作用，并可治疗夜盲及角膜软化症；甘草有解痉、抗利尿、降血脂、保肝和类似肾上腺皮质激素样作用。

【用方经验】范瑞强在长期临床实践中结合自己对本病病因病机的体会，将复发性生殖器疱疹的疾病分期与中医辨证有机结合起来，认为复发性生殖器疱疹发作期多表现为肝经湿热证，而非发作期多表现为湿毒内困，阴虚内热证。治疗上发作期应以清热解毒利湿祛邪为主，非发作期应以益气养阴，健脾利湿扶正为主。范教授认为皮肤病的中医治疗需内外结合，不可偏废，外治尤需重视皮损局部辩证。结合复发性生殖器疱疹的病因病机及局部红斑、水疱、糜烂为主的皮疹表现，范瑞强认为本病外治法以清利下焦湿热为主，且以温和不刺激为原则，根据皮损的具体情况选择相应方法。中药外洗贯穿整个治疗过程，既可清洁皮肤、又可清热利湿，采用消炎止痒洗剂（主要为大飞扬、苦参、地榆、大黄、蛇床子等，广东省中医院院内制剂）、飞扬洗剂（主要成分为大飞扬、苦参、地肤子、香薷等，广东省中医院院内制剂）均可。对于糜烂皮损，可采用紫草油青黛油外擦或者喉风散外喷，以清洁皮肤、收敛、保护创面。仅有红斑或水疱可用紫金锭磨碎加水调成稀糊状外擦，以清热解毒、消肿止痛，直折病势。

抗复剂（龚丽萍经验方）

【组成】黄芪 50 g，当归 10 g，枸杞子 10 g，熟地黄 15 g，金银花 20 g，板蓝根 30 g，夏枯草 30 g，黄柏 10 g，白鲜皮 15 g，全蝎 3 g。

【用法】水煎服。

【功效】清肝利湿解毒，养肝益肾。

【主治】复发性生殖器疱疹。

【加减】疼痛明显者，加郁金 15 g、香附 15 g。

【方解】生殖器疱疹属于中医“阴疮”范畴，初发者为下焦感染湿毒火毒所致，反复发作久病不愈者，因正虚邪恋、毒邪内伏。龚丽萍认为本病的主要病机是湿热毒蕴、肝肾不足，制定“清热利湿解毒、养肝益肾”治疗原则的抗复剂。方中金银花、板蓝根、夏枯草、黄柏清热利湿解毒；白鲜皮清热燥湿、解毒止痒，且取其皮以为引经药；本病反复发作，“病久致瘀”，“不通则痛”，故取全蝎通经活络止痛；方中重用黄芪，佐以当归，意在益气补血，托毒外出，另加熟地黄、枸杞子养肝血，益肝肾，扶正以治其本。全方补、托、清、通四法合用，既可补肝肾、养气血扶正以防生殖器疱疹的复发，又可清热利湿、解毒止痛祛邪以解除复发时的自觉症状和体征。

【注意事项】孕妇慎用。

【现代研究】方中金银花、板蓝根、黄柏、夏枯草、白鲜皮对疱疹病毒、流感病毒、腺病毒、肠病毒均有不同程度的抑制作用。黄芪水煎剂可促进淋巴细胞转化率，并有削弱，或者消除抑制性淋巴细胞的作用，表明黄芪对机体细胞免疫功能有明显促进作用。总之，合方起到抗病毒和调节免疫作用。

【用方经验】龚丽萍将本方用于治疗复发性生殖器疱疹，方中取全蝎通经活络止痛；方中重用黄芪，佐以当归，意在益气补血，托毒外出，另加熟地黄、枸杞子养肝血，益肝肾，扶正以治其本。全方补、托、清、通四法合用，既可补肝肾、养气血扶正以防生殖器疱疹的复发，又可清热利湿、解毒止痛祛邪以解除复发时的自觉症状和体征。

图书在版编目（CIP）数据

皮肤科国医圣手时方 / 杨柳，朱明芳主编. -- 长沙 : 湖南科学技术出版社，2024. 9. --（国家级名老中医临证必选方剂系列丛书 / 彭清华总主编）. -- ISBN 978-7-5710-3118-3

Ⅰ. R289.57

中国国家版本馆 CIP 数据核字第 202492N1P4 号

PIFUKE GUOYI SHENGSHOU SHIFANG

皮肤科国医圣手时方

主　　编：杨　柳　朱明芳

出 版 人：潘晓山

责任编辑：李　忠

出版发行：湖南科学技术出版社

社　　址：长沙市芙蓉中路一段 416 号泊富国际金融中心

网　　址：http://www.hnstp.com

湖南科学技术出版社天猫旗舰店网址：

http://hnkjcbs.tmall.com

邮购联系：0731-84375808

印　　刷：长沙超峰印刷有限公司

（印装质量问题请直接与本厂联系）

厂　　址：宁乡市金州新区泉洲北路 100 号

邮　　编：410600

版　　次：2024 年 9 月第 1 版

印　　次：2024 年 9 月第 1 次印刷

开　　本：710mm×1000mm　1/16

印　　张：20.25

字　　数：504 千字

书　　号：ISBN 978-7-5710-3118-3

定　　价：98.00 元